고유수용성 신경근 촉진법 (개정 5판)

PNF in Practice

고유수용성 신경근 촉진법

[개정 5판]

우영근 외 옮김

Dominiek Beckers · Math Buck

PNF in Practice

An Illustrated Guide

5th Edition

영 문 출 판 사

■ 옮긴이 (가나다 순)

강우승 김해삼승병원 물리치료실 실장
기경일 전) PNF 대전충남도회 회장
김경환 보니파시오요양병원 재활센터장
김용훈 마산대학교 물리치료과 교수
김좌준 춘해보건대학교 물리치료과 교수
김지선 다빈치병원 재활치료부 재활센터장
김창헌 전주 대자인병원 재활센터장
명민술 바른움직임연구소 자문위원
문상현 바른움직임연구소장
박성수 부산 센텀이루다 재활요양병원 재활치료센터장
박성훈 다빈치병원 재활치료부 계장
송귀빈 PT Red academy 대표
신승섭 Dr. FIZIO 부대표
심재홍 로이병원 물리치료 수석팀장
우영근 전주대학교 물리치료학과 교수
윤성경 다산하늘센터 물리치료실
이순현 Dr. FIZIO 대표
이영민 한림대학교 춘천성심병원 물리치료팀
정강훈 청주마이크로병원 재활센터장
조규행 PTEdu 대표
채정병 마산대학교 물리치료과 교수
황혜선 강동우리들요양병원 재활치료 실장

PNF in Practice An Illustrated Guide, 5th edition
by Dominiek Beckers & Math Buck

First published in English under the title PNF in Practice; An Illustrated Guide
by Dominiek Beckers and Math Buck, edition: 5
Copyright © The Editor(s) (if applicable) and The Author(s), under exclusive license to Springer-Verlag GmbH, DE, part of Springer Nature, 2021 *
This edition has been translated and published under licence from Springer-Verlag GmbH, DE, part of Springer Nature.
Springer-Verlag GmbH, DE, part of Springer Nature takes no responsibility and shall not be made liable for the accuracy of the translation.

Translation copyright ⓒ 2022 by Yeong Mun Publishing Company

본 책은 영문출판사와 저작권자와의 계약에 따라 발행한 것이므로 이 책의 복제는 저작권법에 의해 금지되어 있으며, 본 책은 저작권자의 허락없이는 어떤 자료도 복제할 수 없습니다.

개정 5판

고유수용성 신경근 촉진법

2022년 1월 10일 초판인쇄
2022년 1월 17일 초판발행

지은이 : Dominiek Beckers & Math Buck
옮긴이 : 우 영 근 외
발행인 : 박 병 조
발행처 : 도서출판 영문출판사
등 록 : 1987년 12월 21일 제2-419호
주 소 : 서울시 강남구 삼성동 69-1
전 화 : (02) 514-5590, 776-5590
팩 스 : (02) 756-8943
E-mail: yeongmunsa@empas.com
홈페이지 : www.ymsbook.net
정 가 : 55,000원
ISBN 978-89-7224-514-8 93510

※ 파본은 교환해 드립니다.

서문 Preface

고유수용성 신경근 촉진법(Proprioceptive neuromuscular facilitation, PNF)은 철학이며 치료의 개념이다. PNF 철학은 세월이 흘러도 변치않으며, 개념은 계속적으로 성장하고 있다.

PNF는 1940년 이후로 물리치료 분야에서 많이 알려진 치료법 중 하나이다. Kabat 박사와 Margaret (Maggi) Knott은 1947년 California, Vallejo로 옮긴 후, 치료적 기법과 절차를 지속적으로 개발하고 확장하기 시작하였다. 1953년 Dorothy Voss가 팀에 합류하였으며, Maggie와 Dorothy는 1956년 첫 번째 PNF 책을 출판하였다.

초기는 대부분의 다발성 경화증과 소아마비 환자가 이 치료법의 주요 환자이었다. 많은 경험이 쌓이면서 이 치료법이 좀 더 분명해지기 시작하였으며, 다양한 질환의 환자에게 효과적인 접근법으로 자리 잡게 되었다. 오늘날, 신경학적 환자, 외상 환자 뿐만 아니라 근골격계 증상을 가진 환자, 성인과 아동들도 이 치료 개념으로 치료를 받고 있다. PNF 개념은 물리치료학 분야에서 보편적인 개념으로 확장되고 있다.

1950년대 Vallejo에서는 3개월과 6개월의 PNF 과정이 시작되었으며, PNF 개념의 이론적이고 실기적 관점을 배우기 위해 전세계에 있는 물리치료사들이 Vallejo로 오기 시작하였다. 또한 Knott와 Voss는 미국과 다른 나라로 PNF 개념의 소개 강좌를 시작하였다.

Maggie Knott가 1978년에 세상을 떠나고, Vallejo에서 하던 그녀의 일은 Carolyn Oei Hvistendahl에 의해 지속되었다. 그녀의 일은 PNF 프로그램의 책임자인 Hink Mangold에 의해 지속되었다. Tim Josten은 현재 프로그램의 책임자이다. Sue Adler, Gregg Johnson, 그리고 Vicky Saliba는 Maggie의 일을 PNF 개념의 선생님으로서 지속하였다. Sue Adler는 국제PNF협회 인증 강사 교육 프로그램을 도안하였다. PNF 개념의 발달은 전세계적으로 이루어지고 있으며, 이제는 많은 나라에서 승인된 PNF 국제 강사에 의한 교육 훈련이 가능하다.

특히 1판의 영문판부터 큰 헌신을 한 Sue Adler에게 빚을 지고, 또한 많은 감사를 표하고 싶다. PNF와 관련된 다른 훌륭한 책도 있다. 하지만, 우리는 전반적인 실기를 담고 있는 사진과 교과서의 필요성을 느끼게 되었다. 이 책은 실기적인 가이드이며, 또 다른 교과서와 조합하여 사용하길 바란다.

이 책은 PNF에서의 절차, 기법과 패턴을 담고 있다. 환자 치료의 적용을 전체적으로 담고 있으며, 특히 매트 활동, 걸음, 그리고 자가 관리(self care)를 집중하여 다루었다. 이 책에서 강조하고 있는 것은 이중으로 되어 있다: PNF 원리의 이해를 발전시키고, 환자와 활동을 어떻게 수행하는지에 대한 설명보다는 사진을 통해 보여주려 하였다.

저자들의 목적을 요약하면:

- PNF 훈련을 받는 치료사 뿐만 아니라 물리치료학과 학생들에게 PNF 기법의 실기를 위한 소개와 개념을 분명히 전달하고자 함
- 실기적 치료의 일관성 성취
- 글과 사진으로 PNF 개념의 최근 발달된 내용을 보여 줌

PNF의 실기와 원리를 환자 치료시 적용하는 숙련성은 책으로만 배울 수 없다. 우리는 실기적인 부분과 함께 숙련된 PNF 전문가의 감독하의 환자치료를 병행하는 학습법을 추천한다.

움직임은 우리의 환경과 상호작용을 한다. 이러한 상호작용은 운동학습의 기전과 연결된다. 운동학습 원리의 통합은 치료사의 손을 댄 치료에서 치료사의 손을 뗀 치료로 진행한다; 이는 목표-지향적인 기능적 활동과 독립성을 포함한다. 모든 환자는 건드려지지 않은 잠재력이 존재하며, 치료사는 항상 이러한 잠재력을 움직여 최고의 기능 수준으로 도달하게 해야 한다. 특히, 운동조절의 첫 단계인 인지 단계에서 치료사의 도수 촉진은 이러한 목표에 도달하는데 도움이 되는 도구이다. 이는 신체 구조 수준 뿐만 아니라 활동 수준과 참여 수준(ICF)의 목표를 포함한다.

이번에 새로 개정된 다섯 번째 판에서는 최근의 PNF 평가와 치료에 적용하는 기능, 장애와 건강의 국제적 분류(ICF)의 원리, 그리고 운동학습과 운동 조절의 관점(손을 댄 치료에서 손을 뗀 관리)을 설명하였다.

몇몇 단원에서 새로운 적응증과 결의법(casuistry), 그리고 새로운 최신의 과학적 문헌을 추가하였다. 새롭게 도안되고 배열된 곳은 철학, 기본 원리와 PNF의 치료적 패턴과 활동 부분이다. 이 교과서는 체계적이고 쉽게 PNF가 환자 치료를 하는데 효과적으로 사용할 수 있는 실기적 도구로서 이해하고 학습하기 쉽고, 접근하기 쉽도록 구성하였다.

저자들은 많은 사람들에게 빚을 가지고 있다. 우리는 PNF 개념을 더욱 발전시키고자 많은 경험과 지식을 교환하고 협력해주는 국제 PNF 협회의 회원과 PNF 국제 강사인 우리 동료들에게 감사드린다. 특히 소아와 척추측만증에 관하여 내용을 추가해 준 폴란드 국제강사인 Agnieszka Stepien에게 감사드린다. 또한 Fred Smedes가 이번 개정판에 많은 기여를 해주셔서 감사드린다. 그는 국제 PNF 협회 연구 분과위원회 “위원장”으로서 매우 활발하게 활동하고 있으며, PNF와 관련 있는 과학적 문헌에 많은 도움을 주었다. 그리고, Carsten Schafer와 Frits Westerholt의 추가적인 도움에도 감사드린다.

또한 Netherlands의 Hoensbroek에 있는 Adelant 재활 센터의 물리치료 동료에게 감사를 표하며, 모델이 되어준 Lisan Scheepers, 그리고 그림을 그려준 Ben Eisermann에게 감사를 표한다.

본 교재의 모든 내용의 번역과 수정을 지지해준 우리의 동료인 스위스 PNF 강사인 Laurie Boston에게도 감사를 표한다.

하지만, 대부분의 모든 공헌은 우리의 환자에게 있다; 그들이 없었다면
이 일은 가능할 수 없었다.

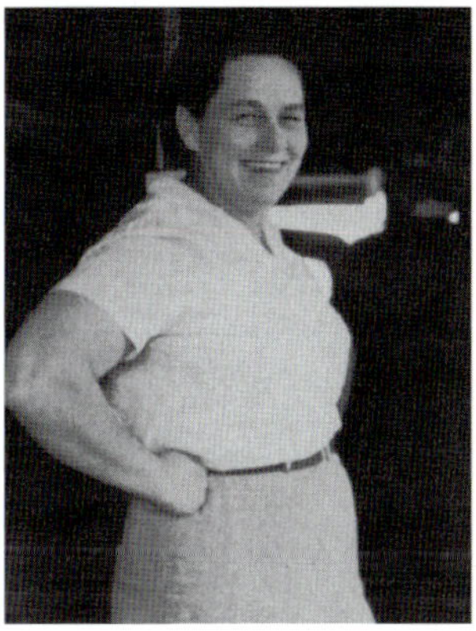

선생님이며 친구인 **Maggi Knott**에게
그녀의 환자에게 바침
그녀의 학생에게 바침
전문가의 개척자

Dominiek Beckers
Math Buck

2020년 가을

Susan Adler에 대한 감사의 글

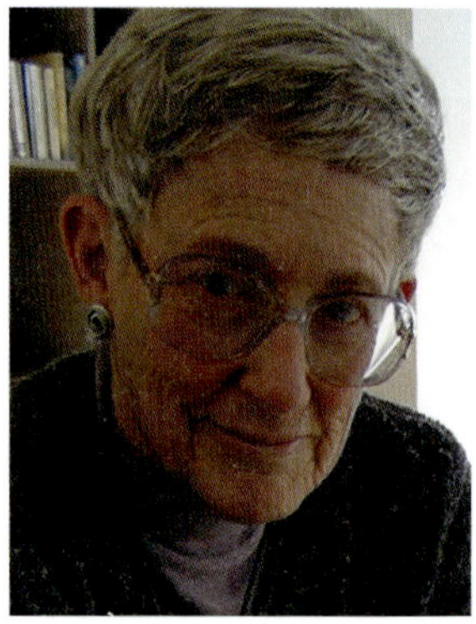

이번의 새로운 PNF 교과서 5판에서 우리는 Sue Adler의 도움에 특히 감사를 드린다. Sue Adler는 이 교과서 4판의 공저자 뿐만 아니라 PNF 개념을 전세계적으로 퍼지게 한 중요한 역할을 했기 때문이다.

Sue Adler는 우리의 PNF 개념에 오랜 시간을 함께 하였다. Sue Adler는 미국, 일리노이주 시카고의 Northwestern 대학교를 졸업한 물리치료사로서, LA의 South California 대학교에서 물리치료학으로 석사학위를 받았다. Sue Adler는 캘리포니아 Vallejo의 카이저 재단 재활 센터(Kaiser Foundation Rehabilitation Center)에서 1962년부터 PNF를 가르치기 시작하였으며, 그곳에서 Maggie Knott과 함께 일을 하고 강의를 하였다.

이 교과서의 첫 번째 판(1993)과 두 번째 판(1999)에 많은 기여를 한 것 이외에도 Sue Adler는 1980년대와 1990년대에 국제 PNF 상급 과정과 강사 과정 프로그램을 도안하였다. 그녀는 국제 PNF 협회의 "젊은 시절(young years)" 동안 질적 향상을 이끌어 내는데 많은 일을 부지런히 하였다.

우리는 또한 개인적인 이유로 이 훌륭한 분에게 많은 빚을 지고 있다. 무엇보다도 Sue Adler는 우리 PNF 교육에 중요한 영향을 준 사람이다. 그녀는 저자들의 1984년 Switzerland의 Bad Ragaz에서 개최된 국제 PNF 강사 교육의 선생님이셨다.

독일어로 된 PNF 교과서의 첫 번째 판을 1988년에 출간하고 나서, 우리는 1992년 Sue Adler에게 영어로 번역하여 새로운 책으로 출판하자고 제안하였고, Sue Adler는 바로 우리의 제안을 받아들였다. 1990년대에 우리의 첫 번째 영어판 교과서의 많은 내용의 개선과 공헌을 공저자로서 해주셨으며, Sue Adler의 지지로 국제적으로 많은 흥미를 가지고 많은 나라에서 번역일에 동참하게 되었다. 그러는 동안 이 교과서는 15개국 이상에서 번역되어 출간되었다.

국제PNF협회(IPNFA®)의 개척자로서 이 교과서의 첫 번째판의 공저자로서 Sue Adler는 PNF 개념이 전세계적으로 퍼질 수 있도록 직접적이고 간접적으로 막대한 영향을 준 선생님이다.

Dominiek Beckers
Math Buck

국제 PNF 협회 The International PNF Association®

국제 PNF 협회의 목적은 다음과 같다

- PNF 임상적 사용의 더 많은 나라로의 발전 및 촉진하기
- PNF 기법 설명의 표준화와 일관성 유지하기
- PNF 상급 강사와 시작하는 강사의 PNF 교육 내용의 표준화와 일관성 유지하기
- 새로운 PNF 강사의 훈련과 교육하기
- PNF 이론과 실기에 관련된 연구 촉진하기
- PNF 개념의 더 많은 발전 시키기
- 신경생리학과 다른 관련된 분야(ICF, 신경가소성 등)와 PNF 임상 실기와 통합하고 발전시키기
- PNF 강의 시 요구되는 필요한 임상적 그리고 교육적 표준안을 유지하기 위한 동료 심사 시스템 발전시키기

IPNFA®에서 가능한 교육 시스템은 다음과 같다
(▶ www.IPNFA.org)

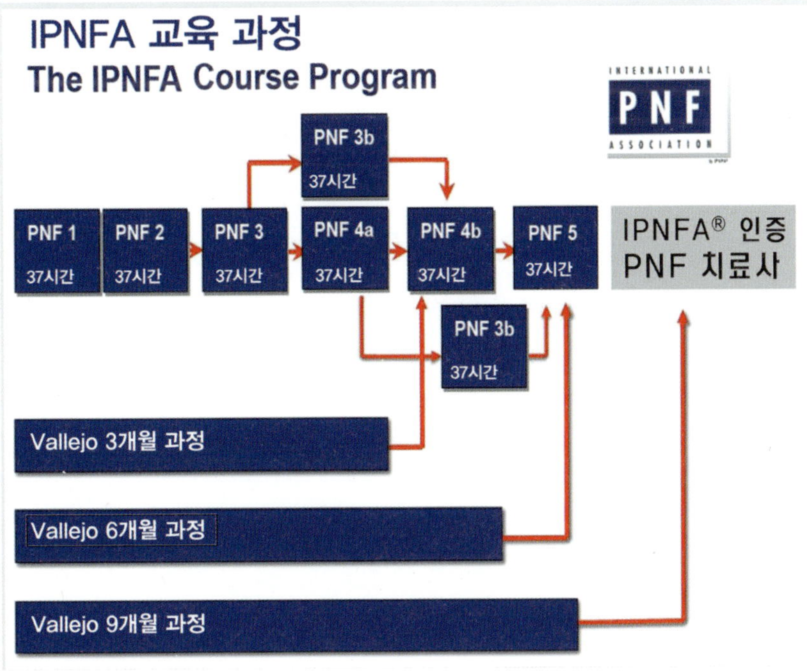

참고문헌 References

IPNFA® 홈페이지(국제 PNF 협회)에서 실제 과학적 PNF 문헌을 찾아볼 수 있다:
▶ www.IPNFA.org.

저자들은 특히 다음의 논문과 책이 도움이 되어 읽어볼 것을 추천한다:

논문:

- Smedes F, Heidmann M, Schäfer C, Fischer N, Stepien A. (2016) The proprioceptive neuromuscular facilitation–concept; the state of the evidence, a narrative review. Physical Therapy Reviews 21(1):17–31

책:

- Hedin–Andén S (2002) PNF – Grundverfahren und funktionelles Training. Urban & Fischer, München
- Horst R (2005) Motorisches Strategietraining und PNF. Thieme, Stuttgart
- Knott M, Voss DE (1968) Proprioceptive Neuromuscular Facilitation, patterns and techniques, 2nd ed. Harper & Row, New York
- Voss DE, Ionta M, Meyers B (1985) Proprioceptive Neuromuscular Facilitation, patterns and techniques. 3rd ed. Harper & Row, New York
- Sullivan PE, Markos PD, Minor MAD (1982) An Integrated Approach to therapeutic Exercise, Theory and Clinical Application. Reston Publishing Company, Reston, VA
- Sullivan PE, Markos PD (1995) Clinical decision making in therapeutic exercise. Appleton and Lange, Norwalk, CT

PNF 5판의 한국어 번역판에 대한 서문

PNF는 1940년대 이후로 물리치료 분야에서 가장 많이 알려진 치료법으로 전세계적으로 성장하고 있으며 널리 알려지고 있습니다. 초기에 많은 나라의 치료사들이 효과적인 치료법을 배우기 위해 California, Vallejo를 방문하였으며, 1990년 국제 PNF 협회(IPNFA®)가 설립된 후, PNF 개념은 전세계적으로 더 많이 확산되는 개념으로 발전되었습니다.

이번 5판에 주목해야 할 점은 Susan Adler 선생님께서 2021년 7월 1일 별세하셨습니다. Susan 선생님은 California, Vallejo의 Kaiser 센터에서 수년간 PNF 강의를 하셨으며, Maggie Knott 선생님과 같이 많은 PNF 강의를 하신 분입니다. 또한, 국제 PNF 협회(IPNFA®) 발전에 수 많은 노력을 하였으며 이 책의 첫 번째 판의 큰 기여를 하신 분입니다. 국제 PNF 협회(IPNFA®)의 개척자이며 선구자, 그리고 강사이면서 이 책의 저자였던 Susan Adler 선생님의 개인적 영향은 우리의 개념을 전세계적으로 확산시키는데 많은 영향을 주었습니다. 그렇기 때문에 우리 저자들은 Susan Adler 선생님에게 특별한 감사의 글을 이 책 앞면을 빌어 전달하고자 하였습니다.

지난 25년간 한국의 PNF는 놀라운 관심과 성장이 이루어 졌습니다. 많은 인증 받은 PNF 국제강사들이 초청되어 인증된 강의를 제공하였습니다. 이러한 개념의 확산으로 많은 사람들에게 도움을 주었습니다. 그리고, 국제 PNF 협회(IPNFA®)의 명예 회원인 배성수교수님께 감사드립니다. 배성수 교수님은 한국 PNF에 직접적인 영향을 주신 분이며 대한 PNF 학회를 창립하는데 큰 공헌을 하신 분입니다.

KPNFA®는 7,000명 이상의 정회원을 가지고 16개의 시도회로 구성된 큰 학회로 성장하였습니다. 이러한 조직적인 구성으로 소개 강의 그리고 공식적인 국제 PNF과정을 체계적으로 개최하였습니다. 또한, KPNFA®에는 한국인 국제 PNF 강사가 탄생할 수 있도록 많은 교육과 공헌을 하였습니다.

이번 PNF 5판의 한국어 번역판은 KPNFA® 회원에게 많은 정보를 제공해줄 뿐만 아니라 최근 발전된 개념에 따른 내용을 습득하고, 동기 부여가 될 것입니다.

우리 저자들은 이번 5판 또는 전자책(e-book)에 많은 노력과 희망을 보여준 동료들에게 감사드리며, 교육 과정, 실습 그리고 치료에서 이 교재들을 같이 사용할 것을 권장합니다. 또한, 대부분의 모든 내용들을 PNF과정과 같이 사용하면 한국 환자의 치료 결과 개선에 많은 도움을 줄 것입니다.

Dominiek Beckers,

Math Buck

2021년 7월

역자서문

물리치료사로서 고유수용성신경근촉집법을 배우고 널리 알리고자 노력하는 사람으로서 이 책을 번역하게 된 것을 영광으로 생각한다. 물리치료사로서 움직임에 대한 이슈는 전세계적으로 큰 중심점으로 자리매김이 된 지 오래되었다. 이러한 움직임에 대한 정보를 제공해주는 중요한 역할을 하는 것 중 하나가 고유수용성감각이다.

고유수용성신경근촉진법을 개발한 분들은 이러한 것들에 대한 개념을 미래를 예측하듯이 1940년대부터 치료 개념으로 발전시키기 시작하였으며, 지금 현재 전세계에 있는 후배 치료사들과 환자들을 위해 효과적인 방법으로 사용할 수 있도록 초석을 만들어주었다.

임상에서 환자를 치료하거나 학교에서 환자 치료와 관련된 과목을 강의하거나 환자를 만나 대화를 하거나 동료들과 만나 대화를 할 때, 고유수용성신경근촉진법의 철학은 이제 하나의 치료 개념의 철학 뿐만 아니라 인생의 철학으로 자리매김하고 있다.

움직임이 잘 나타나지 않고 어려워하는 환자를 위해 어떻게 하면 쉽게 움직임을 만들어내고, 그들이 원하는 활동의 영역 뿐만 아니라 사회참여 부분까지도 생각하고 고민하면서 치료하는 자세를 만들어주는 고유수용성신경근촉진법은 치료사에게 큰 치료적 도구가 될 것이며, 재활 대상의 모든 환자를 다루는 보건의료 전문가에게 큰 치료적 아이디어를 제공해 줄 수 있는 치료 개념이 된다고 생각한다.

이 책의 원판은 독일어로 출판되었으나 Sue Adler 선생님의 참여로 영어판으로 출판되기 시작하였으며, 영문판으로 번역된 책을 1997년 한글판으로 시작하여 이번 5판의 번역서가 출판되었다. 이 책은 전 세계의 많은 치료사들이 고유수용성신경근촉진법을 공부하고 익히고자 할 때 가장 많이 찾고 보는 책으로 15개 이상 나라의 언어로 번역되어 출판되었다.

이 5판의 번역을 진행하는 동안 Susan Adler 선생님의 타계소식을 듣고, 너무나 충격적인 마음에 이 책의 번역에 대한 책임을 더 무겁게 느껴지게 되었다. 그러다 보니 모든 역자들이 최선의 노력으로 번역에 참여하였지만, 미흡한 부분이 있을 것이라 생각된다. 하지만, 번역에 있어 미흡한 점이 있더라도 이러한 것은 역자들의 부족함이지 고유수용성신경근촉진법의 문제는 아님을 다시 한번 강조한다.

길지 않은 물리치료사 경력이지만 고유수용성신경근촉진법을 만난 것은 물리치료사 인생의 행운이며 행복이다. 고유수용성신경근촉진법은 후배 및 고유수용성신경근촉진법을 경험하지 못한 많은 치료사에게 진심을 담아 추천할 수 있는 치료개념이라고 자신한다.

끝으로 이 책을 활용하는 독자들의 끊임없는 조언과 충고를 부탁드리며 이 책이 나오기까지 수고를 아끼지 않은 영문출판사 박병조 사장님을 비롯한 직원분들에게 감사의 뜻을 전합니다.

역자대표 **우 영 근**

목차 Contents

저자 소개 About the Authors

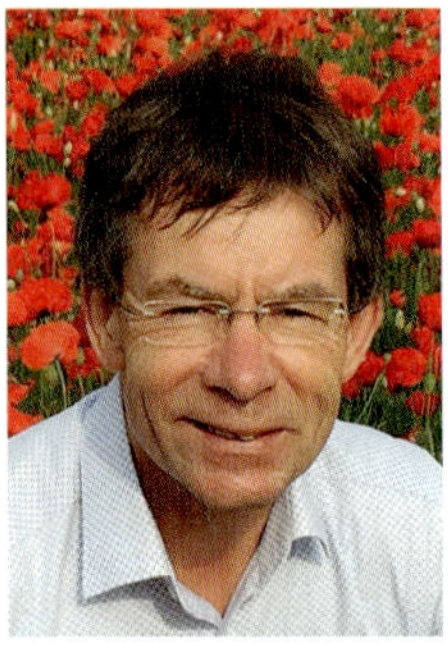

Dominiek Beckers

- 1975년, Belgium의 Leuven 대학교에서 물리치료학, 움직임 과학과 재활 과정에서 석사학위 취득
- Netherlands의 Hoensbroek Adelante 재활 센터에서 물리치료사로 40년 근무
- 국제 PNF 협회의 국제 PNF 선임 강사
- SCI 재활 강사
- 다양한 책과 논문의 공저

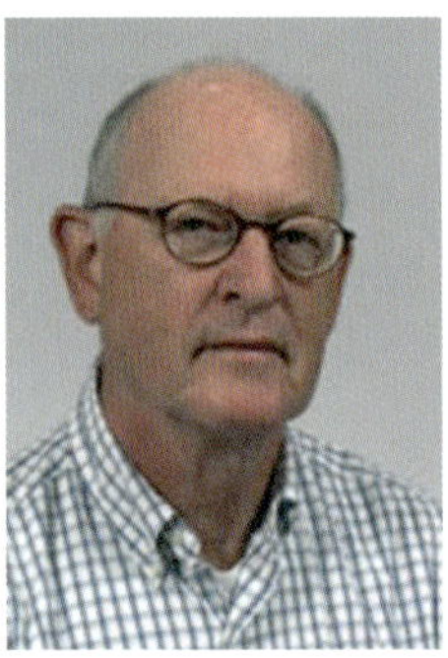

Math Buck

- 1972년, Netherlands Heerlen의 Hoge 학교에서 물리치료사 면허 취득
- 1984년부터 국제 PNF 협회 PNF 국제 강사와 독일에서 PNF "전문 강사"로 활동
- 2002년부터 PNF 선임 강사로 활동과 2004년 국제 PNF 협회 명예 회원
- 재활 센터에서 주로 신경학적 척수 질환 환자의 37년 이상 치료 경력을 가지고 있으며, 대학원에서 많은 교육을 수행함
- 척수 손상 환자 치료과 관련된 다양한 책과 다른 주제의 논문의 공저

소개 Introduction

이 순 현 옮김

목차

1

1.1 PNF 개념과 전인적 치료
Positioning of the PNF Concept in the Modern Holistic Treatment

이번 장에서는 전인적 치료 스펙트럼에서 PNF 개념이 어떤 위치에 있는지 알아보려 한다. 또한, PNF 개념을 어떻게 환자 사정과 치료에 접목시키는지 알아볼 것이다.

임상 의사 결정을 내리기 위해 치료사의 경험과 전문지식 및 임상 평가에 대한 상세한 사정이 필수적이다. 운동 학습과 운동 조절에 대한 과학적 지식은 치료 목표를 결정하는데 중요한 역할을 한다. 환자 치료 계획은 사정의 결과와 근거에 기반한 치료에 입각하여 수립한다(Sacket et al. 1996, 1998, 2000).

추가로, 사회적 기준과 문화적 모델들도 치료에 영향을 미친다. 이번 장에서는 치료 선택을 결정하는 인자들과 PNF 개념과의 연관성에 대해 간단히 설명하였다(◘ 그림 1.1).

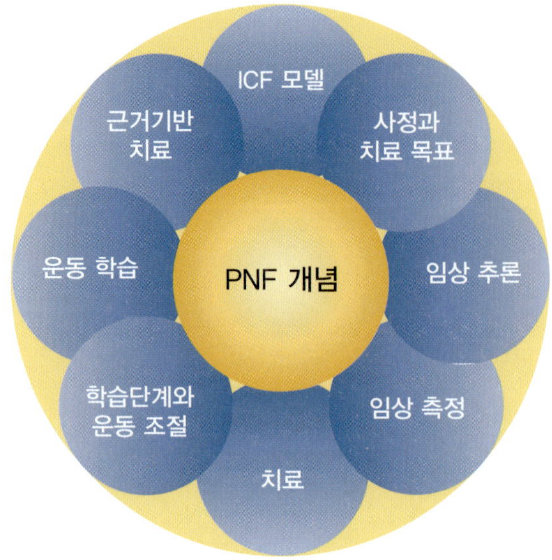

◘ 그림 1.1 치료 선택을 결정하는 인자들과 PNF 개념과의 연관성

1.1.1 ICF 모델 The ICF Model

사정과 평가 Assessment and Evaluation

치료를 시작하기 전 치료사는 상세한 환자 평가를 시행해야 한다. 세계 보건기구에서 제정한 ICF 모델(International Classification of Functioning, Disability and Health 2007)은 환자 치료를 구성하고 결정하기 위해 사용하는 개념틀이다. ICF의 목적은 건강 분야의 서로 다른 전문가들이 의사 소통을 하기 위해 국제적이고 표준화된 언어 체계를 개발한 것이다.

ICF는 아래의 5가지 항목으로 구성된 이해 모델이다(Suppé 2007) (◘ 그림 1.2):

- 신체 구조와 신체 기능
- 활동
- 참여
- 개인적 인자
- 환경적 인자

환자 평가는 어떤 해부학적 구조(관절, 근육, 근긴장, 감각 등)와 기능에 손상이 있는지와 환자가 할 수 있는 운동기술은 어떤 것인지(positive approach)(Smedes 등. 2016; Horst 2008) 기록하고 결손 항목들도 나열한다. 이런 검진은 환자가 더 잘할 수 있거나 못할 거 같아 보이는 특정 활동에 대한 지침을 제공한다. **"긍정적 접근"**이라는 PNF의 철학은 환자가 여전히 할 수 있는 활동을 우선 묻고 그 다음에 어려워하는 활동을 확인하는 것이다.

이 검진 이후, 신체 구조와 신체 기능의 제한점(Causal Impairments)이 어떠한 활동 제한(Activity Limitation)과 참여 제약(Restriction of Participation)을 초래하는지 평가한다.

마지막으로, 사회 생활에서 마주할 문제점 뿐만 아니라, 참여 수준(일, 취미)의 능력에 대한 정보도 기록한다. 또한, 개인적 인자들(나이, 문화)과 환경적 인자들(계단, 접근성)도 기록해야 한다.

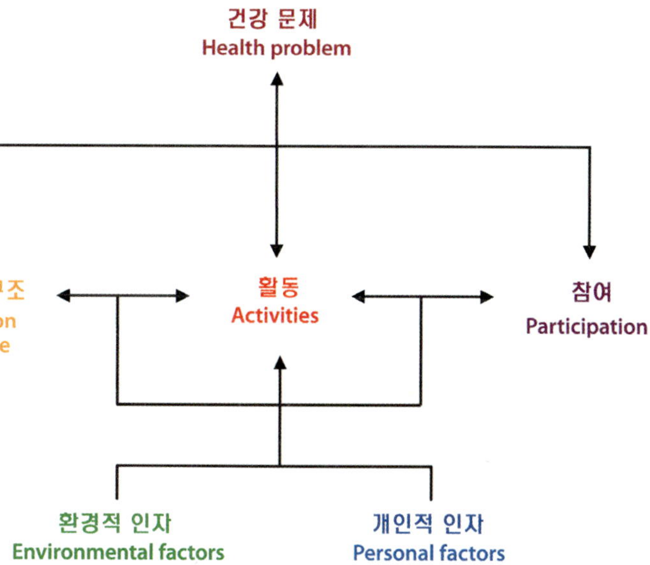

그림 1.2 ICF 모델의 5가지 구성요소

치료 목표 Treatment Goals

환자의 잔존 능력과 문제점들을 기록하였으면 치료 목표를 결정하기 위하여 환자와 논의를 시작한다(Cott 2004). 이러한 과정은 의료팀/치료사만 하거나(**공급자 중심**) 환자만 치료 목표를 논의하는 것이(**수요자 중심**) 아니라 상담을 통해 의료팀/치료사와 환자가 함께 논의하여 목표를 설정하고 서로 동의하여 결정한다(**대화 중심**).

환자 예시: B씨

B씨는 다국적기업에서 책임엔지니어로 근무중인 60세 남성으로, 중증 길리안-바레 증후군 환자로 두 번째 발병하였다. 기관내삽관 상태로 장기간 중환자실에 입원한 이후 신체 기능과 구조 수준에서 관절 가동성과 근력(근력검사 4점), 몸통 안정성이 모두 양호하였다. 환자의 동기는 매우 강했다. 다리 근력은 몸쪽 근육은 4, 먼쪽 근육은 3이었다. 자율신경장애로 간주하는 자율신경실조증은 없다. 자율신경장애는 없다. 환자는 심리적으로 명료하고 지남력도 정상이다. 환자는 미래에 대해 불안해하였다. 손상에 대하여 알아낸 문제점은 얼굴을 포함하여 전반적으로 몸 근력 소실이 있고 팔의 심한 관절범위 제한이 있고 감각 장애(주로 손쪽), 통증, 손의 광범위한 부종, 호흡 문제가 있다.

활동 수준에서는 환자 스스로 다리를 이용하여 휠체어를 움직일 수 있고 휠체어에서 침대로 이동이 가능하다.

활동 수준의 제한은 일상생활에서의 보행기능 소실이고 거의 모든 도움이 필요하다. 양쪽 얼굴 마비로 인해 말을 이해하기 어렵다. 먹는 것과 마시기도 어렵다. 운전과 정원가꾸기는 불가능하다. 참여 수준에서 B씨는 주말이면 자녀들과 손주들이 방문할 수 있는 집에 갈 수 있다.

참여수준의 제약은 일을 할 수 없다는 것과 거리가 멀어서 자녀들과 손주들에게 갈 수 없다는 것, 현재 상황에서는 식당에서의 식사를 피한다. 환자의 사회적 지위, 성격, 나이, 두 번째 발병은 개인적 인자로, 환자의 목표 달성을 방해하는 요소이다. 환자의 사회적 지위, 직업, 취미와 같은 외부 인자들은 환자의 신체적 기능을 회복하는데 무엇이 필요한지를 결정한다.

1

궁극적인 목표는 환자가 원하고 실현 가능한 **가장 높은 참여 수준을** 성취하기 위함이다. 이러한 요인 외에도 환경적 인자들(사회적 환경)과 개인적 인자들(개인의 배경)도 영향을 준다.

환자와 함께 정해진 치료 목표는 지속적으로 수정되고 재조정된다. 그래서 환자는 **능동적인 구성원**이자 논의 파트너로서 재활의사, 물리치료사, 언어치료사, 작업치료사, 간호사, 심리학자, 사회복지사 등으로 구성된 재활 팀에 참여하게 된다.

치료 목표가 확실히 정해지면 SMART **분석**을 통해 각 목표에 대한 목적을 수립한다.

SMART(Oosterhuis-Geers 2004; Scager 2004)는 다음과 같다.

- **S** = specific(특이성): 목적은 환자 개별적 목표와 연관되어 있어야 한다.
- **M** = measureable(측정가능한): 진행과정은 임상적 측정뿐만 아니라 활동상의 향상에 대해서도 문서화되어야 한다.
- **A** = acceptable(수용가능한): 목적은 치료팀뿐만 아니라 환자가 수용해야 한다.
- **R** = realistic(실제적인): 목적은 항상 달성 가능한 목표여야 한다.
- **T** = time related(기한 내에 도달 가능한): 목적은 실제 기간 내에 달성할 수 있어야 한다.

성취 가능한 치료 목표는 임상 추론에 기초하여 논리적이고 구조화된 과정으로 수립해야 한다.

B씨의 SMART 분석

치료 목표는 B씨가 완전히 독립적 생활이 가능하도록 하는 것이다.

S: B씨의 목표 설정은 일상생활에서 완전히 독립적으로 지내는 것이다.

M: B씨는 씻기, 입기, 벗기를 독립적으로 해야 한다.

A: B씨와 치료팀은 결국 자신이 혼자서 모든 일상생활을 할 것이라 예상한다.

R: 운동기능과 감각의 소실이 있기는 하나, B씨는 모든 일상생활을 완전히 독립적으로 수행할 수 있다.

T: 중간 목표와 최종 목표를 성취하는데 필요한 소요 시간을 논의할 것이다. B씨는 4개월 이후 완전히 독립적으로 일상생활을 수행할 것이다.

임상 추론 Clinical Reasoning

임상 추론은 치료적 지식, 기술, 공감을 결합한 최상의 치료결과를 이끌어내는 임상적 과정이다.

치료사는 신체 구조와 신체 기능수준에서의 한계가 활동수준에서의 제한의 원인이 될 수 있다는 **가설**을 설정한다. 그 가설을 설정하기 위해서는 충분한 전문적 지식과 임상 실기가 필요하다. 동시에 치료사는 가설을 반박하는 다른 생각들에 열려 있어야 하고 편견이 없도록 다른 의견들을 미리 무시해서는 안된다. 가설은 치료하는 동안 지속적으로 검토되고 필요시 수정된다.

치료사는 전체 치료 시간을 잘 사용하기 위해 적절한 시점에 다음 단계를 시행해야 한다.

여러 단계를 결합하여 물리치료적 진단을 내리고 치료계획을 수립하고 실제로 그렇게 치료한 뒤 필요할 때마다 수정하는 반복적인 순환과정이다.

임상 측정 Clinimetry

임상 측정은 치료 결과를 측정하고 객관화하기 위하여 시행한다. 검사를 할 때 치료사는 실제로 검증하고자 하는 항목(유효성, 신뢰성, 민감도, 특수성)에 대한 검사를 정확히 시행해야 한다. 이러한 과정은 치료의 효과를 입증하기 위해 필수적이다.

다음은 측정과 검사의 예시이다.

치료 목적에 대한 객관적 결과

신체 구조 및 신체 기능 수준에 대한 측정:

- 근력 (MMT, Dynamometer)
- 가동성 (Goniometer)
- 민감성 (two-point discrimination, dermatomes)
- 경직 (Modified Ashworth Scale)
- 통증 (Visual Analog Scale)
- 폐활량

활동수준에 대한 검사:

- FIM (Functional Independence Measure)
- Barthel Index (일상생활 기술을 검사하기 위한 지표)
- Timed Up and Go test
- 10-m walk test
- COPM (Canadian Occupational Performance Measure, 작업치료에서 사용하는 고객에 입각한 검사)
- Berg Balance Scale (균형을 객관화하기 위한 검사)
- Jebsen test 또는 Van Lieshout test (손기능 검사)

1.1.2 치료와 PNF 개념: 기본 원리와 기법
Treatment and the PNF Concept: Basic Principles and Techniques

■ 신체 구조와 신체 기능 Structures and Body Function

손상 수준에서 PNF 개념은 손상에 의한 제한을 치료할 수 있는 좋은 기회를 제공한다. 또한, PNF는 다른 치료 개념과 쉽게 결합하여 적용할 수 있다.

PNF 접근법의 기본 원리와 기법을 적용한 다양한 예시는 다음과 같다.

▶ 예시

1. 불충분한 협응력

a) 결손이 손상수준에서 있다면, 다음의 기본 원리들을 적용할 수 있다.
- 가이드 저항 (Guidance resistance)
- 시각 입력과 청각 입력 (Visual input, auditory input)
- 압축 (Approximation)
- 환자의 신체 자세(Body position)

b) 협응력을 유도하거나 향상하기 위한 **기법**
- 율동적 개시 (Rhythmic initiation)
- 등장성 혼합 (Combination of isotonics)
- 복제 (Replication)

2. 근 약화

a) 근 약화를 향상하기 위하여 다음의 **기본 원리들**을 사용할 수 있다.
- 최적의 저항 (Optimal resistance)
- 압축 (Approximation)
- 신장 (Stretch)
- 구두 자극 (Verbal stimulus)
- PNF 패턴 (PNF pattern)

b) 유용한 **기법들**
- 동적 반전 (Dynamic reversal)
- 등장성 혼합 (Combination of isotonics)

■ 활동 Activities

활동 제한을 치료한다는 것은 서기, 앉기, 걷기, 계단 오르기, 화장실 활동, 양치하기, 면도하기, 옷입기, 옷벗기와 같은 **일상생활수행능력**의 향상을 포함한다. 말하기 향상이나 수행할 활동을 훈련하는 것, 취미를 연습하는 것도 또한 활동 수준에서의 치료 중 하나이다.

1

치료사의 과제는 기능적 제한을 분석하고 그 문제를 효과적으로 치료하기 위해 어떤 PNF 원리와 기법을 사용할 것인지 **논리적으로 선택**하는 것이다.

PNF 개념은 수많은 가능성을 제공한다. 일반적으로 사용하는 PNF 패턴에서 벗어날 수도 있다. 기능적 활동이 이 책에서 설명하는 전형적인 PNF 패턴과 맞지 않는다면, 환자의 요구에 따라 그 활동을 연습해야 한다. 원하는 목표를 달성하기 위해 저항, 구두 입력, 시각 입력, 타이밍, 압축, 신장 등과 같은 기본 원리를 사용할 수 있다(Horst 2008).

중요

입으로 컵을 가져가기 위한 훈련 시,

- 굽힘–모음–가쪽돌림과 팔꿉관절 굽힘 패턴
- 굽힘–벌림–가쪽돌림과 팔꿉관절 굽힘 패턴

은 문제 해결에 적절하지 않다.

노뼈 밀기 반전 패턴(그림 7.18 a,b)이 이러한 활동과 가장 적합한 패턴일 것이다. 치료사는 어깨관절의 완벽한 굽힘–벌림–가쪽 돌림을 촉진하지 않을 것이다. 이 패턴에서 아래팔의 엎침과 손바닥 굽힘은 이러한 기능적 활동에 이상적인 패턴이다.

치료하는 동안 환자 자세의 선택은 치료 목표와 환자의 역량에 따라 달라진다. 시작 자세를 선택할 때 정상 운동발달 단계를 항상 따르지 않는다. 환자가 이미 걸을 수 있지만 옆으로 눕기, 일어나 앉기, 또는 앉은 자세에서 선자세로의 전환을 못한다면, 옆으로 누운 자세(돌아눕기를 위해), 선 자세(보행을 위해), 앉은 자세, 선 자세와 같이 향상이 필요한 자세에서 치료한다.

■ 참여 Participation

치료의 목적은 환자가 참여 수준에서 적절한 기능적 활동을 달성하는 것이다. 신체 기능과 신체 구조 수준의 문제를 최대한 해결하고 환자에게 중요한 활동을 훈련한다.

최종적으로 환자는 일상 환경에서 필요한 모든 활동을 치료사 없이 수행할 수 있어야 한다. 이를 위해서는 필요한 활동과 유사하게 모의 연습을 할 수 있도록 일상 환경을 조성한다. 병원 환경뿐만 아니라 외부에서 모두 연습해야 한다. 참여 수준에서 PNF 개념으로 촉진할 가능성은 활동 수준에서 환자를 치료할 때 사용했던 것과 같이 할 수 있다. 치료실에서 걷는 것은 치료실 밖에서 걷거나 동시에 다른 활동을 하는(이중 과제) 집에서 걷는 것과 매우 다르다. 치료사는 환자의 사회적 상황이나 직면하게 될 상황과 유사하게 적용해야 한다.

1.1.3 학습 단계
Learning Phases

Fitts와 Posner(1967)는 3가지 학습단계를 설명하였다(그림 1.3):

1. **인지 단계:** 환자는 모든 동작에 대해 생각해야 하고 동시에 다른 과제를 할 수 없다.
2. **연합 단계:** 환자는 문제의 해결책을 찾기 위해 노력한다. 치료사는 실수를 통해 환자가 배울 수 있도록 실수를 허용해야 한다. 그러나 올바른 해결책을 찾을 수 있도록 도와줄 수 있다.
3. **자동 단계:** 환자는 문제 해결을 생각할 필요가 없고 다른 과제를 동시에(이중 과제) 수행할 수 있다.

질병을 앓거나 심각한 사고를 당한 환자들은 이러한 학습단계를 수차례 거쳐야만 한다. 치료사의 역할은 환자가 어떤 단계에 있는지 알아내고 환자의 상태에 맞춰 치료를 구성하는 것이다. 그러므로 기본 원리와 기법은 적절한 선택 사항이다.

활동을 재학습하기 위한 몇 가지 학습 형태가 있다.

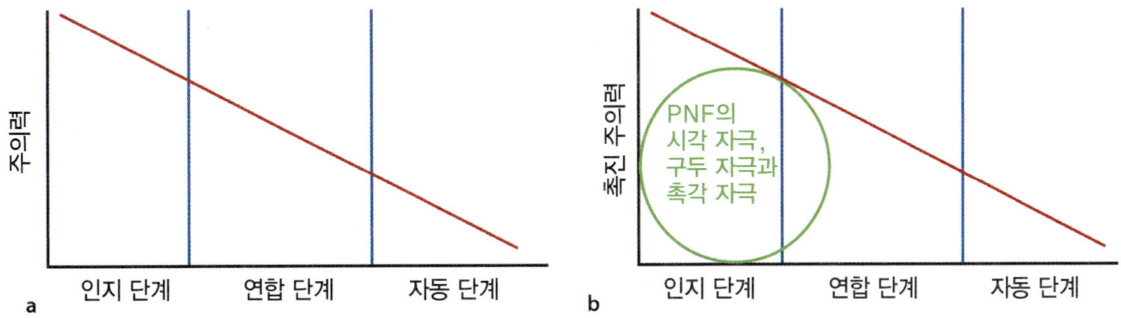

그림 1.3 **a** 운동 학습 단계(Fitts and Posner 1967). **b** 운동 학습 단계에서의 PNF 촉진

서술적 학습 Declarative Learning

모든 동작을 정확히 분석한 다음 연습한다. 이런 형태의 학습은 예를 들어, 특정 움직임의 패턴을 완벽하게 학습해야 하는 스포츠에서 적용한다. 이를 위해서는 거의 3,000번의 반복이 필요하다. 환자들에게 가르치려고 하는 새로운 활동은 높은 강도와 많은 반복이 필요하다(반복 없는 반복, Bernstein 1967).

절차적 학습 Procedural Learning

이 학습은 의식적으로 생각할 필요가 없다. 끊임없이 변하는 상황에서(점핑, 사이클링 같은) 활동을 연습함으로써 학습한다.

1.1.4 운동 조절과 운동 학습 Motor Control and Motor Learning

운동 조절과 운동 학습의 원리를 적용한다는 것은 치료팀이 환자의 개별 제한점을 위한 문제 해결 중심의 사고를 하는 것이다. 이 원리들은 임상추론 과정을 통합하고 다학제 팀워크를 향상하는 여러 치료의 단계에 도움을 준다.

운동 조절 Motor Control

운동 조절은 자세와 움직임을 지배하는 신체와 마음의 기능 및 중추 명령과 척수 반사에 의해 조절되는 자세와 움직임에 대한 연구이다(Brooks 1986). 운동 조절은 환자에게 이미 나타났거나 이미 학습한 활동을 구성한다. 또한, 운동 발달과정에서 운동 조절은 점진적 과정이나 계획된 단계로 일어난다. 운동 조절은 4가지 점진적 단계로 나뉘며, 각 단계는 특성을 가지고 있다(아래 참조). 치료사는 이 단계 안에서 목적을 조정하고 운동을 시킨다. 만약 환자가 특정 활동에서 필요한 가동성이나 안정성이 부족하다면 실제 활동을 하기 전에 가동성이나 안정성을 위한 훈련을 한다(환자 예시 참조: B씨).

환자 예시: B씨

여러 번 치료를 받은 이후, B씨의 어깨 관절의 능동 동작과 수동 동작이 증가하였다. 오른쪽 어깨 관절의 능동적으로 들어올리기는 가능하지만 그 자세를 짧은 시간동안 유지할 수 있었다. 그래서 컵을 들었다 놓기, 먹기, 마시기는 아직 불가능하다. 몸통 중심부의 안정성은 충분하다.

치료 순서: **2단계**에서 먼저 치료한다: 원하는 자세에서 어깨관절의 안정성. 적용 가능한 **기본 원리**는 압축, 저항, 구두지시, 도수 접촉이다. 적용할 수 있는 **기법**은 안정적 반전, 등장성 혼합, 율동적 안정화이다.

1

3 단계: 조절된 가동성은 몸쪽 관절의 안정성을 조절하고 먼쪽 관절을 움직임으로써 성취할 수 있다.

4 단계: 마지막 단계로, 숙련성을 연습한다. 재활의 종료시점에서 환자는 사다리에 서서 나무를 자를 수 있다.

치료사는 환자의 문제점을 알아내고 치료를 구성하기 위해 다음의 단계를 사용할 수 있다:

1. **가동성:** 자세를 취하거나 움직임을 시작하는 능력
2. **안정성:** 안정적으로 새로운 자세를 유지하고 중력을 조절하는 것
3. **조절된 가동성/안정성 위의 가동성:** 안정적인 자세의 각 지점에서 움직임을 조절할 수 있다.
4. **숙련성:** 모든 움직임이 가능하고 신체의 모든 부분을 움직일 수 있으며 모든 방향에서 조절할 수 있다.
   치료하는 동안 치료사는 환자의 역량과 요구에 맞춰 적용한다.

치료사는 환자의 문제점과 가능성을 분석하고 이를 기초로 하여 환자의 자세와 문제 중심의 운동을 선택한다. 운동 조절의 단계를 고려하여 환자가 아직 달성하지 못하거나 혼자 할 수 없는 특정 자세에서의 그에 맞는 특수한 운동을 선택한다. 미리먹임(Feedforward)을 사용할 수 있다(Mulder 1991, Mulder and Hochstenbach 2004). 치료사는 환자가 그 활동을 질적으로 수행하기 위한 움직임의 계획을 생각할 수 있도록 활동의 목표를 제시한다. 이러한 활동의 실행은 다음에 의해 결정된다:

- 목표 또는 목표물
- 활동 과제
- 환자 자신
- 활동이 일어나는 상황

움직임은 PNF 기본 원리와 기법으로 촉진할 수 있다:

- **안정성**을 향상하기 위해 기본 원리 중 저항, 압축, 구두지시와 율동적 안정화, 안정적 반전 기법을 사용할 수 있다.
- **움직임의 실행**을 향상하기 위해 기본 원리는 저항, 구두지시, 시각 입력, 도수 접촉, 견인, 타이밍을 사용할 수 있다. 기법으로는 율동적 개시, 등장성 혼합, 복제를 사용할 수 있다.

어떤 촉진 방법을 적용할 것인지 정하는 것은 치료 시작에 앞서 시행하는 환자 사정 결과뿐만 아니라 중대한 영향을 미치는 치료 중 나타나는 환자의 반응에 달려있다.

연습 이후에는 그 활동의 최종 결과에 대한 피드백을 환자에게 줄 수 있다(결과 지식). 추가로, 수행의 질에(수행 지식) 중점을 둔 활동을 수행 중에는 촉각 되먹임과 구두 되먹임을 이용할 수 있다.

운동학습 Motor Learning

운동 학습은 PNF 개념과 같은 치료 접근법이 아니라 치료사가 어떻게 자신의 치료 방식으로 계획하는 지에 대한 모델이다. 운동 학습은 어떠한 능력이 경험이나 연습을 통해 상대적으로 영구적 변화로 이어지는 일련의 과정이다(Schmidt and Wrisberg 2004). 이 과정은 지각-인지-행동으로 구성된다(Shumway-Cook and Woollacott 1995) (◘ 그림 1.4, 그림 1.5).

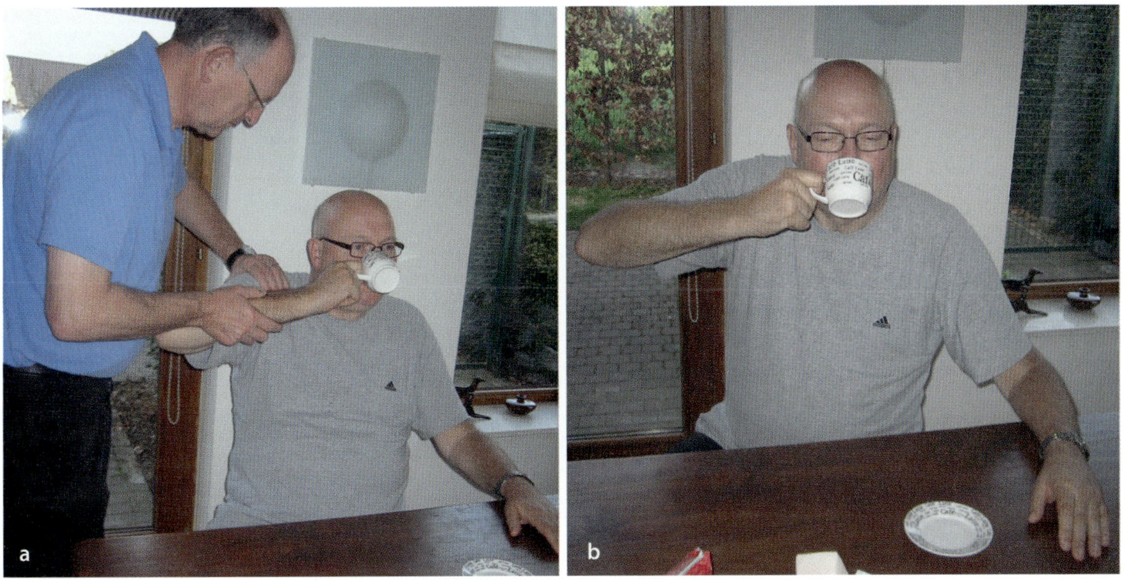

그림 1.4 **a, b** 활동: 컵을 입으로 가져오기

환자 예시: B씨

B씨는 여전히 도움 없이 미시거나 먹을 수 없다. 몸통은 안정적이고 팔에 필요한 가동성도 있다. 포크를 입으로 가져가기에 어깨 관절이 그 자세를 안정적으로 유지할 수 없다.

치료 순서: 어깨 관절을 원하는 자세에서 유지하는 훈련을 위해 압축, 저항, 구두지시와 같은 기본 원리를 효과적으로 적용할 수 있다. B씨는 그 자세를 오래 유지하는 자가 훈련을 충분히 한 후에 포크를 입으로 가져갈 수 있었다(숙련성). 숙련성을 촉진시키기 위해 저항, 구두지시, 시각 입력 및 등장성 혼합과 복제 기술을 적용할 수 있다(그림 1.4).

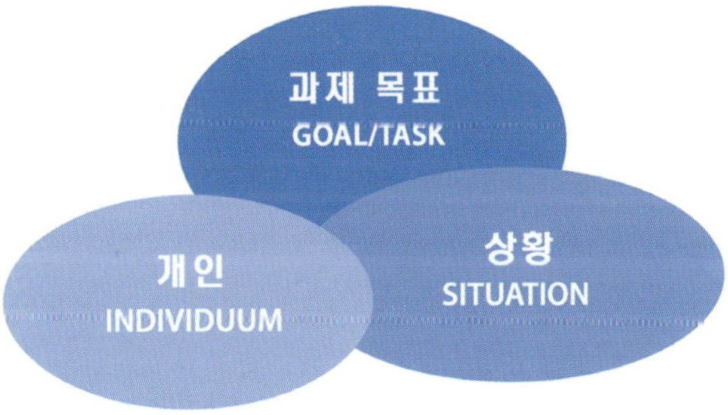

그림 1.5 운동 학습의 과정: 개인, 목표 또는 과제, 상황 사이의 상호 작용

환자에게 제공하는 **과제**는 각각의 특정한 목표와 기능이 있어야 한다. 과제 수행은 환자의 역량과 제한, 그 과제를 수행하는 상황에 따라 정해진다. 과제를 완수하는 방식과 이것을 수행하는 능력은 생체역학적, 심리적, 신경심리적 인자에 달려있다. 긍정적인 치료 결과를 위하여 활동은 환자가 직접 연습해야 하고(Weinstein 1991) 환자에게 의미있는 활동이어야 한다(효과의 법칙). 그래야만 환자는 동기를 유지할 수 있다. 이 활동들은 매번 변화를 주며 수차례 반복해야 하고(Bernstein 1967, 반복 없는 반복) 궁극적으로는 일상생활에서 그 활동을 수행해야 한다(참여)(그림 1.6).

치료사는 환자의 실수를 허용하여 그 오류를 통해 환자가 배울 수 있다면 **학습 과정**은 더 효과적이다. 이 학습방식은 활동을 적절히 수행할 수 있도록 환자에게 최소한의 정보와 가이던스를 제공한다.

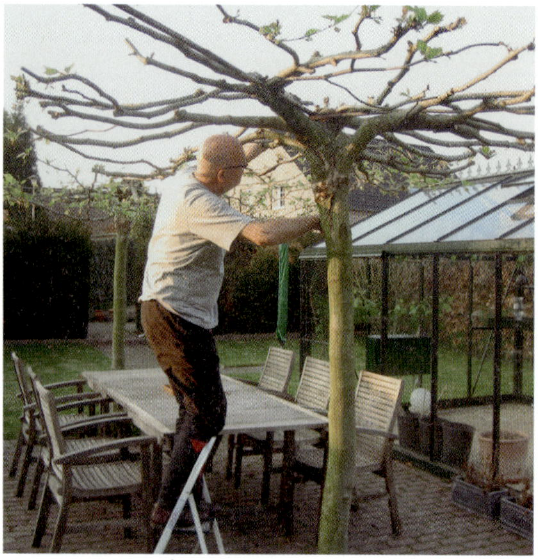

■ 그림 1.6 활동: 정원 가꾸기

PNF 개념으로 치료하는 치료사는 촉각 입력과 구두 입력을 자주 적용하지만 항상 사용하진 않는다. 최종적으로, 환자는 스스로 그 과제를 수행하는 것을 배워야 한다. **신체 구조와 신체 기능 수준**에서의 치료는 손을 댄 치료가 매우 유용할 수 있다. 만약 환자가 여전히 활동 수행이 어렵다면, 인지 단계와 연합 단계에서 손을 댄 치료가 유용할 수 있다. 손을 댄 치료는 환자가 그 활동을 더 쉽게 수행할 수 있도록 도와준다. 저항, 구두지시, 압축, 움직임 패턴(기능적 활동에 맞는 전통적인 패턴)과 같은 기본 원리와 기법들을 사용할 수 있다. 최종 목표는 환자가 촉진 없이(손을 뗀) 활동을 용이하게 할 수 있도록 하는 것이다. 손을 댄 감각 입력과 고유수용성 정보 또는 기타 촉각적인 정보는 **움직임 활동**에 통합될 때 더욱 적절하다(Horst 2005).

도수 가이던스 (Manual Guidance):

- 운동 전략을 적절하게 수행하도록 학습 과정을 보다 쉽게 만든다.
- 환자에게 안정감을 준다.
- 환자의 자신감을 높힌다.
- 감각 되먹임을 제공한다.

아이들도 걷기, 자전거 타기, 수영 같은 새로운 운동 활동을 배우는데 적어도 처음에는 부모의 도수 촉진을 통해 배운다.

"손을 댄 치료" 대 "손을 뗀 치료"에 관한 2007년 연구에서 Hache와 Kahlert는 활동 수준의 인지 단계뿐만 아니라 **신체 구조와 신체 기능 수준**의 치료에서도 도수촉진을 적용하는 것이 유용하다고 하였다(Hache and Kahlert 2007). 그러나 참여 수준이나 자동 단계에서는 일반적으로 감각 입력이 필요하지 않다.

학습 단계 이외에도 도수 촉진이 환자에게 유용한 경우는 다음과 같다.

- 과제 수행에 문제 있는 경우
- 인지, 의사소통, 감각에 문제 있는 경우
- 강직 치료
- 균형 문제
- 불안정성

환자 예시: B씨

B씨는 아주 중요한 활동인 화장실 사용 후 셔츠 뒤쪽을 바지 안으로 넣는게 가장 어렵다(**과제 목표**). 이것은 **손상 수준**에서의 문제이다: 어깨 관절의 가동성 저하만이 아닌 섬세한 손 기능 저하와 손의 감각 장애가 있기 때문이다. 이 활동에서 아주 중요한 시각 조절(**개인**)도 상실된 상태이다. 이러한 점들을 고려하여 손상 수준에서 치료를 시작한다.

치료 순서 Sequence of Treatment

생체역학적 전제 조건이 충족되면 셔츠를 바지에 넣는 훈련을 시작한다(■ 그림 1.7a,b). 이 활동을 학습하기 위해 가이드 저항, 도수 접촉, 구두지시, 율동적 개시, 등장성 혼합, 복제를 이용할 수

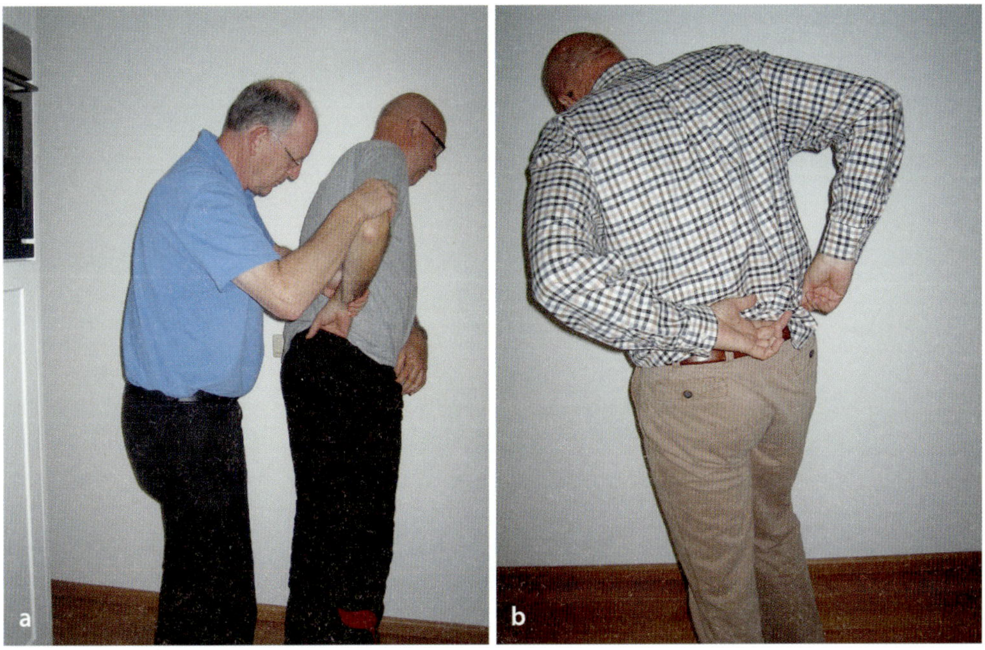

그림 1.7 활동: 셔츠를 바지 안에 넣기

있다. 최종적으로 B씨는 운동복 뿐만 아니라 작업복을 입는 상황에서도 혼자서 셔츠의 뒤쪽을 바지 안으로 넣기 위해 이 활동을 배울 것이다. 훈련 상황은 일상 생활에 맞춰 조정된다.

근거 기반 의학 Evidence-Based Medicine

오늘날 우리는 환자에게 제공하는 치료가 근거 기반 의학의 조건에 충족해야 하고 이것을 근거기반치료로 설명해야 하는 사회에서 살고 있다. 이는 치료의 효과를 입증할 증거를 제시해야 한다는 것을 의미한다. Sackett와 동료들(1996, 1998, 2000)은 확실성과 근거 가치에 따라 5가지 순위로 근거기반치료를 설명한다.

연구들은 기초 연구 또는 실험 연구로 나뉜다.

- 기초 연구에서는 해부학, 생리학 등과 같은 일반적인 원리를 평가한다.
- 임상 실험 연구에서는 중재의 효과를 평가한다.

물리치료 분야에서 근력, 가동성, 협응력 등의 효과뿐만 아니라 일어서기, 걷기와 같은 활동 수준에 관한 많은 연구들이 진행되고 있다. 안타깝게도 소수의 연구들만이 전형적인 문제에 대한 효과적인 정확한 치료 방법을 기술하고 있다(Smedes 2009). 게다가, 환자가 PNF 개념으로만 치료한 연구는 더욱 적다.

Smedes 등은 문헌 목록(Smedes et al. 2007; 2008–2018) 및 문헌 고찰 연구(Smedes et al. 2006(IPNFA); Smedes 2016)를 발표했다.

앞서 언급한 바와 같이 오로지 PNF 개념만 적용한 구체적인 치료 연구는 몇 편에 불과하다. 대부분 PNF 개념을 전반적으로 다루지 않고 일부만을 사용하였다. 따라서 치료 결과를 비교하기는 어렵다(Smedes et al. 2016).

과학적 연구를 촉진하는 것이 IPNFA의 목표 중 하나이고(International PNF Association, ▶ www.IPNFA.org; IPNFA 2005, 2006, 2007a,b,c,d, 2008) 최근에 관련 연구들이 많이 발표되고 있다.

1

1.2 PNF: 정의, 철학, 신경생리학적 기초
PNF: Definition, Philosophy, Neurophysiological Basics

1.2.1 정의 Definition

고유수용성신경근촉진법(PNF)은 치료의 개념 중 하나이다. 기본 철학은 장애를 가진 사람을 포함하여 모든 인간은 아직 이용하지 않은 잠재력을 가진다는 것이다(Kabat 1950).

고유수용성(Proprioceptive) – 몸의 움직임과 자세와 관련된 정보를 받아들이는 감각 수용기를 자극한다.

신경근(Neuromuscular) – 신경과 근육을 포함한다.

촉진(Facilitation) – 보다 쉽게 한다.

1.2.2 PNF 철학 PNF Philosophy

이 정의에 의하여 PNF 철학을 이루는 기본 원칙은 다음과 같다:

PNF는 통합적 접근법이다(PNF is an integrated approach): 모든 치료는 어떤 특정한 문제점이나 신체 일부에 국한된 것이 아닌 전인적 관점으로 적용한다.

잠재력 동원(Mobilize reserve): 모든 환자는 이용하지 않은 잠재력이 있음에 기초하여 치료사는 항상 환자의 잠재력을 동원하는데 중점을 둔다.

긍정적 접근(Positive approach): 치료 접근은 항상 긍정적이고 신체적 수준과 정신적 수준에서 환자가 할 수 있는 것을 이용하여 강화시킨다.

최상의 기능 수준(Highest level of function): 모든 치료의 주된 목표는 환자가 가능한 최상의 기능 수준에 도달하도록 돕는 것이다.

운동 학습과 운동 조절(Motor learning and motor control): 최상의 기능 수준에 도달하기 위해 치료사는 운동 조절과 운동학습의 원리를 통합한다. 여기에 신체 구조, 활동, 참여 수준에서의 치료를 모두 포함한다(ICF, International Classification of Functioning, WHO 1997).

PNF 철학은 아래에 제시된 치료 개념이 뿌리박혀 기본적인 생각을 통합한 것이다.

개요

PNF 치료 개념의 철학:

- **긍정적 접근:** 통증 없이 치료, 성취 가능한 과제, 성공할 수 있는 구성, 직접적인 치료와 간접적인 치료, 강한 부위부터 시작
- **최상의 기능 수준:** 기능적 접근법과 ICF 사용, 손상 수준과 활동수준에 대한 치료
- **집중적이며 능동적 훈련에 의한 잠재력 동원:** 능동적 참여, 운동 학습, 자가 훈련
- **전인적 고려:** 환경적, 개인적, 신체적, 감정적 요인을 포함한 전인적 접근
- **운동 조절과 운동 학습 원리 사용:** 다양한 상황에서의 반복, 운동 조절 단계 고려, 연습의 가변성

움직임은 우리의 환경과 상호작용하는 방식이다. 모든 감각 처리 과정과 인지 처리 과정은 운동 출력을 결정하는 입력으로 간주될 수 있다. 재활에서 매우 중요한 운동 조절과 운동학습은 몇 가지 특성이 있다(Mulder and Hochstenbach 2004). 상호적인 상황의 핵심 요소는 정보 교환이다. 이는 모든 치료 방법에도 적용된다. 정보 교환 없이는 환자가 새로운 과제를 완수하기 매우 어렵다. 운동 조절의 첫 단계에서 특히 중요할 뿐만 아니라(■ 그림 1.3)

손상으로 인해 환자 자신의 내적 정보를 더 이상 믿지 못하는 재활 과정에서도 정보 교환은 매우 중요하다. 이러한 경우에 PNF를 사용하는 치료사는 촉진을 통해 중요한 외적 정보를 제공한다.

Mulder와 Hochstenbach에 의하면, 긍정적이고 기능적인 이 접근법(PNF)은 훌륭한 치료 결과를 얻도록 환자를 자극하는 최고의 방법이라고 하였다.

1.2.3 기본적 신경생리학적 원리 Basic Neurophysiological Principles

Charles Sherrington의 연구는 PNF의 기본 절차와 기법의 발달과정에서 중요하게 작용하였다.

다음의 정의들은 그의 연구를 요약한 것이다 (Sherrington 1947).

- **후방전:** 자극을 중단하여도 자극의 영향는 지속된다. 자극의 세기와 기간을 늘리면 후방전도 증가한다. 후방전의 효과로 인해 정적 수축을 유지한 후에 근력이 증가한 것처럼 느낀다.
- **시간적 가중:** 역치 이하의 약한 자극이 계속되면 가중되어 흥분이 발생한다.
- **공간적 가중:** 신체의 여러 부위에 동시에 가해지는 약한 자극은 서로를 강화하여 (가중) 흥분을 일으킨다. 더 큰 활성화를 위해 시간적 가중과 공간적 가중을 동시에 사용할 수 있다.
- **방산:** 반응의 강도가 커져서 퍼져 나가는 것을 의미한다. 자극의 강도나 횟수가 증가할 때 생긴다. 이 반응은 흥분성일 수도 있고 억제성일 수도 있다.
- **연속적 유도:** 주동근의 흥분이 증가하면 길항근에서 자극이(수축) 생긴다. 길항근 반전 같은 기법은 이러한 원리(자극과 흥분성 증가 유도)를 이용한 기법이다.
- **상반 지배(상반 억제):** 근 수축은 길항근의 동시 억제를 동반한다. 상반 지배는 협응 운동에서 필수적이다. 이완 기법은 이러한 특성을 이용하였다.

> 신경계는 전체를 통해 연결되어 있고 분리된 부분은 없다(Sherrington 1947).

1.3 자가 점검: 질문 Test Your Knowledge: Question

- PNF 철학은 치료에 중요한 영향을 준다. PNF의 5가지 철학은 무엇인가?

참고문헌 References

Bernstein N (1967) The coordination and regulation of movement. Pergamon, London

Brooks VB (1986) The neural basis of motor control. Oxford University Press, New York

Cott CA (2004) Client-centered rehabilitation: client perspectives. Disabil Rehabil 26(24):1411–1422

Damasio A (1999) The feeling of what happens. Harcourt Brace & Co, New York

Fitts PM, Posner MI (1967) Human performance. Brooks/Cole, Belmont

Harste U, Handrock A (2008) Das Patientengespräch. Buchner & Partner, Schwentinental

Hedin-Anden S (2002) PNF-Grundverfahren und funktionelles Training. Urban & Fischer, München

Horst R (2005) Motorisches Strategietraining und PNF. Thieme, Stuttgart

Horst R (2008) Therapiekonzepte in der Physiotherapie: PNF. Thieme, Stuttgart

IPNFA (2005) Results of the meeting. Tokyo

IPNFA (2006) Results of the meeting. Ljubljana

IPNFA (2007a) International PNF association. ▶http://www.ipnfa.org . Zugegriffen: Dez. 2009

IPNFA (2007b) ▶ http://wwww.ipnfa.jp . Zugegriffen: Dez. 2009

IPNFA (2007c) ▶ http://www.pnf.or.kr . Zugegriffen: Dez. 2009

IPNFA (2007d) ▶ http://www.ipnfa.de . Zugegriffen: Dez. 2009

IPNFA (2008) Results of the meeting. Hoensbroek

Kabat H (1950) Studies on neuromuscular dysfunction, XIII: new concepts and techniques of neuromuscular reeducation for paralysis. Perm Found Med Bull 8(3):121–143

Knott M, Voss D (1956) Proprioceptive neuromuscular facilitation. Hoeber-Harper, New York
Meyers JB, Lephart SM (2003) The role of the sensimotor system in the athletic shoulder. J Athl Train 3:351–363
Mulder T (1991) A process-oriented model of human motor behaviour: toward a theory-based rehabilitation approach. Phys Ther 2:82–89
Mulder T (2006) Das adaptive Gehirn. Thieme, Stuttgart
Mulder T, Hochstenbach J (2004) Motor control and learning: implications for neurological rehabilitation. In: Greenwood (Hrsg) Handbook for neurological rehabilitation. Erlbaum, Hillsdale
Oosterhuis-Geers J (2004) SMART, google.nl. Universität Twente
Sacket DL, Rosenberg WMC, Gray JAM, Haynes RB, Richardson WS (1996) Evidenced based medicine: what is it and what isn't? BMJ 312:71–72
Sacket DL, Straus SE, Richardson WS et al (2000) Evidence-based medicine: how to practice and teach EBM, 2. Aufl. Churchill Livingstone, Edinburgh
Sackett DL (1998) Getting research findings into practice. BMJ 317:339–342
Scager M (2004) SMART, google.nl. Hogeschool van Utrecht
Schmidt RA, Wrisberg CA (2004) Motor learning and performance, a problem based learning approach, 3. Aufl. Human Kinetics, Leeds
Sherrington C (1947) The integrated action of the nervous system. Yale University Press, New Haven
Shumway-Cook AW, Woollacott M (1995) Motor control: theory and practical applications. Williams & Wilkins, Baltimore
Smedes F (2006) Is there support for the PNF Concept? A literature search on electronically databases. ▶ www.ipnfa.org . Zugegriffen: Dez. 2009
Suppé B (2007) FBL Klein-Vogelbach Functional Kinetics: Die Grundlagen. Bewegungsanalyse, Untersuchung, Behandlung. Springer, Heidelberg
Umphred D (2001) Neurological rehabilitation, 4. Aufl. Mosby, Missouri
Voss DE, Ionta M, Meyers B (1985) Proprioceptive neuromuscular facilitation: patterns and techniques, 3. Aufl. Harper & Row, New York
WHO (1997) ICIDH-2-The international classification of impairments, activities and participation: a manual of dimensions of disablement and functioning (Beta-1 draft for field trials). World Health Organization, Geneva
WHO (2007) International classification of functioning, disability and health (ICF). ▶ www.who.int/classifications/icf/. Zugegriffen: Dez. 2009
Winstein CJ (1991) Knowledge of results and motor learning: Implications for physical therapy. Phys Ther 71:140–149

추천 문헌 – 전인적 치료

Clark NC, Treleaven J, Röijezon U (2015) Proprioception in musculoskeletal rehabilitation. Part 2 Basic science and principles of assessment and clinical Interventions. Manuel Ther 20(3):378–387
Röijezon U, Clark NC, Treleaven J (2015) Proprioception in musculoskeletal rehabilitation. Part 1 Basic science and principles of assessment and clinical interventions. Manuel Ther 20(3):368–377
Smedes F (2001) PNF beter (be)grijpen. FysioPraxis 2001(12):42–46 (Better understanding of PNF)
Smedes F (2002) Functioneel oefenen, de betekenis van het functioneel oefenen binnen het PNF concept. FysioPraxis 11(11):9–11 (functional exercise, the meaning for PNF)
Smedes F, Heidmann M, Schäfer C, Fischer N, Stepien A (2016) The proprioceptive neuromuscular facilitation-concept; the state of the evidence, a narrative review. Phys Ther Rev 21(1):17–31. https://doi.org/10.1080/10833196.1216764
Westwater-Wood S, Adams N, Kerry R (2010) The use of proprioceptive neuromuscular facilitation in physiotherapy practice. Phys Ther Rev 15(1):23–28

추천 문헌 – 운동학습과 운동조절 원리의 사용

Bach-y-Rita P, Balliet R (1987) Recovery from stroke. In: Duncan PW, Badke MB (Hrsg) Stroke rehabilitation: the recovery of motor control. Year book medical publishers, S 79–107
Cauraugh JH, Kim SB (2003) Stroke motor recovery: active neuromuscular stimulation and repetitive practice schedules. J Neurol Neurosurg Psychiatry 74:1562–1566
Celnik P, Stefan K et al (2006) Encoding a motor memory in the older adult by action observation. Neuroimage 29:677–684
Charlton JL (1994) Motor control issues and clinical applications. Physiother Theory Pract 10:185–190
Corcos DM (1991) Strategies underlying the control of disordered movement. Phys Ther 71:25–38
Ertelt D et al (2007) Action observation has a positive impact on rehabiltation of motor deficits after stroke. Neuroimage 36(Suppl 2):164–173
Filimon F, Nelson JD, Hagler DJ, Sereno MI (2007) Human cortical representations for reaching: mirror neurons for execution, observation, and imagery. Neuroimage 37(4):1315–1328
Fitts PM, Posner MI (1967) Human performance. Brooks-Cole, Belmont
Frank JS, Earl M (1990) Coördination of posture and movement. Phys Ther 12:109–117
Frey SH, Fogassi L, Grafton S, Picard N, Rothwell JC, Schweighofer N, Corbetta M, Fitzpatrick SM (2011) Neurological principles and rehabilitation of action disorders: computation, anatomy, and physiology (CAP) model. Neurorehabil Neural Repair 25:6–20
Grafton ST, Salidis J, Willingham DB (2001) Motor learning of compatible and incompatible visuomotor maps. J Cogn Neurosci 13(2):217–231
Grezes J, Decety J (2001) Functional anatomy and execution, mental stimulation, observation, and verb generation of actions: a meta-analysis. Hum Brain Mapp 12(1):1–19
Halsband U, Lange RK (2006) Motor learning in man: A review of functional and clinical studies. J Physiol 99:414–424
Hecht H, Prinz W, Vogt S (2001) Motor Learning enhances perceptual judgment. a case for action-perception transfer. Psychol Res 65:3–14

Krakauer JW (2006) Motor learning: its relevance to stroke recovery and neurorehabilitation. Curr Opin Neurol 19:84–90

Latash ML, Levin MF, Scholz JP, Schöner G (2010) Motor control theories and their applications. Medicina (Kaunas) 46(6):382–392

Lee TD, Swanson LR, Hall AL (1991) What is repeated in a repetition? Effects of practice conditions on motor skill acquisition. Phys Ther 71:150–156

Luft CDB (2014) Learning from FB. The neural mechanisms of fb processing facilitating beter performance. Behav Brain Res 261:356–368

Malouin F, Jackson PL, Richards CL (2013) Towards the integration of mental practice in rehab programs. a critical review. Front Hum Neurosci 9:1–20

Marks R (1997) Peripheral mechanisms underlying the signaling of joint position. Nz J Physiother 25:7–13

Mulder T (1991) A process-orientated model of human motor behaviour: toward a theoty-based rehabilitation approach. Phys Ther 2:82–89

Newell KM, Vaillancourt DE (2001) Dimensional change in motor learning. Hum Mov Sci 20:695–715

Rokni U et al (2007) Motor Learning with Unstable Neural Representations. Neuron 54:653–666

Roy S, Park NW (2010) Dissociation the memory systems mediating complex tool knowlege and skill. Neuropsychologica 48

Sanes JN, Donoghue JP (2000) Plasticity and primary motor cortex. annu Rev Neurosci 23:393–415

Schmidt, Lee T (2011) Motor Control ans Learning: A Behavioral Emphasis, 5. Aufl. Human Kinetics, ition (see PNF text book)

Shumway-Cook and Woollacott (2012) see PNF text books

Stanley J, Krakauer JW (2013) Motor skill depends on knowledge of facts. Front Hum Neurosci 8:1–11

Stefan K, Classen J, Celnik P, Cohen LG (2008) Concurrent action observation modulates practice-induces motor memory formation. Eur J Neurosci 27:730–738

Taub E et al (1994) An operant approach to rehab medicine, overcoming learned nonuse by shaping. J Exp Analysis Behav 61(2):281–293

Taylor JA, Ivry RB (2012) The role of strategies in motor learning. ann Ny Acad Sci. https://doi.org/10.1111/j.1749-6632.06430.x

Thaut MH et al (2007) Rhytmic auditory stimulation improves gait more than NDT/Bobath Training in near-ambulatory patients early poststroke: a single-blind , randomized trial, Neurorehabil Neural Reair 21(5):455–459

Vereijken B, Whiting HTA, Newell KM (1992) Free(z)ing degrees of freedom in skill acquisition. J Mot Behav 24(1):133–142

Vereijken B, Van Emmerik REA, Bongaardt R, Beek WJ, Newell KM (1997) Changing coordinative structures in complex skill Acquisition. Hum Mov Sci 16(6):823–844

van Vliet PM, Wulf G (2006) Extrinsic feedback for motor learning after stroke what is the evidence. Disabil Rehabil 28(13–14):831–840

Whitall J et al (2000) Bilateral arm training with rytmic auditory cueing improves motor function in chronic hemiparetic stroke. Stroke 31:2390–2395

Winstein CJ (1991) Knowledge of results and motor learning – Implications for physical therapy. Phys Ther 71(2):140–149

Wittwer JE et al (2013) Rhytmic auditory cueing to improve walking in patients with neurological conditions other than Parkinson's disease—what is the evidence? Disabil-Rehabil 35(2):164–167

Wulf G, Lewthwaite R (2016) Optimizing performance through intrinsic motivation and attention for learning: the OPTIMAL theory of motor learning. Psychon Bull Rev 23:1382–1414

Wulf G, Höss M, Prinz W (1998) Instructions for motor learning differential effect for internal versus external focus of attention. J Mot Behav 30(2):169–179

Wulf G, Shea C, Lewthwaite R (2010) Motor learning and performance: a review of influential factors. Med Educ 44:75–84

Zwicker JG, Harris SR (2009) A reflection on motor learning theory in pediatric occupational therapy practice. Can J Occup Ther 76(1):29–37

추천 문헌 – 가중

Mahoney JR, Li CPC, Park MO, Verghese J, Holtzer R (2011) Multisensory integration across the senses in young and old adults. Brain Research 1426:
43–53

Silva et al (2013) Verbal and visual stimulation effects on rectus femoris and biceps femoris muscles during isometric and concentric. Int Arch Med 6:38

Da Silva LG, Lummertz CA, Lopes Pedralli M, Rigon F (2011) Visual and verh summation enhance muscle output in young female subjects. Cep Ulbra 436H

Urbenjaphol P, Jitpanya C, Khaoropthum S (2009) Effects of the sensory stimulation program on recovery in unconscious patients with traumatic brain injury. J Neurosci Nurs 41(3):10–16

촉진을 위한 PNF 기본 원리와 절차

PNF Basic Principles and Procedures for Facilitation

황혜선 · 기경일 옮김

목차

2

치료사가 촉진을 위한 기본 원리와 절차를 바르게 사용하게 되면, 환자의 효율적인 운동 기능과 운동조절 능력 증가를 위해 도움을 줄 때 사용할 수 있는 도구가 된다.

치료적 목표

촉진을 위한 기본 절차는 다음과 같이 사용할 수 있다:

- 환자의 움직임 능력 증가
- 환자의 안정성 유지 능력 증가
- 적절한 도수 접촉과 최적의 저항에 의한 움직임의 가이드
- 타이밍을 통한 협응된 움직임의 성취를 도움
- 환자의 체력 강화와 피로를 피함

실제 적용할 때 각각의 촉진 절차는 분리되어서 사용하지 않으며, 각각 합치거나 겹쳐서 사용하여 효율성을 증가시키게 한다. 예를 들어, **저항**은 **신장 효과의 반응**을 만들기 위해서 필요하다(Gelhorn 1949). 저항의 효과는 치료사의 신체와 도수 접촉 방향의 정렬에 따라 변화한다. 이러한 절차에서 타이밍은 환자의 최적의 반응을 만들어내기 위해 중요하다. 예를 들어, 예비 구두지시는 신장 반사 전에 해야 한다. 도수접촉의 변화는 움직임 방향의 변화에서 환자에게 주는 타이밍과 일치해야 한다.

기본절차는 어떠한 **진단명** 또는 **상황**에서 환자를 치료할 때 사용할 수 있다. 일부 환자의 상황에서는 몇 가지는 사용할 수 없다. 치료사는 통증을 증가시키거나 원인이 되는 경우는 피해야 한다. 통증은 잠재적인 손상의 징후가 될 수 있으며 협응적이고 효율적인 근육 수행력의 억제자가 된다(Hislop 1960; Fisher 1967). 또 다른 금기증은 일반적 상식선에서 생각하면 된다: 예를 들어, 치유가 되지 않은 골절이 있는 팔다리에 압축을 적용하지 않는다. 불안정한 관절에서는 치료사는 견인 또는 신장반사를 사용할 때 주의깊게 적용해야 한다.

국제 PNF 협회는 기본 원리와 절차를 구분하였다(국제 PNF 협회 강사 모임, Tokyo 2005와 Ljubljana 2006).

기본 원리는:

외수용성 자극:

- 촉각 자극(▶ 단원 2.3)
- 구두 자극(▶ 단원 2.4)
- 시각 자극(▶ 단원 2.6)

고유수용성 자극:

- 저항(▶ 단원 2.1)
- 견인(▶ 단원 2.7)
- 압축(▶ 단원 2.7)
- 신장(▶ 단원 2.8)

절차는:

- 강화/가중
- 패턴(▶ 5장)
- 타이밍(▶ 단원 2.9)
- 신체 역학과 신체 위치(▶ 단원 2.4)
- 방산(▶ 단원 2.2)

촉진을 위한 **기본 원리**와 **절차는:**

- **저항:** 근육 수축을 도와주기 위해 사용한다. 운동 조절과 운동 학습을 증가시키기 위해 사용한다. 근력을 강화하기 위해 사용한다.
- **방산과 강화:** 자극에 대한 반응의 번짐으로 사용한다.
- **도수 접촉:** 적절한 도수 접촉과 압력을 사용하여 움직임을 가이드하고 힘을 증가시키기 위해 사용한다.
- **신체 위치와 신체 역학:** 치료사의 적절한 신체 역학과 적절한 위치는 특정 방향으로 움직임 또는 안정성을 더욱 잘 조절할 수 있도록 제공한다.

표 2.1 촉진을 위한 기본 원리

치료	정의	주요 목표, 적용
최적의 저항	저항의 강도는 환자의 능력과 치료 목표에 따라 달라짐	근육 수축을 촉진함. 운동학습을 향상시킴. 움직임의 조절과 지각을 향상시킴. 근력 강화.
방산 강화	주어진 자극에 대한 신경 신호 반응이 퍼진다. 새로운 자극이 더해짐으로 자극이 증가함	근육 수축의 촉진 (반대측의 효과도 포함)
촉각 자극 (도수 접촉)	민감한 피부 수용기와 다른 압박 수용기의 자극	근육 활동을 향상시킴. 몸통에 적용하면 몸통 안정성을 촉진함. 안전과 신뢰를 제공함. 접촉-운동감각 지각을 촉진함.
신체 위치와 신체 역학	치료사: 움직임의 방향 환자: 시작 자세의 고려	움직임의 방해 없이 효율적인 목표-지향적으로 환자의 움직임을 유도함. 치료사가 자신의 체중을 적절히 이용함으로서 피로를 피함.
구두 자극	환자에게 무엇을 언제 해야 할지를 알려줌	움직임의 시작을 가이드해 줌. 근육 수축 강도 또는 이완의 영향을 줌. 환자의 집중력을 촉진함. 기능적 활동을 학습하는데 도움을 줌.
시각 자극	눈의 접촉으로 인하여 움직임을 조절하고 따라가게 함	협응성, 근력과 안정성과 같은 근육 활동을 자극함. 치료사는 자극을 주었을 때 적절한지에 대한 정보를 제공한다; 통증을 만들거나 너무 강할 경우. 적용된 자극의 적절성과 통증 강도에 대한 정보를 치료사에게 제공해 줌. 협응적 상호 작용을 성취하기 위한 의사 소통을 제공해 줌.
견인	치료사에 의한 팔다리 또는 몸통의 폄	가동성을 촉진, 특히 항중력 동작과 당길 경우 신장 반사를 사용할 때 근육 조직의 늘어남에 도움을 줌. 신장반사와 신장 자극을 위한 준비에 도움을 줌. 관절 통증 감소를 제공해 줌.
압축	팔다리 또는 몸통의 압박	안정성을 촉진. 체중지지와 항중력 근육의 촉진. 바로세운 반응(upright reaction)의 촉진. 일부 동작 요소에 저항으로 사용함.
신장 자극	적절한 긴장도 아래 근육이 늘어난 상태에서 발생됨	근육 수축의 촉진. 연합된 협력 근육의 촉진.
타이밍	동작의 순서	
정상적 타이밍	정상적 타이밍은 지속적이며, 협응된 상태로 먼쪽에서 몸쪽으로 나타남	정상적 움직임의 협응력을 향상 시킴.
강조의 타이밍	부분적 근육 또는 원하는 활동을 강조하기 위해 정상적 동작의 순서를 변화하여 사용함	강한 근육에서 약한 근육으로의 에너지 전환.
PNF 패턴	3차원적 협력근 조합의 근육 수축	근육의 반응을 증가시키고 촉진함.

2

- **청각 자극(지시):** 환자에게 적절한 단어와 적절한 목소리의 양을 사용한다.
- **시각 자극:** 시각의 사용은 움직임을 가이드하고 힘을 증가시킨다. 시각적 되먹임은 움직임을 간단하게 한다. 이러한 것은 환자가 움직임과 위치를 자신의 시각을 사용하여 조절하게 한다. 또한 치료사와 환자의 시각 교환은 수행된 움직임에 대한 되먹임을 제공한다.
- **견인 또는 압축:** 팔다리와 몸통의 늘어남 또는 압축은 움직임과 안정성을 촉진한다.
- **신장:** 근육의 늘어남과 신장반사는 근육 수축을 촉진하고 근육 피로 감소를 위해 사용한다.
- **타이밍:** 정상적 타이밍 촉진과 적절한 감각 입력은 "강조의 타이밍"을 통하여 근육 수축을 증가시킨다.
- **패턴:** 협력적 대단위 움직임, 기능적인 정상 움직임의 구성요소.

치료사는 이러한 기본절차를 혼합하여 사용하여 환자로부터의 최대의 반응을 얻을 수 있다. 각각의 기본절차는 자세하게 설명하였으며, 각각의 정의, 적용 그리고 치료적 목표를 요약하였다.

2.1 최적의 저항

Optimal Resistance

치료적 목표

저항은 치료에서 다음과 같이 사용한다:

- 근육의 수축 능력을 촉진
- 운동학습을 개선하고 운동조절을 증가
- 움직임의 인식과 방향을 도움
- 근력 증가
- 근육의 이완을 도움(상반신경 억제)

대부분의 PNF 기법은 저항 효과의 지식으로부터 발달되었다.

저항의 강도는 활동 동안 환자의 능력 뿐만 아니라, 활동의 목표에 따라 달라진다. 이를 **최적의 저항**이라 한다.

▶ 예

- 앉은 상태에서 일어서기 또는 계단 내려가기와 같은 기능적 활동의 학습을 위한 저항은 이러한 활동 조절을 위해 환자에게 적용하는 저항은 가이드로 작용한다.
- 방산 또는 근육의 근력강화를 위한 저항은 강하게 한다.

Gellhorn은 저항을 주어 근육이 수축할 때, 근육의 반응은 대뇌겉질의 자극을 증가시킨다고 하였다. 저항에 의한 능동적 근육의 긴장도는 고유수용성감각 촉진을 위해 **가장 효과적이다**. 촉진의 정도는 저항의 양과 직접적으로 연관이 있다(Gellhorn 1949; Loofbourrow and Gellhorn 1948a).

근육 수축을 통한 고유수용성감각 반사는 같은 관절의 협력근육[1]의 반응을 증가시키고, 이웃관절의 협력근도 동원하게 된다. 이러한 촉진은 몸쪽에서 먼쪽으로 그리고 먼쪽에서 몸쪽으로 번지게 된다. 촉진된 근육의 길항근은 일반적으로 억제된다. 만약 주동근의 근수축이 강하게 적용되면, 길항근의 근육 또한 활동하게 된다(공동 수축). (Gellhorn 1947; Loofbourrow and Gellhorn 1948a).

어떻게 저항을 주는가에 따라 근육 수축은 다양하게 나타날 수 있다(◘ 그림 2.1).

1 협력근은 협응된 움직임을 만들어내는 또 다른 근육이다.

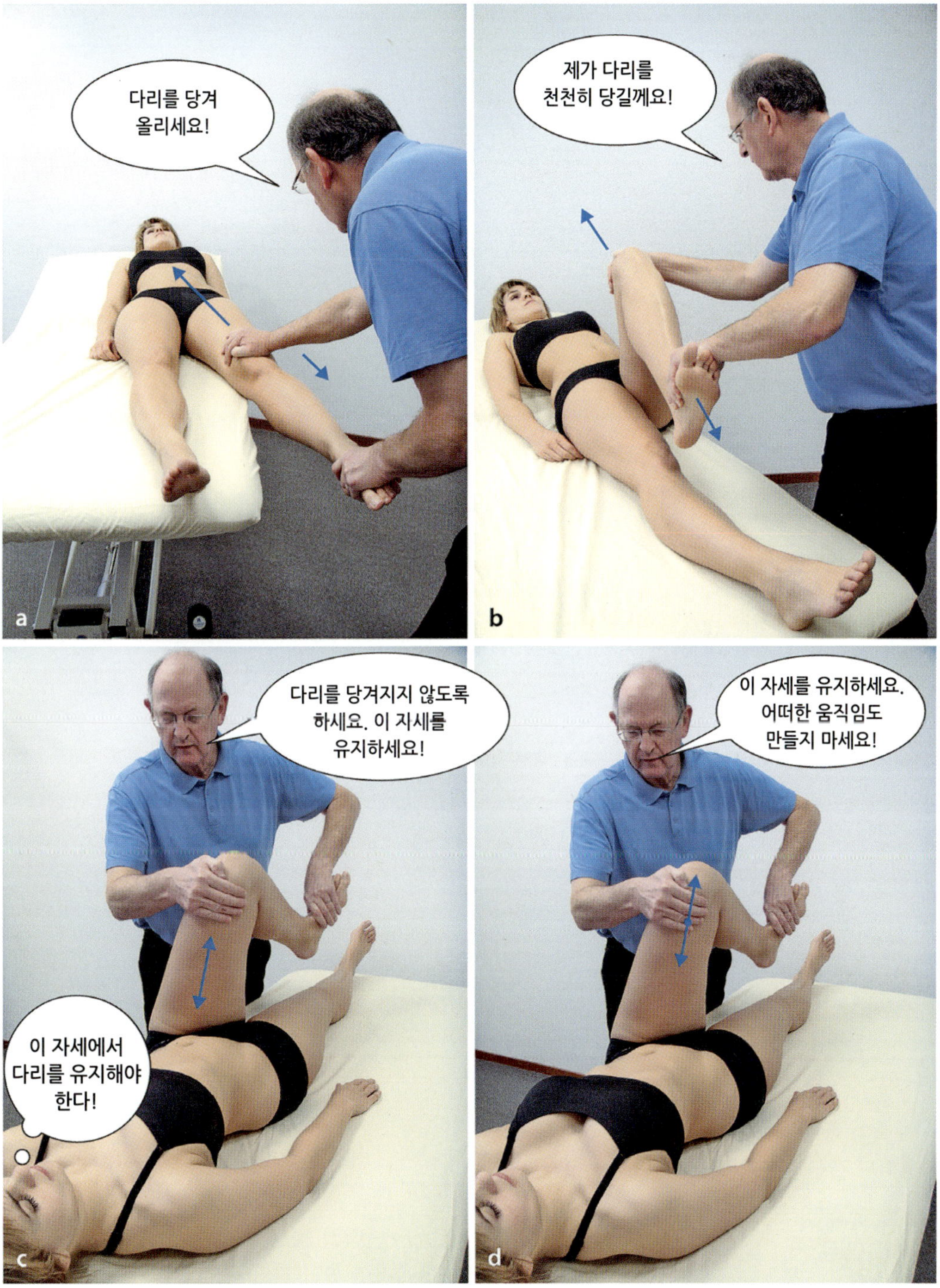

◘ 그림 2.1 환자의 근육 수축 종류. **a** 등장성 동심성 수축: 짧아지는 범위로 움직임; 힘 또는 저항은 환자가 강한 경우. **b** 등장성 편심성 수축: 치료사가 강한 경우에 의해 힘 또는 저항이 제공됨; 늘어나는 범위로 움직임. **c** 안정적 등척성 수축: 환자는 움직이려고 하지만 치료사 또는 또 다른 외부 힘에 의해 막힘; 힘의 발생은 치료사와 환자가 같음. **d** 등척성(정적) 수축: 치료사와 환자 모두 움직임이 발생하지 않도록 함; 힘의 발생은 치료사와 환자가 같음.

2

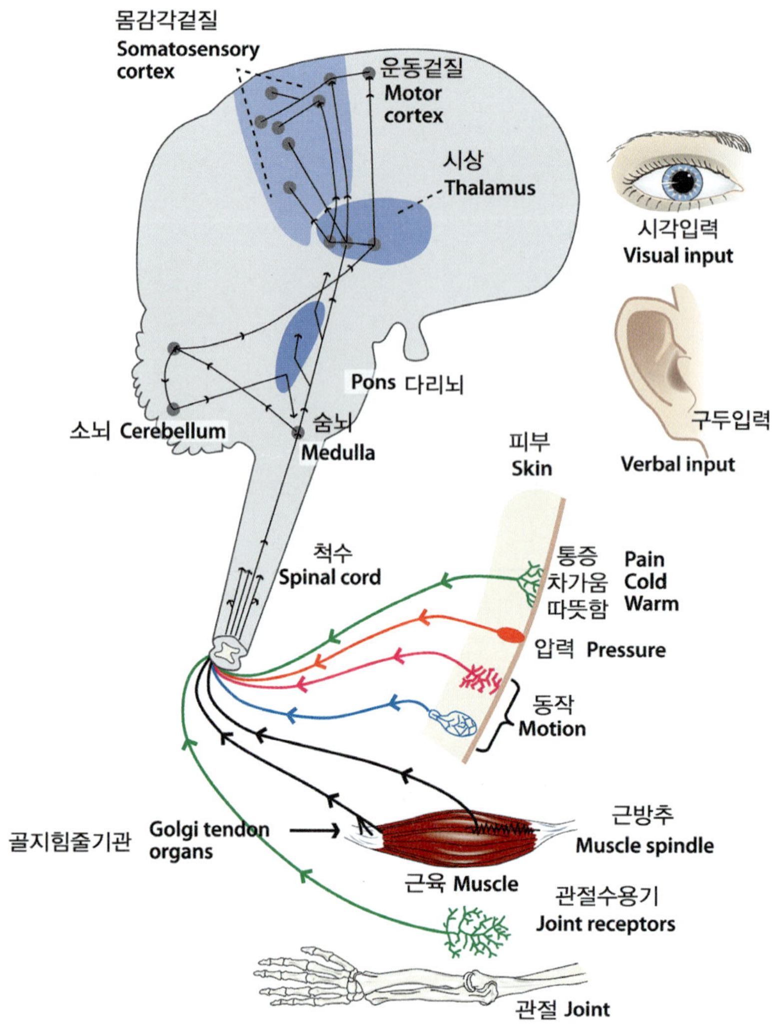

■ 그림 2.1 (계속) **e** PNF 수용기 (출처: Klein-Vogelbach 2000)

정의

근육수축의 종류를 다음과 같이 정의한다 (국제 PNF 협회, 미발간; Hedin-Anden 2002):

- **등장성(동적)**: 환자는 움직임에 대한 의도를 가지고 있음
  - **동심성**: 움직임 동안 주동근이 짧아짐
  - **편심성**: 외부의 힘, 중력 또는 저항으로 움직임 발생한다.
    움직임은 주동근이 길어지면서 조절함으로 절제되게 나타난다.
  - **안정적 등척성**: 환자는 움직임에 대한 의도를 가지고 있음; 움직임은 외부 힘(일반적으로 저항)에 의해 막힘
- **등척성(정적)**: 환자와 치료사 모두 움직임이 발생하지 않으며, 움직임의 의도를 가지고 있지 않음

동심성 또는 편심성 근육 수축은 움직임이 부드럽고 협응된 방식으로 나타날 수 있게 조절한다. 촉진된 근육의 길항근은 협응된 활동으로 나타나게

하여, 활동을 나타날 수 있도록 충분히 억제되어야 한다. 안정적 수축을 위한 저항은 안정된 위치를 유지할 수 있도록 조절해야 한다. 등척성 수축에 대한 저항을 줄 때 저항은 점진적으로 증가하여 움직임이 발생하지 않도록 한다.

저항을 줄 때 중요한 것은 통증, 불필요한 피로가 발생하지 않도록 하고, 신체의 다른 부위의 원하지 않는 방산 또는 잘못된 방향의 저항으로 인한 방산이 발생하지 않도록 한다. 치료사와 환자 모두 숨을 참는 것은 피한다. 적절한 시간과 조절된 들숨과 날숨은 환자의 근력과 능동적 관절 범위 증가를 하게 한다.

2.2 방산과 강화
Irradiation and Reinforcement

적절히 적용한 저항은 방산과 강화를 만들어 낸다.

> **방산**은 주어진 자극에 대한 신경 자극에 대한 반응이 퍼지는 것으로 정의한다.

이러한 반응은 협력근 근육과 움직임 패턴에서 촉진(수축) 또는 억제(이완)가 증가되었을 때 볼 수 있다. 이 반응은 자극의 강도 또는 기간이 증가하면서 반응이 증가한다(Sherrington 1947).

Kabat(1961)은 움직임에 대한 저항은 방산을 만들어 내고, 특정 패턴에서 근육 활동이 퍼진다라고 하였다. 이러한 패턴은 환자별로 다르게 보인다.

정의

> **강화.** Webster's Ninth New Collegiate 사전에서는 강화를 "새롭게 더해져 강화되는 것으로 강하게 만드는 것"으로 정의하였다.
> 치료사는 약화된 근육의 강화를 강한 근육의 저항 양을 조절하여 적용한다.

저항의 양이 증가하게 되면 근육 반응의 범위와 양은 증가한다. 움직임의 변화를 주고 저항 또는 환자의 위치를 변화를 주게 되면 결과도 달라지게 된다. 치료사는 저항의 양과 근육 수축의 종류를 (1) 환자 상황, 예를 들어, 근력 강화, 협응성, 근육 긴장도, 통증, 서로 다른 신체 사이즈가 포함된다. 그리고 (2) 치료 목표에 맞게 조정해야 한다. 방산과 강화를 증가시키기 위해서는 저항만을 사용해서는 안된다. 치료사는 압축, 구두 자극, 신장과 도수 접촉과 같은 다른 자극을 같이 사용해야 한다. 이러한 자극을 사용하면 공간적 가중뿐만 아니라 시간적 가중을 증가하게 한다.

각각의 환자는 서로 다르게 반응하기 때문에 어떻게 저항을 주거나 움직임에 대한 저항을 주어야 하는 것을 일반적으로 정의하기 힘들다. 치료 결과를 평가하고 치료사는 저항, 방산, 그리고 강화를 잘 쓸 수 있도록 결정해야 한다.

▶ 예

환자치료 시 저항 사용의 예는:

- 고정된 반대쪽 팔다리에 근육 수축을 만들기 위해 건강한 측 팔다리의 근육 수축에 대한 저항
- 엉덩관절 굽힘근에 대한 저항은 몸통 굽힘근의 근수축을 만들어 냄(그림 2.2)

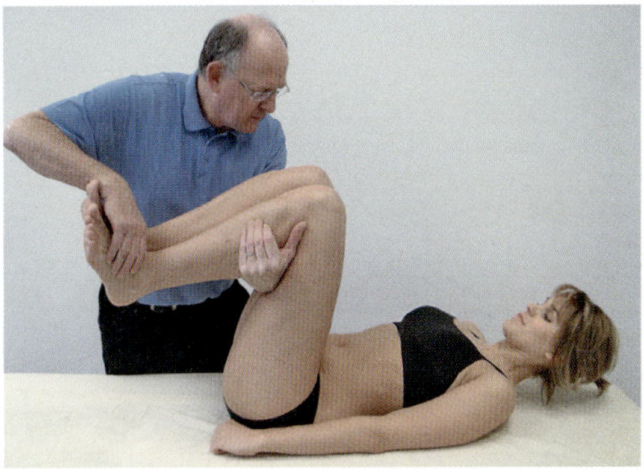

그림 2.2 양측성 다리 패턴을 하는 동안 몸통 굽힘근의 방산.

2

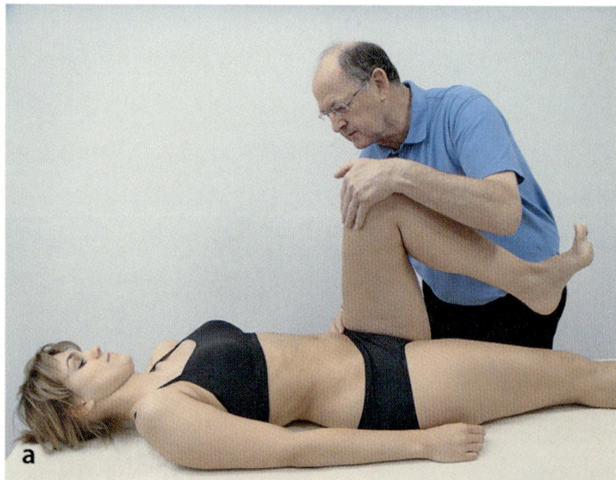

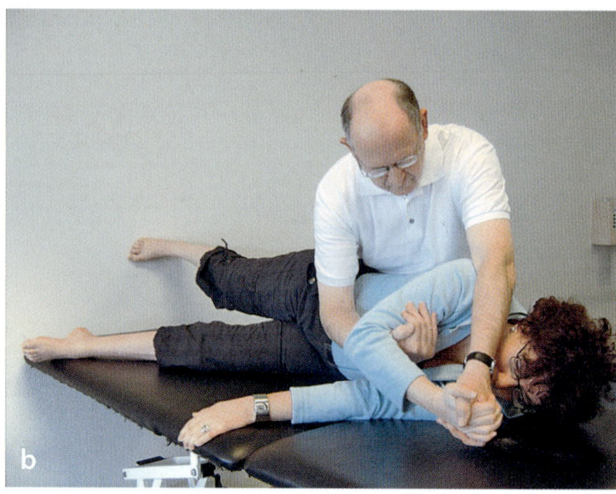

■ 그림 2.3 **a** 다리의 굽힘-모음-가쪽돌림으로 발등굽힘과 안쪽번짐의 방산. **b** 팔패턴의 굽힘-모음-가쪽돌림으로 같은 쪽 다리의 중간 입각기 지지를 위한 방산.

- 아래팔 뒤침의 저항은 어깨의 가쪽돌림근 수축을 촉진함.
- 엉덩관절 굽힘, 모음과 가쪽돌림 저항은 같은쪽 발등굽힘과 안쪽번짐을 촉진함 (■ 그림 2.3)
- 목 굽힘근 저항은 몸통과 엉덩관절 굽힘근을 자극한다. 목 폄근의 저항은 몸통과 엉덩관절 폄을 자극한다.

2.3. 촉각 자극(도수 접촉)

Tactile Stimulus (Manual Contact)

치료적 목표

- 근육에 압박을 주어 근육 수축 능력에 도움을 줌
- 환자에게 안전과 신뢰를 줌
- 접촉과 운동감각 인지를 촉진
- 압박은 움직임 방향에 대해 반대로 적용되어 움직이는 팔다리가

어느 지점에 있던지 협력근 수축을 하여 움직임을 강화함.

- 환자몸통의 접촉은 간접적으로 몸통의 안정성을 촉진하여 팔다리 움직임을 도와 줌

치료사의 접촉 자극은 환자의 **피부 수용기**를 자극하고 압박 수용기를 자극한다. 이러한 접촉은 환자에게 적절한 움직임 방향에 대한 정보를 제공한다. 치료사의 손은 움직임의 반대 방향에 대한 적절한 압박을 주도록 위치한다. 팔 또는 다리의 면은 중립면을 고려한 상태에서 실시한다.

촉각 자극은 치료사의 손에 의해 정밀하게 적용되어야 하며, 자극된 구조에서는 다음의 효과가 나타난다:

- 근육수축의 능력은 압박이 증가함에 따라 증가한다.
- 움직임에 대한 저항을 주게 되면 협력근이 촉진된다. 이는 운동 조절과 연관되어 강화를 이끌어낸다.
- 움직임의 수행 동안 촉각 자극은 접촉–운동 감각 인지를 촉진한다.

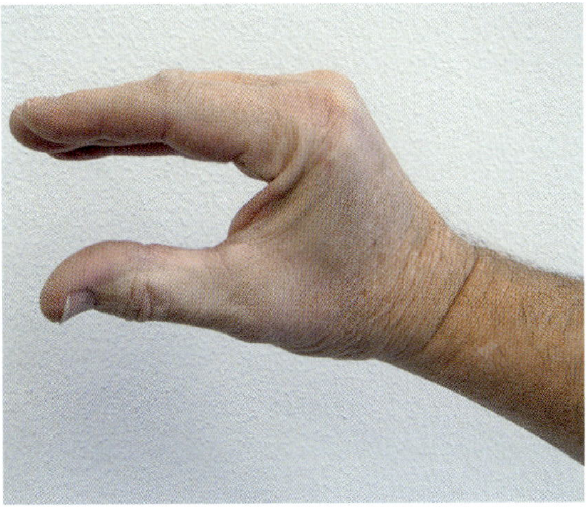

그림 2.4 벌레근 잡기(lumbrical grip).

움직임의 조절과 치료사의 돌림 저항을 위해 **벌레근 잡기**를 사용한다(그림 2.4).

이 잡기는 손허리손가락관절의 굽힘 압박으로 하며, 치료사의 손가락을 신체부위에 적응하게 한다. 벌레근 잡기는 치료사에게 3차원적 움직임을 조절하게 해주며, 뼈 돌출부위에 너무 많은 압박을 주거나 쥐어짜면서 통증을 만들지 않게 한다(그림 2.5). 치료사가 벌레근 잡기를 사용하여 견인을 적용하면 움직임을 쉽게 만들어 준다. 견인은 신장 적용을 위한 조건에서도 사용할 수 있다.

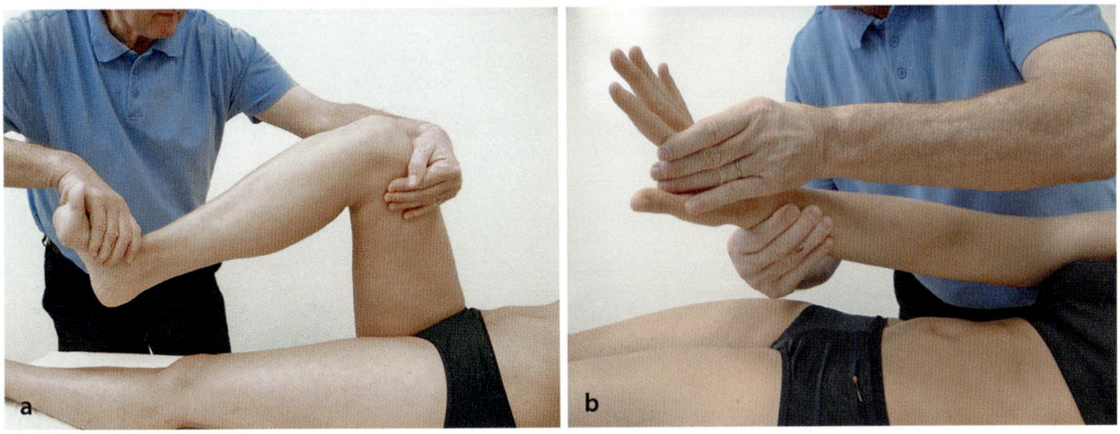

그림 2.5 벌레근 잡기. **a** 굽힘–모음–가쪽돌림의 다리 패턴. **b** 굽힘–벌림–가쪽돌림의 팔 패턴

2

예를 들어, 서있는 자세에서 앉은 자세로 가는 것과 같이 환자가 편심성 근육 활동 조절이 감소되거나 되지 않게 된다면, 치료사의 손을 환자의 엉덩뼈능선(iliac crest) 위에 놓고 목표하는 움직임과 같은 운동감각 정보 제공을 위해 아래 뒤쪽으로 압축을 적용한다. 만약 너무 적은 협력근 활동이 발생하게 되면, 원하는 근육 활동을 촉진하기 위해 촉각 자극을 제공한다. 치료사는 촉각 자극을 환자가 필요할 때, 필요한 부위에 제공할 뿐만 아니라, 환자의 운동학습을 촉진하고 환자의 독립성을 증가시키기 위해 사용한다. 이 목적은 환자가 독립적인 활동을 조절할 수 있게 하기 위함이다. 팔다리 활동을 위해 환자를 치료할 때, 정상적으로 치료사의 한 손은 먼쪽에 위치하고, 다른 한 손은 먼쪽 또는 몸쪽에 위치하게 한다. 만약 환자의 문제점을 다른 방식으로 해결하고자 한다면, 치료사는 정상적 잡기 방식의 변화를 주어 사용할 수 있다.

2.4 신체 위치와 신체 역학
Body Position and Body Mechanics

치료사의 적절한 신체 역학:

- 환자 움직임의 효과적인 조절을 치료사가 제공함
- 저항의 방향 조절을 촉진함
- 치료사가 통증을 유발하지 않게 저항을 줌
- 치료사의 움직임은 인간공학적이고 목적에 맞게 정확하게 함

Johnson과 Saliba는 여기서 말하는 신체 위치에 대해 처음으로 언급하였다. 이들은 치료사가 원하는 움직이는 선상에 서있을 때 환자 움직임의 좀 더 효과적인 조절을 관찰하였다. 치료사의 위치가 이동되게 되면, 저항의 방향이 바뀌게 되며 환자의 움직임도 변하게 된다. 이러한 지식으로 치료사의 신체 위치에 관한 지침이 개발되었다(G. Johnson과 V. Saliba, 미발간 출판물 1985):

- 치료사의 신체는 원하는 움직임 또는 힘의 **선상에** 위치해야 한다. 선상에 적절히 위치하기 위하여 치료사의 어깨와 골반은 움직임 방향을 향하고 있어야 한다. 또한, 팔과 손은 움직임의 선상과 일치해야 한다. 만약 치료사가 적절한 신체 위치를 유지할 수 없다면, 손과 팔은 움직임 선상과 정렬을 유지해야 한다(■ 그림 2.6).
- 치료사의 **신체**로부터의 저항을 사용할 때는 치료사의 손과 팔은 상대적으로 이완된 상태로 있어야 한다. 치료사의 체중을 사용하면 피로없이 지속적으로 저항을 사용할 수 있다. 이완된 손은 치료사가 환자의 반응을 느끼게 해줄 수 있다.

치료사의 신체 위치와 신체 역학이 중요할 뿐만 아니라 치료할때의 환자의 위치도 중요하다. 또한, 환자가 필요로 하는 기능적 활동, 근긴장도, 근력, 통증과 환자의 안정성과 치료사에게 또 다른 요소가 영향을 주기 때문에 환자 치료 시 적절한 위치의 선택을 고려해야 한다.

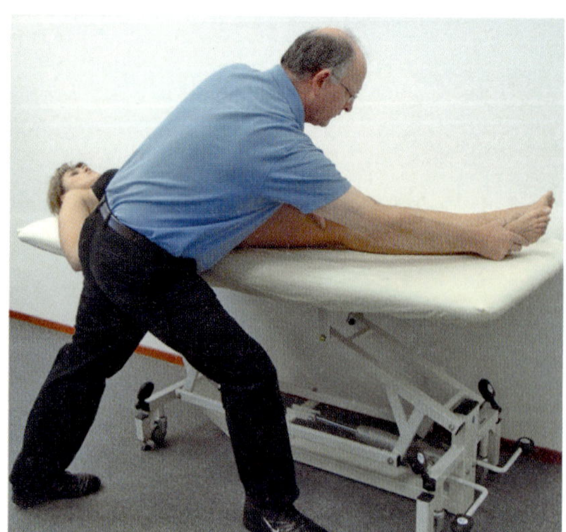

■ 그림 2.6 굽힘–벌림–안쪽돌림의 다리 패턴 시 치료사의 위치

환자가 앉거나 편안하게 누워 있거나 치료 침대 끝에 누워 있거나 하게 한다. 치료사는 환자의 측면에 서며, 환자에게 충분한 안전과 안정성을 제공해야 한다(◘ 그림 2.6)

기억해야 할 점

- 치료사의 적절한 신체 위치와 신체역학은 환자에게 많은 저항을 사용하지 않으면서 인간공학적 움직임과 부드러운 움직임을 촉진한다. 대각선 방향에서 가능한 많이 움직이게 되며, 치료사는 원하는 움직임에 대한 구두지시를 사용하지 않고 정보를 줄 수 있다.
- 치료사의 좋은 신체 위치와 움직임은 환자에게 안전감을 제공한다.
- 좋은 신체 위치는 치료사가 자신의 체중을 적절히 사용할 수 있게 하여, 피로 없이 저항을 제공할 수 있다.

2.5 구두 자극(지시)

Verbal Stimulation (Commands)

치료적 목표

- 움직임 또는 근육 수축 시작을 가이드 함
- 강한 근육 수축에 영향을 주거나 이완에 영향을 줌
- 환자에게 수정을 알려준다.
  정확한 지시는 환자의 신중함을 촉진시킨다. 불필요한 단어를 사용하지 않고, 분명하고 정확한 구두지시는 기능적 활동을 학습하기 위한 환자에게 도움이 됨.

구두지시는 환자에게 무엇을 하고 언제해야 하는지를 알려준다.

치료사가 환자에게 지시를 줄 때 항상 생각해야 하는 것은 치료하는 신체 부위로 생각해서는 안된다. 예령은 분명하고 명확해야 하며 불필요한 단어를 사용하면 안된다. 또한 수동적 움직임과 원하는 움직임을 가르치기 위하여 환자의 시각 조절을 혼합하여 사용할 수 있다.

지시를 주는 **타이밍**은 치료사의 손의 저항과 같이 환자의 반응과 협응하기 위하여 중요하다. 이는 움직임의 시작과 근육 수축을 가이드 해준다. 또한 가동성 또는 안정성을 위한 환자의 수정을 제공하는데 도움이 된다.

지시하는 타이밍은 **신장 반사**를 사용할 때 매우 중요하다. 처음 지시는 환자의 의식적 노력과 함께 **반사 반응**(reflex response)과 협응되기 위해 근육 사슬(muscle chain)의 신장전에 즉각적으로 제시되어야 한다(Evarts 과 Tannji 1974). 본령은 더 많은 노력 또는 움직임의 방향을 재설정하기 위하여 재촉할 수 있다.

반전 기법의 사용시 저항 방향의 변화를 줄 때 근육 활동과 구두지시 사이의 적절한 타이밍은 중요하다. 예령은 치료시 손의 변화와 본령과 같이 제공해야 하며, 치료사는 새로운 방향에 대한 저항을 적용해야 한다.

음량은 근육 수축 결과의 강도에 영향을 줄 수 있다(Johansson 등. 1983). 치료사는 더 큰 음량으로 강한 근육 수축을 유발할 수 있으며, 부드럽고 조용한 음량으로 통증의 감소 또는 이완을 목표를 사용할 수 있다.

지시는 3개 파트로 나누어 준다:

1. **예령:** 환자의 활동을 위한 준비
2. **본령:** 환자에게 활동의 시작을 알림
3. **수정령:** 환자에게 어떻게 정확한 활동의 수정을 할지를 알림

2

반복, 지시의 종류 뿐만아니라 움직임의 수정은 환자에게 조심스럽게 제공해야 한다. 또한 환자에게 자신의 움직임을 수정하거나 노력을 위한 동기부여가 되어야 한다. 예를 들어, 무릎 굽힘을 동반한 다리의 굽힘-모음-가쪽돌림 패턴의 지시는 [예령] "준비, 그리고" ; [본령] "다리를 안쪽과 위쪽으로 당기세요" ; [수정령] "발가락을 올리고 무릎을 당기세요" (발등 굽힘의 부족을 수정하기 위함).

기억해야 할 점

노인 환자의 경우 시각은 구두지시보다 더 중요한 감각 입력이 된다(Gentile 1987; Lee와 Lishman 1975).

2.6. 시각 자극
Visual Stimulus

시각적 되먹임은 협응성, 근력과 안정성을 도와줌으로써 근육 활동을 촉진한다.

치료적 목표

- 치료사는 과제를 위해 적용한 자극이 적절한가 또는 통증을 일으키거나 너무 강한 자극인가와 같은 시각 정보를 받을 수 있음
- 시각적 입력은 좀 더 강한 근육 수축을 촉진함
- 시각적 되먹임은 환자 위치와 움직임을 수정하고 조절하는데 도움을 줌
- 시각 자극은 머리와 신체 움직임 모두에게 영향을 줌
- 시각 자극은 환자와 의사소통의 방법이 되며, 협응적인 상호작용에 도움을 줌

되먹임(그리고 피드포워드) 계통은 좀 더 강한 근육 활동을 촉진할 수 있다(Schmidt와 Lee 1999). 예를 들어, 운동을 하는 동안 환자가 자신의 팔 또는 다리를 보게 되면, 더 강한 수축을 성취할 수 있다. 시각을 이용하는 것은 환자의 자신의 위치와 움직임을 수정하고 조절하는데 도움을 준다.

눈을 움직이게 되면 **머리와 신체 움직임**에 영향을 준다. 예를 들어, 환자는 자신이 원하는 움직임 방향으로 쳐다보게 되며, 머리는 눈의 움직임에 따라 따라간다. 머리 움직임이 발생하게 되면 더 강하고 큰 몸통 움직임을 촉진하게 된다(그림 2.7).

환자와 치료사의 시각 접촉은 의사소통의 또 다른 방법이고, 협응된 상호작용을 강화하기 위한 도움을 준다.

환자와 치료사 사이의 시각 접촉은 비언어적 의사소통으로 중요한 방법이며, 이는 환자의 동기와 협응성을 향상 시켜준다.

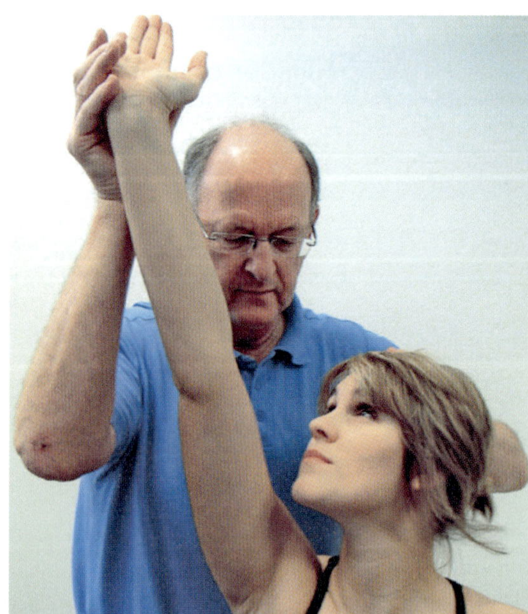

그림 2.7 시각 조절은 운동 학습을 촉진.

2.7 견인과 압축 Traction and Approximation

2.7.1 견인 Traction

견인은 치료사에 의한 팔다리 또는 몸통의 늘어남이다.

Knott, Voss와 그들의 동료들은 견인의 치료적 효과는 관절의 수용기를 자극함으로써 발생된다고 하였다(Knott와 Voss 1968; Voss 등 1985). 또한 견인은 근육의 늘어남으로서 신장 자극과 같이 사용할 수 있다.

견인(Traction)을 적용하는 힘은 점진적으로 원하는 결과가 성취될 때까지 증가시킨다. 견인은 움직임 동안 유지하고, 최적의 저항과 혼합하여 사용할 수 있다.

치료적 목표

견인은 다음의 목적을 위해 사용한다:

- 가동성 촉진, 특히 항중력 움직임과 당길 때
- 신장 반사를 사용할 때 근육 조직의 늘어남을 도와 줌
- 움직임 일부에서 저항으로 작용함. 예를 들어, 어깨뼈 올림을 촉진하거나 반대 작용을 위해 어깨관절 굽힘의 처음 시작 시 견인을 사용할 수 있음

관절 통증이 있는 환자를 치료하는 경우, 손상측의 견인은 도움이 된다.

2.7.2 압축 Approximation

압축은 팔다리 또는 몸통의 압박이다.

압축을 통한 근육의 수축은 관절 수용기를 자극함으로서 나타난다(Knott와 Voss 1968; Voss 등. 1985). 근육 반응이 증가되는 또 다른 이유는 압축에 의해 자세 또는 위치의 방해로 인한 반대 작용의 반응이다. 불안정한 관절과 통증이 있는 관절의 치료 시 부드럽고 점진적인 압축은 도움이 될 수 있다.

치료적 목표

압축은 다음의 목적을 위해 사용한다:

- 안정성 촉진
- 체중 지지와 항중력 근육의 수축을 촉진
- 바로세운 반응(upright reaction)의 촉진
- 일부 움직임 구성요소의 저항. 예를 들어, 어깨관절 굽힘의 끝 범위에서 압축의 사용은 어깨뼈 올림의 저항을 만들고 신체 다른 부위의 방산과 강화를 증가시킴.

압축을 적용하는 3가지 방법은:

- **빠른 압축:** 힘을 빠르게 적용하여 반사성 반응을 만들어 냄
- **느린 압축:** 환자의 내성(tolerance)에 따라 힘을 점진적으로 적용
- **유지성 압축:** 빠른 또는 느린 압축 후에 압박을 유지하는 것으로, 적절한 근육 긴장도가 만들어질수 있도록 필요한 만큼 유지한다.

2

압축의 힘은 빠른 또는 느린 압축이 끝난 후에 항상 유지해야 한다. 치료사가 유지하는 힘과 저항을 주게 되면 근육 반응을 만들어 낼 수 있다. 적절한 구두지시는 압축의 적용과 함께 사용한다. 예를 들어, "유지" 또는 "키 크게". 압축을 주기 전의 체중지지 위치에서는 환자의 관절은 적절한 정렬을 맞추어야 한다.

치료사가 능동적 근육 수축이 감소하는 것을 느끼게 되면, 압축은 반복적으로, 그리고 저항을 주어야 한다.

> 견인은 일반적으로 가동성을 촉진하고, 압축은 등척성 또는 안정적 활동을 촉진한다. 치료사는 가장 효과적인 것을 사용하며, 움직임 동안 유지성 압축을 사용할 수 있다.

예를 들어, 바로세운 위치에서 PNF 활동을 편심성과 동심성 근육 수축와 압축을 조합하면 효과적인 치료가 된다. 중력에 대한 팔 활동은 견인 대신 압축의 사용하게 되면 더욱 효과적인 기능을 촉진한다.

2.8 신장
Stretch

치료사가 신장 반사 또는 이러한 근육의 자극으로 근육 사슬에 대한 신장 반응을 만들어 낼 수 있다. 치료사가 동적 근육 활동을 촉진하기 위해 근육에 대한 신장을 사용한다. 때로는 신장 활동은 근육, 힘줄, 뼈 또는 관절이 손상되었을 경우는 금기증이 된다.

■■ 신장 자극 Stretch Stimulus

치료적 목표
- 근육 수축의 촉진
- 동반된 협력근의 수축 촉진

> **신장 자극**은 근육이 적절한 긴장도 아래에 늘어날 때 **발생한다.**

신장 자극은 근육 수축을 촉진하기 위해 움직임의 준비와 같은 정상적 활동 동안 사용한다. 자극은 같은 관절의 근육과 협력근과 동반된 다른 협력근육의 늘어남을 촉진한다(Loofbourrow와 Gellhorn 1948). 몸통 또는 팔다리의 모든 **협력근**이 늘어나게 되면 촉진이 더 많이 된다. 예를 들어, 정강이 앞쪽 근육의 늘어남은 엉덩관절 굽힘근–모음근–가쪽돌림 근육 집단의 늘어남을 촉진한다. 엉덩관절 굽힘근–모음근–가쪽돌림근이 늘어나게 된다면, 엉덩관절 근육과 정강이 앞쪽 근육의 촉진을 공유하게 된다. 만약 모든 엉덩관절과 발목관절을 동시에 늘어나게 되면, 이러한 모든 근육의 흥분성이 증가하여 몸통 굽힘 근육의 협력근까지 퍼짐이 증가하게 된다.

■■ 신장 반사(기법) Stretch Reflex(Technique)

신장 자극은 기본 원리이다; 신장 반사는 기법으로 사용한다. 여기서 두 개의 차이점을 설명하였다.

치료적 목표
- 어떻게, 왜, 그리고 언제 신장 반사를 사용하는지는 ▶3장에서 설명하였다(▶단원 3.5 참조).

> **신장 반사**는 근육이 긴장도 아래서 발생되며, 수축 또는 늘어남에서 모두 발생한다.

반사는 **2개의 부분**으로 되어있다. **첫 번째**는 짧은 잠복기 척수 반사로 이루어지며, 작은 힘을 발생하고 기능적 의미는 가지지 않는다.

두 번째는 기능적 신장 반응으로 불리우며, 더 긴 잠복기를 가지지만 더 큰 힘과 기능적 수축을 만들어 낸다(Conrad와 Meyer-Lohmann 1980; Chan 1984). 효과적인 치료를 위한 근육 수축은 신장 반사 후의 저항을 주어야 한다.

신장에 의해 발생되는 근육 수축의 강도는 각 개인의 집중력에 영향을 받으므로 설명을 미리해야 한다. 원숭이의 경우 운동 겉질의 변화를 보여주었으며, 신장에 대한 저항으로 강한 반응을 보여주었다. 근육 신장의 저항에 대하여 말을 하게 되면 사람에서는 반응이 똑같이 증가하게 된다(Hammond 1956; Evarts와 Tannji 1974; Chan 1984).

기억해야 할 점

척수 경직과 같은 긴장도가 증가된 환자에서 반사는 쉽게 만들 수 있으며, 처음 움직임을 시작할 때 사용할 수 있다. 또한, 강직 패턴의 반대쪽 방향을 움직임을 만들어넴으로써 경직을 억제하는데 사용할 수 있다.

2.9 타이밍
Timing

치료적 목표

- 정상적 타이밍은 과제가 성취될 때까지 지속적이며 협응된 움직임을 제공한다.
- 강조의 타이밍은 강한 수축의 에너지를 약한 근육 방향으로 재설정해준다.

타이밍은 동작의 순서이다.

정상적 움직임은 활동의 부드러운 순서를 요구하게 되며, 협응된 움직임은 이러한 순서의 타이밍의 정확성을 요구한다. 기능적 움직임은 과제가 성취될 때까지 지속적이며 협응된 움직임을 요구한다. 하지만, 몸쪽 안정성은 먼쪽 움직임이 시작되기 전에 우선되어야 한다.

성인의 경우, 대부분의 협응적이며 효율적인 움직임의 **정상적 타이밍**은 먼쪽에서 몸쪽이다.

발달 동안 협응성과 조절의 진화는 머리 쪽에서 꼬리 쪽, 그리고 몸쪽에서 먼쪽으로 진행된다(Jacobs 1967). 신생아의 경우에서 팔은 손이 가는 것을 결정하지만, 잡기가 성숙하게 되면 손은 팔의 움직임을 가이드하게 된다(Halvorson 1931). 성인이 선자세의 균형을 유지하기 위한 작은 동작은 먼쪽(발)에서 몸쪽(엉덩 부위와 몸통)으로 진행한다(Nashner 1977). 움직임의 정상적 타이밍을 회복하기 위해서는 치료의 목표가 되어야 한다.

정상적으로 활동의 타이밍은 먼쪽에서 몸쪽으로 이루어진다. 팔다리를 움직이는 동안 신체 중심 부위의 안정성은 선행되어야 한다. 걷는 동안 다리를 앞쪽으로 움직이는 것은 몸통과 반대쪽 엉덩부위와 다리의 충분한 안정성을 가져야 다리를 움직일 수 있다. 중심부의 안정성은 팔다리의 움직임을 위해 필요하다. 하지만, 과제에 따라 타이밍은 변한다(Dudel 등. 1996).

강조의 타이밍은 부분적 근육 또는 원하는 활동을 강조하기 위해 움직임의 정상적 순서의 변화를 포함한다.

Kabat(1974)은 강한 협력근의 동작을 막음으로 약한 쪽 근육의 수축 에너지로 전환한다고 하였다. 이러한 타이밍 변화는 신장과 저항에 의한 근육에서 고유수용성감각 반사를 자극한다.

2

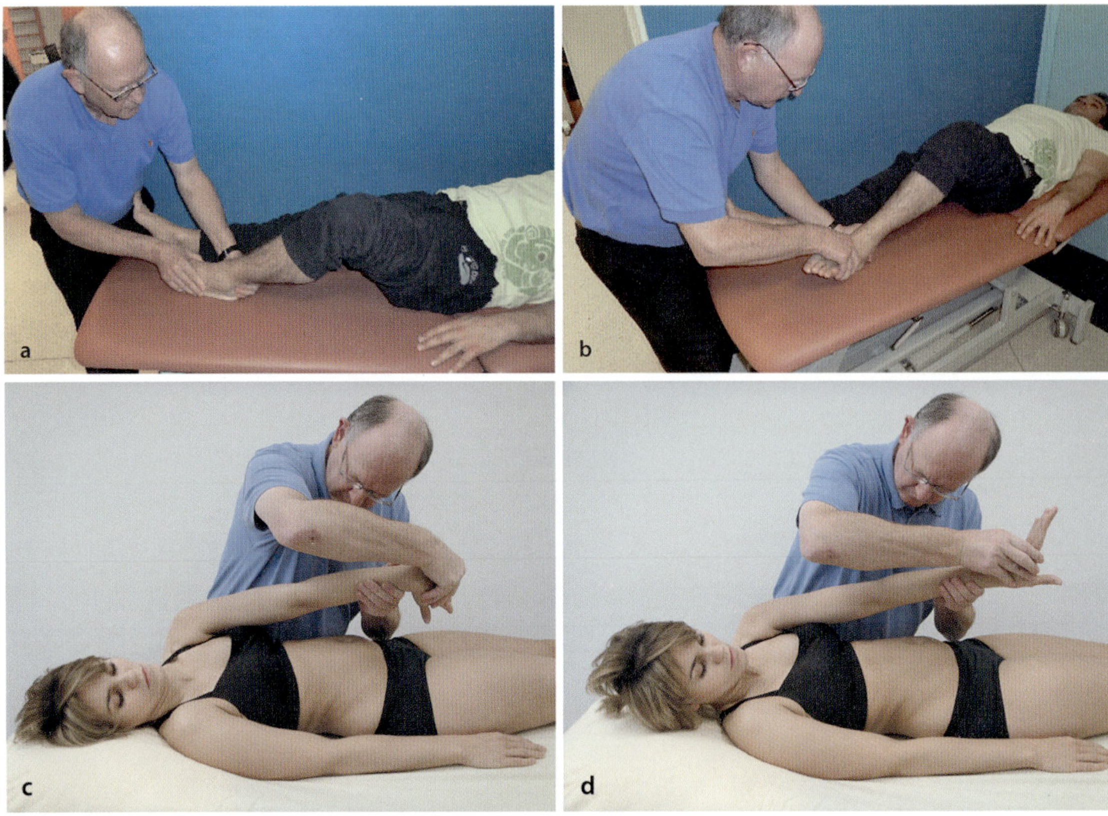

■ **그림 2.8** 동작을 막음으로 인한 강조의 타이밍. **a,b** 굽힘–벌림–안쪽돌림을 동반한 무릎 굽힘의 다리 패턴. 엉덩관절과 무릎의 강한 동작을 막고, 발목의 발등굽힘과 가쪽번짐을 반복적 신장 반사를 사용하여 운동한다. **c,d** 굽힘–벌림–가쪽돌림의 팔 패턴. 손목의 노쪽 폄을 운동하는 동안 강한 어깨관절의 동작을 막음.

가장 좋은 결과를 갖기 위해서는 강한 근육의 근력이 "좋음(good)" 이상이어야 한다(도수 근력 검사 4등급; Partridge 1954).

치료사는 치료적 목적을 위해 두 가지 방식으로 정상적 타이밍의 변화를 줄 수 있다(■ 그림 2.8, 그림 2.9):

- 강조를 하고자 하는 한 부위만 제외하고 패턴의 모든 동작을 막는다.
- 약한 근육의 운동하는 동안 패턴에서 강한 동작의 수축을 유지하거나 등척성 저항을 준다. 이 저항은 정적 수축으로 각 분절을 잠그게 한다; 이러한 수축을 "잠김(locking it in)" (■ 표 2.1).

▶ 예

발의 발등굽힘–뒤침–모음을 위한 강조의 타이밍: 치료사는 엉덩관절의 굽힘–모음–가쪽돌림과 무릎관절의 굽힘에 대한 최적의 저항을 주고, 엉덩관절과 무릎관절의 움직임을 막는다. 그 동안, 발등굽힘–뒤침–모음의 요소를 자극하기 위하여 반복적 수축 또는 등장성 혼합의 기법을 사용한다.

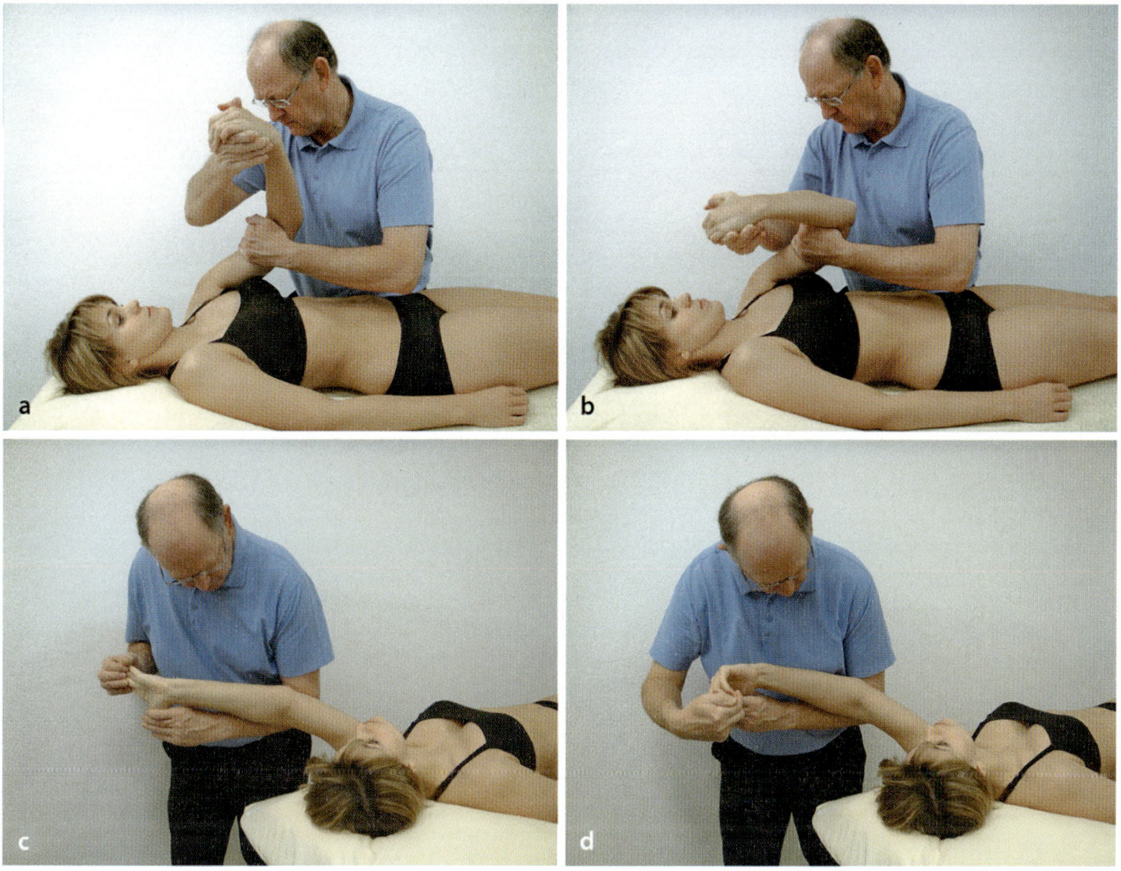

◘ **그림 2.9** 강한 근육이 안정적 수축을 이용한 강조의 타이밍. **a,b** 강한 어깨와 손목 근육의 안정적 수축을 동반한 굽힘–모음–가쪽돌림을 이용한 팔꿈치 굽힘 운동. **c,d** 강한 어깨 근육의 안정적 수축을 동반한 폄–모음–안쪽돌림을 이용한 손가락 굽힘 운동.

2.10 패턴

Patterns

촉진의 패턴은 PNF의 기본절차의 하나로 고려한다. 좀 더 자세한 설명은 그림과 함께 ▶5장에서 설명하였다.

2.11 자가 점검: 질문

Test Your Knowledge: Questions

치료사는 환자가 가지고 있는 운동 잠재력을 활성화하고 운동학습을 도와주기 위해 PNF 절차 또는 원리를 사용한다.

- 최소한 10개의 기본 원리 또는 기본 절차의 이름을 제시하고, 주요 목표 또는 목적을 쓰시오.
- 기본 원리를 혼합하는 것이 중요한 이유는 무엇인가?

2

참고문헌 References

Brooks VB (1986) The neural basis of motor control. Oxford University Press, New York

Chan CWY (1984) Neurophysiological basis underlying the use of resistance to facilitate movement. Physiother Can 36(6):335–341

Conrad B, Meyer-Lohmann J (1980) The long-loop transcortical load compensating reflex. Trends Neurosci 3:269–272

Dudel JR, Menzel R, Schmidt RF (1996) Neurowissenschaft. Springer, Berlin

Evarts EV, Tannji J (1974) Gating of motor cortex reflexes by prior instruction. Brain Res 71:479–494

Fischer E (1967) Factors affecting motor learning. Am J Phys Med 46(1):511–519

Frank JS, Earl M (1990) Coordination of posture and movement. Phys Ther 70(12):109–117

Gellhorn E (1947) Patterns of muscular activity in man. Arch Phys Med 28:568–574

Gellhorn E (1949) Proprioception and the motor cortex. Brain 72:35–62

Gentile AM (1987) Skill Acquisition: action, movement and neuromotor processes. In: Carr JH, Sheperd RB (Hrsg) Movement science. Foundations for physical therapy in rehabilitation. Aspen Publications, Rockville

Grzebellus M, Schäfer C (1998) Irradiation aus biomechanischer Sicht. Krankengymnast Zeitschrift Für Physiother 9:1489–1494

Halvorson HM (1931) An experimental study of prehension in infants by means of systematic cinema records. Genet Psychol Monogr 10:279–289 (Reprinted in: Jacobs MJ (1967) Development of normal motor behavior. Am J Phys Med 46 (1): 41–51)

Hammond PH (1956) The influences of prior instruction to the subject on an apparently involuntary neuromuscular response. J Physiol 132:17–18

Hedin-Andèn S (2002) PNF-Grundverfahren und funktionelles Training. Urban & Fischer, Stuttgart

Hislop HH (1960) Pain and exercise. Phys Ther Rev 40(2):98–106 (Reprinted in: Jacobs MJ (1967) Development of normal motor behavior. Am J Phys Med 46 (1): 41–51)

Jacobs MJ (1967) Development of normal motor behavior. Am J Phys Rehabil 46(1):41–51

Johansson CA, Kent BE, Shepard KF (1983) Relationship between verbal command volume and magnitude of muscle contraction. Phys Ther 63(8):1260–1265

Johnson G, Saliba V (1985), nicht publiziert

Kabat H (1947) Studies on neuromuscular dysfunction, XI: New principles of neuromuscular reeducation. Perm Found Med Bull 5(3):111–123

Kabat H (1961) Proprioceptive facilitation in therapeutic exercise. In: Licht S, Johnson EW (Hrsg) Therapeutic exercise, 2. Aufl. Waverly, Baltimore

Klein-Vogelbach S (2000) Funktionelle Bewegungslehre. Bewegung lehren und lernen, 5. Aufl. Rehabilitation und Prävention. Springer, Berlin

Knott M, Voss DE (1968) Proprioceptive neuromuscular facilitation: patterns and techniques, 2nd edn. Harper and Row, New York

Kofotolis N, Vrabas IS, Vamvakoudis E, Papanikolaou A, Mandroukas K (2005) Proprioceptive neuromuscular facilitation training induced alterations in muscle fiber type and cross sectional area. Br J Sports Med 39(3):e11

Lee DN, Lishman JR (1975) Visual proprioceptive control of stance. J Hum Mov Stud 1:87–95

Lee DN, Young DS (1985) Visual timing in interceptive actions. In: Ingle DJ et al (Hrsg) Brain mechanisms and spatial vision. Martinus Nijhoff, Dordrecht

Loofbourrow GN, Gellhorn E (1948a) Proprioceptive modification of reflex patterns. J Neurophysiol 12:435–446

Loofbourrow GN, Gellhorn E (1948b) Proprioceptively induced reflex patterns. Am J Physiol 154:433–438

Nashner LM (1977) Fixed patterns of rapid postural responses among leg muscles during stance. Exp Brain Res 30:13–24

Partridge MJ (1954) Electromyographic demonstration of facilitation. Phys Ther Rev 34(5):227–233

Schmidt RA, Lee TD (1999) Motor control and learning. A behavioral emphasis, Human Kinetics

Sherrington C (1947) The integrative action of the nervous system, 2nd edn. Yale University Press, New Haven

Umphred DA (1995) Neurological rehabilitation. Mosby, St. Louis

Voss DE, Ionta M, Meyers B (1985) Proprioceptive neuromuscular facilitation: patterns and techniques, 3rd edn. Harper and Row, New York

Merriam-Webster, (1984) Webster's ninth new collegiate dictionary. Merriam-Webster, Springfield

추천 문헌 – 일반적인 내용

Dietz V, Noth J (1978) Pre-innervation and stretch responses of triceps brachii in man falling with and without visual control. Brain Res 142:576–579

Griffin JW (1974) Use of proprioceptive stimuli in therapeutic exercise. Phys Ther 54(10):1072–1079

Hoessly M (1991) Use of eccentric contractions of muscle to increase range of movement in the upper neuron syndrome. Physiother Theory Pract 7:91–101

Hummelbein H (2000) Repetitives Üben in der Rehabilitation zentraler Paresen. Zeitschrift Für Physiother 6

Hummelsheim H (1998) Neurologische Rehabilitation. Springer, Berlin

Kandel ER, Schwartz JH, Jessell TM (1995) Neurowissenschaften – Eine Einführung. Spektrum Akademischer Verlag, Heidelberg

Kandel ER, Schwartz JH, Jessell TM (2000) Principles of neural science, 4th edn. McGraw-Hill, New York, St. Louis, San Fransisco

Lance JW (1980) The control of muscle tone, reflexes and movement: M. Robert Wartenburg Lecture. Baillieres Clin Neurol 30:1303

Lee TD, Swanson LR, Hall AL (1991) What is repeated in a repetition? Effects of practice, conditions on motor skill acquisition. Phys Ther 2:150–156

Payton OD, Hirt S, Newton RA (eds) (1977) Scientific basis for neuro-physiologic approaches to therapeutic exercise, an anthology. FA Davis, Philadelphia

Rosenbaum DA (1991) Human motor control. Academic Press, San Diego

Schmidt R (1998) Motor and action perspectives on motor behaviour: the motor action controversy. Elsevier, Amsterdam

Taub E, Miller NE, Novack TA, Cook EW, Friening WC, Nepomuceno CS, Connell JS, Crago JE (1993) Technique to improve chronic motor deficit after stroke. Arch Phys Med Rehab 74(4):347–354

Umphred DA (2000) Neurologische Rehabilitation. Springer, Berlin

Umphred DA (2001) Neurological rehabilitation. Mosby, St. Louis

Wilmore JH, Costill DL (1994) Physiotherapy of sport and exercise. Human Kinetics, Champaign

추천 문헌 – 신장

Burg D, Szumski AJ, Struppler A, Velho F (1974) Assessment of fusimotor contribution to reflex reinforcement in humans. J Neuro Neurosurg Psychiatr 37:1012–1021

Cavagna GA, Dusman B, Margaria R (1968) Positive work done by a previously stretched muscle. J Appl Phys 24(1):21–32

Chan CWY, Kearney RE (1982) Is the functional stretch response servo controlled or preprogrammed. Electroen Clin Neuro 53:310–324

Chez C, Shinoda Y (1978) Spinal mechanisms of the functional stretch reflex. Exp Brain Res 32:55–68

추천 문헌 – 저항, 방산, 그리고 강화

Hellebrandt FA (1958) Application of the overload principle to muscle training in man. Arch Phys Med Rehab 37:278–283

Hellebrandt FA, Houtz SJ (1956) Mechanisms of muscle training in man: experimental demonstration of the overload principle. Phys Ther 36(6):371–383

Hellebrandt FA, Houtz SJ (1958) Methods of muscle training: the influence of pacing. Phys Ther 38:319–322

Hellebrandt FA, Waterland JC (1962) Expansion of motor patterning under exercise stress. Am J Phys Med 41:56–66

Moore JC (1975) Excitation overflow: an electromyographic investigation. Arch Phys Med Rehab 56:115–120

추천 문헌 – 촉각 자극

Fallon JB et al (2005) Evidence for strong synaptic coupling between single tactile afferents from the sole of the foot and motoneurons supplying leg muscles. J Neurophysiol 94:3795–3804

Jeka JJ (1994) Lackner JR (1994) Fingertip contact influences human postural control. Exp Brain Res 100:495–502

추천 문헌 – 구두 자극

Sadowski J, Mastalerz A, Niznikowski WW, Biegajlo M, Kulik M (2011) The effects of different types of verbal feedback on learning a complex movement task. Pol J Sports Tour 18:308–310

추천 문헌 – 시각 자극

Mohapatra S, Krishnan V, Aruin AS (2012) The effect of decreased visual acuity on control of posture. Clin Neurophysiol 123(1):173–182

Park SE, Oh DS, Moon SH (2016) Effects of oculo-motor exercise, functional electric stimulation and proprioceptive neuromuscular stimulation on visual perception of spatial neglect patients. J Phys Ther Sci 28:1111–1115

Prodoehl J, Vaillancourt DE (2010) Effects of visual gain on force control at the elbow and ankle. Exp Brain Res 200(1):67–79

Ramachandran VS, Altschuler EL (2009) The use of visual feedback, in particular mirror visual feedback, in restoring brain function. Brain 132:1693–1710

추천 문헌 –저항

Gabriel DA, Kamen G, Frost G (2006) Neural adaptations to resistive exercise, mechanisms and recommendations for training practices. Sports Med 36(2):183–189

추천 문헌 – 압축

Fitts RH, Riley DR, Widrick JJ (2001) Functional and structural adaptations of skeletal muscle to microgravity. J Exp Biol 204(Pt 18):3201–3208

Horstmann GA, Dietz V (1990) A basic posture control mechanism: the stabilization of the centre of gravity. Electroencephalogr Clin Neurophysiol 76(2):165–176

Mahani MK, Karimloo M, Amirsalari S (2010) Effects of modified Adeli suit therapy on improvement of gross motor function in children with cerebral palsy. Cereb Palsy Hong Kong J Occup Ther 21(1):9–14

Ratliffe KT, Alba BM, Hallum A, Jewell MJ (1987) Effects of approximation on postural sway in healthy subjects. Phys Ther 67(4):502–506

Shin WS, Lee SW (2014) Effect of gait training with additional weight on balance and gait in stroke patients. Phys Ther Rehab Sci 3(1):55–62

Sylos-Labini F, Lacquaniti F, Ivanenko YP (2014) Human locomotion under reduced gravity conditions: biomechanical and neurophysiological considerations. Biomed Res Int. ▶ https://doi.org/10.1155/2014/547242

Yigiter K, Sener G, Erbahceci F, Bayar K, Ülger ÖG, Akodogan S (2002) A comparison of traditional prosthetic training versus PNF resistive gait training with trans-femoral amputees. Prosthet Orthot Int 26(3):213–217

추천 문헌 – 방산

Abreu R, Lopes AA, Sousa AS, Pereira S, Castro MP (2015) Force irradiation effects during upper limb diagonal exercises on contralateral muscle activation. J Electromyogr Kinesiology 25(2):292–297

Arai M et al (2001) Effects of the use of cross-education to the affected side through various resistive exercises of the sound side and settings of the length of the affected muscles. Hiroshima J Med Sci 3:65–73

Carroll GTJ, Herbert RD, Munn J, Lee M, Gandavia SC (2006) Contralateral effects of unilateral strength training. Evidence and possible mechanisms. J Appl Physiol 101:1514–1522

Chiou SY, Wang RY, Liao KK, Yang YR (2016) Facilitation of the lesioned motor cortex during tonic contraction of the unaffected limb corresponds to motor status after stroke. JNPT 40:15–21

De Oliviera KCR et al (2018) Overflow using proprioceptive neuromuscular facilitation on post-stroke hemiplegics: a preliminary study. J Bodyw Mov Ther. ▶ https://doi.org/10.1016/j.jbmt.2018.02.011

Gontijo LB, Pererla PD, Neves CDC, Santos AP, Castro Dutra Machado D, Vale Bastos VH (2012) Evaluation of strength and irradiated movement pattern resulting from trunk motions of the proprioceptive neuromuscular facilitation. Rehabil Res Pract. ▶ https://doi.org/10.1155/281937

Hendy AM, Spittle M, Kidgell DJ (2012) Cross education and immobilisation: mechanisms and implication for injury rehabilitation. J Sci Med Sport 15(2):94–101

Hwang YI, Park DJ (2017) Comparison of abdominal muscle activity during abdominal drawing-in maneuver combined with irradiation variations. J Exerc Rehabil 13(3):335–339

Kofotolis ND, Kellis E (2007) Cross-training effects of a Proprioceptive neuromuscular facilitation exercise programme on knee musculature. Phys Ther Sport 8:109–116

Lee M, Gandevia SC, Carroll TJ (2009) Unilateral strength training increases voluntary activation of the opposite untrained limb. Neurophysiol Clin 120(4):802–808

Lee M, Caroll TJ (2007) Cross Education Possible Mechanisms for the Contralateral Effects of Unilateral Resistance Training. Sports Med 37(1):1–14

Mastalerz A, Wozniak A, Urbaniak C, Lutoslawska G (2010) Contralateral effects after power training in isolated muscles in women. Acta Bioeng Biomech 12(2):1–7

Munn J, Herbert RD, Gandevia SC (2004) Contralateral effects of unilateral resistance training a meta analysis. Jappl Physiol 96:1861–1866

Reznik JE, Biros E, Bartur G (2015) An electromyographic investigation of the pattern of overflow facilitated by manual resistive proprioceptive neuromuscular facilitation in young healthy individuals: a preliminary study. Physiother Theory Pract 31(8):582–586

Sato H, Maruyama H (2009) The effects of indirect treatment of PNF. J Phys Ther Sci 21:189–193

Shima N et al (2002) Cross education of muscular strength during unilateral resistance training and detraining. Eur Jappl Physiol 86(4):287–294

Shiratani T, Arai M, Kuruma H, Masumoto K (2017) The effects of opposite-directional static contraction of the muscles of the right upper extremity on the ipsilateral right soleus H-reflex. J Bodyw Mov Ther 21(3):528–533

Zhou S (2003) Cross education and neuromuscular adaptations during early stage of strength training. J Exerc Sci Fit 1(1):54–60

PNF 기법(Techniques)

신승섭 옮김

목차

3

3.1 소개
Introduction

PNF 기법은 목표하는 치료 상황에서 신체구조와 기능 그리고 활동 향상을 위한 순차적인 촉진방법이다. PNF 기법의 목표는 근육의 촉진, 억제, 강화 및 이완을 통해 기능적 움직임을 증진하는 것이다. 기법은 근육의 동심성, 편심성, 정적 수축을 사용하며, 이러한 근 수축들은 적절한 양의 저항과 적합한 촉진 절차들과 혼합되고 조정되어 환자 개개인의 상황에 맞는 요구(need)를 충족시킨다.

- **가동범위를 증가시키고, 획득된 새로운 가동범위에서 근력 강화하기.** 수축-이완과 같은 이완기법은 움직임의 범위를 증가시키기 위해 사용한다. 새로 획득한 가동범위의 근력 강화와 조절력 향상을 위해 등장성 혼합 또는 동적 반전을 이용한다(Surburg and Schrader, 1997).
- **근력 강화운동 중 근육의 피로 감소시키기.** 반복신장과 같은 근력강화 기법 적용 후 근피로 감소를 위해 동적 반전을 적용한다. 반복신장반사(repeated stretch reflex)근육이 피로 없이 오랫동안 수축할 수 있게 해준다. 주동근과 길항근의 교대수축은 주동근의 피로를 제거하기 위해 근력 강화 운동 직후 사용한다(Kofotolis and Eleftherios, 2006).

PNF 기법은 유사한 기능과 행위로 묶여 분류되었다. 앞으로 사용할 용어는 활동 또는 근수축의 형태를 포함하고 있으며, Knott와 Voss(1968)가 사용한 용어와 다른 경우 두 용어를 같이 표기했다.

예를 들어, 길항근 반전은 이완이나 멈춤 없이 주동근 수축 후 길항근을 수축하는 기법의 한 분류이다. 이 분류에는 동적 반전과 율동적 안정이 있다. 동적 반전은 멈추지 않고 한 방향에서 반대 방향으로 등장성 수축을 통해 움직이는 기법이다.

율동적 안정(Rhythmic Stabilization)은 정적인 근 수축을 주동근과 길항근에 교대적으로 유발하는 기법으로 환자와 치료사 모두 움직이려는 의도가 없다. 이 두 개의 반전 기법은 근력을 강화하고 움직임의 범위를 증가시킨다.

또한 율동적 안정은 환자의 자세의 안정성을 향상시키고 특정한 자세를 유지할 수 있는 능력을 증가시키기 위해 사용하기도 한다.[1]

국제 PNF 협회(IPNFA®)는 PNF 기법을 활성되는 근육군을 바탕으로, 주동근 기법, 길항근 기법, 그리고 이완 기법으로 분류하였다.

주동근 기법 (Agonistic techniques):

- 율동적 개시(Rhythmic initiation)
- 시작 범위의 반복적 신장(Repeated stretch from beginning of range)
- 전 범위의 반복적 신장(Repeated stretch through range)
- 등장성 수축의 혼합 (Combination of isotonics)
- 복제(Replication)

길항근 기법 (Antagonistic techniques)

- 동적 반전(Dynamic reversals)
- 안정적 반전(Stabilizing reversals)
- 율동적 반전(Rhythmic stabilization)

이완 기법 (Relax techniques)

- 유지-이완(Hold-relax)
- 수축-이완(Contract-relax)

1 Institute of Physical Art에서 발표된 자료에서 G. Johnson과 V. Sliba는 "대항근의 안정적 반전", "대항근의 동적 반전", "등장성 수축의 결합", "반복 신장"이라는 용어를 처음 사용하였다(1979).

개요

3장에 설명되어 있는 기법은 아래와 같다:

- 율동적 개시
- 등장성 혼합(G. Johnson & V. Saliba 1979), (Reversal of Agonists; Sulivan et al. 1982)
- 길항근의 반전(Reversal of Antagonists)
  - 동적 반전(느린 반전 포함)
  - 안정적 반전(Stabilizing Reversals)
  - 율동적 안정(Rhythmic Stabilization)
- 반복적 신장(반복적 수축)
  - 시작 범위의 반복적 신장
  - 전 범위의 반복적 신장
- 수축–이완(Contract–Relax)
- 유지–이완(Hold–Relax)
- 복제(Replication)

각 기법의 정의, 목표, 사용 그리고 금기에 대하여 설명하였다. 각 기법의 적용 방법, 적용 사례 그리고 변형하여 사용하는 방법도 기술하였다.

3.2 율동적 개시

Rhythmic Initiation

■ 정의 Characterization

신체 또는 팔, 다리를 원하는 범위로 율동적인 일방향(unidirectional) 동작을 수동적으로 시작하여 점차적으로 능동–보조(active–assistive), 저항(resistive), 그리고 독립적(independently) 동작이나 움직임으로 진행하는 기법.

■ 목표 Goals

- 동작의 시작 보조
- 동작의 협응과 동작 감각 향상
- 빠르거나 느린 동작의 속도 정상화
- 동작의 교육
- 환자의 이완을 돕기 위한 근 긴장 정상화

■ 적용 Indications

- 동작 시작이 어려울 때
- 움직임(movement)이 너무 빠르거나 느릴 때
- 동작이 비협응적이거나 비율동적일 때 [예: 운동실조증(ataxia), 강직(rigidity)]
- 근 긴장을 정상화하거나 조절할 때
- 일반적인 긴장(general tension)이 있을 때

■ 설명 Description

- 치료사는 원하는 동작의 전 범위를 율동적으로 적절한 구두지시를 이용하여 수동적으로 움직인다. 치료사가 목적하는 동작을 위해 수동적으로 움직이는 동안 환자가 능동적으로 참여할 수 있도록 청각(구두지시), 시각 또는 촉각 자극 등이 같이 사용한다. 수동적 움직임이 끝나면 능동–보조로 목적하는 동작을 수행하며 다시 시작위치로 돌아갈 때는 치료사가 수동적으로 가져간다.
- 능동–보조 움직임이 끝나면 저항으로 환자의 움직임을 유도하며, 이때 구두지시를 주어 율동적인 움직임을 유지한다.
- 마지막으로 목적하는 동작을 독립적으로 수행하게 한다.

▶ 적용 사례

앉은 자세에서 몸통 폄 동작을 위한 적용법:

- 환자의 구부정한 몸통을 수동적으로 똑바로 편 뒤 다시 구부정한 위치로 되돌린다.
  "자, 제가 몸을 똑바로 펴겠습니다.
  잘 하셨습니다. 다시 구부렸다가 펴겠습니다."
- 환자가 이완이 되고 쉽게 움직이면 능동–보조 움직임을 수행한다.
  "같이 몸을 똑바로 펼까요? 도와 주세요.
  잘 하시네요! 이제 힘 빼시고,
  다시 제가 구부리겠습니다."

- 그 다음 저항을 가한다. "제 손을 밀면서 몸을 똑바로 펴세요. 똑바로 앉았습니다. 이제 힘 빼세요. 다시 구부리겠습니다. 또 제 손을 밀면서 몸을 똑바로 펴세요."
- 이제 독립적으로 하도록 한다: "자 혼자 똑바로 앉아 보세요."

3

■ 다른 테크닉과 혼합한 변형 Modifications Combining Other Techniques

- 이 기법은 편심성과 동심성 근 수축으로 끝낼 수 있다(등장성 혼합). 이 기법은 양방향의 능동적 동작으로 끝낼 수 있다(길항근 반전).

기억해야 할 점

- 움직임의 율동성(rhythm)은 구두지시의 속도를 이용하여 조절한다.
- 마지막에 환자는 독립적으로 동작을 수행하도록 한다.
- 다른 기법들과 같이 사용할 수 있다.

3.3 등장성 혼합 Combination of Isotonics

이 기법은 Gregg Johnson과 Vicky Saliba에 의해 묘사되었다.

■ 정의 Characterization

이완 없이 한 근육군이 동심성, 편심성, 안정적 등장성 수축을 혼합한 기법. 치료에 적용할 때는 수축력 또는 협응력이 강한 위치에서 시작한다.

■ 목표 Goals

- 동작의 능동 조절력 향상
- 협응력 향상
- 능동적인 움직임 범위 증가
- 근력 증가
- 움직임의 편심성 조절을 위한 기능적 훈련

■ 적용 Indications

- 편심성 조절력이 저하되었을 때
- 협응력이 부족하거나 원하는 방향으로 움직임이 어려울 때
- 능동–가동범위가 감소되었을 때
- 가동범위에서 능동 동작이 잘 나타나지 않을 때

■ 설명 Description

- 치료사는 환자가 능동적으로 목적한 동작을 수행하는 동안 저항을 준다(동심성 수축).
- 치료사는 저항을 계속 주면서 동작의 끝 위치에서 환자에게 움직이지 말라고 한다 (안정적 수축).
- 끝 자세에서 충분히 안정성이 획득되면 그 힘을 유지하면서 처음 시작한 자세로 되돌아 가라고 한다(편심성 수축).
- 다른 종류 근 수축으로 전환할 때 이완하지 않으며, 저항을 주는 치료사의 손도 계속 같은 접촉면에 둔다. 몸통 폄 근육의 편심성 수축을 조절한다. "이제 제가 당신의 몸을 앞으로 움직일 거예요! 아니 천천히 하세요."

❯ 동심성 수축 전에 편심성 또는 안정적 수축을 먼저 할 수도 있다.

▶ 적용 사례

앉은 자세에서 몸통 펴기(◘ 그림 3.1a,b):

- 환자가 동심성 수축으로 몸통을 펴는 동안 치료사는 저항을 준다. "똑바로 허리 펴고 앉아보세요"
- 치료사는 환자가 능동적으로 저항을 이기고 똑바로 앉으면 그 자세에서 버티라고 한다. "멈추세요! 움직이지 마세요."

- 환자가 안정적으로 끝 자세를 유지하고 앉게 되면, 몸통 폄근의 편심성 근 수축으로 원래 구부정한 자세로 되돌아간다. “자, 그 힘을 유지하면서 천천히 앞으로 숙이세요.”

■ 변형 Modifications

- 이 기법은 길항근 반전과 같이 사용할 수 있다.

▶ 적용 사례

- 몸통 굽힘근과 폄근의 혼합: 몸통 폄 동작에 등장성 혼합 기법을 여러 번 적용한 뒤 동심성 수축으로 몸통을 앞으로 굽힌다.
- 그리고 난 뒤 몸통 굽힘에 등장성 혼합 기법을 여러 번 적용하거나 계속해서 몸통 굽힘과 폄에 길항근 반전을 사용할 수 있다.

■ 변형 Modifications

- 이 기법은 움직임의 끝 자세에서 편심성 수축을 이용하여 시작할 수 있다.

▶ 적용 사례

앉은 자세에서 몸통 폄근의 편심성 수축 (◘ 그림 3.1a, b):

- 몸통을 곧게 편 자세에서 시작한다.
- 몸통 폄근의 편심성 수축을 이용하여 몸통을 곧게 편 자세에서 굽힌 자세로 움직인다. “그 힘을 유지하면서 천천히 앞으로 구부리세요.”

■ 변형 Modifications

- 등장성 혼합 기법을 수행할 때 한 형태의 근 수축은 운동 범위 끝까지 가지 않고 근수축의 형태를 바꿀 수 있다.

▶ 적용 사례

앉은 자세에서 몸통굴곡:

- 몸통 굽힘근에 저항을 가하여 동심성 수축으로 몸통을 굽힌다. “자, 밀면서 앞으로 저한테 오세요.”
- 원하는 위치로 몸통이 굽혀지면

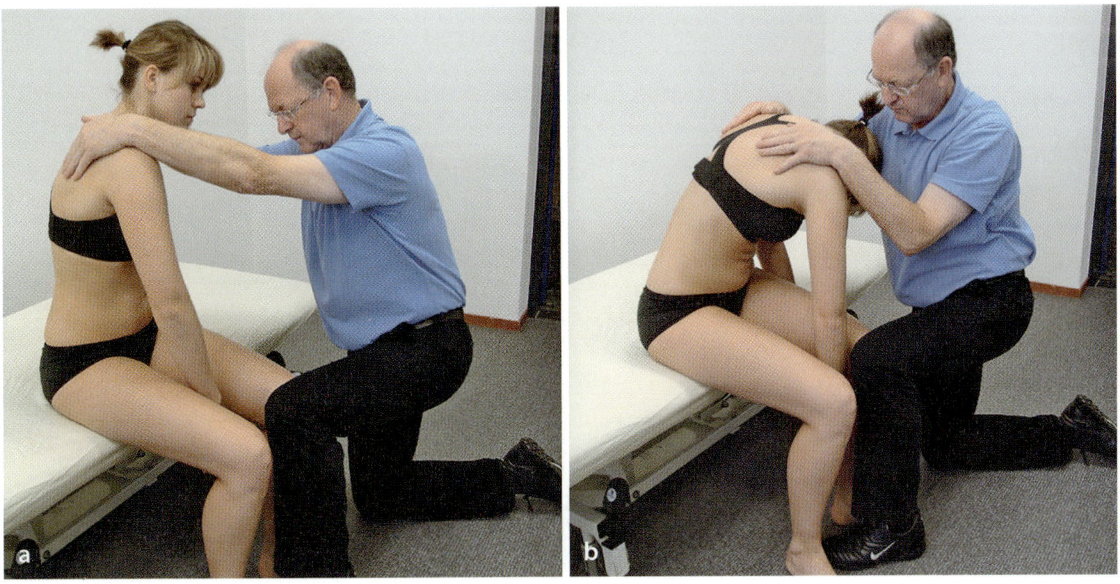

◘ 그림 3.1 a,b 등장성 혼합: 몸통 폄근의 편심성 수축으로 앞으로 기울이기.

몸통 굽힘근의 편심성 수축을 조절하면서 몸통 폄 자세로 되돌아간다.
"자, 그 힘 유지하면서 천천히 몸을 펴보세요."

기억해야 할 점

- 가장 강한 수축력 또는 최상의 협응력이 나타나는 곳에서 시작한다.
- 안정적 수축 또는 편심성 수축을 먼저 할 수 있다.
- 끝 자세를 강조할 경우, 끝 자세에서 편심성 수축으로 시작한다.

3.4 길항근의 반전 Reversal of Antagonists

이 기법은 쉐링톤의 원칙들 중 연속적 유도(successive induction)와 상반억제(reciprocal)를 기초로 하고 있다(Sherrington, 1961).

3.4.1 동적 반전(느린 반전) Dynamic Reversals (Slow Reversal)

■ **정의 Characterization**

능동-저항성 동심성 동작(active-resisted concentric motion)을 한 방향(주동근)에서 반대 방향(길항근)으로 이완과 멈춤 없이 수행하는 기법으로 일상생활에서 이런 동작을 쉽게 볼 수 있다: 공 던지기, 자전거 타기, 걷기 등등.

■ **목표 Goals**

- 능동 가동범위 향상
- 근력 향상
- 한 방향에서 반대 방향으로 움직이는 협응력 향상
- 피로의 예방과 감소
- 지구력 향상
- 근 긴장도 감소

■ **적용 Indications**

- 능동 가동범위가 감소되었을 때
- 주동근 군이 약화되었을 때
- 움직임의 방향 전환 능력이 감소되었을 때
- 수축하는 근육의 피로가 시작될 때
- 과긴장(hypertone) 근육을 이완할 때

■ **설명 Description**

- 치료사는 한 방향으로 저항을 주어 환자를 움직이게 한다. 일반적으로 강하거나 잘 움직이는 방향으로 먼저 시행한다(그림 3.2a).
- 한 방향으로 움직임이 원하는 위치에 가까워질 때, 한 손을 떼어 반대 움직임에 저항을 줄 곳에 손을 대고 곧 반대로 움직일 것이라고 예령(preparation command)을 한다(손의 위치만 바뀌었을 뿐 아직 반대로 움직이지 않음).
- 움직임이 원하는 위치로 가면 치료사는 반대로 움직이라고 명령(action command)하고, 이완이나 멈춤 없이 반대 방향에 저항(distal part)을 주어 움직이게 한다(그림 3.2b).
- 환자가 반대 방향으로 움직이기 시작하면 다른 한 손을 같이 반대 방향으로 저항을 준다.
- 반전 횟수는 치료목적에 따라 필요한 만큼 수행할 수 있다.

일반적으로, 동적 반전은 강한 패턴의 근 수축으로 시작하고 약한 패턴의 근 수축으로 끝낸다. 동적 반전을 시행하는 동안 치료사는 항상 도수접촉을 유지한다.

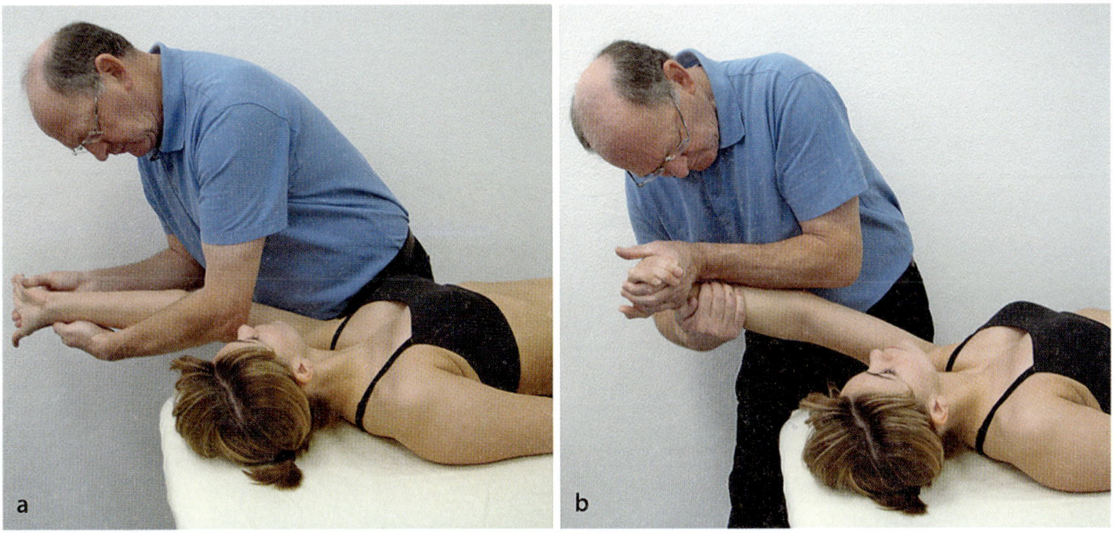

■ **그림 3.2** 팔 굽힘-벌림-가쪽돌림에서 폄-모음-안쪽돌림으로 동적 반전. 몸쪽부의 손을 먼쪽부로 먼저 옮기고 난 후 먼쪽부 손이 몸쪽 부위로 이동한다. **a** 굽힘-벌림의 끝범위까지 가기. **b** 손을 옮긴 다음 폄-모음으로 저항주기.

▶ 적용 사례

다리 굽힘에서 폄으로 동적 반전:

- 다리의 강한 패턴에 저항을 준다.
  "발목 올리고 나리 드세요(■ 그림 3.3a)."
- 다리가 끝 범위에 가까워지면 발등에 있던 손을 부드럽게 발바닥에 대면서 예령을 주고, 발바닥굽힘 저항을 준비한다(몸쪽부의 저항으로 여전히 발목의 발등굽힘은 유지되고 있음).
- 원하는 끝 범위에 도달하면 반대 방향에 저항을 주며 명령한다.
  "발목 내리면서 발을 아래로 차세요(■ 그림 3.3b)."
- 반대 방향(폄)으로 움직이기 시작하면 몸쪽부의 손을 옮겨 다리 폄에 저항을 준다(■ 그림 3.3c).

■ 변형 Modification

- 동적 반전 기법은 항상 동작 전 범위에 적용하는 것은 아니다. 특정 범위를 강조하기 위해 사용할 수 있다.
  - 예를 들어, 동작의 끝 범위에서 뿐만 아니라 움직임의 조절이 필요한 어떤 범위에서도 사용이 가능하다.
- 한 방향 또는 양방향에 적용하는 속도도 다양하게 할 수 있다.
- 동적 반전은 적용할 때 처음에는 작은 범위에서 수행할 수 있으며 환자의 능력이 향상됨에 따라 전 범위로 점차 범위를 증가시킬 수 있다.
- 양 방향의 움직임이 안정화 될 때까지 각 방향의 움직이는 범위는 감소될 수 있다.
- 동적 반전을 수행하면서 환자에게 특정위치에서 움직이지 말고 유지하라고 지시할 수 있으면 끝 범위를 포함한 어떤 범위에서나 안정화를 적용할 수 있다. 방향을 바꾸기 전이나 후에 적용할 수 있다.

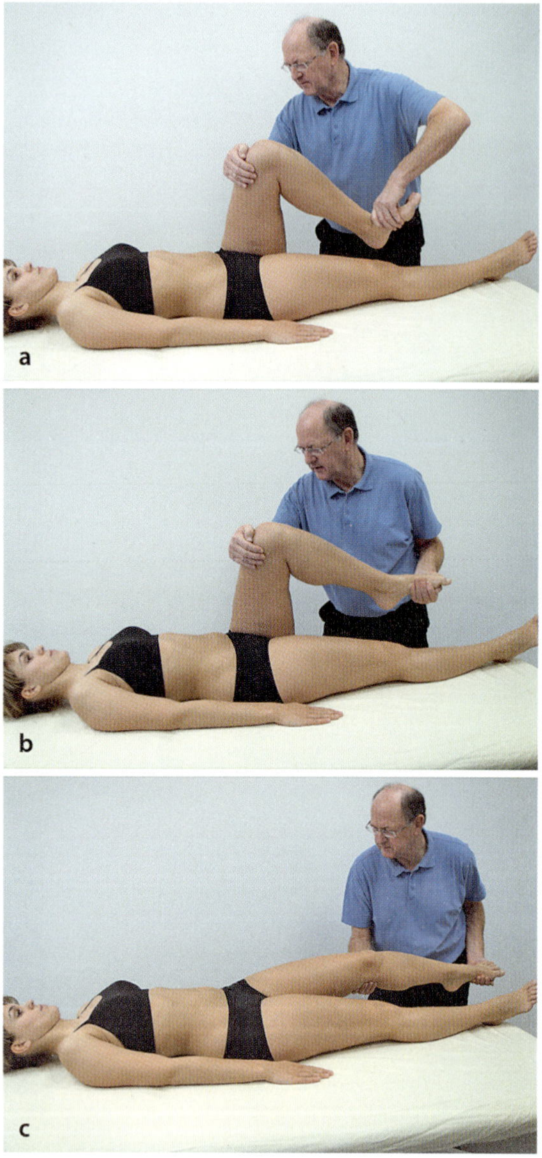

그림 3.3 다리의 동적 반전: 굽힘–모음–가쪽돌림–무릎굽힘과 폄–벌림–안쪽돌림–무릎폄.
a 굽힘–모음에 저항주기.
b 먼쪽부 손을 옮기고 폄–벌림의 시작.
c 폄–벌림에 저항주기.

▶ 적용 사례

방향전환 전에 안정화를 동반한 다리 굽힘과 폄에 대한 동적 반전.

- 환자가 굽힘 끝 자세에 도달하면 정적 명령을 내릴 수 있다.
  "다리 들고 가만히 계세요."
- 다리를 안정적으로 유지할 수 있으면 먼쪽부 손을 바꾸어 반대 폄 동작을 시킨다.
  "발을 아래로 차세요."

▶ 적용 사례

방향전환 후에 안정화를 동반한 다리 굽힘과 폄에 대한 동적 반전.

- 먼쪽부 손을 바꾸어 발바닥에 대고 정적 명령을 내린다.
  "그 자세 유지하세요,
  다리가 굽혀지면 안 됩니다."
- 다리를 안정적으로 유지할 수 있을 때 다리 폄 동작의 구두지시를 한다.
  "발을 아래로 차세요."
- 동적 반전은 약한 쪽 근육에 방사(irradiation) 효과를 얻기 위해 강한 방향 움직임을 먼저 시작할 수 있다.
- 근수축의 피로가 느껴질 때 항상 반전을 한다.
- 근력강화가 목적일 경우, 방향을 바꿀 때 더 강한 저항과 명령을 사용한다.

기억해야 할 점

- 초기신장반사(Initial stretch reflex)만 사용할 수 있다. 그러나 근육의 수축력이 충분하지 않기 때문에 방향을 바꾸고 나서 바로 반복신장(Re-stretch)을 사용하지 않는다.
- 방향을 바꿀 때 도움을 주지 않고 저항을 준다.
- 특정 가동범위를 강조하기 위해 방향을 바꾼다. 팔이나 다리에 동적 반전을 적용할 때는 반드시 먼쪽 부위부터 방향을 전환한다.

3.4.2 안정적 반전 Stabilizing Reversals

■ 정의 Characterization

저항에 대항하여 동작을 유발하지 않는 교대적인 등장성 수축(alternating isotonic contractions)을 반복하는 기법. 동적 명령을 이용하고 환자의 약간의 움직임만 허용한다("제 손을 미세요" 또는 "밀리지 마세요").

■ 목표 Goals

- 안정성과 균형 향상
- 근력 증가
- 주동근과 길항근의 협응력 향상

■ 적용 Indications

- 안정성이 감소되었을 때
- 약화(weakness)가 있을 때
- 환자는 등척성 수축을 할 수 없고, 여전히 한 방향의 저항을 필요로 한다.

■ 설명 Description

- 치료사 저항에 대항하도록 요구하며 환자에게 저항을 준다. 이때 강한 방향부터 시작한다. 약간의 움직임을 허용하며 안정성 향상을 위해 압축(approximation)과 견인(traction)을 사용한다. 환자가 치료사의 저항에 충분히 대항한다고 판단되면, 한 손을 옮겨 반대 방향으로 저항을 주기 시작한다.
- 새로운 저항에 환자가 반응하면 치료사는 다른 손도 옮겨서 새로운 방향으로 저항을 준다.
- 환자가 새로운 방향에 충분히 반응하면, 다시 한 손을 옮겨서 또 다른 방향으로 저항을 준다.

▶ 적용 사례

몸통 안정성(그림 3.4a):

- 환자의 몸통 굽힘 근육에 저항을 준다. "뒤로 밀리지 마세요."
- 환자의 몸통 굽힘 근육이 수축하면 한 손은 저항을 계속 유지하면서 다른 손을 몸통 폄근에 저항을 준다.

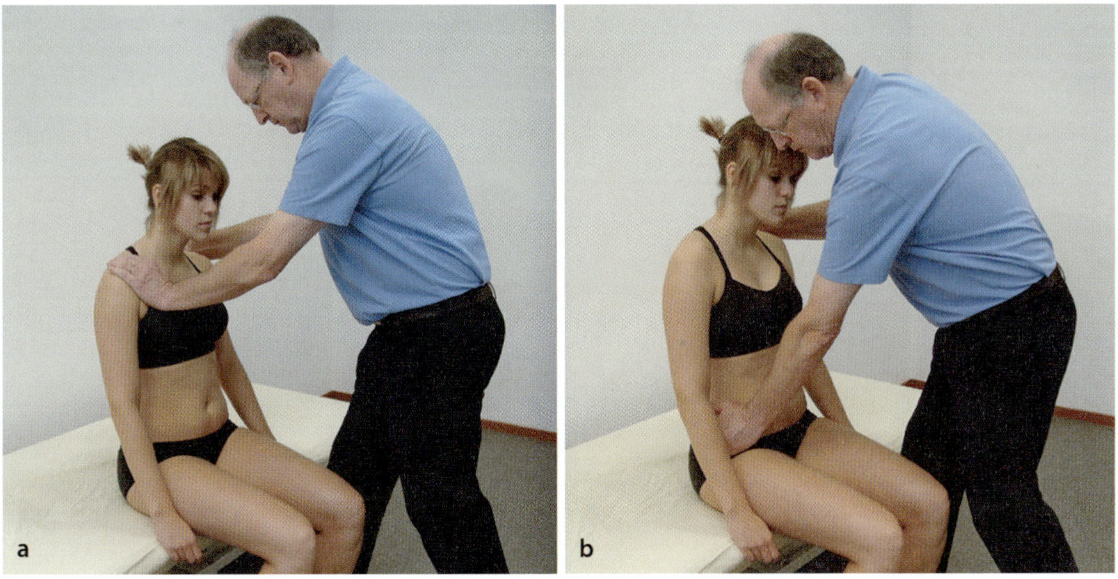

a b

그림 3.4 몸통을 위한 안정적 반전. **a** 상부 몸통의 안정화. **b** 한 손은 상부 몸통에 계속 저항을 주고 다른 손은 하부 몸통에 저항을 주기 위해 골반으로 옮긴다.

3

"이제 앞으로 밀리지 마세요."

- 몸통 폄근의 저항을 계속 유지하면서 몸통 굽힘에 저항을 주던 손을 천천히 떼어, 몸통 폄근에 저항을 준다.
- 환자가 원하는 안정성을 얻을 때까지 필요한 만큼 반전을 지속한다.
  "자 뒤로 밀리지 마세요.
  앞으로 밀리지 마세요."

■ 변형 Modifications

- 동적 반전으로 시작하여 점차 범위를 줄여 안정적 반전으로 진행할 수 있다.
- 안정적 반전은 강한 근육군부터 시작할 수 있다.
- 저항은 반대 근육뿐만 아니라 신체의 다른 모든 근육에 적용할 수 있다(◘ 그림 3.4b).

▶ 적용 사례

몸통과 목의 안정성:

- 상부몸통(upper trunk)이 안정되고 나면 골반에 저항을 주어 하부몸통(lower trunk)의 안정성을 증가시킬 수 있다.
- 다음으로 한 손을 머리로 옮겨서 목 폄(neck extension)에 저항을 줄 수 있다.

➲ 반전(reversal)하는 속도는 증가시키거나 감소시킬 수 있다.

기억해야 할 점

- 강한 근 수축 방향부터 시작한다.
- 동적 반전으로 시작하여 점차적으로 범위를 줄일 수 있다.

3.4.3 율동적 안정 Rhythmic Stabilization

■ 정의 Characterization

저항에 대항한 동작을 유발하지 않는 교대적인 등척성 수축(alternating isometric contractions)을 반복하는 기법으로 움직임의 의도가 없다.[2]

■ 목표 Goals

- 능동과 수동 가동범위 증가
- 근력 향상
- 안정성과 균형 향상
- 통증 감소

■ 적용과 금기

■■ 적용 Indications

- 움직임에 제한이 있을 때
- 통증 감소, 특히 움직임을 시도할 때
- 관절에 불안정성이 있을 때
- 길항근 군에 약화가 있을 때
- 균형능력이 감소되었을 때

■■ 금기 Contraindications

- 소뇌손상 환자에게 율동적 안정을 적용하기 어려울 수 있다(Kabat, 1950).
- 뇌병변이 있거나 연령, 언어의 어려움 등의 이유로 환자는 치료사의 지시를 따를 수 없다.

■ 설명 Description

- 치료사는 주동근군에 저항을 주어 등척성 수축을 유발한다. 환자는 움직이려는 의도 없이 자세를 유지한다.

2 Knott와 Voss는 1판과 2판에서 이 기법을 주동근 패턴과 길항근 패턴을 쉬지 않고 교대적으로 수행하도록 묘사했지만, 3판에서 Voss와 동료들은 먼쪽에 주동근 패턴에 저항을 주고, 몸쪽 부위에는 길항근 패턴에 저항을 주라고 묘사하였다.

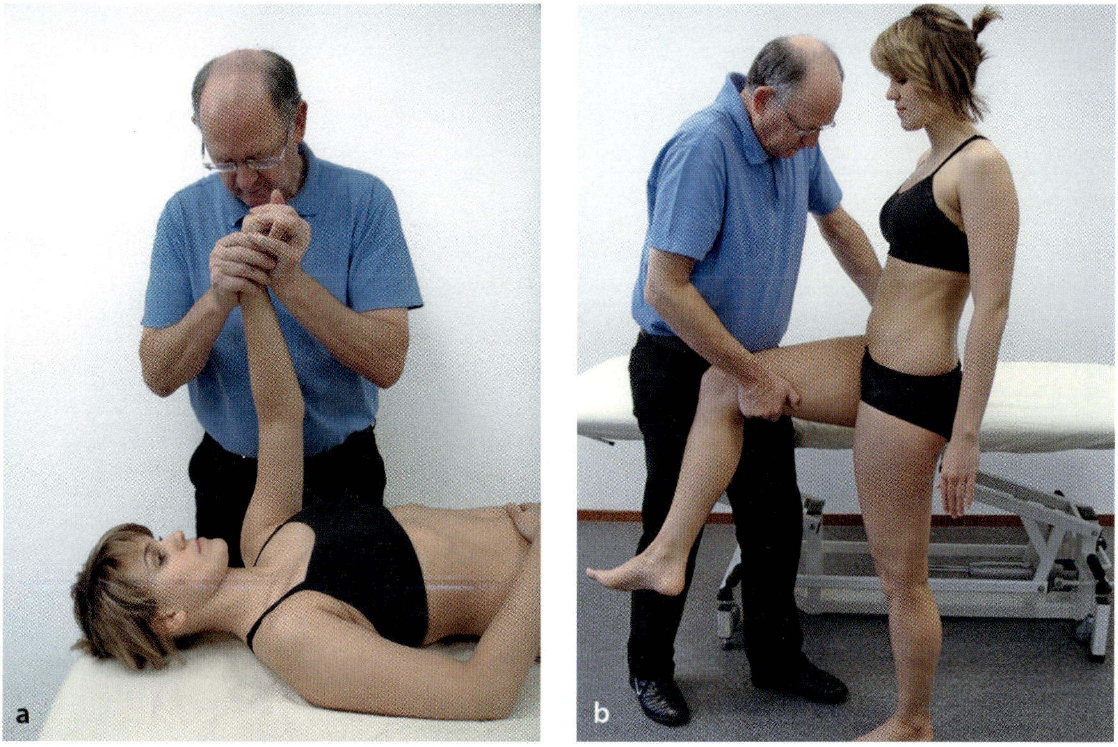

■ **그림 3.5** **a** 팔 굽힘-벌림/폄-모음의 율동적 안정. **b** 유각기(swing)의 나리와 골반에 저항을 변화시키면서 반대쪽 다리의 입각기(stance)를 위한 율동적 안정.

- 환자가 치료사의 저항에 잘 대항하면 점차적으로 저항을 증가시킨다.
- 환자가 저항을 충분히 대항하면 길항근에 저항을 주기 위해 저항을 주는 방향을 바꾼다. 이때 환자와 치료사 모두 이완하지 않는다 (■ 그림 3.5).
- 길항근이 저항에 대하여 충분이 버티면 다른 손도 길항근에 저항을 준다.
- 환자의 상태에 따라 압축과 견인을 적용한다.
- 반전(저항방향 전환)은 필요한 만큼 적용한다.
- 정적인 명령을 사용한다.
  "가만히 계세요."
  "움직이려고 하지 마세요."

▶ 적용 사례

몸통의 안정성:

- 환자의 몸통 굽힘근에 저항을 주어 등척성 수축을 유발한다.
  "가만히 계세요. 앞으로 버티세요."
- 다음, 한손으로 몸통굽힘근의 저항을 유지하고, 다른 손으로 몸통 폄근에 저항을 주기 시작한다.
  "자 이제 뒤로 대항하세요, 유지하세요."
- 몸통 폄근의 저항을 잘 견디면 다시 앞에서 저항을 준다.
  "가만히 계세요, 자 앞에 버티세요."
- 근수축 방향은 치료 목표에 맞게 변화시킨다.
  "자, 앞에 버티세요, 자, 뒤에 버티세요."

■ 표. 3.1 안정적 반전과 율동적 안정의 차이를 요약하였다.

3

■ 표 3.1 안정적 반전과 율동적 안정의 비교

안정적 반전	율동적 안정
등장성 근 수축	등척성 근 협력 수축, 움직임을 허용하지 않음 율동적 안정은 집중이 요구되며 닫힌 근육 사슬에서 수행하는 것이 쉽다.
움직임의 의도가 있다.	움직임의 의도가 없다.
명령: "가만히 대항하세요"	정적인 명령: "가만히 계세요, 움직이려고 하지 마세요"
도수접촉: 도수접촉을 이동하여 저항 방향을 바꾼다. 신체의 한 부분에서 다른 부분으로 움직인다.	도수접촉: 도수접촉은 이동하지 않고, 바꾸지 않고 저항의 방향만 천천히 변화를 준다.
근 활성: 주동근에서 길항근, 길항근에서 주동근으로 근 활동이 변한다.	근 활동: 주동근과 길항근의 근 활동이 같이 나타난다(동시수축이 가능함).
환자는 한 방향 조절을 하며, 양방향을 동시에 조절하는 것은 어렵다.	환자는 양방향의 조절을 할 수 있다.

■ 변형 Modifications

- 이 기법은 약한 근육을 촉진하기 위해 강한 근육군부터 시작한다(연속적 유도).
- 약한 근육에 근력을 증가시키는 기법을 적용한 후 율동적 안정을 적용할 수 있다.
- 가동범위 증가를 위해 가동의 제한이 있는 위치에서 율동적 안정을 적용할 수 있다.
- 환자의 이완을 위해 기법의 마지막에 모든 근 수축을 이완하도록 환자에게 요구할 수 있다.
- 통증 없이 이완을 얻기 위해 그 기법을 아픈 부위에서 멀리 떨어진 근육에 적용할 수 있다.

▶ 적용 사례

몸통의 안정성과 근력 향상:

- 환자의 안정성이 획득될 때까지 몸통 굽힘근과 폄근에 교대적인 저항을 준다.
- 몸통이 안정되면 강한 부위에 더 강한 안정적 저항을 준다.
  (몸통 폄을 위해 "뒤로 대항하세요.")
- 그리고 난 뒤 근력을 향상시킬 방향으로 저항을 준다.
  (몸통 굽힘근의 근력 향상을 위해 "자 이제 앞으로 힘껏 미세요.")

기억해야 할 점

- 움직임의 의도를 없애기 위해 정적인 명령을 한다.
- 통증이 없는 위치에서 율동적 안정을 사용할 수 있다(통증이 있을 때).
- 안정성을 증가시키기 위해 근력을 증가시키는 기법을 먼저 사용할 수 있다.

3.5 반복적 신장(반복적 수축)
Repeated Stretch (Repeated contractions)

3.5.1 시작 범위의 반복적 신장 (반복적 초기신장)
Repeated Stretch from beginning of Range(Repeated Initial Stretch)

■ **정의 Characterization**

능동적인 근 동원(muscle recruitment)을 얻기 위해 반복적인 신장반사를 이용하는 기법. 근육들이 늘어나고 긴장된 상태에서 적용한다.

근육만 긴장되어 있어야 한다; 관절 조직들이 늘어나지 않도록 주의한다.

■ **목표 Goals**

- 움직임의 시작 촉진
- 능동 움직임의 범위 향상
- 근력 향상
- 피로 감소 및 예방
- 원하는 방향으로 동작 유도

■ **적용과 금기**

■■ **적용 Indications**

- 약화가 있을 때
- 약화나 강직(rigidity)으로 움직임의 시작이 어려울 때(Carter et al. 2000)
- 근육이 피로할 때
- 움직임의 인식(awareness)이 감소되었을 때

■■ **금기 Contraindications**

- 관절이 불안정할 때
- 통증이 있을 때
- 골다공증이나 골절로 뼈의 안정성이 결여되었을 때
- 근육과 힘줄에 손상이 있을 때

■ **설명 Description**

- 늘어진 상태의 근긴장 = 신장 자극
- 늘어진 상태의 근긴장 + 텝(tap) = 신장 반사
  - 치료사는 패턴으로 근육을 충분이 늘리는(elongate) 동안 예령을 준다. 특히, 돌림 동작에 집중한다.
  - 근육을 더욱 신장하기 위해 바른 "텝"을 준다.
  - 신장반사가 유발되면 치료사는 환자에게 명령을 주어 수의적인 근 수축의 노력과 반사반응이 연결될 수 있도록 한다.
  - 반사 반응과 수의적 근 수축에 저항을 준다.

▶ **적용 사례**

다리 굽힘–벌림–안쪽돌림 패턴의 신장:

- 발을 발바닥굽힘–안쪽번짐에 위치시키고, 엉덩관절의 폄, 모음, 바깥돌림 위치에 둔다.
- 다리 굽힘–벌림–안쪽돌림 패턴의 모든 근육들을 팽팽하게 늘리고 난 뒤, 모든 근육을 순간적으로 더 신장시키면서 준비 명령을 준다("자~").
- 신장이 끝나고 즉시 "위로 밖으로 당기세요" 지시한다.
- 환자의 근 수축이 느껴지면 전체 패턴에 저항을 준다.

■ **변형 Modifications**

- 시작범위에서 근 수축이 약해지거나 동작이 나오지 않을 경우, 이 기법을 반복적으로 적용할 수 있다.
- 특정한 동작만 유발되도록 저항을 변형할 수 있다[강조의 타이밍(timing for emphasis)]. 예를 들어, 발의 발등굽힘과 가쪽번짐 동작에 저항을 주는 동안 엉덩관절의 모든 동작에 정적인 저항을 줄 수 있다.

3

기억해야 할 점

- 환자의 수의적인 노력과 반복신장을 같이 사용할 수 있다.
- 근수축이 나타나는 것을 확인하고, 저항을 준다.

3.5.2 전 범위의 반복적 신장 (반복적 수축) Repeated Stretch through Range (Repeated contraction)

■ 정의 Characterization

근육의 능동적인 동원(recruitment)을 더 얻기 위해 근육이 수축되어 있는 상태에서 반복적인 신장반사를 이용하는 기법(◘ 그림 3.6).

■ 목표 Goals

- 능동 가동범위 향상
- 근력 향상
- 피로 감소 및 예방
- 원하는 방향으로 동작 유도
- 근긴장의 정상화

■ 적용과 금기

■■ 적용 Indications

- 근 약화가 있을 때
- 근육이 피로할 때
- 동작의 인식(awareness)이 감소되었을 때

■■ 금기 Contraindications

- 관절이 불안정할 때
- 통증이 있을 때
- 골다공증이나 골절로 뼈의 안정성이 결여되었을 때
- 근육과 힘줄에 손상이 있을 때

■ 설명 Description

- 치료사는 모든 근육이 수축하고 긴장되도록 패턴에 저항을 준다. 치료사는 초기 신장반사로 패턴을 시작할 수 있다.
- 다음으로 신장 반사와 환자의 수의적 수축력이 협응되도록 예령을 준다.
- 예령과 동시에 치료사는 순간적으로 저항력을 높여 근육을 약간 신장시킨다.
- 증가된 근 수축에 저항을 준다.
- 근육의 수축강도를 증가시키거나 동작을 촉진하기 위해 신장반사를 반복한다.
- 다음 신장이 가해지기 전에 환자가 움직일 수 있을 정도의 저항을 준다.
- 신장하는 동안 환자는 이완하거나 반대 방향으로 움직여서는 안 된다.

▶ 적용 사례

다리 굽힘–벌림–안쪽돌림 패턴의 반복 신장:

- 환자의 다리 굽힘–벌림–안쪽돌림 패턴에 저항을 준다. "발목 올리고 다리를 밖으로 들어 올리세요."
- 다리를 반대 방향 폄–모음–가쪽돌림으로 짧게 움직여서 약간의 과한 저항을 유발함과 동시에 움직임에 대한 준비 명령을 준다. 환자는 신장된 근육의 근수축을 유지해야 한다.
- 신장 후 즉시 "더 힘껏 당기세요"라고 지시한다.
- 근육의 신장 후에 증가된 근 수축에 적합한 저항을 준다.
- 환자의 근 수축력이 약해지면, 신장과 저항을 반복하여 준다.
- 환자가 잘못된 방향으로 움직임을 시작하면, 신장반사를 반복한다.
- 또 다른 반복신장(re-stretch)을 주기 전에 항상 반응이 유발되도록 해야 한다.

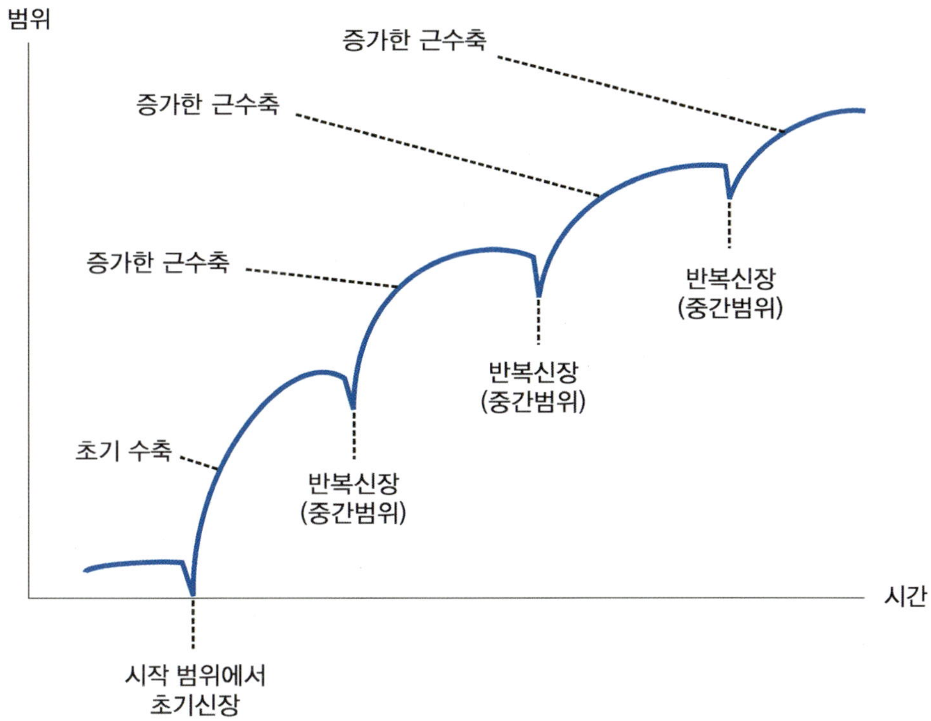

그림 3.6 전 범위의 반복적 신장: 시작 범위의 신장반사와 전 범위의 반복 신장반사(Eisermann의 그림).

경험적으로 패턴을 한 번 시행할 때 3, 4회의 반복신장을 하는 것이 적합하다.

변형 Modifications

- 치료사는 반복신장을 적용하기 전에 안정적 수축(stabilizing contraction)을 먼저할 수 있다.
  "자, 다리를 그 상태로 유지하고 밀리지 마세요! 이제 힘껏 올리세요!"
- 치료사는 패턴의 강한 근육군에 안정적 수축을 적용하고, 약한 부분에 반복신장을 할 수 있다(강조의 타이밍)(Marek et al. 2005).

▶ 적용 사례

엉덩관절에 정적 수축을 유지하며, 발목 발등굽힘과 가쪽번짐에 대한 반복신장.

- 엉덩관절 동작(굽힘–벌림–안쪽돌림)에 정적인 수축을 유발한다.
  "자, 다리 보시고, 그대로 유지하세요."
- 발목 발등굽힘과 가쪽번짐에 반복신장을 하고, 신장 후 나타나는 동작 전 범위에 저항을 준다.
  "발목을 바깥쪽으로 올리세요."

기억해야 할 점

- 반복신장 후 새로운 범위의 강한 수축이 나타난다.
- 다음 신장을 주기 전에 환자의 움직임을 충분히 허용한다
  (움직임을 방해하지 말 것).
- 패턴을 한번 시행할 때 3, 4회의 반복신장을 하는 것이 적합하다.

3

3.6 수축–이완
Contract–Relax

저자는 "길항근"을 짧아지거나 제한된 근육으로 표현하였고, "주동근"을 짧아진 근육의 반대 근육으로 표현하였다.

3.6.1 수축–이완: 직접 치료
Contract–Relax: Direct treatment

■ **정의 Characterization**

짧아진 근육에 저항성 등장성 수축(resisted isotonic contraction) 후, 이완과 새로운 범위로의 움직임을 시행하는 기법.

■ **목표 Goals**

- 수동 가동범위 증가

■ **적용 Indications**

- 수동 가동범위가 감소되었을 때 (Schuback et al., 2004; Weerapong et al., 2004; Wenos and Konin, 2004)

■ **설명 Description**

- 치료사 또는 환자는 관절 또는 신체분절을 수동 가동범위 끝으로 움직인다. 끝 범위로 움직일 때 상반억제의 긍정적인 효과를 얻기 위해 능동적 또는 약간의 저항으로 움직인다.
- 치료사는 환자에게 짧아진 근육에 강한 근 수축을 요구한다(Feland and Marin, 2004). (저자는 5~8초의 근 수축을 권장한다.) (Rowlands et al. 2003) (◘ 그림 3.7a).
- 최대로 늘어난 근육에 최대의 근 구축을 적용하면, 액틴–마이오신 복합체에 구조적인 변화가 온다(Rothwell, 1994; Bonnar et al., 2004; Moore and Kulkulka, 1991).
- 근 수축을 하는 동안 약간 움직일 수 있으며 치료사는 짧아진 근육을 수축시켜야 하며 특히 패턴의 돌림근육을 수축시켜야 한다.
- 충분한 시간이 지난 후, 치료사는 환자에게 이완하라고 말한다.
- 치료사와 환자 모두 이완한다.
- 치료사가 수동적으로 또는 환자가 능동적으로 새로운 제한된 끝 범위까지 움직인다. 이때 능동 움직임을 권장하며, 저항을 이용하여 끝 범위로 갈 수 있다.
- 가동범위가 더 이상 늘어나지 않을 때까지 반복한다.
- 새로운 가동범위에서 길항근과 주동근에 능동 저항운동 후 수축–이완 기법을 끝마친다 (Chalmers, 2004; Olivo and Magee, 2006; Ferber, 2002a,b).

▶ 적용 사례

어깨 관절의 굽힘, 벌림, 바깥돌림 범위 증가.

- 환자의 팔을 굽힘–벌림–바깥돌림의 끝 범위로 움직인다.
  "손목 올리고 팔을 가능한 높이 들어 보세요."
- 폄–모음–안쪽돌림 패턴에 저항을 주어 등장성 수축을 유발한다.
  "주먹 쥐고, 팔을 안으로 돌리면서 반대쪽을 내리세요."
- 약간의 움직임 허용되며 모든 근육을 수축시키다(특히, 돌림근육들).
  "팔을 계속 아래로 내리세요."
- 충분한 근 수축을 한 뒤 치료사와 환자 모두 이완한다.
  "자, 힘 빼시고 쉬세요."
- 저항을 이용하여 새로운 범위로 움직인다.
  "손목 올리고 팔을 가능한 높이 들어 보세요."

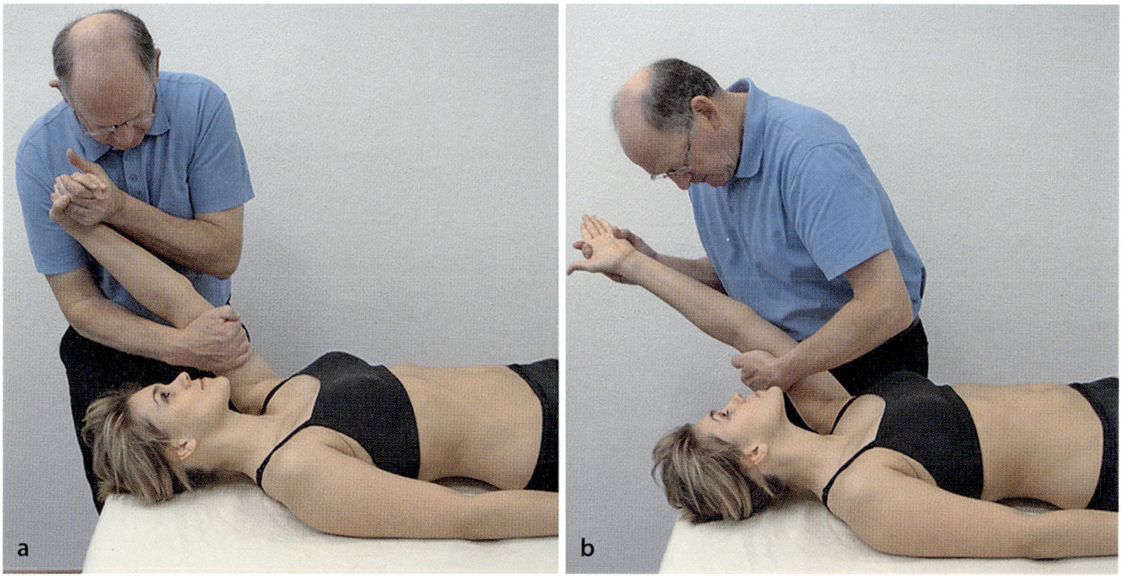

그림 3.7 유지–이완 또는 수축–이완. **a** 짧아진 어깨 폄근과 모음근을 위한 직접 치료. **b** 짧아진 어깨 폄근과 모음근을 위한 간접 치료.

- 더 이상의 움직임 증가가 없을 경우, 증가된 새로운 가동범위에 주동근과 길항근의 저항운동을 적용한다. "주먹 쥐고 팔 내리고, 다시 손목 올리고 팔을 가능한 높이 들어 보세요."

■ 변형 Modifications

- 근 수축 후 이완 없이 새로운 범위로 움직이라고 환자에게 요구할 수 있다.
- 길항근 반전(reversals of antagonist)을 적용할 수 있다.
  "움직이지 마시고 버티세요.
  팔이 올라가지 않도록 버티세요.
  팔이 내려가지 않도록 하세요."

3.6.2 수축–이완: 간접 치료

Contract-Relax: Indirect treatment

■ 설명 Description

- 수축–이완의 간접 치료는 짧아진 근육의 길항근육의 수축을 이용한다.
  "손목 올리고 팔을 가능한 높이 들어 보세요."
  (그림 3.7b)

■ 적용 Indications

- 간접 치료는 짧아진 근육에 통증이 심하거나 근력이 약해 근 수축을 유발하기 어려울 때(Arai 2001).

기억해야 할 점

- 수축–이완 기법은 가동범위를 증가시키기 위해 사용된다.
- 항상 환자의 능동 움직임을 권장한다.
- 짧아진 근육에 통증이 있거나 약할 경우 수축–이완의 간접 치료를 이용한다.

3

3.7 유지-이완
Hold-Relax

저자는 "길항근"을 짧아지거나 제한된 근육으로 표현하였고, "주동근"을 짧아진 근육의 반대 근육으로 표현하였다.

3.7.1 유지-이완: 직접 치료
Hold-Relax: Direct treatment

■ 정의 Characterization

짧아진 근육에 저항성 등척성 수축(resisted isometric contraction) 후 이완과 새로운 범위로의 움직임을 시행하는 기법(◘ 그림 3.7a).

■ 목표 Goals

- 수동 가동범위 증가
- 통증 감소

■ 적용과 금기

■■ 적용 Indications

- 수동 가동범위가 감소되었을 때 (Cornelius et al. 1995; Davis 2005)
- 환자가 치료사의 직접적인 통제(direct control)를 따르지 못할 때 (Ferber, 2002a,b; Funk 2003)
- 환자의 등장성 수축이 너무 강해서 치료사가 충분히 통제하지 못할 때

■■ 금기 Contraindication

- 환자가 등척성 수축을 할 수 없을 때

■ 설명 Description

가동범위 증가를 위해:

- 치료사 또는 환자는 통증이 없는 수동 가동범위 끝으로 움직인다. 통증이 없다면 끝 범위로 움직일 때 능동적으로 움직인다.

➔ 만약 환자가 통증을 느낀다면, 통증이 없는 끝 위치(pain free end position)에서 시작한다.

- 끝 범위에서 짧아진 근육에 돌림을 강조한 등척성 수축을 요구한다(저자는 5~8초를 권장한다). "가만히 유지하세요."
- 저항은 천천히 증가시킨다.
- 치료사와 환자 모두 움직임의 의도가 없다.
- 근 수축 후 충분한 시간 동안 쉰다.
- 치료사와 환자 모두 천천히 이완한다.
- 치료사가 수동적으로 또는 환자가 능동적으로 새로운 제한된 끝 범위까지 움직인다. 통증이 없다면 능동움직임을 권장하며, 저항을 이용하여 끝 범위로 갈 수 있다.
- 가동범위가 더 이상 늘어나지 않을 때까지 반복한다.

통증 감소를 위해:

- 환자는 편안한 자세에서 시작한다.
- 통증이 있는 부위에 등척성 근 수축을 시킨다.

기억해야 할 점

- 항상 환자가 능동적으로 움직일 것을 권장한다.
- 치료사와 환자 모두 이완한다.
- 이완을 돕기 위해 호흡을 이용한다.

3.7.2 유지-이완: 간접 치료
Hold-Relax: Indirect treatment

유지-이완의 간접 치료는 통증이 있는 근육이나 통증을 유발하는 동작에 적용하지 않고, 짧아지거나 통증 있는 근육의 협력근에 저항을 준다. 만약 계속 통증이 지속되면 짧아진 근육의 길항근의 협력근을 수축한다(◘ 그림 3.7b).

■ 적용 Indications

- 짧아진 근육을 수축하며 통증이 있을 때

■ 설명 Description

- 환자는 편안한 자세를 취한다.
- 치료사는 통증이 있는 부위에서 멀리 떨어진 협력근에 등척성 수축을 시킨다.
- 저항은 천천히 증가하되 통증을 유발시키지 않는 수준까지만 증가시킨다.
- 이완을 할 때 저항을 천천히 감소시킨다.

▶ 적용 사례

오른쪽 어깨 통증을 감소시키기 위한 간접치료와 어깨 안쪽돌림 근육의 이완(Deccicco & Fisher 2005).

- 치료사는 환자의 오른팔을 편안한 자세로 받치고 오른쪽 팔꿈치를 구부린 채 눕힌다.
- 환자의 오른손을 잡고 손목의 자쪽손목굽힘근에 등척성 수축을 유도한다.
  "손을 오른쪽으로 하고 그대로 유지하세요."
- 손목의 자쪽손목굽힘근과 아래팔 엎침근에 저항을 준다. 통증을 유발하지 않는 수준의 저항을 준다.
  "유지하세요. 버티세요."
- 저항을 유지하는 동안 오른쪽 어깨의 안쪽돌림근의 이완을 관찰한다.
- 치료사와 환자 모두 천천히 완전하게 이완한다.
  "천천히 힘 빼세요."
- 이완을 촉진하기 위해 심호흡을 한다.
- 같은 자세에서 유지-이완을 반복하거나 아래팔을 더 엎치거나(pronation) 뒤침(supination) 위치에서 수행하고 어깨의 변화를 관찰한다.

■ 변형 Modifications

- 유지-이완 기법을 길항근의 협력근에 적용할 수 있다. 손목의 노쪽손목굽힘근과 뒤침근에 등척성 수축을 적용한다.
- 율동적 안정을 사용할 수 있다.
- 환자가 등척성 수축을 하지 못할 때 조심스럽게 안정적 수축을 적용한다. 저항은 치료사와 환자가 통증이 유발되지 않는 수준까지만 준다.

기억해야 할 점

- 짧아진 근육 또는 통증이 있는 근육의 협력근을 수축시킨다.
- 치료사와 환자 모두 호흡을 계속 유지한다.
- 통증이 유발되지 않는 범위까지만 시행한다.

◘ 표 3.2는 수축-이완 기법과 유지-이완 기법의 차이를 요약하였다.

3

표 3.2 수축–이완과 유지–이완의 차이

수축–이완	유지–이완
목적: 양방향 가동범위 증가, 신장과 이완, 손상예방(스포츠)	목적: 수동 가동범위의 증가, 이완, 통증감소, 경직감소
통증이 없고, 치료사가 환자의 근력에 충분히 대항할 수 있을 때	통증이 있을 때, 치료사가 환자의 근력을 충분히 대항할 수 없을 때
정적 등장성 수축, 움직임의 의도가 있음	등척성 수축, 움직임의 의도가 없음
빠르게 적용하고, 직접 치료가 간접 치료보다 효과적임	느리게 적용하고, 직접 또는 간접치료
동적 강한 구두지시: "당기세요", "미세요"	부드럽고 느린 구두지시: "유지하세요", "가만히 계세요"
빠른 이완, 이완 시 통증이 없음	느린 이완, 치료사는 환자와 같이 맞추어 이완
새로운 범위로 능동적으로 움직임	새로운 통증 없는 범위로 능동적으로 움직임, 통증이 있을 경우, 치료사의 보조로 새로운 범위로 움직일 수 있다.
기법 적용 후 새로운 범위에 대한 근력 강화	기법 적용 후 통증이 없는 범위에서 근력 강화

3.8 복제

Replication

■ 정의 Characterization

기능적 활동의 운동학습을 촉진하기 위한 기법. 환자에게 움직임 또는 활동의 끝을 가르치는 것은 기능적 활동(스포츠 활동 등)과 자가–돌봄 활동을 위해 중요하다(◘ 그림 3.8).

■ 목표 Goals

- 움직임의 끝 자세를 가르치기 위해
- 환자의 길항근이 짧아 제한이 있을 때, 치료사는 환자가 스스로 주동근을 얼마나 수축할 수 있는지 추정할 수 있어야 한다.

■ 설명 Description

- 치료사는 환자를 원하는 자세 또는 활동의 "끝" 자세에 위치시킨다.
- 치료사가 끝 자세에서 저항을 주는 동안 환자는 그 자세를 유지한다. 환자의 근 수축을 촉진하기 위해 기본 원칙과 절차를 사용한다.
- 정적 수축 후, 환자를 이완시킨다.
  환자를 끝 자세 반대 방향으로 약간 수동적으로 움직인다. 그리고 나서 환자에게 "끝" 자세로 돌아가라고 한다.
- 복제 기법을 수행할수록 환자는 "끝" 위치에서 점점 멀어진다.
- 마지막에 환자는 치료사의 촉진이나 도수접촉 없이 혼자서 "끝" 자세를 찾아간다.

기억해야 할 점

- 끝 자세를 가르치거나 운동시키기 위해 사용한다.
- 촉진을 위해 모든 기본 절차를 사용할 수 있다.
- 복제 기법은 운동실조증(ataxia) 및 협응 문제(coordination problems)에 유용하다.

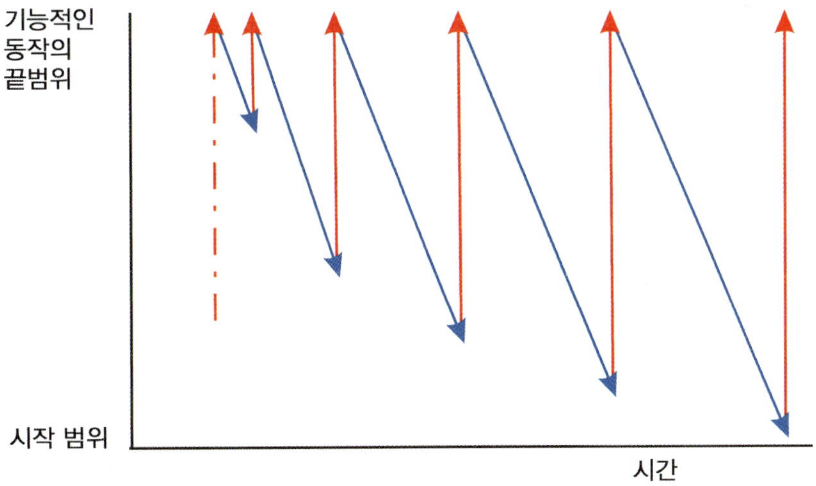

그림 3.8 복제: 환자는 전체 활동의 실행을 단계적으로 학습한다. 파랑색: 치료사에 의한 수동적 또는 보조적인 움직임. 빨강색: 환자가 능동적으로 기능적 동작의 끝 범위로 돌아가는 움직임(Ben Eisermann의 그림).

3.9 PNF 기법의 목적

PNF Techniques and Therir Goals

특정 목표를 달성하기 위해 사용할 수 있는 PNF 기법에 대한 제안은 아래와 같다.

기억해야 할 점

1. **움직임의 시작**
   - 율동적 개시(Rhythmic Initiation)
   - 시작 범위의 반복적 신장(Repeated Stretch from beginning of Range)
2. **움직임 학습**
   - 율동적 개시(Klein-Vogelbach 2000)
   - 등장성 혼합(Combination of Isotonics)
   - 시작 범위의 반복적 신장(Repeated Stretch from beginning of Range)
   - 전 범위의 반복적 신장(Repeated Stretch through Range)
   - 복제(Replication)
3. **움직임의 속도 변화**
   - 율동적 개시(Rhythmic Initiation)
   - 동적 반전(Dynamic Reversals)
   - 시작 범위의 반복적 신장(Repeated Stretch from beginning of Range)
   - 전 범위의 반복적 신장(Repeated Stretch through Range)
4. **근력강화**
   - 등장성 혼합(Combination of Isotonics)
   - 동적 반전(Dynamic Reversals)
   - 율동적 안정(Rhythmic Stabilization)
   - 안정적 반전(Stabilizing Reversals)
   - 시작 범위의 반복적 신장(Repeated Stretch from beginning of Range)
   - 전 범위의 반복적 신장(Repeated Stretch through Range)
5. **안정성 증가**
   - 등장성 혼합(Combination of Isotonics)
   - 안정적 반전(Stabilizing Reversals)
   - 율동적 안정(Rhythmic Stabilization)
6. **협응과 조절 증가**
   - 등장성 혼합(Combination of Isotonics)
   - 율동적 개시(Rhythmic Initiation)
   - 동적 반전(Dynamic Reversals)

- 안정적 반전(Stabilizing Reversals)
- 율동적 안정(Rhythmic Stabilization)
- 시작 범위의 반복적 신장(Repeated Stretch from beginning of Range)
- 복제(Replication)

3

7. 지구력 증가
- 동적 반전(Dynamic Reversals)
- 안정적 반전(Stabilizing Reversals)
- 율동적 안정(Rhythmic Stabilization)
- 시작 범위의 반복적 신장(Repeated Stretch from beginning of Range)
- 전 범위의 반복적 신장(Repeated Stretch through Range)

8. 움직임의 범위 증가
- 동적 반전(Dynamic Reversals)
- 안정적 반전(Stabilizing Reversals)
- 율동적 안정(Rhythmic Stabilization)
- 시작 범위의 반복적 신장(Repeated Stretch from beginning of Range)
- 수축-이완(Contract-Relax)
- 유지-이완(Hold-Relax)

9. 이완
- 율동적 개시(Rhythmic Initiation)
- 율동적 안정(Rhythmic Stabilization)
- 유지-이완(Hold-Relax)

10. 통증 감소
- 율동적 안정(또는 안정적 반전) (Rhythmic Stabilization)
- 유지-이완(Hold-Relax)

3.10 자가 점검: 질문

Test Your Knowledge: Questions

- 율동적 안정과 안정적 반전의 차이 4가지를 서술하시오.
- 참여수준에서 환자를 치료하기 위해 중요한 기법들은 무엇인가?

참고문헌 References

Arai M et al (2001) Effects of the use of cross-education to the affected side through various resistive exercises of the sound side and settings of the length of the affected muscles. Hiroshima J Med Sci 50(3):65–73

Bonnar BP, Deivert RG, Gould TE (2004) The relationship between isometric contraction durations during hold-relax stretching and improvement of hamstring flexibility. J Sports Med Phys Fitness 44(3):258–261

Carter AM, Kinzey SJ, Chitwood LF, Cole JL (2000) PNF decreases muscle activity during the stretch reflex in selected posterior thigh muscles. J Sport Rehab 9(4):269–278

Chalmers G (2004) Re-examination of the possible role of Golgi tendon organ and muscle spindle reflexes in proprioceptive neuromuscular facilitation muscle stretching. Sports Biomech 3(1):159–183

Cornelius WL, Jensen RL, Odell ME (1995) Effects of PNF stretching phases on acute arterial blood pressure. Can J Appl Physiol 20(2):222–229

Davis DS, Ashby PE, McCale KL, McQuain JA, Wine JM (2005) The effectiveness of 3 stretching techniques on hamstring flexibility using consistent stretching parameters. J Strength Conditioning Res 19(1):27–32

Deccicco PV, Fisher FM (2005) The effects of proprioceptive neuromuscular facilitation stretching on shoulder range of motion in overhand athletes. J Sports Med Phys Fitness 45(2):183–187

Feland JB, Marin HN (2004) Effect of submaximal contraction intensity in contract-relax proprioceptive neuromuscular facilitation stretching. Br J Sports Med 38(4):e18

Ferber R, Gravelle DC, Osternig LR (2002a) Effect of PNF stretch techniques on trained and untrained older adults. J Aging Phys Activity 10(2):132–142

Ferber R, Osternig LR, Gravelle DC (2002b) Effect of PNF stretch techniques on knee flexor muscle EMG-activity in older adults. J Electromyography Kinesiol 12(5):391–397

Funk DC, Swank AM, Mikla BM, Fagan TA, Farr BK (2003) Impact of prior exercise on hamstring flexibility: a comparison of proprioceptive neuromuscular facilitation and static stretching. J Strength Conditioning Res 17(3):489–492

Johnson G, Saliba V (1979) nicht publiziertes Kursskript des Institute of Physical Art

Kabat H (1950) Studies on neuromuscular dysfunction, XII: Rhythmic Stabilization; a new and more effective technique for treatment of paralysis through a cerebellar mechanism. Perm Found Med Bull Viii 8(1):9–19

Klein-Vogelbach S (2000) Funktionelle Bewegungslehre. Lehren und Lernen, 5. Aufl. Rehabilitation und Prävention. Springer, Berlin Heidelberg New York

Knott M, Voss DE (1968) Proprioceptive Neuromuscular Facilitation: patterns and techniques, 2nd ed. Harper and Row, New York

Knott M, Voss DE (1985) Proprioceptive Neuromuscular Facilitation: patterns and techniques, 3rd ed. Harper and Row, New York

Kofotolis N, Eleftherios K (2006) Effects of two 4-week PNF programs on muscle endurance, flexibility and functional performance in women with CLBP. Phys Ther 86(7):1001–1012

Marek SM et al (2005) Acute effects of static and PNF stretching on muscle strength and power output. J Athl Train 40(2):94–103

Moore MA, Kulkulka CG (1991) Depression of Hoffmann reflexes following voluntary contraction and implications for proprioceptive neuromuscular facilitation therapy. Phys Ther 71(4):321–329 (discussion 329–333)

Olivo SA, Magee DJ (2006) Electromyographic assessment of the activity of the masticatory using the agonist contract – antagonist relax technique (AC) and contract – relax technique (CR). Man Ther 11(2):136–145

Rothwell J (1994) Control of human voluntary movement. Chapman and Hall, Cambridge

Rowlands AV, Marginson VF, Lee J (2003) Chronic flexibility gains: effect of isometric contraction duration during proprioceptive neuromuscular facilitation stretching techniques. Res Quart Exerc Sports 74(1):47–51

Surburg PR, Schrader JW (1997) Proprioceptive neuromuscular facilitation techniques in sports medicine: a reassessment. J Athl Train 32(3):34–39

Schuback B, Hooper J, Salisburg L (2004) A comparison of a self stretch incorporating PNF components and a therapist applied PNF technique on hamstring flexibility. Physiother 90(3):151–157

Sherrington C (1961) The integrative action of the nervous system. Yale University Press, New Haven

Sullivan P, Markos P, Minor M (1982) An integrated approach to therapeutic exercise. Reston Publishing, Virginia

Voss DE, Ionta M, Myers BT (1985) Proprioceptive neuromuscular facilitation, 3rd ed. Lippincott, Philadelphia

Weerapong P, Hume PA, Kolt GS (2004) Stretching: mechanisms and benefits for sport performance and injury prevention. Phys Ther Rev 9(4):189–206

Wenos DL, Konin JG (2004) Controlled warm-up intensity enhances hip range of motion. J Strength Conditioning Res 18(3):529–533

추천 문헌

Akbulut T, Agopyan A (2015) Effects of an eight-week proprioceptive neuromuscular facilitation stretching program on kicking speed and range of motion in young male soccer players. J Strength Cond Res 29(12):3412–3423

Avela J, Finni T, Liikavainio T, Niemelä E, Komi PV (2004) Neural and mechanical responses of the triceps surae muscle group after 1 h of repeated fast passive stretches. J Appl Physiol 96:2325–2332

Behm DG et al (2016) Acute effects of muscle stretching on physical performance, range of motion, and injury incidence in healthy active individuals: a systematic review. Appl Physiol Nutr Metab 41(1):1–11

Beradelli AM, Hallet JC, Rothwell R, Agostino M, Manfredi PD, Thompson CD, Marsden CD (1996) Single joint rapid arm movements in normal subjects and in patients with motor disorders. Brain 119:661–664

Bradley PS, Olsen PD, Portas MD (2007) The effect of static, ballistic and PNF stretching on vertical jump performance. J Strength Cond Res 21(1):223–226

Chow TPY (2010) Active, passive and proprioceptive neuromuscular facilitation stretching are comparable in improving the knee flexion range in people with total knee replacement: a randomized controlled trial. Clin Rehabil 24:911–918

Godges JJ, Matsen-Bell M, Thorpe D, Shah D (2003) The immediate effects of soft tissue mobilization with proprioceptive neuromuscular facilitation on glenohumeral external rotation and overhead reach. J Orthop Sports Phys Ther 32(12):713–718

Hindle KB, Whitcomb TJ, Briggs WO, Hong J (2012) Proprioceptive neuromuscular facilitation (PNF): its mechanisms and effects on range of motion and muscular function. J Hum Kinet 31(1):105–113

Kamimura T, Yoshkioka K, Ito S, Kusakabe T (2009) Increased rate of force development of elbow flexors by antagonist conditioning contraction. Hum Mov Sci 28(4):407–414

Kandell ER, Schwarte JH, Gesell TM (2000) Principles of neural science. McGraw-Hill, New York

Kay AD, Dods S, Blazevich AJ (2016) Acute effects of contract-relax (CR) stretch versus a modified CR technique. Eur J Appl Physiol 116(3):611–621

Kim JJ, Park SY (2016) Immediate effects of the trunk stabilizing exercise on static balance parameters in double-leg and one-leg stances. J Phys Ther Sci 28:1673–1675

Konrad A, Stafilidis S, Tilp M (2016) Effects of acute static, ballistic, and PNF stretching exercise on the muscle and tendon tissue properties. Scand J Med Sci Sports. ▶https://doi.org/10.1111/sms.12725

Kwak DH, Ryu Y (2015) Applying proprioceptive neuromuscular facilitation stretching: optimal contraction intensity to attain the maximum increase in range of motion in young males. J Phys Ther Sci 27(7):2129–2132

Mahieu NN, Cools A, De Wilde, Boon M, Witvrouw E (2009) Effect of PNF stretching on the plantar flexor muscle-tendon tissue properties. Scand J Med Sci Sports 19(4):553–560

Markos PD (1979) Ipsilateral and contralateral effects of proprioceptive neuromuscular facilitation techniques on hip motion and electromyographic activity. Phys Ther 59(11):1366–1373

Medeiros DM, Martini TF (2017) Chronic effect of different types of stretching on ankle dorsiflexion range of motion: systematic review and meta-analysis. Foot 34:28–35

Moore M, Kukulka C (1988) Depression of H reflexes following voluntary contraction. Phys Ther 68(5):862

Moyano FR, Valenza MC, Martin LM, Caballero YC, Jimenez EG, Demet G (2012) Effectiveness of different exercises and stretching physiotherapy on pain and movement in patellofemoral pain syndrome: a randomized controlled trial. Clin Rehabil 27(5):409–417

O'Hora J, Cartwright A, Wade CD, Hough AD, Shum G (2011) Efficacy of static stretching and PNF stretch on hamstrings length after a single session. J Strength Cond Res 25(6):1586–1591

Rees SS, Murphy AJ, Watsford ML, McLachlan KA, Coutts A (2007) Effects of PNF stretching on stiffness and force producing characteristics of the ankle in active women. J Strength Cond Res 21(2):572–577

Rose-Jacobs R, Gilberti N (1984) Effect of PNF and Rood relaxation techniques on muscle length. Phys Ther 64(5):725

Sady SP, Wortman M, Blanke D (1982) Flexibility training: ballistic, static or proprioceptive neuromuscular facilitation? Arch Phys Med Rehab 63:261–263

Sato A, Schmidt RF (1973) Somatosympathetic reflexes: afferent fibers, central pathways, discharge characteristics. Physiol Rev 53(4):916–947

Sharman MJ, Cresswell AG, Riek S (2006) Prorioceptive neuromuscular facilitation stretching, mechanisms and clinical implications. Sports Med 36(11):929–939

Shimamoto Y, Suzuki M, Mikhailenko SV, Yasuda K, Ishiwata S (2009) Inter-sarcomere coordination in muscle revealed through individual sarcomere response to quick stretch. PNAS 106(29):11954–11959

Tanigawa MC (1972) Comparison of the hold-relax procedure and passive mobilization on increasing muscle length. Phys Ther 52(7):725–735

Youdas JW, Haeflinger KM, Kreun MK, Holloway AM, Kramer CM, Hollman JH (2010) The efficacy of two modified PNF stretching techniques in subjects with reduced hamstring muscle length. Physiother Theory Pract 26(4):240–250

환자 사정과 치료
Patient Assessment and Treatment

강우승 · 박성수 옮김

목차

4

4.1 소개
Introduction

정확한 사정에 의해 (사정과 재사정) 개별 환자를 위해 치료 계획을 세우는 것은 각각의 환자에게 가장 적합한 치료를 개발하기 위한 체계적인 과정이다(Sullivan et al. 1982). 우리의 치료는 각각의 환자가 참여 수준에서 달성할 수 있는 가장 높은 수준을 획득할 수 있도록 돕는 것이다.

> PNF 철학은 환자가 집중적인 기능 훈련을 수행하는 동안 치료사의 긍정적, 전인적 접근을 통하여 환자의 숨겨져 있는 잠재력을 활성화 시킨다는 생각에 기반을 두고 있다.

효율적인 치료는 환자의 기능과 기능부전 영역을 분별할 수 있는 정확하고 완벽한 **평가**를 통하여 가능하다. 이러한 평가 기반으로 일반적 **목표**와 특정**목표**를 세우며, 단기 목표와 장기 목표를 세우게 된다. 또한 환자가 치료를 통하여 성취하고자 하는 개인의 목표가 무엇인지를 확인한다. 치료사의 **치료계획**에는 어떻게 치료 목표를 달성할 것인가, 그리고 어떻게 환자와 목표를 공유할 것인가가 포함된다. **지속적인 사정**을 통하여 치료사는 환자의 진행경과에 따른 치료를 수정하게 된다.

▶ ICF 모델

정확한 평가를 위해 ICF 모델(기능과 활동, 참여의 국제분류, WHO 2001)을 사용한다(그림 1.2).

- **신체 기능**은 신체의 생리학적 기능을 의미한다(심리적 기능 포함).
- **신체 구조**는 신체 기관과 팔다리 등의 신체 해부학적 요소이다.
- **손상**은 신체 기능이나 구조에 특별한 편위나 소실 등의 문제가 있음을 의미한다.
- **활동**은 개인의 동작이나 과제의 수행을 의미한다.
- **참여**는 삶의 상황을 포함한 것이다.
- **활동 제한**은 개인이 활동을 수행함에 어려움이 있음을 의미한다.
- **참여 제약**은 개인의 삶을 영위함에 있어 경험하게 되는 문제점을 의미한다.
- **환경 요소**는 인간의 삶에 영향을 미치는 신체 및 형태와 관련된 환경, 사회적 환경으로 구성되어 있다.
- **개인 요인**은 개인이 갖고 있는 개별 상황이다.

4.2 사정
Assessment

> 사정의 목적은 환자의 제한점을 평가하고, 신체 구조 및 기능, 활동을 확인하며 달성 가능한 참여 수준을 설정하는 것에 있다.

치료사가 PNF 철학을 바탕으로 치료를 할 때 환자의 활동 영역을 가장 먼저 보게 된다. 효과적 치료를 위해 치료사는 환자 개인의 목표와 환자의 능력, 환자의 장점에 대해 알아야 한다. 치료사는 환자 개인의 목표가 무엇인지 물어본다.

치료사는 환자의 가능한 활동을 확인 후 환자의 신체 구조와 기능의 문제(손상)를 확인하고 분석한다. 치료사는 활동 제한의 원인이 무엇인지를 결정해야 한다.

치료는 활동 제한과 손상, 신체 기능을 기록하는 것에서 시작한다(그림 4.1).

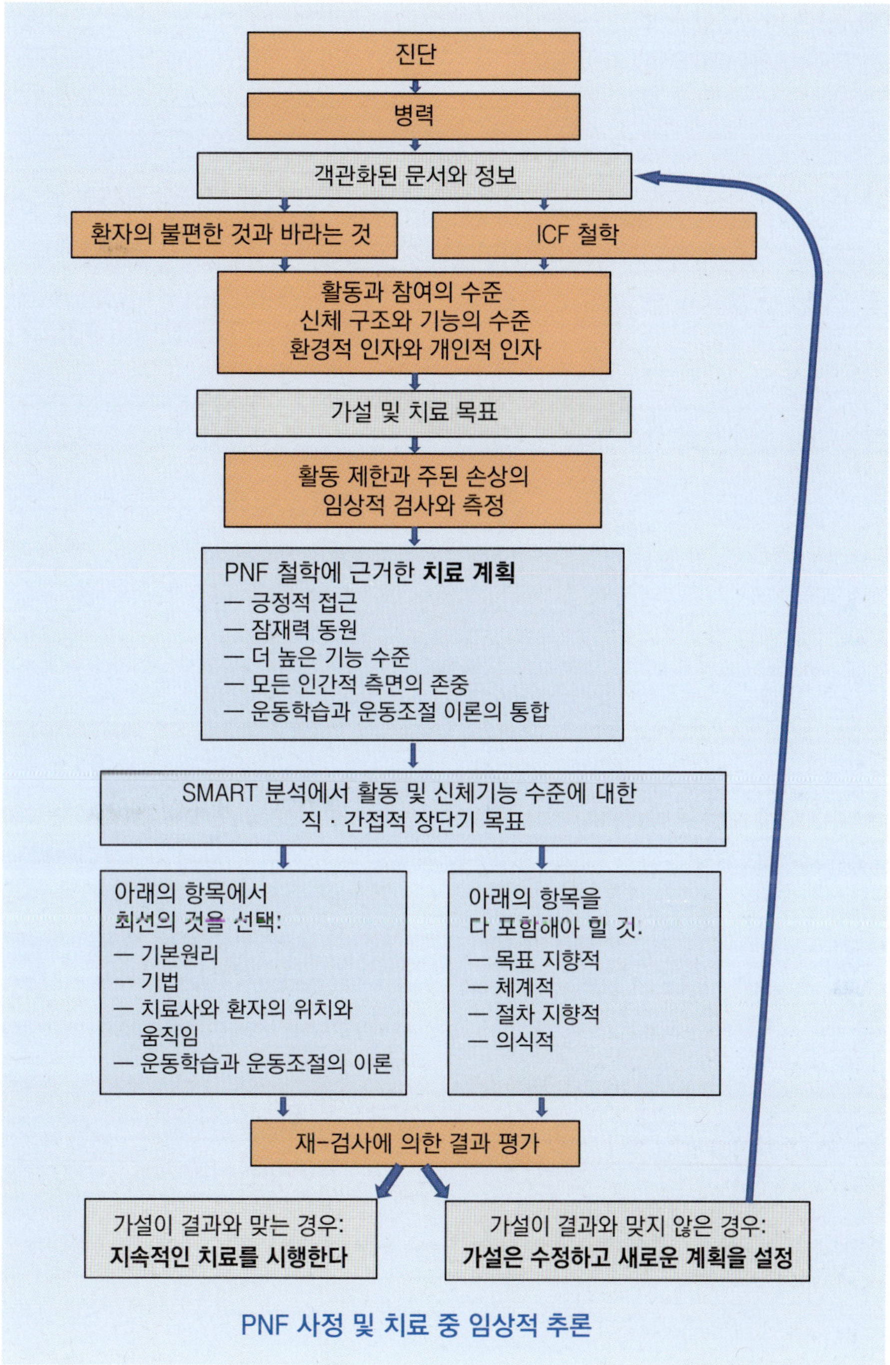

그림 4.1 고유수용성 신경근 촉진법(PNF) 사정 및 치료 중 임상적 추론. ICF 기능과 활동과 사회참여의 국제적 분류. SMART specific(특이적인), measurable(측정 가능한), acceptable(수용 가능한), realistic(실제적인), time(기한 내 성취할 수 있는).

4.2.1 신체 기능과 신체 구조 Body Functions and Body Structure

- 기능 영역
  - 통증 없음
  - 강함
  - 안정성과 운동성 능력
  - 조절되고 협조된 움직임
- 손상
  - 일반적(기능적) 상실
    - 정적: 위치 유지 능력 상실
    - 동적: 움직임 능력, 또는 동작 조절 능력 상실
  - 특정 결손(기능 상실의 원인)
    - 통증
    - 관절 가동 범위 감소
      1. 관절 제한
      2. 근육 구축과 과긴장
    - 약화
    - 고유수용성감각 또는 다른 감각의 소실
    - 시야 및 청각 결손
    - 운동조절 결손
    - 지구력 부족

4.3 가설 Hypothesis

활동 제한의 주요 원인이 되는 손상의 결정 및 가설 설정

- 활동 제한의 주요 원인이 무엇인지에 대한 가설은? 어떠한 손상이 활동 제한의 주된 원인인가?
- 치료사에 따라 문제의 원인에 대한 가설과 치료 방법은 다를 수 있다. 치료사는 다른 치료사의 생각에 항상 마음을 열어야 한다.
- 활동 제한과 손상 수준 변화를 측정하기 위해 어떤 임상측정 도구를 사용할 것인가?
- 환자의 기능 부전을 치료하기 위해 어떤 임상적 추론을 사용할 것인가?
- 환자의 치료 목표는 무엇인가?
- 치료사의 치료 목표는 무엇인가?

4.4 치료에 맞는 주요 손상과 활동 제한의 검사 Test for Causal Impairments and Activity Limitation Adjust to the Treatment

측정은 활동 수준과 손상 수준 모두에서 이루어져야 한다. 측정은 가능한 간단하고 빠르게 이루어져야 한다.

a. 신체 구조 수준 측정의 예
   - 근력검사
   - 관절 가동 검사
   - 에스워스 등급 척도(근육긴장)
   - 두 점 식별 검사(민감도)

b. 활동 수준 측정의 예
   - 바델 인덱스(일상생활동작)
   - FIM(기능 독립 지수, 기능 독립 표)
   - 운동 측정 등급(MAS, 운동 기술 측정)
   - Jebsen 검사(손 기능 검사)
   - 일어서서 걷기(Timed-up-and-go) 검사

4.5 치료 목표 Treatment Goals

사정 후 치료사와 환자는 함께 치료 목표를 세운다.

4.5.1 일반적 목표 General Goal

일반적 목표는 기능적 활동을 의미한다. 일반적 목표는 확고부동하지 않다. 변경 가능하며 보완 가능하다. 환자의 숙련성이 변함에 따라 치료 목표 또한 변한다.

4.5.2 특정 목표 Specific Goal

특정 목표는 각각의 치료적 활동과 치료 단계를 위해 세운다.

▶ 일반적 치료 목표는 부정적이거나 긍정적인 변화가 있을 때 치료사에 의하여 변경될 수 있다.

3명의 환자 예시를 통한 일반적 목표와 특정 치료 목표:

1. **정적 기능부전:** 두부손상 이후 선 자세 균형 유지에 어려움이 있는 환자
   - 일반적 목표: 팔의 기능적 활동 시 지지없이 서 있을 수 있다.
   - 특정 치료 목표: 환자는 팔의 지지 없이 30초 동안 정적 교각 자세를 유지할 수 있다. (치료 초기에는 안정되고 편안한 자세에서 시작한다.)
2. **통증으로 인한 동적 기능부전:** 환자는 반월판 손상으로 오른쪽 무릎관절에 통증이 있다.
   - 일반적 목표: 환자는 무릎 통증 없이 6분 내에 1 마일(1.6 km) 달릴 수 있다.
   - 특정 치료 목표: 환자는 왼쪽 다리를 들고 오른쪽 다리로 30초 동안 교각 자세를 유지할 수 있다. (치료 초기에는 오른쪽 다리의 체중부하를 제한한다.)
3. **움직임 능력의 소실로 인한 동적 기능부전:** 뇌졸중으로 인한 편마비 환자
   - 일반적 목표: 환자는 발목 보조기와 지팡이를 사용하여 2분에 25피트 (8 m)를 걸을 수 있다.
   - 특정 치료 목표: 환자는 지지 없이 앉은 자세에서 왼쪽 궁둥뼈 결절에서 오른쪽으로 체중을 이동할 수 있다. (치료 초기에는 안정된 자세에서 체중을 이동한다.)

각각의 치료 목표는 아래와 같다(SMART 분석):

Specific(특이적인): 치료의 목표는 각각 환자의 특성에 맞춤

Measurable(측정 가능한): 목표는 측정이 가능하여야 한다. 예를 들어, 보행 거리

Acceptable(수용 가능한): 치료사와 환자가 서로 동의한 목표

Realistic(실제적인): 환자가 지닌 특이한 문제를 바탕으로 성취 가능한 목표

Time(기한 내): 적절한 시간에 성취할 수 있는 목표

치료의 전체 과정 동안 평가는 계속된다. 각각의 치료 후에 결과를 기록하거나 척추뼈 갈림증이나 척수손상처럼 진단 후에 치료하기도 한다. 이렇게 함으로써 치료의 효과와 결과를 명확하게 알 수 있다. 이러한 평가를 위해 객관적인 평가 도구가 필요하다. 평가는 신체 구조 및 기능, 활동과 참여 수준 모두에서 이루어져야 한다(단원 1.1과 4.2 참조).

4.6 치료 계획과 디자인
Treatment Planning and Treatment Design

치료 계획을 세우기 위해 환자의 요구와 상태를 측정하고 치료 목표를 정확히 세워야 한다. PNF는 근 수축을 통하여 환자에게 영향을 미친다. 근 수축이 환자의 상태에 적절하지 않거나 목표를 획득하기에 적절하지 않으면, 치료사는 다른 형태의 치료 방법을 찾아야 한다. 효과적인 치료를 위해 수동 관절가동술, 연부조직 가동술, 열이나 냉치료 등을 PNF와 결합하여 사용할 수 있다.

환자의 근육과 관절상태, 환자가 지닌 의학적 문제에 따라서 가장 효과적인 치료 방법이 선택되

어야 한다. 각각의 환자의 요구에 맞는 치료 기술과 절차를 변경하고 서로 결합해야 한다. 치료는 환자의 잠재력을 이끌어내기 위해 집중적으로 시행하며, 피로와 통증 없이 실시한다.

> 치료는 환자에게 과부하가 걸리지 않게 하고, 통증이 발생되지 않으며, 환자의 한계를 넘지 않도록 하면서도 집중적으로 시행하여 환자의 잠재력을 이끌어 낼 수 있도록 한다.

4.6.1 환자의 특정 요구 Specific Patient Needs

치료사는 환자의 요구 사항을 기록한다.
예를 들어:

1. 통증감소
2. 관절 가동 범위 증가
3. 근력과 협조성, 운동 조절 증가
4. 안정성과 운동성 사이의 적절한 균형 증진
5. 지구력 증가

4.6.2 치료 디자인하기 Designing the Treatment

치료사는 환자의 요구에 맞도록 치료를 디자인한다. 아래는 디자인 시 포함되어야 하는 내용이다:

1. 직접치료, 간접치료
2. 적절한 활동
   - 움직임 또는 안정성
   - 근 수축 형태
3. 환자를 위한 최적의 자세
   - 환자의 편안함과 안전
   - 중력의 영향
   - 두 관절 근육 고려
   - 치료 진행
   - 반사 항진
   - 시각 자극 사용
   - 닫힌 사슬 또는 열린 사슬 근 작용
4. 기법과 절차
5. 패턴과 패턴의 조합
6. 기능적이고 목표 지향적 과제

치료사의 **치료**는 항상 아래의 내용을 포함한다:

목표 지향적: 모든 활동은 치료 목표에 집중되어야 한다.

체계적: 치료는 논리적으로 구성되어야 한다.

진행 중심: 치료의 모든 측면은 서로 연관되어 있으며, 서로 영향을 미친다.

의식적: 치료사는 모든 치료 적용이 항상 치료 목표에 부합되도록 염두에 두며, 필요에 따라 치료 목표에 맞게 변화시킨다.

> 치료 목표는 명료하며, 측정 가능하고, 현실적인 시간 안에 성취할 수 있어야 한다.

4.6.3 직접치료와 간접치료 Direct and Indirect Treatment

이 책의 저자들은 직접치료와 간접치료를 구별하고 있다. 환자가 가지고 있는 특정 문제에 따라 치료사는 직접치료를 할 것인지 간접치료를 할 것인지를 결정한다.

■ 직접치료 Direct Treatment

직접치료는 치료사가 환자의 문제가 있는 신체나 부위를 직접적으로 치료하는 것이다. 예를 들어, 움직임에 문제가 있는 신체 부위 또는 관절 주위의 근육을 직접 치료하는 것이다.

직접치료는 다음을 포함한다:

1. 침범된 팔다리나 근육, 움직임에 치료기법을 적용

▶ 예

환자의 어깨관절 굽힘, 벌림, 가쪽돌림 관절 가동범위를 증가시키기 위해 침범된 어깨관절에 수축–이완을 큰가슴근에 적용한다.

2. 환자가 침범된 신체의 움직임 또는 안정성에 집중할 수 있게 한다.

▶ 예

환자가 침범된 다리로 서 있는 동안 치료사는 골반에 압축을 적용하여 환자의 체중지지 능력을 향상시킨다.

■ 간접치료 Indirect Treatment

간접치료 시 촉진은 침범되지 않거나, 적게 침범된 신체 부위에 적용한다. 협력근 원리는 간접치료의 이론적 배경이다.

많은 연구에서 강하고 통증 없는 신체부위에서 치료를 시작하는 간접치료의 효과성을 보고하였다.

Hellebrandt 등(1947)은 특정 신체 부위 최대 운동 후 운동하지 않은 다른 신체 부위의 근 긴장도가 증가되었음을 보고하였다. 또 다른 연구에서는 저항을 통한 등척성 운동 및 등장성 운동 시 신체 반대편 팔과 다리의 길항근과 주동근 모두에서 근전도(EMG) 상의 변화를 보고하였다(Moore 1975; Devine 등 1981; Pink 1981; Sullivan 등 1982).

몸통 근육 또한 간접적으로 훈련될 수 있다. 예를 들어, 팔을 들어 올릴 시에 협력적으로 복부근이 수축한다. 이러한 현상은 정상인에서 뿐만 아니라 중추신경계 환자에게서도 나타난다(Angel, Eppler 1967). 침범되지 않은 신체 부위에 적용한 수축–이완은 침범 부위의 관절가동범위를 간접적으로 증가시킨다(Markos 1979).

치료사는 강한 움직임 또는 패턴에 저항을 주어 간접치료의 최대 효과를 환자에게 줄 수 있다. 최대의 강화는 환자의 강한 부위와 약한 부위가 결합되었을 때 나타난다. 통증이 있을 때 치료는 환자의 통증이 없는 부위에 집중한다. 조절된 방산과 주의 깊은 치료를 통하여 치료사는 환자의 통증이나 손상이 증가될 위험 없이 손상된 신체나 관절을 치료할 수 있다.

간접 치료는 아래 내용을 포함한다:

- 침범되지 않거나 적게 침범된 신체 주위에 치료기법을 적용한다. 원하는 결과를 얻을 수 있는 방산효과가 침범된 신체 부위를 통하여 관찰될 것이다.

▶ 예

어깨관절 굽힘, 벌림, 가쪽돌림 방향으로의 관절 가동범위를 증가시키기 위한 예.

  - 치료사는 침범된 팔의 아래팔 엎침 동작과 자뼈 굽힘 동작의 등척성 수축을 위해 저항을 준다.
  - 저항을 준 후 치료사와 환자는 이완한다.
  - 이러한 유지–이완 기법의 적용은 같은 쪽 큰가슴근의 수축과 이완을 발생시킨다. 치료받는 팔을 움직일 필요는 없으나, 편안한 위치에 놓이는 것이 필요하다.

- 환자가 적게 침범된 신체 부위에 협력하고 집중할 수 있도록 한다.

▶ 예

다리의 체중지지 향상.

  - 환자가 두 발을 바닥에 위치하고 앉은 자세에서, 치료사는 침범된 다리의 옆쪽에서 들기 패턴(체간 폄)에 저항을 준다.

- 이것을 통하여 다리의 폄근 수축이 일어나며, 같은 쪽 궁둥뼈 결절과 발에 체중 부하가 증가한다.

또 다른 간접치료의 장점은 환자가 통증을 느끼지 않고 치료를 받거나 최소한의 통증으로 치료를 받을 수 있다는 것이다. 치료 시 통증이 예상된다면, 치료는 일반적으로 통증이 발생되지 않는 범위 내에서 시행된다.

간접치료를 선별적이고 주의 깊게 사용함으로써 방산을 통하여 불편함이나 통증 강도의 증가 없이 침범된 신체 부위에 영향을 미칠 수 있다.

간접치료는 치료의 목적이 근력 강화일 때에도 사용할 수 있다. 최대의 강화는 치료사가 환자의 약한 패턴과 강한 패턴을 결합하였을 때 이루어진다. 강한 패턴에 저항을 주었을 때 환자는 치료 시에 더 잘 할 수 있으며, 최고의 가능한 목표를 더 빨리 달성할 수 있다.

환자에 대한 사정과 치료에 대한 평가는 지속적으로 이루어져야 한다. 각각의 치료 후 결과를 평가함으로써, 치료사는 치료활동과 치료과정을 효과적으로 결정할 수 있고, 치료 목표를 달성하기 위해 필요한 내용을 변경할 수 있다.

치료 시 개선을 위한 변경내용은 아래와 같다:

1. 치료 절차 또는 기법의 변경
2. 다음 내용의 사용 변화로 인한 촉진의 감소 또는 증가
   - 반사
   - 도수 접촉
   - 시각 자극
   - 구두지시
   - 견인과 압축
3. 주어진 저항의 감소 또는 증가
4. 기능적 자세에서의 환자 치료
5. 좀 더 복잡한 형태로의 치료 활동 진행

4.7 주요 손상과 활동 제한의 재검사

Re-Test for Causal Impairments and Activity Limitations

치료 후 치료 초기에 사용한 손상과 활동에 대한 검사를 재시행하여 치료 후 변화를 점검한다. 이러한 검사들은 평가하고, 비교한다.

4.8 치료 예제

Treatment Examples

아래의 치료 절차와 기법, 그리고 특정 환자 문제를 해결하기 위한 조합은 절대적 방법이 아니라 단지 지침일 뿐이다. 치료사의 상상력과 환자의 상태가 치료의 지침이 된다.

1. 통증
   a. 절차
      - 간접치료
      - 통증이나 스트레스를 발생시키지 않을 정도의 저항
      - 등척성 근수축
      - 양측성 치료
      - 견인
      - 편안한 자세
   b. 기법
      - 율동적 안정화
      - 유지-이완
      - 안정적 반전
   C. 조합
      - 등장성 수축의 조합 이후 유지-이완
      - 느린 반전(동적 반전)을 통한 통증 없는 관절가동범위까지의 움직임 후 율동적 안정화

2. 근력과 능동 관절가동범위의 감소
   a. 절차
      - 적절한 저항
      - 강조의 타이밍
      - 신장
      - 견인과 압축
      - 환자의 자세와 위치
   b. 기법
      - 운동 범위 시작 관절가동범위에서의 반복 신장
      - 운동 범위 중간 관절가동범위에서의 반복 신장(반복 수축)
      - 등장성 수축의 조합
      - 길항근의 동적(느린) 반전
   c. 조합
      - 약한 패턴에 대한 운동 범위 내 반복적 신장과 함께 길항근의 동적 반전
      - 약한 패턴에 대한 반복 수축 후 강한 위치에서의 율동적 안정화
3. 수동 관절가동범위의 감소
   a. 절차
      - 강조의 타이밍
      - 견인
      - 적절한 저항
   b. 기법
      - 수축-이완 또는 유지-이완
      - 길항근 안정적 반전
      - 율동적 안정화
   c. 조합
      - 새로운 범위에서 등장성 수축의 혼합 이후의 수축-이완
      - 새로운 범위로의 동작에서 시작되는 느린 반전 이후의 수축-이완
      - 길항근 동적 반전 이후의 율동적 안정화 또는 안정적 반전
4. 협조성과 조절
   a. 절차
      - 촉진 패턴
      - 도수 접촉(잡기)
      - 시각
      - 적당한 구두지시, 환자의 진행에 따른 구두지시의 감소
      - 환자의 진행에 따른 촉진 기법의 감소
   b. 기법
      - 율동적 개시
      - 등장성 수축의 혼합
      - 길항근 동적 반전
      - 안정적 반전
      - 복제
   c. 조합
      - 등장성 수축의 혼합으로 진행되는 율동적 개시
      - 길항근 반전으로 진행되는 반전된 율동적 개시
      - 길항근 동적 반전 또는 안정적 반전과 조합되는 등장성 수축의 조합
5. 안정성과 균형
   a. 절차
      - 압축
      - 시각
      - 도수 접촉(잡기)
      - 적절한 구두지시
   b. 기법
      - 안정적 반전
      - 등장성 수축의 조합
      - 율동적 안정화
   c. 조합
      - 안정적 반전으로 이어지는 길항근들의 동적 반전
      - 안정적 반전으로 이어지는 동적 반전(동심성)

6. 지구력

환자의 일반적 지구력을 향상시키는 것은 모든 치료에 한 부분이다. 수행되는 활동과 운동을 다양화하고, 다른 신체 부위와 근육그룹을 사용할 수 있도록 활동을 변화시킴으로써 환자는 더욱 강하고 긴 시간의 운동이 가능해진다. 운동 중 환자의 호흡에 주의하며 호흡 운동을 병행함으로써 지구력을 향상시킬 수 있다.

a. 절차
  - 신장 반사

b. 기법
  - 길항근 반전
  - 반복 신장과 반복 수축

4.9 적응증과 금기증
Indication and Contraindication

정형외과적, 신경학적, 류마티스, 호흡기 계통의 문제를 가진 환자들 뿐만 아니라 암환자, 소아환자들 같은 많은 부류의 환자를 접하게 된다. 치료사들은 PNF 개념과 도수 치료, 신경발달 치료(보바스 개념), 카이로프락틱, 연부조직 치료, 림프마사지, 또는 테이핑 등의 여러 개념들과 조합할 수 있고 그렇게 해야 한다.

치료사들은 상대적이고 절대적인 금기증을 구분해야 한다.

절대적 금기증들 (Absolute Contraindications)

직접치료(▶ 단원 4.6.3)의 절대적 금기증들은 염증, 통증, 골절, 근육과 힘줄의 문제를 가지고 있을 때이다. 이러한 경우에는 간접적인 치료가 좋은 대안이 될 수 있을 것이다.

만성 통증 문제를 가진 환자들은 행동학적 치료로 다루어져야 한다고 생각한다.

상대적 금기증들 (Relative contraindications)

척추의 수술 후, 척추의 불안정성 또는 목의 관절증이 있는 환자를 치료할 때에는 치료사는 PNF의 원리나 절차에 변화를 주어야 한다.

류마티스 환자나 골다공증 환자의 치료 시에는 관절들의 지렛팔과 정렬, 저항의 총량을 주의해야 한다. 관절이 불안정하거나, 통증, 근육이나 힘줄의 문제가 있는 환자에게는 신장기법을 사용하지 않는다. 치료사는 통증을 방지하거나 짧아진 지레를 위해 도수접촉에 변화를 줄 수 있다.

치료사는 치료 중에 통증이 발생되는 것을 피해야 하지만, 구축의 치료 시 발생되는 통증은 치료의 적용 후에 연부조직에서 금새 사라지기 때문에 이러한 통증은 허용할 수 있다.

4.10 자가 점검: 질문
Test your knowledge: Question

- 평가는 치료에 통합하여야 한다.
  3가지 수준에서 계획, 평가와 치료에 적용(ICF 모델 참조)할 수 있는 것은 무엇인가?
- 엉덩관절 전치환술 환자를 사정할 경우, ICF 모델의 3가지 단계에서 가능한 검사와 재검사 방법은?

참고문헌 References

Angel RW, Eppler WG Jr (1967) Synergy of contralateral muscles in normal subjects and patients with neurologic disease. Arch Phys Med 48:233–239

Devine KL, LeVeau BF, Yack J (1981) Electromyographic activity recorded from an unexercised muscle during maximal isometric exercise of the contralateral agonist and antagonist. Phys Ther 61(6):898–903

DIMDI (Deutsches Institut für Medizinische Dokumentation und Information) (2004) ICF, Internationale Klassifikation von Funktionsfähigkeit, Behinderung und Gesundheit (vorläufige Endfassung) (▶http://www.dimdi.de)

Guymer (1988) The neuromuscular facilitation of movement. Pain, management and control in Physiotherapy, S 55–70

Hellebrandt FA, Parrish AM, Houtz SMJ (1947) Cross education, the influence of unilateral exercise on the contralateral limb. Arch Phys Med 28:76–85

Johnson und Saliba (1979) Nicht publiziertes Kursskript des Institute of Physical Art 1979.

Markos PD (1979) Ipsilateral and contralateral effects of proprioceptive neuromuscular facilitation techniques on hip motion and electromyographic activity. Phys Ther 59(11):1366–1373

Moore JC (1975) Excitation overflow: an electromyographic investigation. Arch Phys Med Rehabil 56:115–120

Pink M (1981) Contralateral effects of upper extremity proprioceptive neuromuscular facilitation patterns. Phys Ther 61(8):1158–1162

Potney et al (1984) Analysis of exercise overflow to preferred and nonpreferred limbs. Physio Ther 64:749

Post MWM, de Witte LP, Schrijvers AJP (1999) Quality of life and the ICIDH: Towards an integrated conceptual model for rehabilitation outcomes research. Clin Reha 13:5–15

Sullivan et al (1985) PNF. Ein Weg zum therapeutischen Üben. Fischer, Stuttgart

Sullivan PE, Markos PD, Minor MAD (1982) An integrated approach to therapeutic exercise, theory and clinical application. Reston Publishing Company, Reston

Further Reading – Exercises

Engle RP, Canner GG (1989) Proprioceptive neuromuscular facilitation (PNF) and modified procedures for anterior cruciate ligament (ACL) instability. J Orthop Sports Phys Ther 11(6):230–236

Hellebrandt FA, Houtz SJ (1950) Influence of bimanual exercise on unilateral work capacity. J Appl Physiol 2:446–452

Hellebrandt FA (1951) Cross education: ipsilateral and contralateral effects of unimanual training. J Appl Physiol 4:135–144

Hellebrandt FA, Houtz SJ, Eubank RN (1951) Influence of alternate and reciprocal exercise on work capacity. Arch Phys Med 32:766–776

Hellebrandt FA, Houtz SJ, Hockman DE, Partridge MJ (1956) Physiological effects of simultaneous static & dynamic ex. Am J Phys Med 35:106–117

Hellebrandt FA, Houtz SJ (1958) Methods of muscle training: the influence of pacing. Phys Ther 38:319–322

Nelson AG, Chambers RS, McGown CM, Penrose KW (1986) Proprioceptive neuromuscular facilitation versus weight training for enhancement of muscular strength and athletic performance. J Orthop Sports Phys Ther 8:250–253

Osternig LR, Robertson RN, Troxel RK, Hansen P (1990) Differential responses to proprioceptive neuromuscular facilitation (PNF) stretch techniques. Med Sci Sport Exer 22(1):106–111

Partridge MJ (1962) Repetitive resistance exercise: a method of indirect muscle training. Phys Ther 42:233–239

Nitz J, Burke B (2002) A study of the facilitation of respiration in myotonic dystrophy. Physiother Res Int 7(4):228–238

Pink M (1981) Contralateral effects of upper extremity proprioceptive neuromuscular facilitation patterns. Phys Ther 61(8):1158–1162

Richardson C, Toppenberg R, Jull G (1990) An initial evaluation of eight abdominal exercises for their ability to provide stabilization for the lumbar spine. Australian. Physiotherapy 36(1):6–11

Further Reading – MC and ML

APTA (1991) Movement Science, an American Physical Therapy Association monograph. APTA, Alexandria

Foundation for Physical Therapy (1991) Contemporary management of motor control problems. proceedings of the II SEP conference, Alexandria

Hellebrandt FA (1958) Application of the overload principle to muscle training in man. Arch Phys Med Rehab 37:278–283

Light KE (1990) Information processing for motor performance in aging adults. Phys Ther 70(12):820–826

VanSant AF (1988) Rising from a supine position to erect stance, description of adult movement and a developmental hypotheses. Phys Ther 68(2):185–192

VanSant AF (1990) Life-span development in functional tasks. Phys Ther 70(12):788–798

Further Reading – Spasticit

Landau WM (1974) Spasticity: the fable of a neurological demon and the emperor's new therapy. Arch Neurol 31:217–219

Levine MG, Kabat H, Knott M, Voss DE (1954) Relaxation of spasticity by physiological technics. Arch Phys Med Rehab 35:214–223

Perry J (1980) Rehabilitation of spasticity. In: Felman RG, Young JRR, Koella WP (Hrsg) Spasticity – disordered motor control. Year Book, Chicago

Sahrmann SA, Norton BJ (1977) The relationship of voluntary movement to spasticity in the upper motor neuron syndrome. Ann Neurol 2:460–465

Young RR, Wiegner AW (1987) Spasticity. Clin Orthop Relat R 219:50–62

Further Reading – Cold therapy

Baker RJ, Bell GW (1991) The effect of therapeutic modalities on blood flow in the human calf. J Orthop Sports Phys Ther 13(1):23–27

Miglietta O (1962) Evaluation of cold in spasticity. Am J Phys Med 41:148–151

Miglietta O (1964) Electromyographic characteristics of clonus and influence of cold. Arch Phys Med Rehab 45:508–512

Olson JE, Stravino VD (1972) A review of cryotherapy. Phys Ther 52(8):840–853

Prentice WE Jr (1982) An electromyographic analysis of the effectiveness of heat or cold and stretching for inducing relaxation in injured muscle. J Orthop Sports Phys Ther 3(3):133–140

Sabbahi MA, Powers WR (1981) Topical anesthesia: a possible treatment method for spasticity. Arch Phys Med Rehab 62:310–314

4

추천 문헌 – 편마비 환자

De Almeida PM et al (2015) Hands-on physiotherapy interventions and stroke and ICF outcomes, a systematic review 2015. Eur J Physiother 17:100–115

Brodal A (1973) Self-observations and neuro-anatomical considerations after a stroke. Brain 96:675–694

Choi YK, Nam CW, Lee JH, Park YH (2013) The effects of taping prior to PNF treatment on lower extremity proprioception of hemiplegic patients. J Phys Ther Sci 25(9):1119–1122

Duncan PW, Nelson SG (1983) Weakness – a primary motor deficit in hemiplegia. Neurol Rep 7(1):3–4

Duncan P et al (1998) A Randomized, controlled pilot study of a home – based exercise program for individuals with mild and moderate stroke. Stroke 29(10):2055–2060

Duncan P et al (2003) RCT of therapeutic exercise in subacute stroke. Stroke 34(9):2173–2180

Ernst E (1990) A review of stroke rehabilitation and physiotherapy. Stroke 21(&):1081–1085

Harro CC (1985) Implications of motor unit characteristics to speed of movement in hemiplegia. Neurol Rep 9(3):55–61

Hwangbo PN, Kim KD (2016) Effects of proprioceptive neuromuscular facilitation neck pattern exercise on the ability to control the trunk and maintain balance in chronic stroke patients. j Phys Ther Sci 28(3):850–853

Khanal D, Singaravelan M, Khatri KM (2013) Effectiveness of pelvic proprioceptive neuromuscular facilitation technique on facilitation of trunk movement in hemiparetic stroke patients. J Dent Med Sci 3(6):29–37

Kraft GH, Fitts SS, Hammond MC (1992) Techniques to improve function of the arm and hand in chronic hemiplegia. Arch Phys Med Rehabil 73(3):220–227

Kumar S, Kumar A, Kaur J (2012) Effect of PNF technique on gait parameters and functional mobility in hemiparetic patients. J Exerc Sci Physiother 8(2):67–73

Luke C, Dodd KJ, Brock K (2004) Outcomes of the Bobath concept on upper limb recovery follwing stroke. Clin Rehabil 18(8):888–898

de Oliveira KCR et al (2019) Overflow using proprioceptive neuromuscular facilitation in post-stroke hemiplegics: a preliminary study. J Bodyw Mov Ther 23(2):339–404. ▶https://doi.org/10.1016/j.jbmt.2018.02.011

Park SE, Oh DS, Moon SH (2016) Effects of oculo-motor exercise, functional electrical stimulation and proprioceptive neuromuscular stimulation on visual perception of spatial neglect patients. J Phys Ther Sci 28(4):1111–1115

Park SI, Moon SH (2014) Effects of trunk stability exercises using PNF with change in chair height on the gait of patients who had a stroke. J Phys Ther Sci 28(7):2014–2018

Pohl M, Mehrholz J, Ritschel C, Rückriem S (2002) Speed dependent treadmill training in ambulatory hemiparetic stroke patients : A RCT. Stroke 33(2):553–558

Ribeiro T, Britto H, Oliveira D, Silva E, Galvio E, Lindquist A (2013) Effects of treadmill training with partial body weight support and the proprioceptive neuromuscular facilitation method on hemiparetic gait: a comparative study. Eur J Phys Rehabil Med 49(4):451–461

Ribeiro TS et al (2014) Effects of training program based on the PNF method on post stroke motor recovery – a preliminary study. J Bodyw Mov Ther 18(4):526–532

Stephenson JB, Maitland ME, Beckstead JW, Anemeat WK (2014) Locomotor training on a treadmill compared with PNF in chronic stroke. Technol Innov 15:325–332

Tang A, Rymer WZ (1981) Abnormal force-EMG relations in paretic limbs of hemiparetic human subjects. J Neurol Neurosurg Ps 44:690–698

Trueblood PR, Walker JM, Perry J, Gronley JK (1988) Pelvic exercise and gait in hemiplegia. Phys Ther 69(1):32–40

Wang RY (1994) The effect of proprioceptive neuromuscular facilitation in case of patients with hemiplegia of long and short duration. Phys Ther 74(12):25–32

Whiteley DA, Sahrmann SA, Norton BJ (1982) Patterns of muscle activity in the hemiplegic upper extremity. Phys Ther 62(5):641

WHO (World Health Organization) (2001) ICF: international classification of functioning, disability, and health. ▶http://www.who.int/classifications/icf/en/

Winstein CJ, Jewell MJ, Montgomery J, Perry J, Thomas L (1982) Short leg casts: an adjunct to gait training hemiplegics. Phys Ther 64(5):713–714

Wolny T, Saulizc E, Gnat R, Kokosz M (2010) Butler's neuromobilizations combined with proprioceptive neuromuscular facilitation are effective in reducing of upper limb sensory in late-stage stroke subjects: a three-group randomized trial. Clin Rehabil 24(9):810–821

Zhou Z, Zhou Y, Wang N, Gao F, Wei K, Wang Q (2015) A PNF integrated robotic ankle-foot system for post stroke rehab. Rob Auton Syst 73:111–122

추천 문헌 – 근골격계와 정형외과적 문제

Alaca N et al (2015) Comparison of the long-term effectiveness of progressive neuromuscular facilitation and continuous passive motion therapies after total knee arthroplasty. J Phys Ther Sci 27(11): 3377–3380

Balci NC, Yuruk ZO, Zeybek A, Gulsen M, Tekindal MA (2016) Acute effect of scapular proprioceptive neuromuscular facilitation (PNF) techniques and classic exercises in adhesive capsulitis: a randomized controlled trial. J Phys Ther Sci 28(4):1219–1227

Epifanov VA, Shuliakovskii VV (2000) The rehabilitative therapy of patients with osteochondrosis of the cervical spine and manifestations of hyper mobility by means of therapeutic physical exercise. Vopr Kurortol Fizioter Lech Fiz Kult(1):8–11 (Russian)

Johnson GS, Johnson VS (2002) The application of the principles and procedures of PNF for the care of lumbar spinal instabilities. J Man Manip Ther 10(2):83–105

Kim BR, Lee HJ (2017) Effects of proprioceptive neuromuscular facilitation-based abdominal muscle strengthening training on pulmonary function, pain, and functional disability index in chronic low back pain patients. J Exerc Rehabil 13(4):486–490

Kim JJ, Lee SY, Ha K (2015) The effects of exercise using PNF in patients with a supra spinatus muscle tear. J Phys Ther Sci 27:2443–2446

Kofotolis N, Eleftherios K (2006) Effects of two 4-week PNF programs on muscle endurance, flexibility, and functional performance in women with CLBP. Phys Ther 86(7):1001–1012

Lazarou L, Kofotolis N, Pafis G, Kellis E (2018) Effects of two proprioceptive training programs on ankle range of motion, pain, functional and balance performance in individuals with ankle sprain. J Back Musculoskelet Rehabil 31(3):437–446

Maicki T, Trabka R, Szwarczyk W, Wilk Franzcuk M, Figura B (2012) Analysis of therapy results in patients with cervical spine pain according to PNF concept and elements of manual therapy. Medsportpress 12(3):263–273

Maicki T, Bilski J, Szczygiel E, Trabka R (2017) PNF and manual therapy treament results of patients with cervical spine osteoarthritis. J Back Musculoskelet Rehabil 30(5):1–7

Mavromoustakos S, Beneka A, Malliou V, Adamidis A, Kellis E, Kagiaoglou A (2015) Effects of a 6-week Proprioceptive Neuromuscular Facilitation Intervention on pain and disability in individuals with chronic low back pain. J Phys Activity Nutr Rehabil 1(1):1–13

Nakra N, Quddus N, Khan S, Kumar S, Meena R (2013) Efficacy of proprioceptive neuromuscular facilitation on shoulder function in secondary shoulder impingement. Int J Ther Rehabil 20(9):450–458

Olędzka M, Jaczewska-Bogacka J (2017) Effectiveness of Proprioceptive Neuromuscular Facilitation (PNF) in Improving Shoulder Range of Motion. A Pilot Study. Ortop Traumatol Rehabil 19(3):285–292

Schneider F, Laps K, Wagner S (2001) Chronic patello femoral pain syndrome: alternatives for cases of therapy resistance. Knee Surg Sports Traumatol Arthrosc 9(5):290–295 (Sep)

Stepien A, Fabian K, Graff K, Podgurniak M, Wit A (2017) An immediate effect of PNF specific mobilization on the angle of trunk rotation and the TPHA range of motion in adolescent girls with double idiopathic scoliosis – a pilot study. Scoliosis Spinal Disord 12:29

추천 문헌 – 사례 연구

Carlson M, Hadlock T (2007) Physical therapist management following rotator cuff repair for a patient with postpolio syndrome, case report. Phys Ther 87(2):179–192

Cayco CS, Gorgon EJR, Lazaro RT (2017) Effects of PNF facilitation on balance, strength, and mobility of an older adult with chronic stroke, a case report. J Bodyw Mov Ther 21(4):767–774

Hwang WT, Chung SH, Chung MS, Lee KH, Kim T (2015) Effect of proprioceptive neuromuscular facilitation D2 flexion and breathing exercises on lymphedema without a short stretch compression bandage. J Phys Ther Sci 27(10):3341–3343

Lee BK (2015) Effects of the combined PNF and deep breathing exercises on the ROM and the VAS score of a frozen shoulder patient: single case study. J Exerc Rehabil 11(5):276–281

Luterek M, Baranowski M, Zakiewicz W, Biel A, Pedizisz P (2009) PNF based rehabilitation in patients with severe haemophilic arthropathy-case study. Ortopedia Traumatol Rehabilitcja 11(3):280–289

Morley JJ, Perrault T (2012) Chiropractic management of myositis ossificans traumatica: a case report. J Am Chiropr Assoc 4:16–24

Pasiut SA, Banach M, Longawa K, Windak F (2005) Stroke rehabilitation conducted by PNF method, with and without the application of botulinum toxin–case reports. Med Rehabil 9(1):15–24

Smedes F (2006) Oefentherapie met het PNF concept: een zinvolle behandelstrategie. Fysiopraxis 15(6):22–27 (Exercise therapy with the PNF concept a useful therapy strategy)

Smedes F (2009) Komt een vrouw bij de fysiotherapeut. Case report. Fysiopraxis 18(1):42–46 (Comes a woman to the physiotherapist. Case report)

Smedes F, Giacometti da Silva L (2018) Motor learning with the PNF-concept, an alternative to CIMT in a patient after stroke; a case report. JBMT. ▶ https://doi.org/10.1016/j.jbmt.2018.05.003

추천 문헌 – 경직

Bohannon RW, Smith MB (1987) Interrater reliability of a modified Ashworth Scale of muscle spasticity. Phys Ther 67:206–207

Bovend'Eerdt TJ, Newman M, Barker K, Dawes H, Minelli C, Wade DT (2008) The effects of stretching in spasticity: a systematic review. Arch Phys Med Rehabil 89:1395–1406

Burridge JH, Wood DE, Hermens HJ, Voerman GE, Johnson GR, van Wijck F, Platz T, Gregoric M, Hitschcock R, Pandyan AD (2005) Theoretical and methodological considerations in the measurement of spasticity. Disabil Rehabil 27(1/2):69–80

Gracies JM (2005) Pathophysiology of spastic paresis. I: paresis and soft tissue changes. Muscle&Nerve 31(5):535–551

Lieber RL, Steinman S, Barash IA, Chambers H (2005) Structural and functional changes in spastic skeletal muscle. Muscle Nerve 29:615–627

Malhotra S, Pandyan AD, Rossewilliam S, Roffe C, Hermens H (2011) Spasticity and contractures at the wrist after stroke:time course of development and their association with functional recovery of the upper limb. Clin Rehabil 25:184–191

Malhotra S, Pandyan AD, Day CR, Jones PW, Hermens H (2009) Spasticity, an impairment that is poorly defined and poorly measured. Clin Rehabil 23:651–658

Malhotra S, Cousins E, Ward A, Day C, Jones P, Roffe C, Pandyan A (2008) An investigation into the agreement between clinical, biomechanical and neurophysiological measures of spasticity. Clin Rehabil 22:1105–1115

Pandyan AD, Cameron M, Powel J, Stott DJ, Granat MH (2003) Contractures in the post-stroke wrist: a pilot study of its time course of development and its association with upper limb recovery. Clin Rehabil 17:88–95

Patrick E, Ada L (2006) The tardieu scale differentiates contracture from spasticity whereas the Ashworth Scale is confounded by it. Clin Rehabil 20:173–182

Petropoulou KB, Panourias JG, Rapidi CA, Sakas DE (2007) The phenomenon of spasticity: a pathophysiological and clinical introduction to neuromodulation therapies. Acta Neurochir Suppl 97(1):137–144

Sheehan JL, Winzeler-Mercay U, Mudie MH (2006) A randomized controlled pilot study to obtain the best estimate of the size of the effect of a thermoplastic resting splint on spasticity in the stroke-affected wrist and fingers. Clin Rehabil 20:1032–1037

Yelnik AP, Simon O, Parratte B, Gracies JM (2010) How to clinically assess and treat muscle overactivity in spastic paresis. j Rehabil Med 42:801–807

촉진을 위한 패턴
Patterns of Facilitation

조 규 행 옮김

목차

5.1 소개
Introduction

정상적인 기능적 움직임은 팔다리의 대단위 움직임 패턴과 몸통 근육의 협력으로 이루어지며,(Kabat 1960)(▣ 그림 5.1) 운동 겉질은 이러한 움직임 패턴을 구성하고 발생시킨다. 사람은 이러한 움직임을 수행할 때 작용하는 각각의 근육을 수의적으로 조절할 수는 없다. 이는 근육을 선택적으로 수축할 수 없음을 의미하는 것이 아니라, 대단위 패턴의 형태로 움직인다는 것을 의미한다(Beevor 1978; Kabat 1950). 촉진을 위한 PNF 패턴은 이러한 **협력적 근육의 조합**으로 이루어진다.

5.2 PNF 패턴
PNF Patterns

많은 사람은 우리가 PNF 개념을 사용하여 치료할 때에는 반드시 PNF 패턴을 알고, PNF 패턴을 사용하여야 한다고 생각한다. PNF를 적용할 때는 PNF의 철학과 치료에 맞는 절차를 사용하는 것이 중요하다. 패턴을 사용하는 것이 필수적이지는 않으나, 유용한 치료적 도구로서 사용될 수 있다. 치료 시 패턴의 협력적 관계를 이용하여 환자가 가진 문제를 간접적으로 치료할 수 있으며, **폄 반사** 적용 시에 단일 근육에 대한 적용보다는 전체 패턴에 적용 시 더욱 효과적이다.

PNF 패턴은 **3차원적인 면**의 동작 조합이다:

1. 시상면: 굽힘과 폄
2. 관상면 또는 이마면: 팔다리의 벌림, 모음 또는 척추의 가쪽 굽힘
3. 가로면: 돌림

우리는 패턴을 **"나선적이고, 대각선적"**이라고 한다(Knott and Voss 1968). 신장과 저항은 근육의 활성화를 증가시킴으로써 패턴 적용의 효율성을 증가시킨다. 증가한 근육의 활동성은 단일 패턴에서 몸쪽 또는 먼쪽으로 퍼져나가며, 한 패턴에서 관련 있는 다른 신체 부위의 움직임 패턴(방산)으로 퍼져나간다. 치료를 목표로 한 근육 그룹을 강화하고, 기능적 움직임을 목표로 근육의 협력적 조합(패턴)을 이용한 방산을 사용할 수 있다.

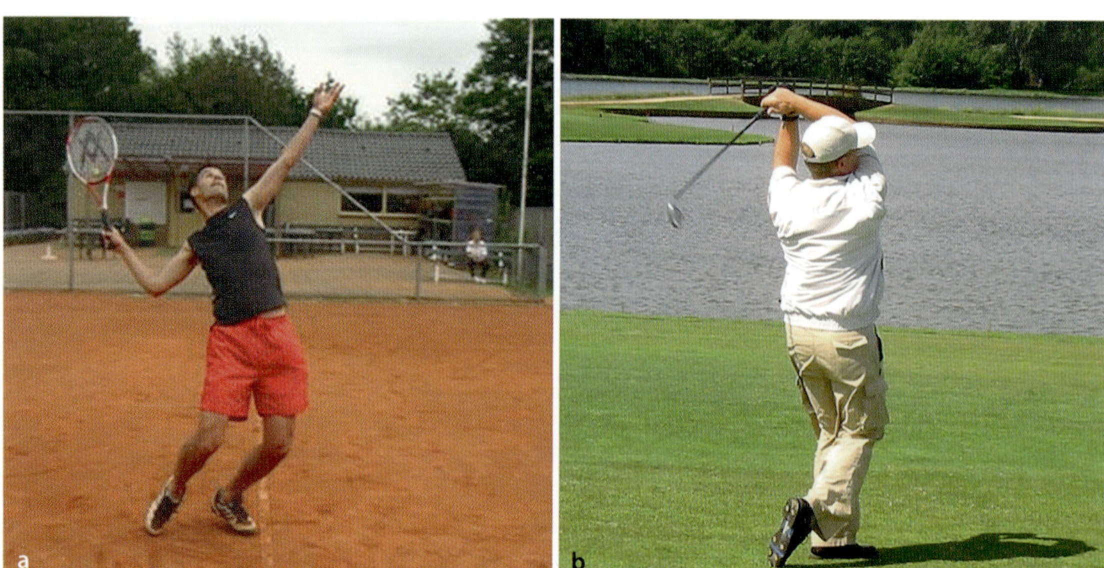

▣ 그림 5.1 스포츠에서의 3차원적 움직임. **a** 테니스. **b** 골프

패턴에 저항을 적용하여 패턴에 포함된 모든 협력 근육들의 수축을 증가시킬 수 있다. 효율적인 저항을 위하여 패턴에 포함된 돌림에 대한 저항이 필수적이다. 돌림에 대한 정확한 저항은 전체 패턴을 강화한다. 하지만 너무 많은 돌림에 대한 저항은 움직임이 발생되는 것을 막거나, 안정성 상태를 유지하지 못하게 할 수 있다.

어깨의 굽힘–모음–가쪽돌림과 같이 몸쪽에서 발생하는 동작이 **패턴**의 이름이 되고 두 개의 대항근 패턴이 대각선을 이루게 된다. 예를 들어, 팔의 대각선은 어깨 굽힘–모음–가쪽돌림과 대항 패턴인 폄–벌림–안쪽돌림을 이루게 된다. 패턴은 팔다리의 몸쪽 관절과 먼쪽 관절이 결합하여 있다. 중간 관절은 굽힘 되거나, 폄 되거나 움직임이 발생하지 않을 수 있다. 예를 들어, 손가락 굽힘, 노쪽 굽힘, 아래팔 뒤침은 어깨 굽힘–모음–가쪽돌림의 한 부분이다. 하지만 팔꿈치 관절은 굽힘될 수도, 폄될 수도, 움직이지 않을 수도 있다.

완벽한 협력을 위해서는 팔다리와 몸통이 같이 작용하여야 한다. 예를 들어, 어깨 굽힘–모음–가쪽돌림 패턴과 어깨뼈의 앞쪽 올림, 몸통의 폄과 반대편으로의 돌림은 움직임을 완성한다. 근육의 협력에 대하여 이해한다면 패턴을 잘 쓰게 될 것이다. 팔다리가 완전히 길어진 상태에 있다면, 몸통의 협력 근육들의 긴장성이 증가된다. 치료사는 팔다리와 몸통 근육의 긴장을 동시에 느끼는 것이 필요하다.

팔다리 패턴의 **움직이는** 선은 발과 손(먼쪽)을 연결한 선상에 있으며, 이 선상에서 움직임의 전 범위가 발생된다. 머리와 목의 움직임 선은 코, 턱, 머리 중심을 연결한 선 위에 있다. 상체의 움직임 선은 어깨 움직임 선상에 있으며, 하체의 움직임 선은 엉덩관절의 움직임 선에 있다. 왜냐하면, 몸통과 팔다리는 함께 움직이므로 팔다리 관절과 몸통은 같은 선상에서 평행하게 움직인다(■ 그림 5.2). 앞에서 언급한 것과 같이 치료사의 몸은 이러한 움직임 선과 같거나 평행한 선상에 위치한다.

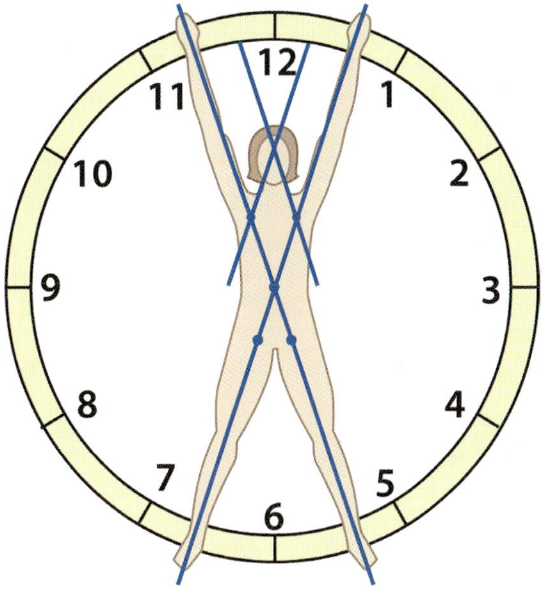

■ **그림 5.2** 패턴은 "나선적이고 대각선적"이다 (Klein–Vogelbach, 1990에 의하여 수정 됨).

전체 움직이는 범위에서 동심성 수축으로 움직임 시:

- 팔다리의 **"근육이 길어진"** 위치에 있을 때
  - 모든 관련 근육은 길어진 위치에 놓이게 한다.
  - 통증 또는 관절이 스트레스를 받지 않도록 조심한다.
  - 몸통에서 돌림과 구르기가 발생하지 않도록 한다.
- 팔다리의 **"근육이 짧아진"** 위치로 움직였을 때
  - 주동근이 수축할 수 있는 마지막 범위까지 이루어진다.
  - 대항근은 최대한 길어진 위치에 놓이게 된다.
  - 통증 또는 관절이 스트레스를 받지 않도록 조심한다.
  - 몸통에서 돌림과 구르기가 발생하지 않도록 한다.

➤ 여러 가지 형태로 패턴을 변화시킬 수 있다.

5

팔다리 패턴의 **정상 타이밍**은:

- 먼쪽(손, 손목 또는 발, 발목)이 먼저 전체 범위까지 움직인 후 그 위치를 유지한다.
- 다른 요소들은 동시에 움직임을 시작하여 부드럽게 끝 범위까지 동시에 다다른다.
- 돌림 요소는 움직임의 통합적 요소이며, 시작 범위부터 끝 범위까지 저항을 준다.

여러 가지 형태로 패턴을 변화할 수 있다:

- 팔다리의 패턴에서 기능을 위해 중간 관절의 움직임을 변화한다.
  예: 첫 번째, 어깨 굽힘–벌림–가쪽돌림 패턴 중에 팔꿈치 관절을 폄에서 굽힘으로 움직일 수 있다. 이를 통해 환자는 본인의 머리 만지기를 할 수 있다. 두 번째는 같은 패턴을 하면서 팔꿈치 관절을 폄 시킬 수 있다. 이를 통해 환자는 높은 곳에 있는 물건으로 손을 뻗을 수 있다.
- 다관절 근육에 영향을 미치기 위해 팔다리 패턴의 중간 관절 움직임을 변화 시킨다.
  예: 첫 번째, 엉덩관절 굽힘–모음–가쪽돌림 패턴 수행 시 무릎관절을 폄 상태에서 굽힘으로 움직 움직인다. 이를 통해 넙다리 뒤근육의 동심성 수축을 유도한다.
- 중력의 영향을 고려한 환자의 자세 변경.
  예: 엉덩관절 폄–벌림–안쪽돌림 패턴을 옆으로 누운 자세에서 수행하여 엉덩관절 벌림근의 중력에 노출하여 활동할 수 있게 한다.
- 환자의 자세를 변경하여 더욱 기능적인 훈련을 실시한다.
  예: 머리 빗기, 먹기 활동을 향상시키기 위해 팔 패턴을 앉은 자세에서 훈련한다.
- 시각 자극을 위한 자세 변경
  예: 기울여 앉은 자세(half–sitting)에서 패턴을 수행함으로서 발과 발목의 움직임을 확인하면서 훈련할 수 있다.

이것 이외에도 여러 가지 방법으로 패턴의 적용을 변화시킬 수 있다. 팔 또는 다리가 자유롭게 움직일 때 이를 이용하여 치료를 더욱 강조할 수 있다. 두 다리를 모아서 동시에 움직이거나, 한 손으로 다른 한 손을 잡게 하여 움직임으로서 몸통을 강조할 수 있다. 최대의 치료적 효과를 얻기 위하여 어떻게 패턴을 조합시킬지에 대하여 평가[1]와 치료계획(1장, 4장)에 서술되어 있다.

팔다리의 움직임이 서로 어떻게 연결되어 있는지에 따라 패턴 조합의 이름이 결정된다:

- **편측:** 신체의 한쪽, 하나의 다리 또는 팔
- **양측성:** 신체의 양쪽, 양쪽 팔 또는 양쪽 다리(◘ 그림 5.3):
- **양측성 대칭:** 팔과 다리를 같은 대각선으로 움직이고 같은 방향으로 움직임 (예: 양측 굽힘–벌림)(◘ 그림 5.3a)
- **양측성 비대칭:** 팔과 다리를 서로 반대의 대각선으로 움직이지만 같은 방향으로 움직임 (예: 오른 팔은 굽힘–벌림, 왼쪽 팔은 굽힘–모음)(◘ 그림 5.3b)
- **양측성 대칭 상반성:** 팔 또는 다리가 같은 대각선상에 있지만 방향이 반대로 움직임 (◘ 그림 5.3c).
- **양측성 비대칭 상반성:** 팔 또는 다리는 반대 대각선상에 있지만 방향이 반대로 움직임 (예: 오른 팔은 굽힘–벌림, 왼쪽 팔은 폄–벌림) (◘ 그림 5.3d)

시작하는 위치의 결정은 여러 요인에 따라 다양하다. 경직, 통증, 환자가 편안함(통증 없는)을 느끼거나, 치료사가 편안함을 느끼는 위치, 치료 시 진전되어 위치에 따라 어려움을 느끼는 정도,

---

1 평가: 환자의 기능 영역과 기능부전 영역을 확인하는 것. 사정: 치료 절차의 결과를 측정하거나 판단하는 것.

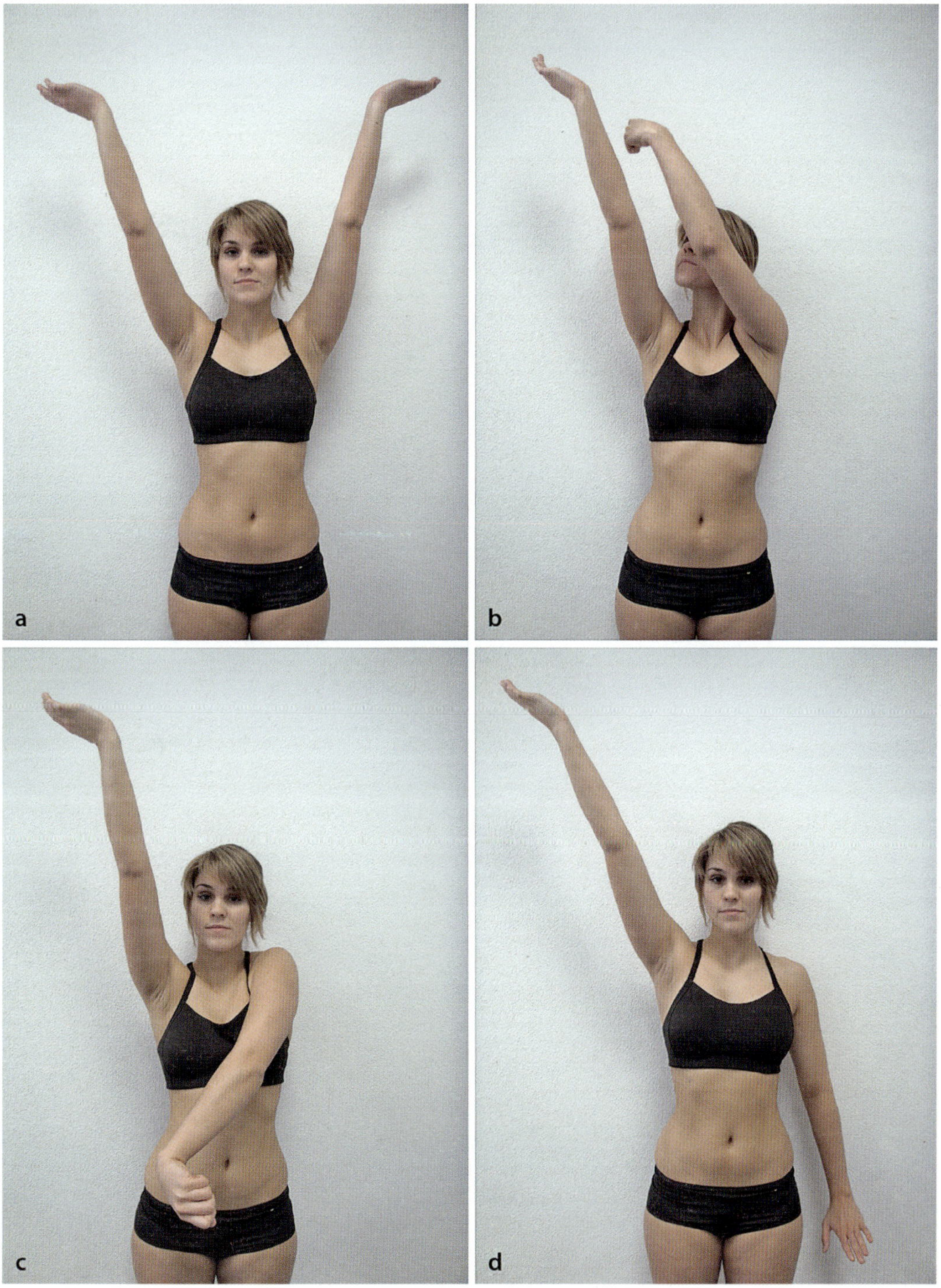

그림 5.3 양측성 패턴. **a** 양측성 대칭: 양측 팔의 굽힘–벌림. **b** 양측성 비대칭: 오른쪽 팔의 굽힘–벌림, 왼쪽 팔에서의 굽힘–모음. **c** 양측성 대칭 상반성: 오른쪽 팔 굽힘–벌림, 왼쪽 팔 폄–모음. **d** 양측성 비대칭 상반성: 오른팔의 굽힘–벌림, 왼팔의 폄–벌림

5

환자의 근력, 환자와 치료사 간의 힘의 정도 등에 의해 시작 위치는 결정된다.

5.3 자가 점검: 질문

Test Your Knowledge: Questions

- 치료 시 PNF 패턴의 사용으로 얻을 수 있는 가장 큰 장점은?
- 보행 또는 매트 훈련에서 중요한 것은 무엇인가? 움직임 패턴 또는 기능적 활동?
- 매트와 보행 훈련에서 움직임 패턴의 장점은 무엇인가?
- 다음 설명 중 맞지 않는 것을 고르시오.
  - a) PNF 개념으로 치료 시에 패턴만을 사용한다.
  - b) 정상 움직임은 항상 PNF 패턴과 같다.
  - c) 정상적인 일상생활은 항상 3차원적인 움직임이다.
  - d) 보행 각 주기는 PNF 패턴으로 설명할 수 있다.
  - e) PNF 패턴을 적용할 때는 항상 관절의 전체 가동범위로 적용한다.
- 환자 치료 시 PNF 패턴의 사용 시 얻는 장점 3가지는?

참고문헌 References

Beevor CE (1978) The Croonian lectures on muscular movements and their representation in the central nervous system. In: Payton OD, Hirt S, Newton RA (eds) Scientific basis for neurophysiologic approaches therapeutic exercise; an anthology. Philadelphia Davis, Philadelphia

Kabat H (1950) Studies on neuromuscular dysfunction, XIII: new concepts and techniques of neuromuscular reeducation for paralysis. Perm Found Med Bull 8(3):121–143

Kabat H (1960) Central mechanisms for recovery of neuromuscular function. Science 112:23–24

Klein-Vogelbach S (1990) Funktional kinetics. Springer, Berlin

Knott M, Voss DE (1968) Proprioceptive neuromuscular facilitation; patterns and techniques, 2nd edn. Harper and Row, New York

추천 문헌

Abreu R, Lopes AA, Sousa AS, Pereira S, Castro MP (2015) Force irradiation effects during upper limb diagonal exercises on contralateral muscle activation. J Electromyogr Kinesiology 25(2):292–297

Bosma JF, Gellhorn E (1946) Electromyographic studies of muscular coordination on stimulation of motor cortex. J Neurophysio 9:263–274

Carroll GTJ, Herbert RD, Munn J, Lee M, Gandavia SC (2006) Contralateral effects of unilateral strength training. Evidence and possible mechanisms. J Appl Physiol 101(5):1514–1522

Chiou SY, Wang RY, Liao KK, Yang YR (2016) Facilitation of the lesioned motor cortex during tonic contraction of the unaffected limb corresponds to motor status after stroke. JNPT 40:15–21

Gellhorn E (1948) The influence of alterations in posture of the limbs on cortically induced movements. Brain 71:26–33

Gontijo LB, Pererla PD, Neves CDC, Santos AP, Castro Dutra Machado D, Vale Bastos VH (2012) Evaluation of strength and irradiated movement pattern resulting from trunk motions of the proprioceptive neuromuscular facilitation. Rehabil Res Pract 2012. ▶ https://dx.doi.org/10.1155/2012/281937

Hwang YI, Park DJ (2017) Comparison of abdominal muscle activity during abdominal drawing-in manoeuvre combined with irradiation variations. J Exerc Rehabil 13(3):335–339

Klein-Vogelbach S (2007) Funktionelle Bewegungslehre – Die Grundlagen: Bewegungsanalyse, Untersuchung, Behandlung, 6th edn. Springer, Berlin

Mc Mullen J, Uhl TL (2000) A kinetic chain approach for shoulder rehabilitation. J Athl Train 35(3):329–337

Moreira et al (2017) Diagonal movement of the upper limb produces greater adaptive plasticity than sagittal plane flexion in the shoulder. Neurosci Lett 643:8–15

Reznik JE, Biros E, Bartur G (2015) An electromyographic investigation of the pattern of overflow facilitated by manual resistive proprioceptive neuromuscular facilitation in young healthy individuals: a preliminary study. Physiother Theory Pract 31(8):582–586

Shimura K, Kasai T (2002) Effects of proprioceptive neuromuscular facilitation on the initiation of voluntary movement and motor evoked potentials in upper limb muscles. Hum Mov Sci 21(1):101–113

Witt D, Talbott N, Kotowski S (2011) Electromyographic activity of scapular muscles during diagonal patterns using elastic resistance and free weights. Int J Sports Phys Ther 6(4):322–332

Youdas JW, Arend DB, Extrom JM, Helmus TJ, Rozeboom JD, Hollman JH (2012) Comparison of muscle activation levels during arm abd. in the plane of the scapula vs PNF upper extr. Patterns. J Strength Cond Res 26(4):1058–1065

Youdas JW, Adams KE, Bertucci JE, Brooks KJ, Steiner MM, Hollman JH (2015) Magnitudes of gluteus medius muscle activation during standing hip joint movements in spiral-diagonal patterns using elastic tubing resistance. Physiother Theory Pract 27:1–8

어깨뼈와 골반
The Scapula and Pelvis

심 재 홍 옮김

목차

6.1 소개
Introduction

다리이음뼈(pelvic girdle)와 팔이음뼈(shoulder girdle)는 팔다리의 안정성과 움직임에 있어 그 기능이 비슷하지 않다.

팔이음뼈에서 어깨뼈와 빗장뼈는 하나의 단위로 함께 일을 한다. 어깨뼈의 주요 지지점은 축성 골격인 복장뼈인데 단 하나의 근육만 부착되어 있다. 팔이음뼈는 근육의 기능과 아래에 있는 가슴우리와의 적응 능력에 의존한다. 일반적인 기능에서 팔이음뼈는 체중을 부하하는 구조물이 아니다(Meyers and Lephart 2000). 어깨뼈 패턴은 팔 패턴 안에서 활성화되고(움직임이나 안정성을 위해) 모든 팔 패턴과 어깨뼈 움직임은 통합되어 나타난다.

6

다리이음뼈는 엉치뼈와 볼기뼈 또는 엉덩관절뼈(엉덩뼈)로 구성되며 척추에 직접 부착되어 주로 척추 지지물에 의존한다. 이는 체중을 부하하는 구조물이다. 골반은 그 기능이 실제로는 분리되어 있기 때문에 골반 패턴이 항상 다리 패턴에 따라 기능하는 것은 아니다.

엉치뼈는 허리뼈의 연장선으로 척추의 기능에 따라 기능을 한다. 이것은 볼기뼈의 연장으로 다리 기능에만 관여하게 된다. 볼기뼈는 분명히 다리가 연장된 것으로 각각의 다리 구성요소와 함께 효율적으로 움직인다. 엉치엉덩(SI)관절은 축성 골격과 다리 사이에서 변화한다. 따라서 다리 패턴이 볼기뼈를 통해 다리이음뼈로 이어지는 동안 골반 패턴은 엉치뼈를 통해 허리뼈로 전달된다. 다리 움직임은 체중지지나 비체중지지 여부와 상관없이 볼기뼈 동작에 의해 지지되고 보완된다. 엉치뼈는 골반 패턴에서 기능적인 역할을 한다. 볼기뼈는 다리가 함께 움직이지 않는다면 약간의 수동적 기능만을 갖고 있다. 이를 예로 든다면, 골반 패턴이 진행되자마자 구르기(rolling)를 이어나가는 것이 매우 중요하다(G. Johnson, personal communication, 1999).

6.2 적용
Applications

어깨뼈와 골반의 운동은 목, 몸통 그리고 팔다리의 치료를 위해 중요하다. 어깨뼈 근육은 목뼈와 등뼈의 기능을 조절하거나 영향을 준다. 팔의 적절한 기능을 위해선 어깨뼈의 움직임과 안정성이 모두 필요하다. 몸통과 다리의 적절한 기능을 위해선 골반의 움직임과 안정성이 필요하다.

어깨뼈와 골반의 운동은 다양한 목적을 가질 수 있다(Magareye and Jones 2003).

어깨뼈

- 어깨뼈의 움직임과 안정성을 위해 독립적으로 운동한다.
- 촉진을 위한 저항과 강조의 타이밍을 사용하여 몸통 근육을 운동한다.
- 구르기와 같은 기능적인 활동들을 운동한다.
- 목뼈의 움직임과 안정성을 촉진한다(어깨뼈와 목이 서로를 강화하기 때문에 어깨뼈의 움직임과 안정성에 주는 저항으로 촉진된다).
- 팔의 움직임과 안정성을 촉진한다(어깨뼈와 팔의 근육이 서로를 강화하기 때문에 어깨뼈의 움직임과 안정성에 주는 저항으로 촉진된다).
- 방산이나 지속적인 움직임을 통해 간접적으로 하부몸통을 치료한다.

골반

- 골반의 움직임과 안정성을 위해 운동한다.
- 몸통의 움직임과 안정성을 촉진한다.
- 구르기와 같은 기능적인 활동을 운동한다.
- 다리의 움직임과 안정성을 촉진한다.
- 방산 또는 지속적인(퍼져나가는) 움직임을 통해 간접적으로 상부몸통과 목뼈 부위를 치료한다.

6.3 기본 절차
Basic Procedures

■ 대각선 움직임 Diagonal Motion

어깨뼈와 골반 패턴은 두 대각선에서 일어난다: 앞쪽올림-뒤쪽내림 그리고 뒤쪽올림-앞쪽내림. 대각선의 움직임은 환자의 몸통 곡선을 따라 아크를 이룬다. 어깨뼈나 골반이 대각선상에서 움직일 때, 환자는 전방이나 후방으로 구르지 않아야 한다. 단지 척추에서 작은 움직임만 허용한다.

왼쪽으로 누워있는 환자의 그림을 보자(◘ 그림 6.1). 현재 12시 위치가 환자의 머리쪽으로, 6시 위치가 발쪽으로 향하며, 3시 위치는 전방으로, 9시 위치는 후방으로 위치한 시계를 상상해보자. 오른쪽 어깨뼈 또는 골반이 움직일 때 앞쪽올림은 1시 방향이고 뒤쪽내림은 7시 방향이다. 뒤쪽올림은 11시 방향이고 앞쪽내림은 5시 방향이다 (◘ 그림 6.1).

이제 오른쪽으로 누워있는 환자를 상상해 보자. 12시 위치는 여전히 머리를 향해 있으나 3시 위치는 후방으로, 9시 위치는 전방에 있다. 왼쪽 어깨뼈 또는 골반이 움직일 때 앞쪽올림은 11시 방향이고 뒤쪽내림은 5시 방향이다; 뒤쪽올림은 1시 방향이고 앞쪽내림은 7시 방향이다. 이 장에서 우리는 환자의 왼쪽 어깨뼈나 골반에서 수행되는 모든 패턴을 보여주고 있다. 언급된 모든 사항은 왼쪽 어깨뼈 또는 왼쪽 골반의 움직임에 대한 것이다.

■ 환자의 자세 Patient Position

기본적인 어깨뼈와 골반 패턴은 환자가 치료테이블에 옆으로 누워있는 상태에서 설명된다. 다른 위치에서 이러한 패턴을 사용하는 방법은 이후 장에서 설명된다.

이 과정은 환자가 안정적으로 옆으로 누운자세에서 시작되며, 활동적으로 최적의 결과를 얻는데 필요한 만큼 엉덩이와 무릎을 구부린다.

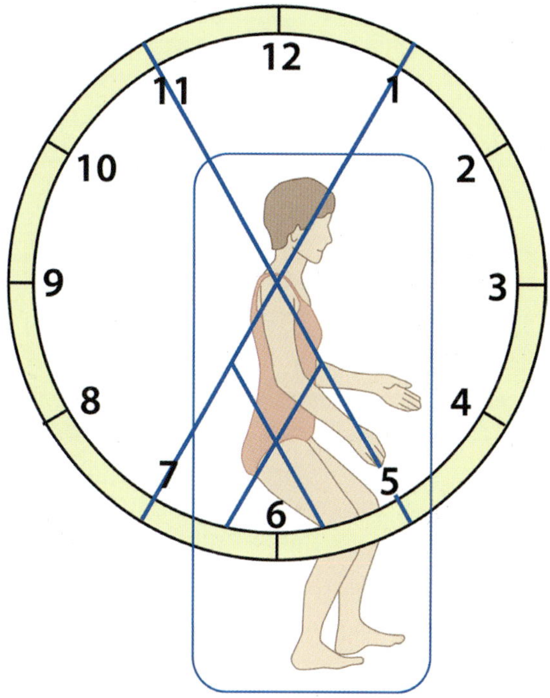

◘ 그림 6.1 어깨뼈와 골반의 대각선 움직임.

환자의 등은 치료테이블 가장자리에 가깝도록 위치해야 한다. 환자의 척추는 정상적인 정렬을 유지하게 하고, 머리와 목은 구부러지거나 펴지지 않도록 가능한 중립자세를 유지하도록 한다. 환자의 머리는 측면으로 구부러짐을 피하면서 척추와 선이 일치하도록 한다.

어깨뼈 또는 골반 패턴을 시작하기 전에 두 대각선의 선이 교차하는 중간 위치에 어깨뼈 또는 골반을 두도록 한다. 어깨뼈는 돌림되지 않아야 하며 오목위팔 복합체는 전후방 정중선에 위치해야 한다. 골반은 전방경사와 후방경사 사이의 중간에 있어야 한다. 골반이 돌림된다면 무릎 사이에 베개를 사용할 수 있다. 이런 정중선 위치에서 어깨뼈나 골반은 패턴의 연장된 범위로 이동할 수 있다.

■ 치료사의 자세 Therapist Position

치료사는 환자의 뒤에 서서 어깨뼈 또는 골반의 대각선상을 향하며 팔과 손은 움직임에 맞춰 나란

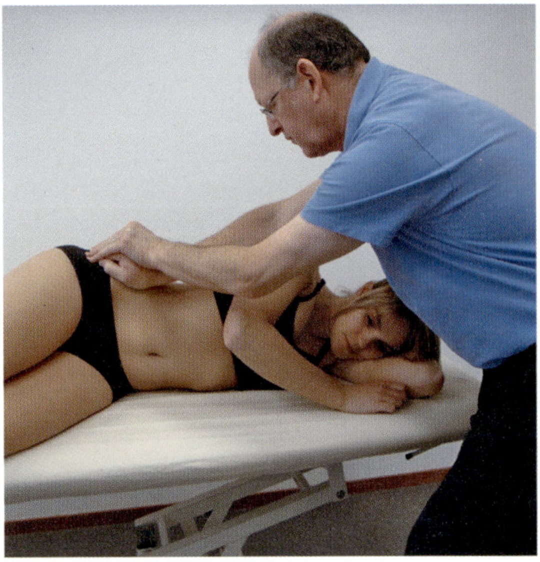

■ 그림 6.2 다른 자세: 치료사가 환자의 앞에 있다(골반의 앞쪽올림).

히 놓는다. 이 장에서 설명하는 모든 잡는 방법은 치료사가 이러한 자세에 있다고 가정한 것이다.

다른 자세로는 환자가 치료테이블의 가장자리를 향하여 눕도록 한다. 치료사는 선택된 대각선상에서 환자 앞에 선다. 환자의 신체에 손을 놓는 위치는 그대로 유지되지만, 잡는 방법은 치료사의 손에서 다른 부분을 사용한다(■ 그림 6.2).

어깨뼈와 골반 패턴은 매트에 누워있는 환자에게도 적용할 수 있다. 이런 자세에서 치료사는 환자 앞이나 뒤에서 매트에 무릎을 꿇어야 한다. 체중 이동은 발뒤꿈치에 앉은 자세(무릎 꿇고 내려가기)에서 부분적으로 또는 완전히 세워준 무릎 꿇은 자세(무릎 꿇고 올라가기)로 이동하여 수행된다.

■ 잡는 방법 Grips

잡는 방법은 도수접촉의 기본 절차에 따라 움직임의 반대 방향이다. 이 부분에서는 환자가 옆으로 누워 있고 치료사가 환자의 뒤에 서 있을 때 두 손을 사용한 잡는 방법에 대해 설명한다. 이러한 잡기 방법은 치료사나 환자의 자세가 변경될 때 바뀌어지며, 치료사는 다른 한손으로 다른 패턴이나 팔다리를 조절하는 동안 한손만을 사용해야 될 경우에도 약간의 변화가 필요하다.

■ 저항 Resistance

저항의 방향은 환자 신체의 윤곽을 따르는 아크가 된다. 치료사의 손과 팔의 각도는 어깨뼈 또는 골반에서 대각선 움직임의 아크에 따라 움직여질 때 변화된다(■ 그림 6.3).

어깨뼈의 돌림에 대한 저항은 아래각이 척추 방향으로 움직이거나 반대 방향(척추에서 멀어지는 방향)으로 움직이도록 하는 저항에 의해 주어진다. 신체 윤곽 아크의 결과에 따라 저항의 방향은 끊임없이 바뀐다. 이러한 최소한의 변화는 능숙한 대각선 움직임을 이끌어낸다.

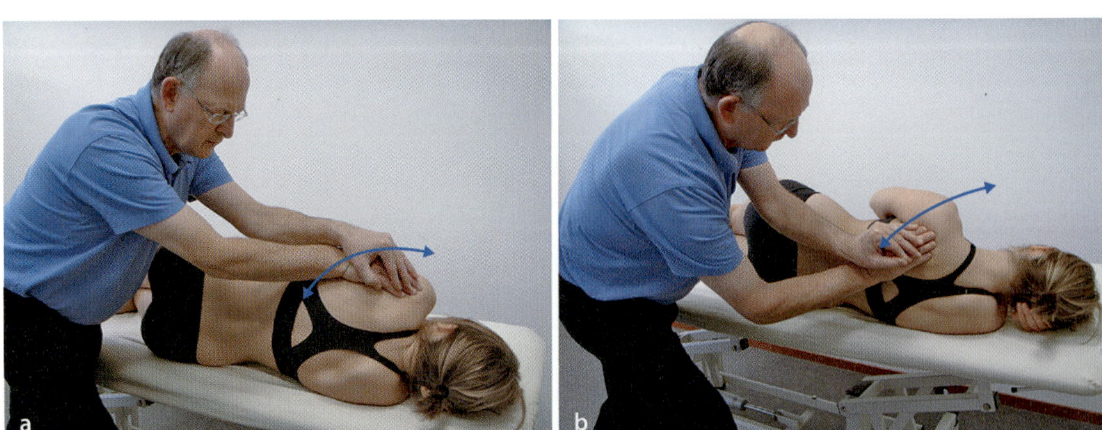

■ 그림 6.3 **a,b** 저항의 방향은 아크를 이룬다(어깨뼈 뒤쪽내림).

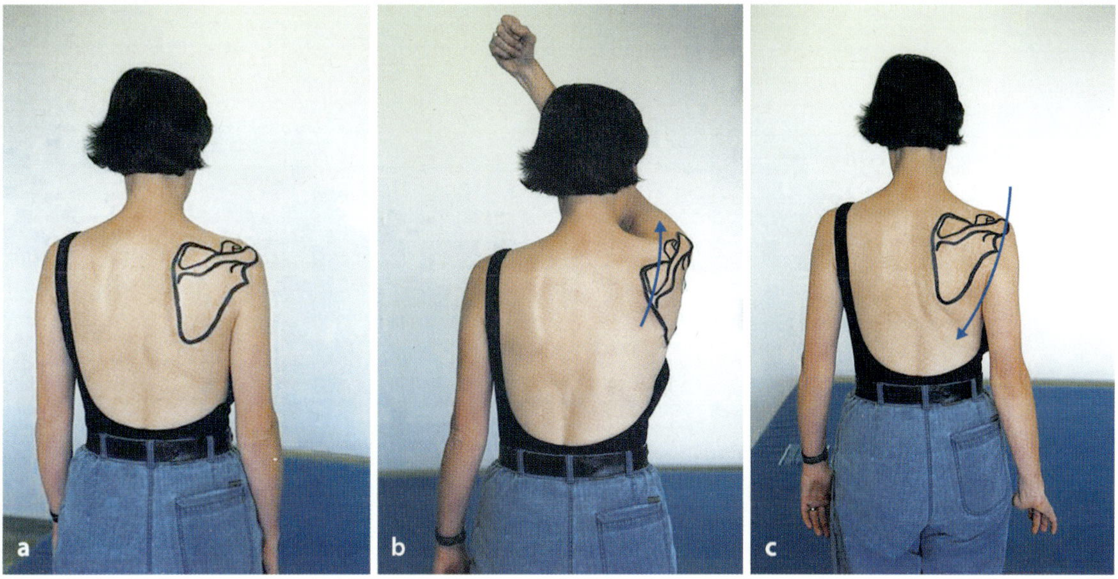

■ 그림 6.4 어깨뼈의 대각선: 앞쪽올림/뒤쪽내림. **a** 중립 위치. **b** 앞쪽올림. **c** 뒤쪽내림.

6.4 어깨뼈의 대각선
Scapular Diagonals

6.4.1 특정 어깨뼈 패턴
Specific Scapular Patterns

어깨뼈 패턴은 환자가 치료테이블, 매트에 눕고 앉거나 선자세에서도 적용할 수 있다. 위팔뼈는 어깨뼈가 움직일 때 자유롭게 움직일 수 있다. 옆으로 누운자세(그림)는 어깨뼈의 움직임을 자유롭게 하고 몸통 활동의 강화에 용이하다. 주요 근육 구성은 다음과 같다(Kendall and McCreary 2005를 기반으로 추정).

어깨뼈의 움직임	
움직임	**근육: 주요한 구성요소**
앞쪽올림	어깨 올림근, 마름근, 앞톱니근
뒤쪽내림	앞톱니근(하부), 넓은등근, 아래등세모근
뒤쪽올림	등세모근, 어깨올림근, 마름근
앞쪽내림	마름근, 앞톱니근 아래섬유, 큰가슴근과 작은가슴근

앞쪽올림과 뒤쪽내림(■ 그림 6.4a–c)
Anterior Elevation and Posterior Depression

치료사는 환자의 머리 방향을 바라보고 환자 뒤에 선다.

앞쪽올림(■ 그림 6.4b 그리고 6.5)
Anterior Elevation

■ **잡는 방법** Grips

손가락을 컵 형태로 오목위팔 관절과 어깨뼈봉우리의 전면에 한손을 놓는다. 다른 한손은 첫 번째 손을 덮고 유지한다. 손바닥이 아닌 손가락으로 접촉한다.

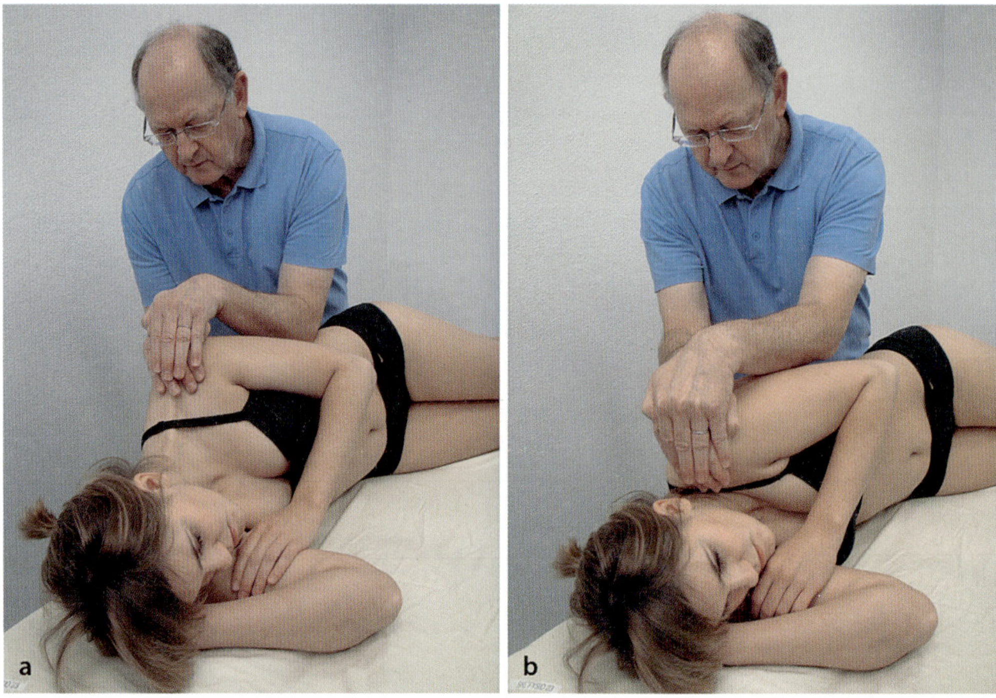

그림 6.5 **a,b** 어깨뼈 앞쪽올림의 저항.

■ 늘어난 (시작) 자세(그림 6.5a) Elongated Position

어깨뼈 전체를 아래로 당기고 아래각은 척추쪽으로 돌림되어야 하므로 아래 등뼈 방향인 뒤로 당긴다(뒤쪽내림). 오목위팔 복합체는 신체의 중심 전후방선(이마중앙면)의 뒤쪽에 위치하는지 확인한다. 목의 앞쪽 근육이 긴장되는 것을 보고 느껴야 한다. 환자의 머리가 들릴 정도로 당겨서는 안된다. 어깨뼈에 지속적인 압박으로 환자가 뒤로 돌거나 척추가 한 분절을 중심으로 돌림되지 않아야 한다.

■ 구두지시 Command

"어깨를 코 있는 위쪽 방향으로 으쓱하세요."
"당기세요."

■ 움직임 Movement

어깨뼈는 대략적으로 환자의 코를 겨냥한 선을 따라 앞쪽과 위쪽으로 움직인다. 아래각은 척추에서 멀어지도록 움직인다(그림 6.4b).

■ 신체 역학 Body Mechanics

환자의 귀와 일직선이 되도록 다리를 앞뒤로 벌린 자세를 취하고 대략 환자의 허리 뒤에 선다. 팔은 편안하게 유지하고 체중을 뒤쪽에서 앞쪽 다리로 이동하면서 몸으로 저항을 주도록 한다.

■ 저항 Resistance

저항의 선은 환자의 신체 곡선을 따라 아크를 그린다. 돌림 요소에 저항주기 위해 치료사는 척추 방향의 아래각으로 저항을 준다. 팔꿈치를 낮추고 아래팔이 환자의 등과 평행한 상태에서 시작한다. 패턴이 끝나면 팔꿈치는 펴지고 치료사는 위로 올라간다.

■ 끝 자세(그림 6.5b) End Position

어깨뼈는 환자의 코에 가까워지도록 어깨뼈봉우

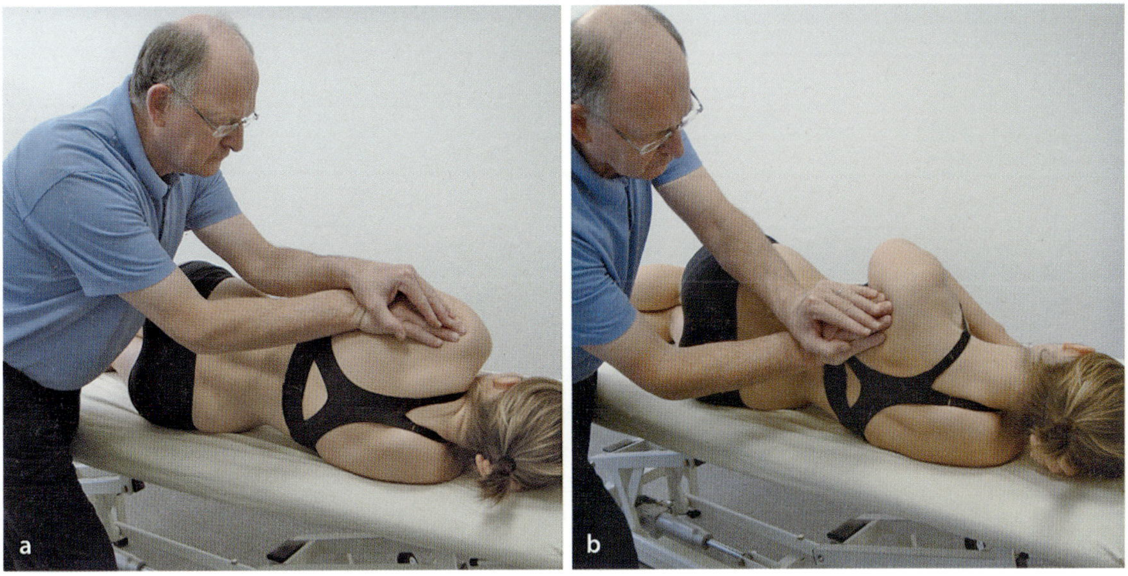

▣ 그림 6.6 **a,b** 어깨뼈 뒤쪽내림의 저항.

리와 함께 위와 앞으로 움직인다. 이때 아래각은 척추에서 멀어지다. 끝 자세에서 근 활동은 어깨뼈를 이 방향으로 움직이게 한다. 어깨뼈 뒤당김근과 내림근은 팽팽하게 긴장하게 된다.

■ 기능적 활동 Functional Activities

이러한 어깨뼈 패턴은 앞으로 구르기, 몸 앞쪽으로 손뻗기, 그리고 보행과 관련된 단계를 촉진시킨다. 동측의 말기 디딤기와 반대측의 흔듦기는 이 패턴과 연관되어 있다.

뒤쪽내림(▣ 그림 6.4c 그리고 6.6) Posterior Depression

■ 잡는 방법 Grips

한손은 다른 한손 바로 위에 놓고(머리쪽으로) 어깨뼈의 안쪽모서리와 아래각에 따라 손의 뒤꿈치 부위를 놓는다. 손가락은 어깨뼈봉우리 방향을 가리키도록 하여 어깨뼈에 둔다. 어깨뼈가시 아래(꼬리쪽으로)에 모든 압력을 유지한다.

■ 늘어난 (시작) 자세(▣ 그림 6.6a) Elongated Position

어깨뼈가시 아래의 뒤쪽 근육이 팽팽하게 긴장되는 것을 느끼고 확인될 때까지 아래각이 척추에서 멀어지도록 어깨뼈를 위와 앞으로(앞쪽올림) 밀어준다. 지속적인 압박으로 인해 환자가 앞으로 구르거나 척추가 과도하게 돌림되지 않아야 한다.

■ 구두지시 Command

"어깨뼈를 나에게로 내려 밀어주세요."

"미세요."

■ 움직임 Movement

어깨뼈는 아래(꼬리)와 뒤(모음), 아래 등뼈 방향으로 움직이며, 아래각은 척추 방향으로 돌림된다.

■ 치료사 위치와 신체 역학 Therapist Position and Body Mechanics

치료사의 자세는 앞쪽올림 패턴과 같다. 신체를 바로 세우고 다리를 앞뒤로 벌린 자세에서 아래팔이 저항선과 평행하게 유지되도록 팔꿈치를 구부

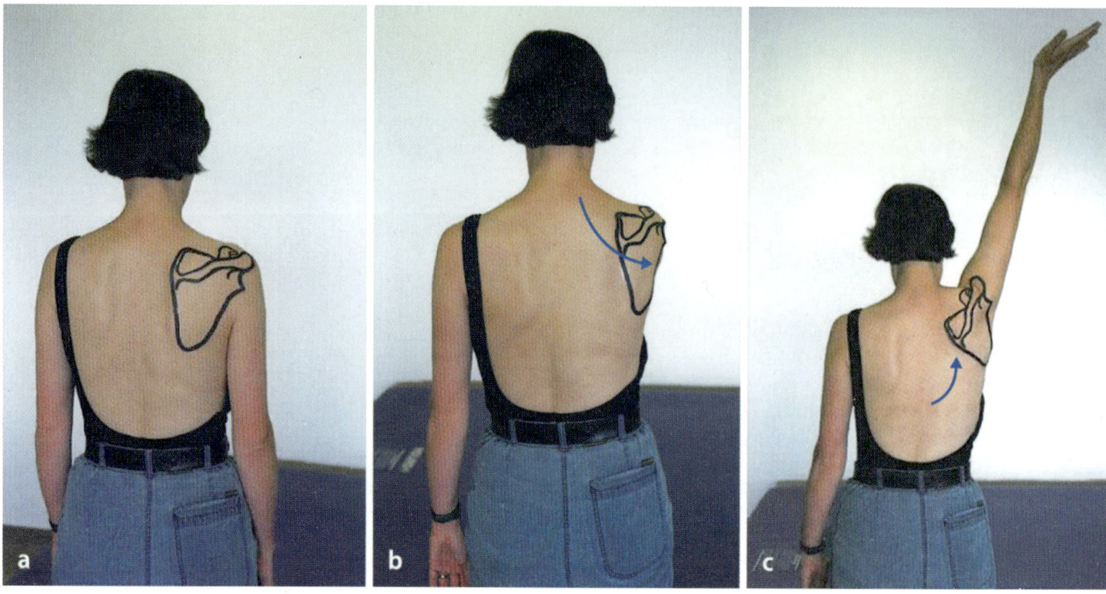

■ 그림 6.7 어깨뼈의 대각선: 앞쪽내림/뒤쪽올림. **a** 중립 위치. **b** 앞쪽내림. **c** 뒤쪽올림.

린다. 움직이는 동안 체중을 뒷발로 옮기고 환자의 어깨뼈가 아래와 뒤로 움직일 때 팔꿈치가 내려가도록 한다(■ 그림 6.6b).

■ 저항 Resistance

저항의 선은 환자의 신체 곡선을 따라 아크를 그린다. 돌림 요소의 저항을 위해 치료사는 척추에서 멀어지는 방향으로 아래각에 저항을 준다. 어깨뼈는 환자의 코가 있는 위 방향으로 들어 올려지면서 시작한다. 어깨뼈가 전후방 정중선을 향해 움직일 때 저항은 지지된 테이블과 거의 평행하게 앞으로 준다. 움직임이 끝나는 시점에서 저항은 척추에서 멀어지는 돌림에 대한 저항과 함께 천장 방향의 앞과 위로 준다.

■ 끝 자세(■ 그림 6.6b) End Position

어깨뼈는 몸통 중심 전후방선의 뒤쪽으로 오목위팔 복합체와 함께 내림과 뒤당김된다. 안쪽모서리는 평평하게 놓여야 하며 돌출되지 않도록 해야 한다.

■ 기능적 활동 Functional Activities

이러한 어깨뼈 패턴은 몸통 폄, 뒤로 구르기, 걷는 동안 목발의 사용, 곧은 몸통으로 밀어 올리기를 활성화한다. 환자가 휠체어에서 침대로 이동할 때는 어깨뼈의 앞쪽내림을 사용할 가능성이 더 크다.

앞쪽내림과 뒤쪽올림(■ 그림 6.7) Anterior Depression and Posterior Elevation

치료사는 환자의 엉덩이(오른쪽) 밑바닥을 향하도록 환자의 머리 뒤에 선다.

앞쪽내림(■ 그림 6.7b 그리고 6.8) Anteror Depression

■ 잡는 방법 Grips

어깨뼈의 가쪽모서리(겨드랑이)를 손가락으로 고정하고 몸의 뒤쪽으로 한손을 둔다. 다른 한손으로는 큰가슴근의 겨드랑이 가장자리와 부리돌기의 앞쪽으로 고정시킨다. 양손의 손가락은 반대 엉덩

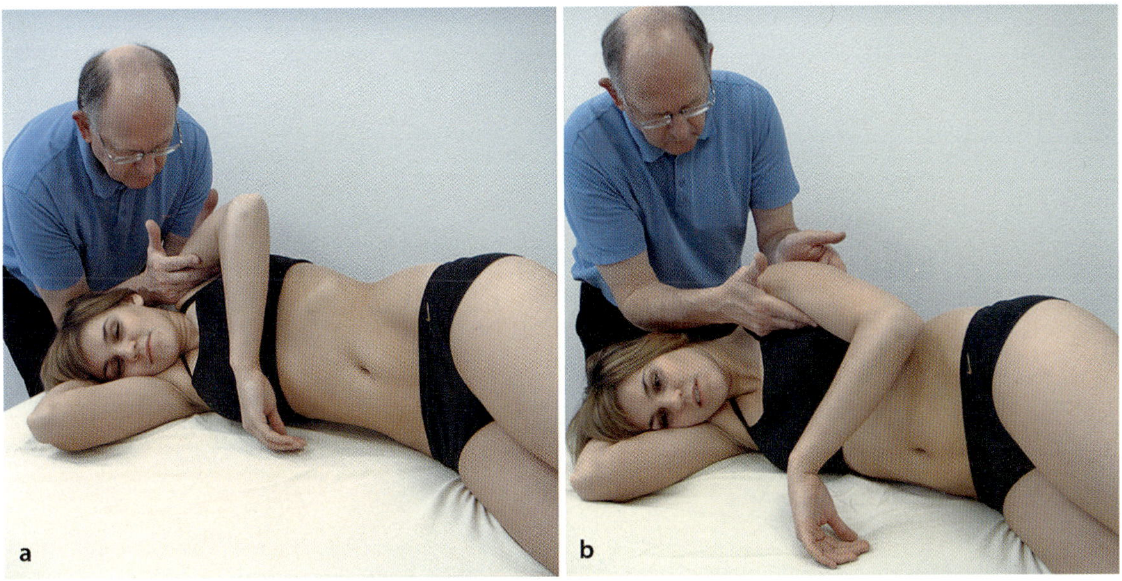

■ 그림 6.8 **a,b** 어깨뼈 앞쪽내림의 저항.

뼈를 가리키며 팔은 같은 방향으로 정렬시킨다.

■ 늘어난 (시작) 자세(■ 그림 6.8a) Elongated Position

어깨뼈 전체를 미리 뒤쪽 중간을 향해(뒤쪽올림) 위와 뒤로 끌어올린다. 오목위팔 복합체는 신체의 중심 전후방선(이마면 중앙)의 뒤쪽에 위치하는지 확인한다. 같은쪽 갈비뼈에서 반대쪽 골반까지 복부 부위가 팽팽하게 긴장되는지 확인하고 느껴야 한다. 어깨뼈에 지속적인 압박으로 환자가 뒤로 돌거나 척추가 한 분절을 중심으로 돌림되지 않아야 한다.

■ 구두지시 Command

"어깨뼈를 배꼽 쪽으로 당기세요." "당기세요."

■ 움직임 Movement

어깨뼈는 반대쪽 앞엉덩뼈 능선을 겨냥한 선을 따라 아래와 앞으로 움직인다. 어깨뼈의 아래각은 척추에서 앞쪽으로 움직인다.

■ 신체 역학 Body Mechanics

아래의 엉덩관절 방향을 바라보며 환자의 머리 뒤에 선다. 팔과 다리는 약간 구부린다. 움직임이 일어나는 동안 거의 바로 세운 자세로 움직임이 끝날 때까지 점진적으로 펴준다. 뒤쪽 다리에서 앞쪽 다리로 이동되면서 체중으로 저항하도록 한다.

■ 저항 Resistance

저항은 환자의 신체 곡선을 따른다. 패턴의 끝에서는 환자의 가슴 전방과 평행하게 들어올린다.

■ 끝 자세(■ 그림 6.8b) End Position

어깨뼈는 앞으로 돌림되고, 내림과 벌림된다. 오목위팔 복합체는 신체의 중심 전후방선의 앞쪽에 위치한다.

■ 기능적 활동 Functional Activities

앞으로 구르기, 앞으로 손뻗기, 스포츠 활동에서 공 던지기, 양말과 신발을 벗기 위해 발 아래로 손뻗기.

6

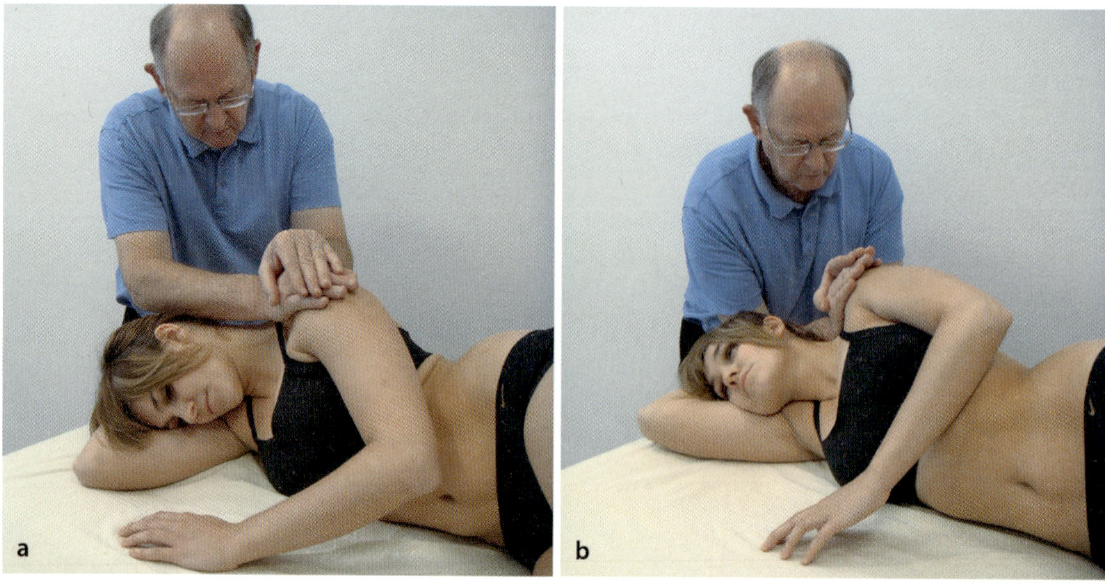

◘ 그림 6.9 a,b 어깨뼈 뒤쪽올림의 저항.

뒤쪽올림(◘ 그림 6.7c 그리고 6.9) Posterior Elevation

▪ 잡는 방법 Grips

어깨뼈가시(위쪽으로) 위에 있으면서 위등세모근의 뒤쪽에 손을 놓는다. 척추와 첫 번째 갈비뼈의 접합부에서 멀리 두기 위해 필요에 따라 손을 겹친다.

▪ 늘어난 (시작) 자세(◘ 그림 6.9a) Elongated Position

어깨뼈를 반대쪽 엉덩뼈를 향해 아래와 앞으로 돌리고(앞쪽내림) 위등세모근이 팽팽하게 긴장되는 것을 느낄 때까지 아래각을 척추 방향으로 움직인다. 환자의 머리가 들릴 정도로 밀지 않는다. 지속적인 압박으로 인해 환자가 앞으로 구르거나 척추가 한 분절을 중심으로 돌림되지 않아야 한다.

▪ 구두지시 Command

"어깨를 위로 으쓱하세요."

"미세요."

▪ 움직임 Movement

아래각을 척추에서 멀어지도록 돌림시키며 환자의 머리 위쪽 중간을 겨냥한 선으로 어깨뼈를 으쓱하고(머리로) 뒤로(모음) 움직인다. 오목위팔 복합체는 뒤로 움직이고 위로 돌림된다.

▪ 신체 역학 Body Mechanics

치료사의 자세는 앞쪽내림과 같은 자세이다. 다리를 앞뒤로 벌린 자세에서 거의 바르게 선다. 시작에서는 팔꿈치가 거의 펴지고 손목과 같은 높이에 있다. 움직이는 동안 무릎을 약간 구부리면서 체중을 앞쪽에서 뒤쪽 발로 이동한다. 움직임이 끝나면 아래팔이 저항선과 평행하도록 팔꿈치를 구부리고 팔꿈치가 손목보다 낮아진다.

▪ 저항 Resistance

저항은 환자의 신체 곡선을 따른다. 저항은 실제로 치료사의 팔과 손으로 전달된 치료사의 체중이동에서 나온다. 패턴이 끝나면 어깨뼈는 가슴주위로 이동하고 환자의 머리 위에서 멀어진다.

■ 끝 자세(◘ 그림 6.9b) End Position

어깨뼈는 올림과 모음되며 오목위팔 복합체는 신체의 중심 전후방선의 뒤쪽에 위치한다.

■ 기능적 활동 Functional Activities

뒤로 움직이기, 어떤 것을 던지기 전에 손을 뻗기, 셔츠를 입는 것은 이러한 어깨뼈의 움직임을 보여주는 활동이다.

> **기억해야 할 점**
>
> - 완전한 어깨뼈 패턴을 수행하는데 몸통은 구르거나 돌림되지 않도록 한다.
> - 오목위팔 복합체는 어깨뼈 패턴의 일부이다. 위팔뼈는 움직이는 동안 자유로워야 한다.

6.4.2 어깨뼈 패턴의 특정 사용법 Specific Uses for Scapular Patterns

- 움직임과 안정성을 위해 어깨뼈를 운동시킨다 (◘ 그림 6.10).
- 몸통 근육을 운동시킨다:
  - 강조의 타이밍을 사용하여 몸통 근육이 수축하는 것을 느끼고 확인될 때까지 시작 범위에서 어깨뼈의 움직임을 유지한다.
    이런 경우 어깨뼈와 몸통의 움직임 모두에 저항을 주도록 어깨뼈의 저항을 변경한다.
  - 어깨뼈 가동범위 끝에서 안정적 수축으로 어깨뼈를 "고정"하고 반복적인 수축으로 몸통을 운동한다.
  - 협응력을 훈련하고 어깨뼈와 몸통 근육의 피로를 예방하거나 줄이기 위해 길항근의 반전 기법을 적용한다.
- 구르기와 같은 기능적 활동을 운동시킨다:
  - 어깨뼈와 몸통의 근육을 훈련시킨 후 치료사는 앞이나 뒤로 구르는 것과 같은 기능적인 활동으로 그들의 활동을 넓혀줄 수 있다 (▶단락 11.4.1).
    "앞으로 구르세요"와 같은 움직임에 대한 구두지시를 주고 안정화된 어깨뼈를 손잡이처럼 사용하여 기능적 활동에 저항을 준다.
  - 기능적 활동의 반복적인 근수축은 활동에 대한 학습과 이를 수행하는 신체 능력 모두를 강화할 수 있다.

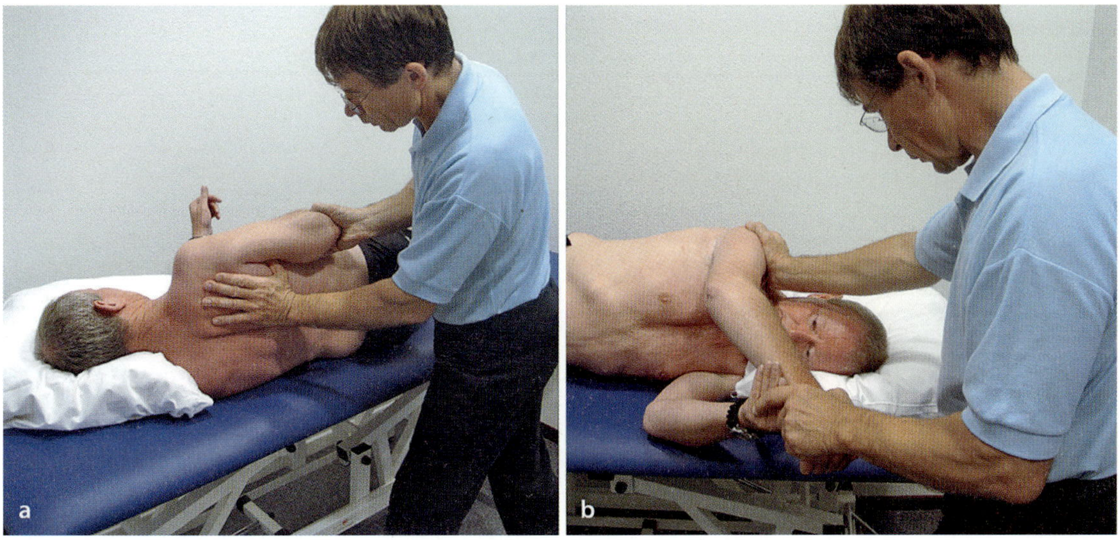

◘ 그림 6.10 오른쪽 편마비 환자. **a** 어깨뼈(뒤쪽내림)와 팔 움직임의 조합. **b** 어깨뼈(앞쪽올림)와 팔 움직임의 조합.

6

- 목뼈를 촉진시킨다:
  - 목의 움직임과 안정성을 촉진한다. 어깨뼈와 목 근육이 서로를 강화시키기 때문에 목뼈의 움직임이나 안정화를 목적으로 어깨뼈에 저항을 줄 수 있다.
  - 어깨뼈 뿐만아니라 머리에도 동시에 저항을 줄 수 있다. 목적이 움직임인지 또는 안정화 수축이 필요한지에 따라 저항은 달라질 수 있다.
  - 가동범위를 늘리는 목적으로 관련된 근육의 신장을 위해 목뼈를 안정시키고 적절한 어깨뼈의 움직임에 저항을 준다. 치료의 목적에 따라 수축-이완 또는 유지-이완 기법을 사용한다.
- 팔의 움직임과 안정성을 촉진시킨다: 어깨뼈와 팔 움직임의 상호간 영향(어깨뼈에 움직임이나 안정화에 대한 저항은 팔의 움직임이나 안정화를 촉진하는데 필요하다; ▣ 그림 6.10):
  - 어깨뼈 올림 패턴은 팔 굽힘 패턴과 함께 일어난다.
  - 어깨뼈 내림 패턴은 팔 폄 패턴과 함께 일어난다.
- 방산을 통해 간접적으로 아래 몸통을 치료한다. 원하는 아래 몸통 근육의 수축을 느끼고 확인될 때까지 안정화나 등척성 어깨뼈 패턴에 지속적으로 최대 저항을 준다.

기억해야 할 점

- 어깨뼈 패턴은 척추에도 직접적으로 작용한다.
- 구르기를 위해 어깨뼈 패턴을 적용할 때 어깨뼈는 구르기 운동을 할 수 있도록 손잡이 같은 역할을 하게 된다.

6.5 골반의 대각선
Pelvic Diagonals

6.5.1 특정 골반 패턴
Specific Pelvic Patterns

골반은 몸통의 일부이므로 골반 패턴의 가동범위는 아래 척추의 움직임 정도에 의해 결정된다. 만약 허리 굽힘이나 폄이 크게 증가하지 않는다면 골반 패턴을 몸통과 분리하여 치료할 수 있다.

생체역학적으로 골반은 척추와 연결되어 있기 때문에 척추의 움직임 없이 골반을 움직이는 것은 불가능하다. 골반 패턴을 사용할 때 척추는 작은 움직임만이 허용된다.

골반 패턴은 환자가 누워있거나, 앉거나, 네발기기, 또는 서있을 때 적용할 수 있다. 움직이는 쪽은 체중지지가 되지 않아야 한다. 옆으로 누운자세(그림)는 골반의 움직임을 자유롭게 하고 몸통과 다리의 강화에 용이하다.

주요 움직임과 근육 구성은 다음과 같다 (Kendall and McCready 2005).

움직임	근육: 주요한 구성요소
앞쪽올림	배속빗근, 배바깥빗근
뒤쪽내림	반대측 배속빗근과 배바깥빗근
뒤쪽올림	동측 허리네모근, 동측 넓은등근, 허리엉덩갈비근과 등가장긴근
앞쪽내림	반대측 허리네모근, 허리엉덩갈비근과 등가장긴근(반대측)

앞쪽올림과 뒤쪽내림
Anterior Elevation and Posterior Depression

치료사는 환자의 어깨 아래(오른쪽)를 바라보며 환자 뒤에 선다.

앞쪽올림(◘ 그림 6.11b 그리고 6.12, 그림 12.27e, f 그리고 12.28a, b 참조) Anterior Elevation

■ 잡는 방법 Grips

한 손의 손가락은 정중선 바로 앞쪽에 있는 엉덩뼈의 능선 주위를 잡는다. 다른 손은 먼저 놓은 손 위에 겹친다.

■ 늘어난 (시작) 자세(◘ 그림 6.12a) Elongated Position

골반의 능선을 뒤쪽내림 방향으로 뒤와 아래로 당긴다. 골반은 등쪽 볼록한 아크를 따라 뒤와 아래로 움직인다(◘ 그림 6.11). 엉덩뼈 능선에서 반대쪽 갈비우리까지 뻗어 있는 조직이 팽팽하게 긴장되는지 확인하고 느낀다. 지속적인 압박으로 인해 환자가 뒤로 구르거나 척추가 한 분절을 중심으로 돌림되지 않아야 한다.

■ 구두지시 Command

"골반을 위로 올리세요."
"당기세요."

■ 움직임 Movement

골반은 아크 움직임에 따라 약간의 후방경사와 함께 위와 앞으로 움직인다.

골반이 움직이는 측면(옆굽힘)에서 몸통의 앞쪽에 단축이 있다. 동시에 반대쪽에선 연장된다.

■ 신체 역학 Body Mechanics

신체를 바로 세우고 다리를 앞뒤로 벌린 자세로 환자의 허벅지 정도에서 반대쪽 어깨를 향하여 선다. 엉덩뼈 능선을 아래와 뒤로 당기기 위해 무릎과

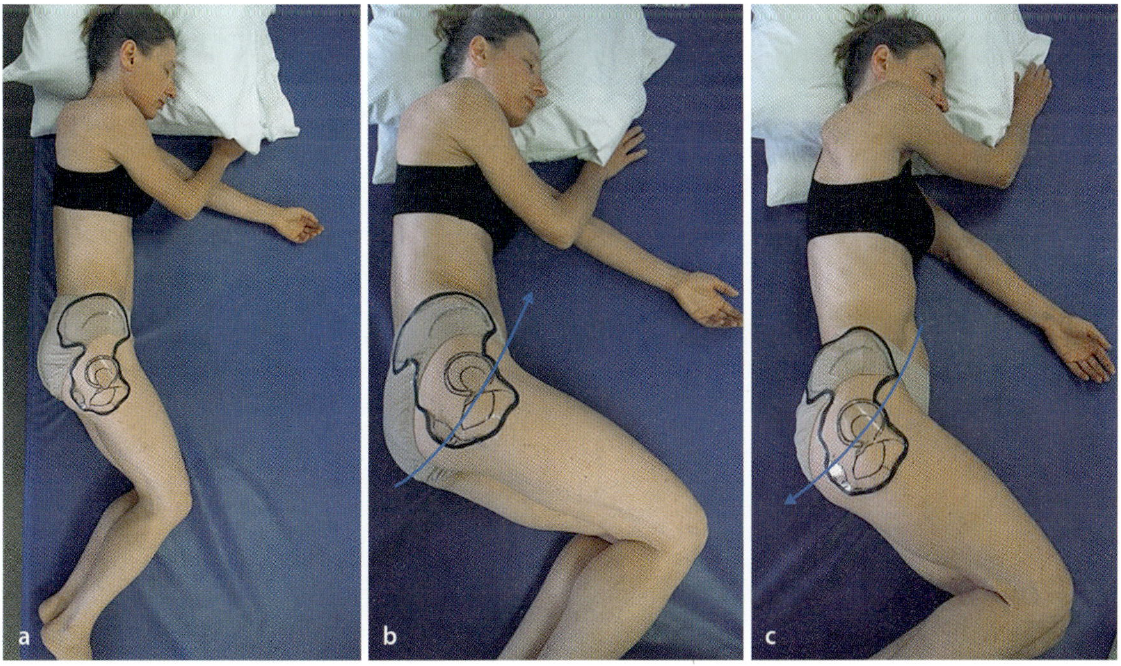

◘ 그림 6.11 골반의 대각선. **a** 중립 위치. **b** 앞쪽 올림. **c** 뒤쪽 내림.

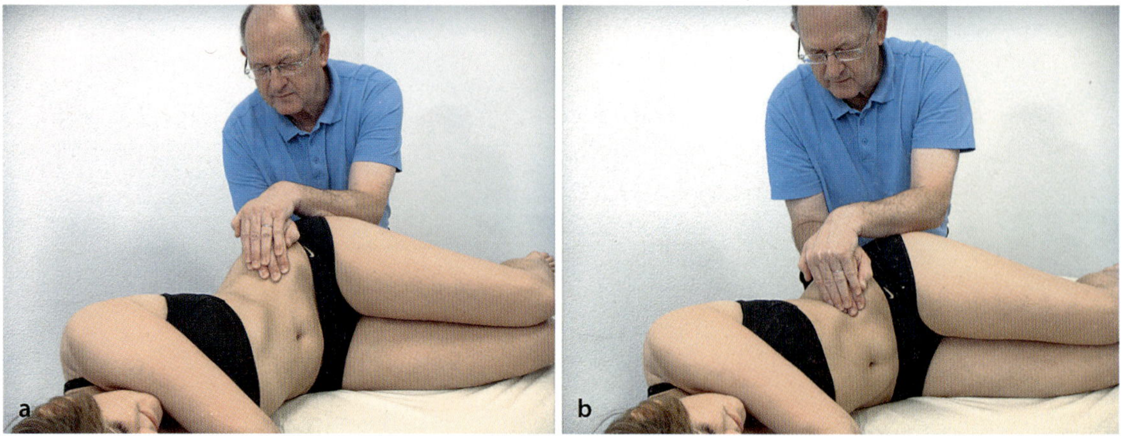

▣ 그림 6.12 a,b 골반 앞쪽올림의 저항.

팔꿈치를 구부린 상태에서 시작한다. 움직임이 진행됨에 따라 팔꿈치와 무릎이 펴지고 뒤에서 앞발로 체중이동한다.

■ 저항 Resistance

저항의 선은 환자의 신체를 따라 곡선을 그린다. 골반을 치료사의 뒤쪽 방향과 테이블 쪽 아래로 당겨 시작한다. 골반이 중간위치로 이동하면서 저항선은 거의 일직선으로 돌아간다. 움직임의 끝에서 저항은 천장 방향을 향하도록 준다.

■ 끝 자세(▣ 그림 6.12b) End Position

골반은 약간의 후방경사가 증가하며 아래쪽 어깨 방향인 위(올림)와 전방(앞쪽)을 향해 있다. 몸통의 윗면(왼쪽)은 짧아지고 허리뼈의 전만에는 변화가 없으며 옆으로 굽힘된다.

■ 기능적 활동 Functional Activities

이 움직임은 보행에서 흔듦기의 일부와 앞으로 구르기에서 볼 수 있다.

뒤쪽내림(▣ 그림 6.11c, e 그리고 6.13) Posterior Depression

■ 잡는 방법 Grips

궁둥뼈결절에 한손의 뒤꿈치 부위를 올려놓는다. 다른 손은 겹쳐올리고 보강하여 고정시킨다. 양손의 손가락은 전방 대각선을 향하도록 한다.

■ 늘어난 (시작) 자세(▣ 그림 6.13a) Elongated Position

궁둥뼈결절을 위와 앞으로 밀어서 엉덩뼈 능선을 반대쪽 갈비뼈우리에 가까워 지도록 아래로 내려준다(앞쪽올림). 지속적인 압박으로 인해 환자가 앞으로 구르거나 척추가 한 분절을 중심으로 돌림되지 않아야 한다. 골반은 배쪽의 볼록한 아크를 따라 배쪽과 위로 움직인다(아크 참조, ▣ 그림 6.11).

■ 구두지시 Command

"제 손에 앉아보세요." "미세요."

■ 움직임 Movement

골반은 아크를 그리며 아래와 뒤로 움직인다. 허리뼈 전만에는 변화없이 골반이 움직이는 측면의 몸통이 연장된다.

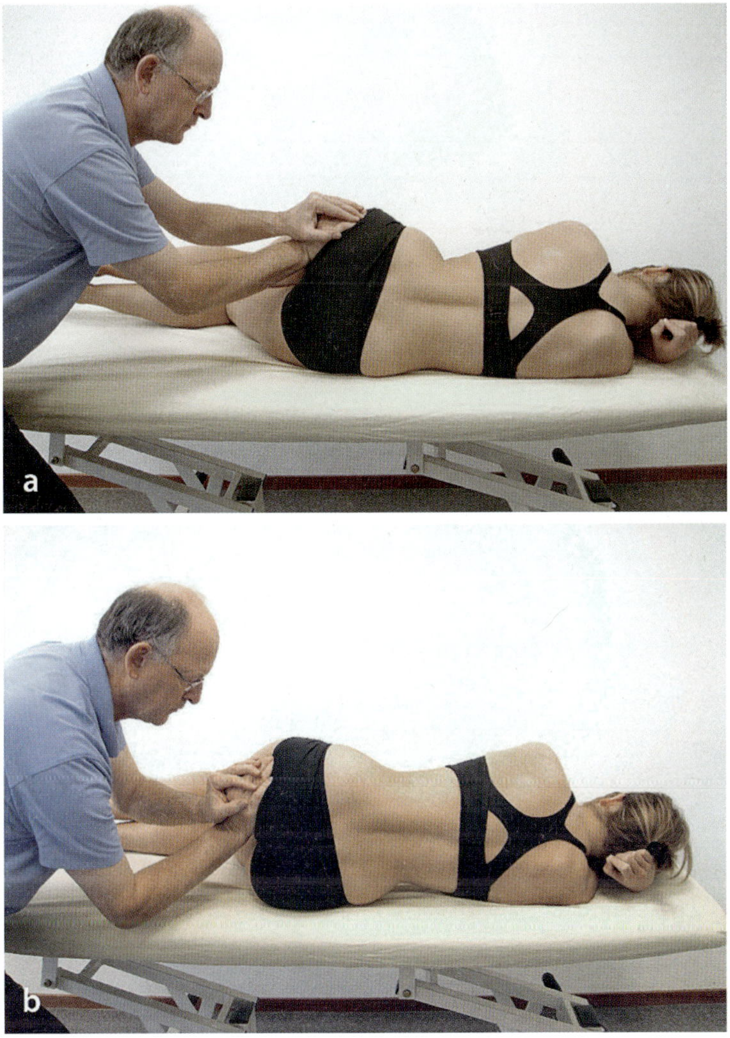

그림 6.13 **a,b** 골반 뒤쪽내림의 저항.

신체 역학 Body Mechanics

치료사는 앞쪽올림의 패턴에서와 같은 위치에 있다. 팔꿈치를 펴고 다리를 앞뒤로 벌려 신체를 바로 세운 자세로 선다. 환자의 골반이 아래 방향으로 움직일 때 치료사의 팔꿈치는 구부리고 체중은 앞에서 뒷발로 이동한다.

저항 Resistance

대각선의 앞 방향(앞쪽과 머리쪽)으로 밀어주는 동안 저항은 항상 궁둥뼈결절 위에 있다.

끝 자세(그림 6.13b) End Position

골반은 약간의 전방경사되어 아래와 뒤(후방)에 있다. 몸통의 윗면(왼쪽)은 허리뼈의 전만에 변화 없이 연장된다.

기능적 활동 Functional Activities

우리는 말기 디딤기 활동, 점프하기, 계단 오르거나 내려가기, 한발 높이 딛기에서 이 움직임을 볼 수 있다.

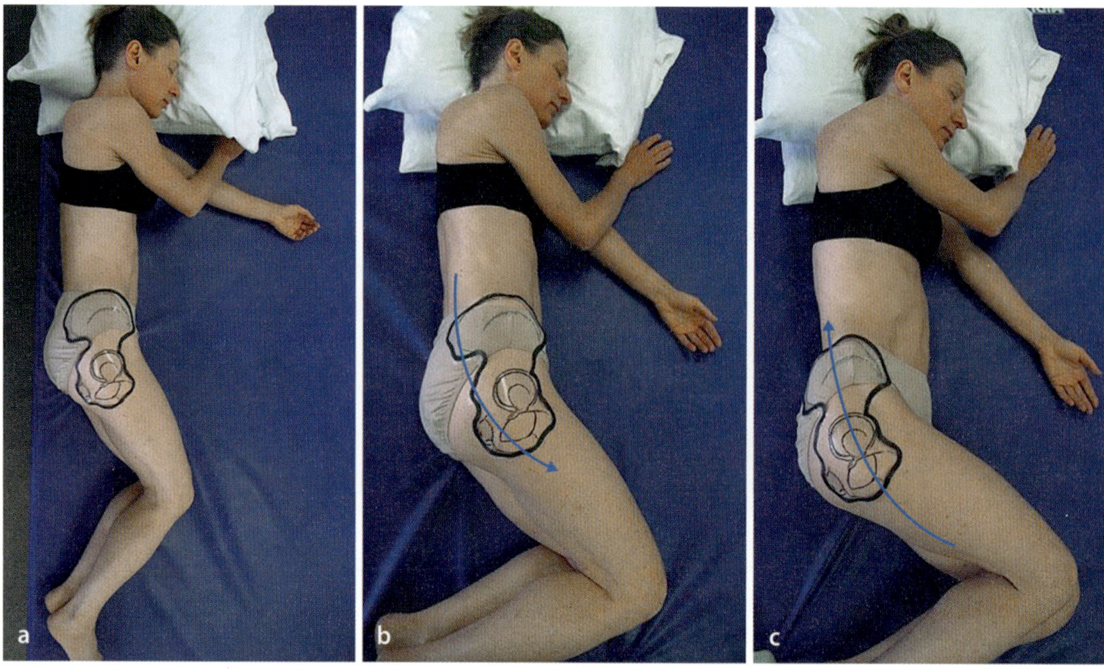

■ 그림 6.14 **a–c** 골반의 대각선. **a** 중립 위치. **b** 앞쪽 내림. **c** 뒤쪽 올림.

6

앞쪽내림과 뒤쪽올림(■ 그림 6.14a–c) Anterior Depression and Posterior Elevation

치료사는 환자 뒤에 서며 환자 다리(오른쪽) 끝쪽이 약 25° 굽혀진 방향을 바라본다.

앞쪽내림(■ 그림 6.14 그리고 6.15a–d, 그림 12.27c,d 참조) Anterior Depression

■ 잡는 방법 Grips

가능성 있는 **잡기 방법에는 4 종류**가 있다:

1. 한 손의 손가락을 넙다리뼈의 큰돌기에 놓는다. 다른 손은 첫 번째 놓은 손을 보강하거나(■ 그림 6.15a) 아래앞엉덩뼈가시 아래를 잡을 수 있다.
2. 다리를 이용한 잡기 방법의 경우, 오른손은 환자의 아래앞엉덩뼈가시에 놓고 왼손은 환자의 왼쪽 무릎에 놓는다(■ 그림 6.15b, c). 넙다리뼈가 패턴의 선 안에 있도록 환자의 다리를 옮겨둬야 한다(약 20° 엉덩관절 굽힘) (■ 그림 6.15b).
3. 한 손의 손가락을 약간 구부려 앞엉덩뼈가시에 놓고 다른 손은 첫 번째 놓은 손을 보강한다.
4. 전방의 손은 예시 3번과 같이 위치하고 다른 손의 자쪽면을 궁둥뼈결절에 벌레근 잡기 형태로 놓는다. 정확한 아크를 그리기 위해 위쪽 다리는 바깥돌림되도록 위치시킨다 (■ 그림 6.15d).

■ 늘어난 (시작) 자세(■ 그림 6.15a,b) Elongated Position

골반을 아래등뼈 방향인 위(머리쪽)와 뒤(등쪽)로 부드럽게 옮긴다(뒤쪽올림). 척추 관절을 돌림시키거나 압박하지 않도록 주의해야 한다.

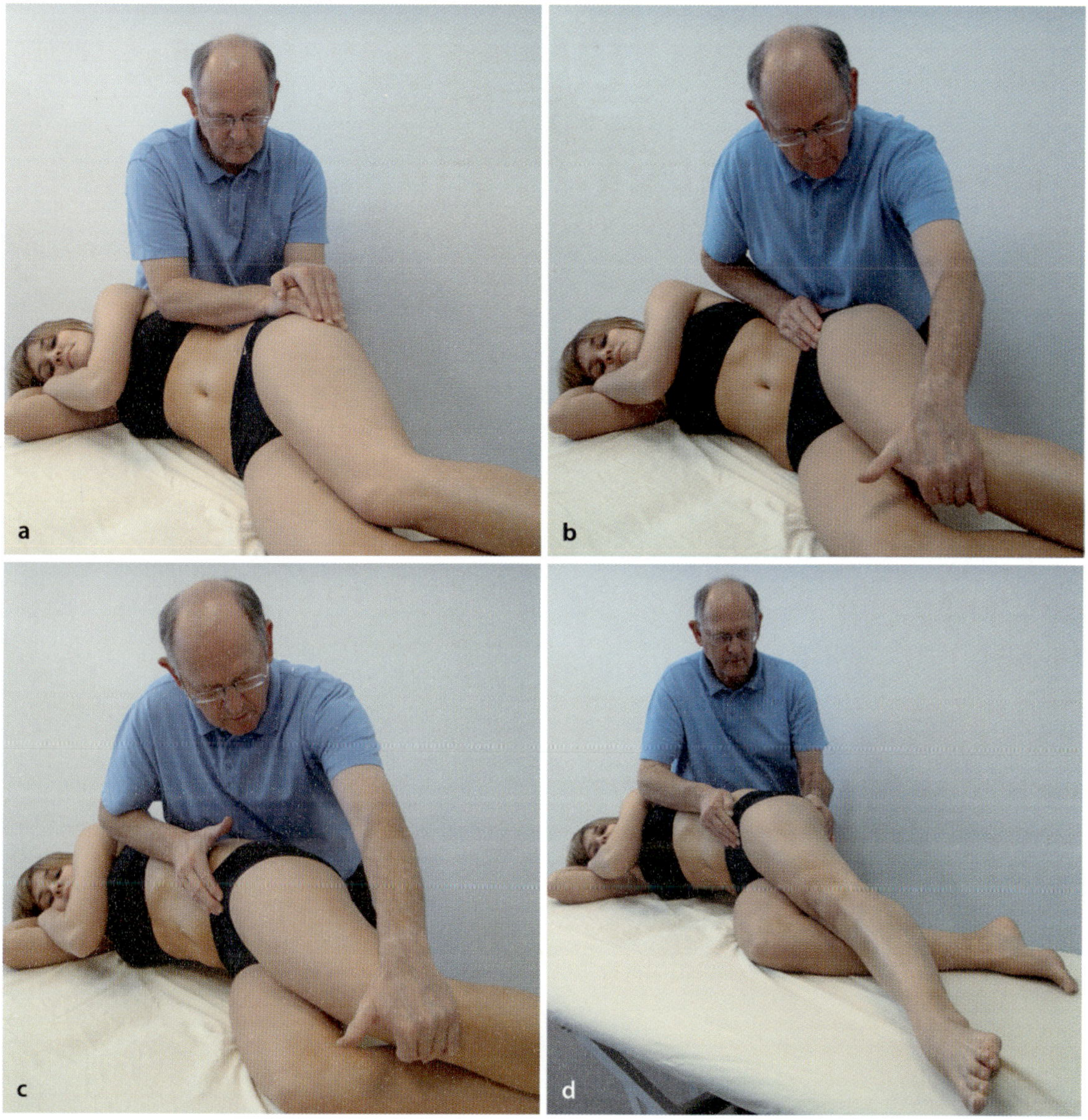

■ **그림 6.15** **a–d** 골반 앞쪽내림의 저항. **a** 큰돌기 위에서 잡는 방법. **b, c** 위앞엉덩뼈가시와 무릎 위에서 잡는 방법. **d** 위앞엉덩뼈가시와 궁둥뼈결절 위에서 잡는 방법. 정확한 아크를 그리기 위해 왼쪽 다리의 바깥돌림된 위치.

■ 구두지시 Command

"아래와 앞으로 당기세요."
("무릎으로 제 손을 밀어보세요.")

■ 움직임 Movement

골반은 아래와 앞쪽으로 움직인다; 골반에서 약간의 후방경사를 허용한다.

허리뼈 전만에는 변화 없이 골반이 움직이는 측면의 몸통이 연장된다.

■ 신체 역학 Body Mechanics

환자의 뒤에서 다리를 앞뒤로 벌리고 무릎을 약간 구부린 상태로 신체를 바로 세우고 선다.

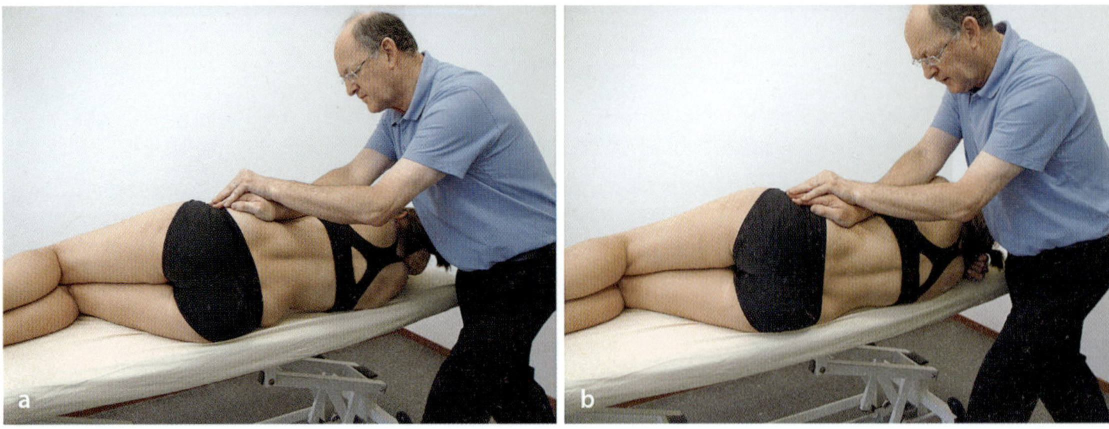

■ 그림 6.16 a,b 골반 뒤쪽올림의 저항.

약 25° 굽혀진 아래의 허벅지와 일직선으로 선다. 아래팔이 환자의 등과 평행하도록 유지하기 위해 팔꿈치를 구부린 상태에서 시작한다. 움직임을 하고 팔꿈치가 펴지는 동안 체중을 앞발로 옮겨간다.

■ 저항 Resistance

움직임을 시작할 때 저항은 환자의 아래 등뼈 방향으로 준다. 움직임이 지속됨에 따라 저항의 선은 신체 곡선을 따른다. 패턴의 끝에서 저항은 대각선으로 치료사의 뒤쪽 방향과 천장을 향해 위로 준다.

■ 끝 자세(■ 그림 6.15c) End Position

골반은 앞쪽 아래에 있다. 몸통은 허리뼈 전만에 변화없이 연장되어 있다.

■ 기능적 활동 Functional Activities

일상 활동에서 우리는 편심성 방법에서 이러한 활동을 볼 수 있다(계단 내려가기, 말기 흔들기, 부하반응기). 이러한 활동을 촉진하기 위해 골반의 뒤쪽올림을 촉진하고자 손을 위치시키며 편심성 수축에 저항을 준다.

뒤쪽올림(■ 그림 6.14c 그리고 6.16, ■ 그림 12.22a,b 참조) Posterior Elevation

■ 잡는 방법 Grips

한 손의 뒤꿈치 부위를 엉덩뼈 능선의 정중선 바로 후방에 놓는다. 다른 손은 첫 번째 손에 겹쳐 놓는다. 손가락은 접촉되지 않도록 한다.

■ 늘어난 (시작) 자세(■ 그림 6.16a) Elongated Position

골반이 움직이는 측면의 뒤쪽 옆쪽 조직이 팽팽하게 긴장되는지 느껴지고 확인될 때까지 골반을 아래와 앞쪽으로 점진적으로 밀어준다(앞쪽내림). 지속적인 압박으로 인해 환자가 앞으로 구르거나 척추가 한 분절을 중심으로 돌림되지 않아야 한다. 골반은 앞쪽내림 방향으로 위치한다. 골반은 등쪽 볼록한 아크를 그리며 움직인다.

■ 간결한 구두지시 Bullet Command

"골반을 위쪽 뒤로 부드럽게 미세요."

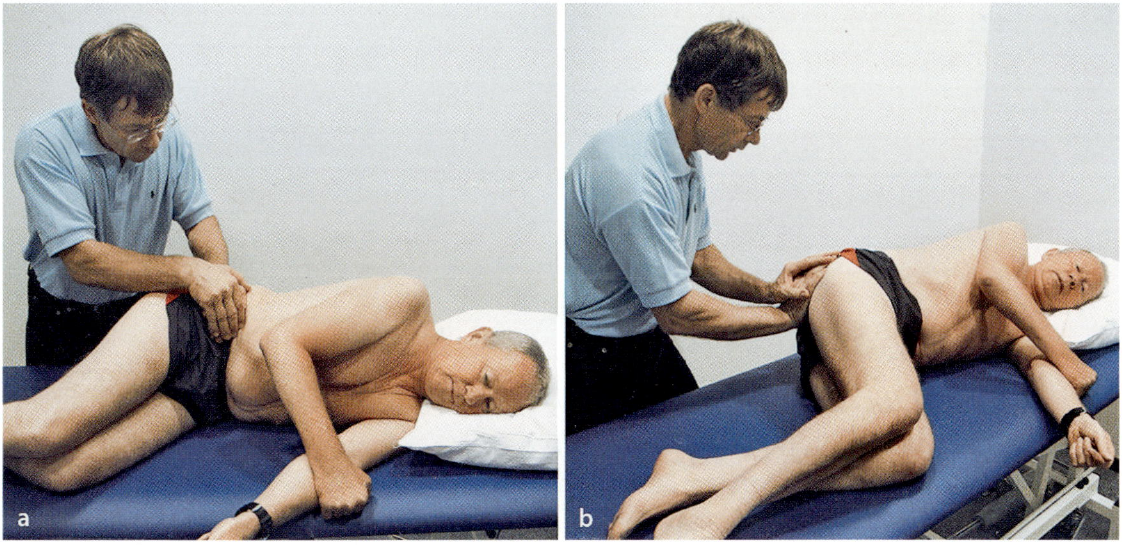

■ 그림 6.17 오른쪽 편마비 환자. **a** 골반 앞쪽 올림의 저항. **b** 골반 뒤쪽 내림의 저항.

■ 움직임 Movement

골반은 뒤쪽올림 방향으로 위(머리 쪽)와 뒤(등쪽)로 움직인다. 등쪽 볼록한 아크를 그리며 최소한의 돌림과 함께 그 측면(옆굽힘)에서 몸통의 짧아짐이 뒤쪽에 나타난다.

■ 치료사의 자세와 신체 역학 Position of the Therapist and Body Mechanics

치료사의 자세는 앞쪽내림에서와 같다. 다리를 앞뒤로 벌려 신체를 바로 세워 서고 골반이 위와 뒤로 움직일 때 체중을 뒷발로 이동시킨다. 동시에 팔꿈치가 테이블 아래로 향하도록 구부리고 내려준다.

■ 저항 Resistance

저항은 테이블 앞 방향으로 뒤엉덩뼈가시를 밀어주어 시작된다. 움직임이 끝나면 저항은 신체 주변에서 아크를 그리며 엉덩뼈 능선을 천장의 위쪽 방향으로 밀어주며 저항을 준다.

■ 끝 자세(■ 그림 6.16b) End Position

골반은 위쪽 뒤에 있다. 몸통의 윗면(왼쪽)은 짧아지고 허리뼈의 전만에 증가 없이 옆으로 구부러져 있다.

■ 기능적 활동 Functional Activities

뒤로 걷기, 공 차기를 위한 준비.

■ 그림 6.17a, b는 편마비 환자를 치료할 때 적용된 골반 대각선을 보여주고 있다.

기억해야 할 점

- 순수한 골반 패턴은 골반 경사의 정도가 변하지 않는다.
- 골반의 움직임은 몸통 근육의 활성으로 이뤄진다. 다리에 의해 골반이 위로 밀리지 않도록 한다.
- 골반 내림에 관련된 근육은 반대측의 골반을 올리는 근육이다.

6.5.2 골반 패턴의 특정 사용법
Specific Uses for Pelvic Patterns

골반과 다리는 서로를 촉진하고 강화한다. 골반 내림 패턴은 다리의 체중 부하 동작과 함께 작용하고 촉진된다. 골반 올림 패턴은 걸음 내딛기나 다리 들기 동작과 함께 작용하고 촉진된다.

- 움직임과 안정성을 위한 골반을 운동한다 (■그림 6.17a, b).
- 강조의 타이밍과 촉진을 위한 저항을 적용하여 몸통의 움직임과 안정성을 촉진한다.

  아래 몸통 굽힘근, 폄근, 그리고 옆굽힘근을 운동시키기 위해 골반 패턴에 저항을 준다. 골반은 이런 운동을 하는 동안 전방, 후방경사의 움직임이 없어야 한다.

  1. 이런 몸통 근육을 강화하기 위해 시작 범위 또는 전 범위에 걸쳐 반복적 신장을 적용한다.
  2. 협응력을 훈련하고 움직였던 근육의 피로를 예방하거나 줄이기 위해 길항근의 반전 기법을 적용한다.

  아래 몸통과 골반의 안정성을 촉진하기 위해 안정적 반전 또는 율동적 안정화를 적용한다.

- 기능적 몸통 활동을 운동한다.

  안정적 수축을 사용하여 골반을 고정한 다음 "구르세요"와 같은 기능적 구두지시를 주고 안정화된 골반을 손잡이처럼 사용하여 활동에 대한 저항을 준다(▶단원 11.4.1).

  기능적 활동에 대한 학습을 강화하기 위해 반복적 수축을 적용한다.

  몸통 움직임의 조절을 알려주기 위해 등장성 혼합 기법을 적용한다. 환자는 골반 안정화가 유지되면 동심성 및 편심성 수축으로 몸통의 움직임을 조절하도록 한다.

  근육 피로를 예방하거나 완화하기 위해 반전 기법을 적용한다.

- 골반과 다리는 서로를 촉진하고 강화한다.

  골반 내림 패턴은 다리의 체중 부하 동작과 함께 작용하고 촉진된다. 골반 뒤쪽내림을 고정시킨 다음 동측 다리의 펴는 움직임을 운동한다.

  골반 올림 패턴은 걸음 내딛기나 다리 들기 동작과 함께 작용하고 촉진된다. 골반 앞쪽올림을 고정시킨 다음 동측 다리의 굽히는 움직임을 운동한다.

- 위 몸통과 목뼈 부위는 방산을 통해 간접적으로 치료한다. 원하는 위 몸통과 목뼈 근육의 수축을 느끼고 확인될 때까지 안정화 또는 등척성 골반 패턴에 대해 지속적으로 최대 저항을 준다.

기억해야 할 점

- 골반의 움직임은 다리의 움직임과 함께 작용하고 촉진되지만 골반의 패턴이 다리의 패턴과 정확히 일치하진 않는다.
- 구르기를 위해 골반 패턴 적용 시 골반이 손잡이처럼 사용되어 구르기가 운동된다.

6.6 대칭성, 상반성 그리고 비대칭성 운동

Symmetrical, Reciprocal, and Asymmetrical Exercises

이러한 혼합에 대한 치료 목적은 주로 몸통 근력 강화, 움직임 증진, 협응력 개선, 또는 근긴장의 정상화를 위해 사용되거나 구르기와 같은 기능적 목적의 수행을 위해 사용된다.

신체 한 부위에 한 방향(어깨뼈를 앞쪽올림으로 움직이는 것)과 양 방향(어깨뼈를 앞쪽올림과 뒤쪽내림 사이에서 앞뒤로 움직이는 것)으로 수행하는 운동 외에도, 양쪽 어깨뼈 또는 어깨뼈와 골반을 동시에 운동할 수도 있다. 치료의 목적과 환자의 능력에 따라 어깨뼈와 골반 패턴을 혼합하여 사용할 수 있다. 여기에서 두 가지 혼합에 대해 보여주며 설명하고 있다. 한 방향으로 단일 패턴을 사용할 때처럼 대칭성과 비대칭성 혼합 패턴을 사용할 때도 기본 절차(잡는 방법, 구두지시, 저항, 타이밍 등)와 기법을 적용한다.

6.6.1 대칭성 상반 운동과 대칭성 혼합

Symmetrical-Reciprocal Exercise and Symmetrical Combinations

여기에서 어깨뼈와 골반은 같은 대각선으로 움직이지만 반대 패턴으로 움직인다(◘ 그림 6.18, 6.19 및 6.20). 치료사는 대각선상에 평행하게 자세를 취한다.

어깨뼈와 골반 움직임의 혼합은 서로 반대 방향의 돌림으로 몸통 전체의 연장과 짧아짐의 결과를 보인다. 이러한 움직임은 보행 중 어깨뼈, 골반 그리고 몸통에 대한 정상적인 움직임의 형태를 확대한 것이다. 다른 기능적 활동으로는 구르기, 무언가를 밀어내기, 머리위로 손 뻗기 동작을 할 수 있다.

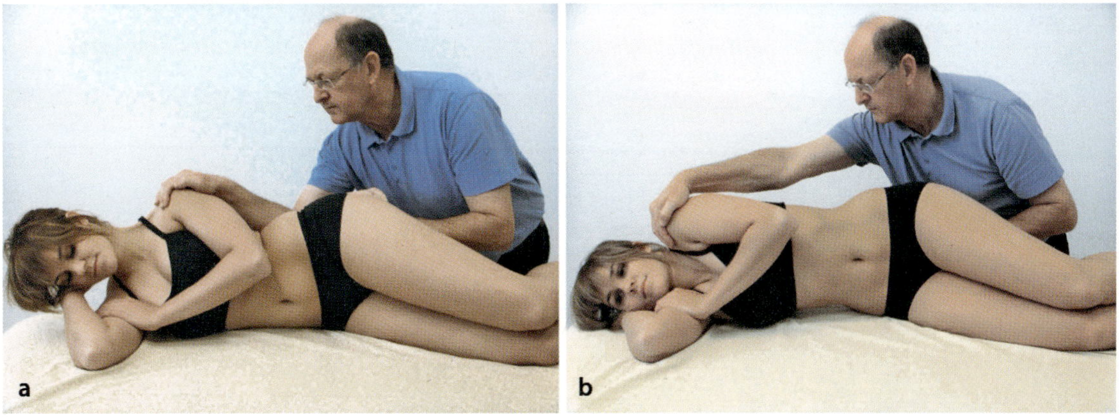

◘ **그림 6.18** **a, b** 대칭성 상반 운동: 어깨뼈는 앞쪽올림으로 움직이고 골반은 뒤쪽내림을 한다.

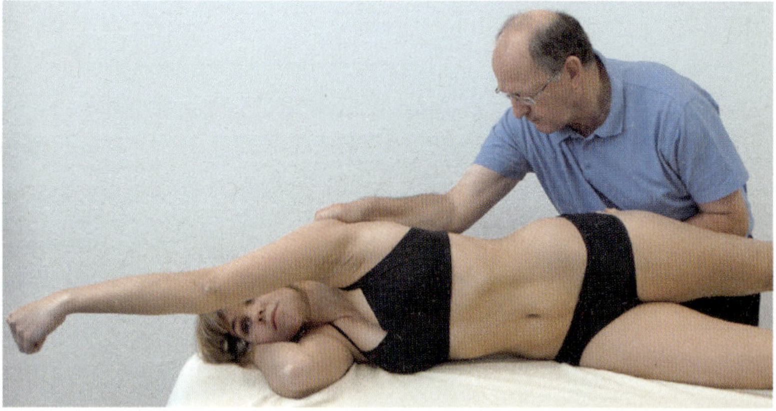

■ 그림 6.19 돌림을 동반한 몸통 폄: 팔다리 움직임으로 어깨뼈와 골반의 대칭성 상반 혼합.

대칭성 혼합은 다음과 같다: 골반과 어깨뼈가 모두 앞쪽 방향으로 움직이거나 모두 뒤쪽 방향으로 움직일 경우이다. 이러한 혼합은 엎드려 누운자세에서 옆으로 누운자세로 돌거나 옆으로 누운자세에서 엎드려 누운자세로 돌아누울 때 유용하게 사용할 수 있다.

■ 그림 6.18은 어깨뼈 앞쪽올림–골반 뒤쪽내림을 보여주고 있다. 어깨뼈 뒤쪽내림–골반 앞쪽올림은 ■ 그림 6.20에서 보여주고 있다. 팔다리 움직임으로 어깨뼈 앞쪽올림과 골반 뒤쪽내림에 대한 대칭성 혼합을 적용하여 돌림을 동반한 몸통 폄이 되며 이는 ■ 그림 6.19에서 제시하고 있다.

6.6.2 비대칭성 운동

Asymmetrical Exercise

대칭성 혼합과 비대칭성 혼합을 위해선 한 손으로 모든 기본 절차와 기법을 사용한다.

이러한 혼합에서 어깨뼈와 골반은 반대된 대각선으로 움직이며 대각선은 평행하지 않다(■ 그림 6.21과 6.22). 치료사는 중앙에서 자세를 취하고 아래팔이 각 대각선상에 일치하도록 정렬한다. 이런 혼합에서는 저항을 주기 위해 치료사의 체중을 이용할 수 없다.

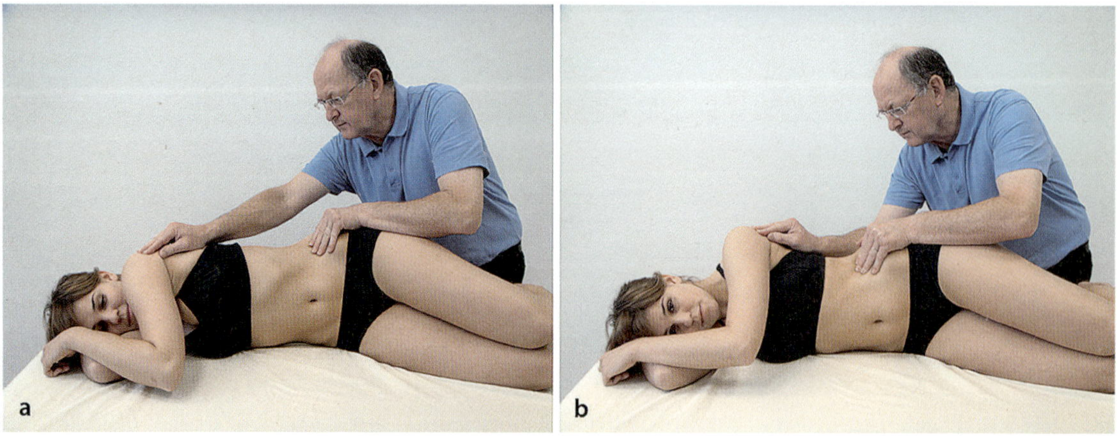

■ 그림 6.20 a, b 대칭성 상반 운동: 어깨뼈는 뒤쪽내림으로 움직이고 골반은 앞쪽올림을 한다.

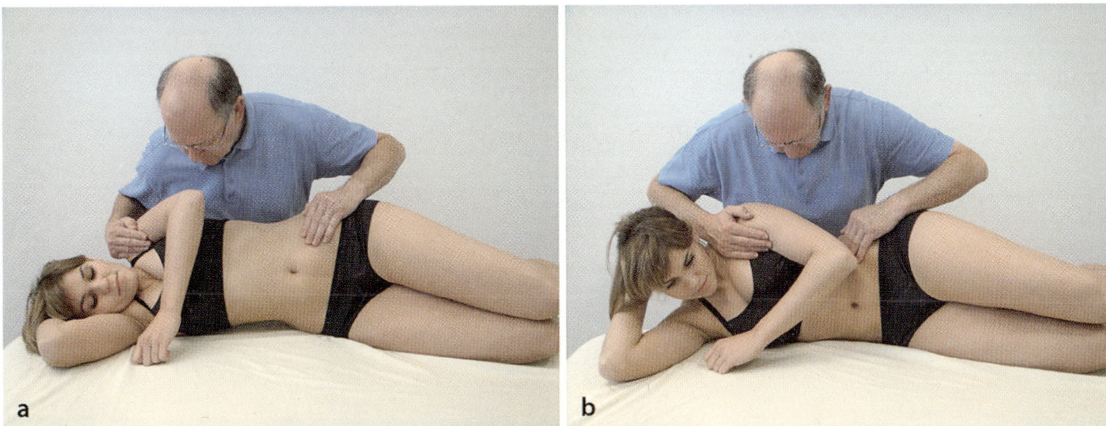

그림 6.21 **a, b** 몸통의 굽힘을 위한 비대칭성 운동: 어깨뼈는 앞쪽내림, 골반은 앞쪽올림으로 움직인다.

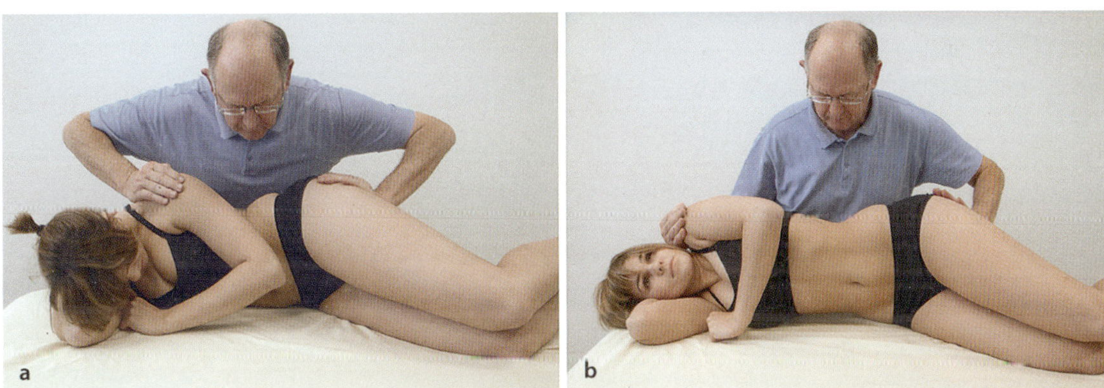

그림 6.22 **a, b** 몸통의 폄을 위한 비대칭성 운동: 어깨뼈는 뒤쪽올림, 골반은 뒤쪽내림으로 움직인다.

어깨뼈와 골반이 모두 앞쪽 패턴으로 움직일 때(서로 앞쪽 방향으로) 그 결과로 전체 몸통 굽힘이 일어난다(그림 6.21 그리고 6.23). 어깨뼈와 골반이 모두 뒤쪽 패턴으로 움직일 때(서로에서 뒤로 멀어짐) 그 결과는 연장과 함께 전체 몸통 폄이 일어난다(그림 6.22).

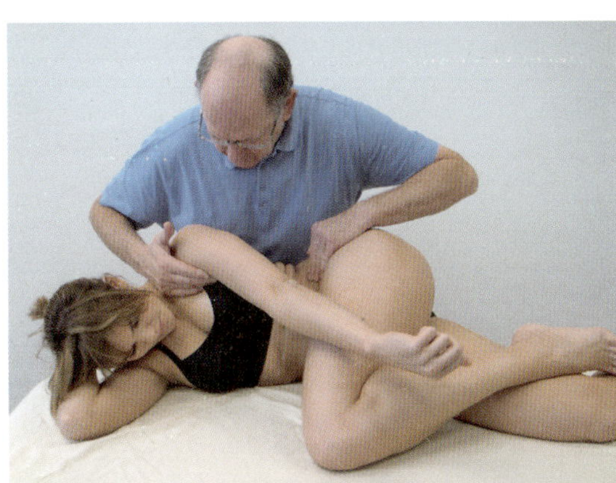

그림 6.23 **a, b** 몸통 굽힘: 팔 · 다리의 움직임과 함께 어깨뼈와 골반의 비대칭성 조합.

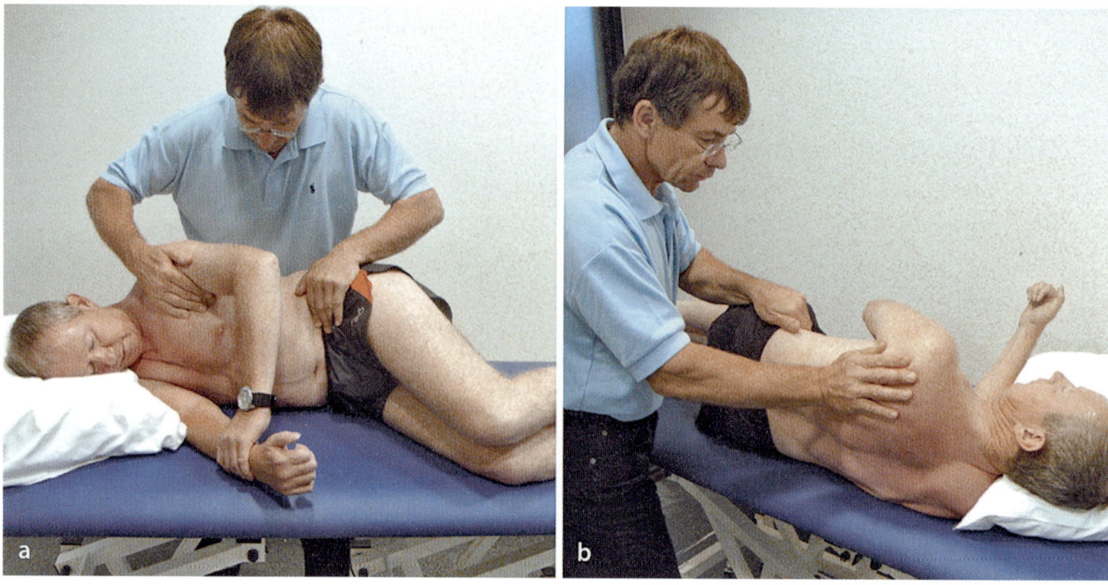

■ 그림 6.24 **a, b** 오른쪽 편마비 환자. **a** 몸통의 집단 굽힘: 어깨뼈 앞쪽내림과 골반 앞쪽올림의 혼합, **b** 몸통 돌림: 어깨뼈 뒤쪽내림과 골반의 앞쪽올림의 혼합.

6

■ 기능적 활동 Functional Activities

환자는 바로 누운자세에서 엎드린 자세로 그리고 뒤쪽으로 이동할 수 있다.

■ 그림 6.24에서는 편마비 환자에게 적용하는 비대칭성 그리고 대칭성 혼합을 보여준다.

6.7 자가 점검: 질문 Test Your Knowledge: Questions

- 골반과 어깨뼈 패턴을 어떤 치료 목적으로 사용할 수 있는가?
- 보행의 단계 그리고 구르기에서 찾아볼 수 있는 어깨뼈와 골반 패턴의 동측 혼합에는 무엇이 있는가?
  1. 초기 흔듦기
  2. 초기 디딤기
  3. 후기 디딤기
  4. 바로 누운자세에서 옆으로 누운자세로 구르기

참고문헌 References

Kendall FP, McCreary EK (2005) Muscles, testing and function. Williams and Wilkins, Baltimore

Magareye ME, Jones MA (2003) Dynamic evaluation and early management of altered motor control around the shoulder complex. Man Ther 8(4):195-206

Myers JB, Lephart SM (2000) The role of the sensimotor system in the athletic shoulder. J Athl Train 35(3):351-363

팔(상지)
The Upper Extremity

문상현 / 명민술 옮김

목차

7.1 소개
Introduction

팔(상지) 패턴들은 몸통에 나선형으로 연결된 3차원 움직임이다. 이 패턴들은 관절 제한, 근 장애들 또는 신경학적 문제로 인한 기능장애를 치료하는데 사용되어진다. 또한 몸통 운동을 촉진시키는 데도 사용되어진다. 강한 팔 근육들에 적용하는 저항은 신체 내 어느 부분에 약해져 있는 근육으로 방산을 일으킨다.

우리는 팔 패턴과 함께 모든 기법들(▶3장)을 사용할 수 있다. 기법들의 조합들 또는 각각의 기법들의 선택은 환자들의 상태와 치료의 목표에 따라 정한다. 예를 들어, 등장성 수축결합기법과 동적 반전기법을 결합하고, 동적 반전기법과 등장성 수축결합기법을 수축-이완 또는 유지-이완기법 또는 동적 반전기법과 함께 반복적 수축을 결합할 수 있다.

7.2 기본 절차
Basic procedures

■ 대각선 움직임 Diagonal Motion

팔에는 두 개의 대각선 운동이 있다:

1. 굽힘-벌림-가쪽돌림과 폄-모음-안쪽돌림
2. 굽힘-모음-가쪽돌림과 폄-벌림-안쪽돌림

어깨관절과 손목-손 복합체는 패턴 적용 시에 함께 움직임이 일어난다. 팔꿉관절은 자유롭게 구부리거나, 펴거나, 또는 움직이지 않을 수 있다. 어깨관절의 움직임을 보상하기 위해 운동 선을 벗어나서 가쪽으로 움직이지 않도록 해야 한다.

어깨뼈 움직임은 각 패턴에서 중요한 부분이다. 어깨뼈 패턴을 구성하는 동작에 대한 설명은 ▶6장에서 볼 수 있다.

바로 누운 자세에서 왼쪽 팔에 대한 기본패턴을 ◘ 그림 7.1에서 보여주고 있다. 모든 설명은 이러한 것을 참고한다. 오른팔을 치료하기 위해서는 설명서에서 왼쪽을 오른쪽으로 바꾼다. 자세의 변화는 이 장의 끝에서 설명하였다.

■ 환자의 자세 Patient Position

> 환자의 자세는 치료대 왼쪽 가장자리에 가까이 위치시킨다.

가능한 중립자세에서 가깝게 편안한 자세로 환자의 목과 머리를 유지한다. 팔 패턴을 시작하기 전에 두 개의 대각선을 가로지르는 선의 중간 위치에 환자의 팔을 두도록 한다. 중립돌림에서 어깨관절과 아래팔을 시작으로, 적절한 돌림과 함께 패턴의 신장 범위 내에서 팔을 움직이고, 손목과 손가락의 움직임을 먼저 유발한다.

■ 치료사의 자세 Therapist Position

> 치료사는 대각선 방향에서 치료대 왼쪽 편에서 환자와 얼굴을 마주보고, 팔과 손을 운동방향으로 정렬시킨다.

모든 잡는 방법은 치료사가 이 자세에서 있다는 것을 가정하여 첫 번째 절에서 설명하였다.

치료사는 똑바로 펴서 하는 팔 패턴 운동들을 위해 기본적인 자세와 신체역학을 제시한다. 치료사가 패턴 내에서 변화를 설명할 때, 자세나 신체역학의 변화들은 동일한 것으로 간주한다. 치료사의 자세는 기본절차를 위해 기준들 내에서는 변화가 가능하다. 이러한 몇몇 변화들은 이 장의 끝부분에서 설명하였다.

■ 잡는 방법 또는 촉각 자극(▶ 단원 2.3) Grips or Tactile Stimuli

잡는 방법은 움직임 반대 방향에 도수접촉을 위한 기본절차를 따른다. 이 장의 첫 번째 절(단원 7.2)은

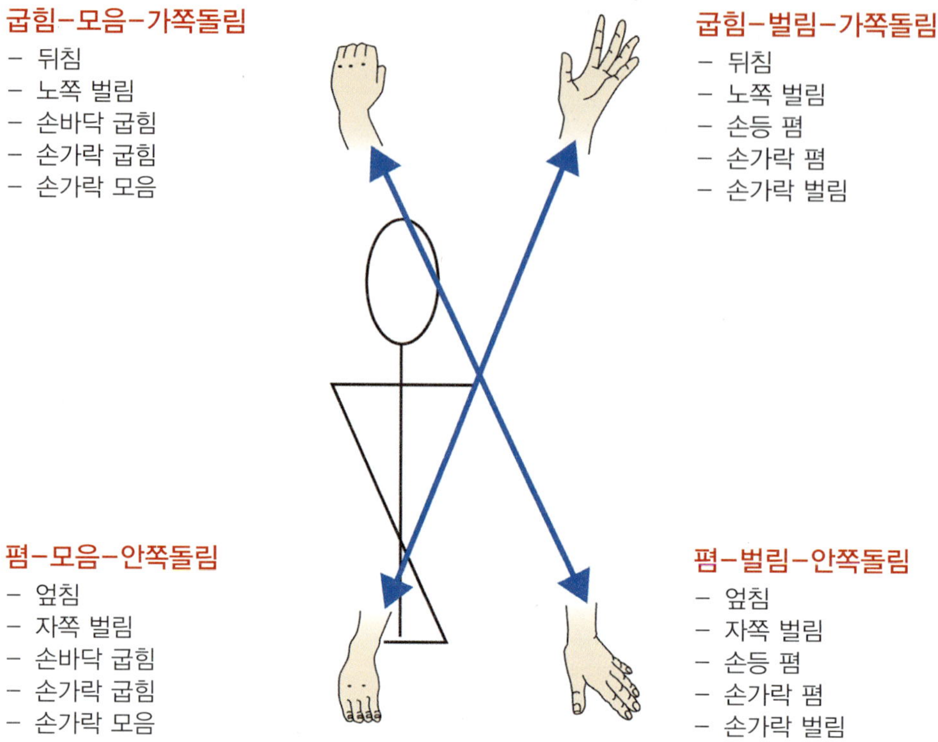

그림 7.1 팔(상지) 대각선: 각각의 4개 패턴들과 함께 팔꿈치는 굽힘, 폄을 할 수 있거나 자세를 유지할 수 있다. 굽힘–모음–가쪽돌림, 굽힘–벌림–가쪽돌림, 폄–모음–안쪽돌림, 폄–벌림–안쪽돌림

치료사가 움직임이 일어나는 팔 옆에 서 있을 때, 사용된 양손의 잡는 형태를 설명하고 있다. 기본적인 잡는 방법은 각각 똑바로 펴서 하는 팔 패턴들로 설명된다. 치료사 또는 환자의 자세가 변하면 잡는 방법도 바꿀 수 있다. 또한 잡는 방법은 치료사가 다른 손으로 다른 팔, 다리를 조절하는 동안 한 손만을 사용할 수 있을 때 바꿀 수 있다. 손을 잡는 방법은 활동하는 표면, 즉 손등 또는 손바닥과 접촉하고 돌림성 요소들에 저항하도록 손의 측면부를 잡는다. 도수접촉을 사용함으로 환자의 손을 꽉 잡거나 아프게 잡는 것을 주의한다. 통증은 효과적인 움직임을 방해한다는 것을 기억해야 한다. 팔 패턴들을 곧게 펴서 시작할 때 먼쪽을 잡도록 권장하며, 충분한 신장과 스트레칭이 중요하다.

팔꿉관절을 편 상태에서 팔 패턴을 시작할 때, 아래 팔 잡기를 추천하는데 적절하게 늘어나거나 또는 신장이 중요하기 때문이다. 만약 팔과 팔꿉관절 폄에서 굽힘이 된다면, 어깨관절 부위를 잘 조절하기 위해 아래팔에서 위팔을 잡는 형태로 수정한다. 만약, 팔이 굽힘에서 폄으로 되는 움직임이 일어날 경우에는 어깨뼈와 어깨관절 쪽 모든 근육들의 더 나은 신장을 위해 위팔뼈의 몸쪽 잡기를 사용하는 것을 권장한다. 만약, 몸통을 촉진하기 위해 강한 팔을 사용하는 경우 몸쪽 손은 어깨뼈나 활동적인 몸통 근육들에 있을 수 있다.

■ 저항 Resistance

저항의 방향은 시작되는 자세 쪽으로 아크모양으로 준다. 치료사의 손과 팔의 위치는 패턴의 움직임에 따라 달라진다.

■ 견인과 압축 Traction and Approximation

견인과 압축은 저항의 중요한 요소이다. 굽힘과 폄 모두 움직임의 시작에서 견인을 사용해야 한다. 팔과 어깨뼈를 안정시키기 위해 가동범위의 끝에서 압축을 사용한다.

■ 정상적인 타이밍과 강조의 타이밍

■■ 정상적인 타이밍 Normal Timing

손과 손목(먼쪽 부위)은 전체가동범위에서 움직임이 일어나는 패턴으로 시작한다. 어깨관절과 아래팔에서 돌림은 손목의 돌림(노쪽 또는 자쪽 치우침)을 동반한다. 먼쪽 부위의 움직임이 완벽하게 일어난 이후에 전체 가동범위에 걸쳐 어깨관절 또는 어깨관절과 팔꿉관절의 움직임과 함께 어깨뼈의 움직임이 일어난다. 팔은 운동하는 동안 부드럽게 일어나는 돌림과 함께 대각선 내에서 직선 방향으로 움직임이 일어난다.

■■ 강조의 타이밍 Timing for Emphasis

강조의 타이밍에 대한 부분에서 패턴들의 구성요소들을 실행하기 위한 몇 가지 제안을 제공하고 어떤 기법에서도 사용될 수 있다. 반복신장(반복적 수축)과 등장성 수축결합기법은 상당히 효과적이다. 여기에서 제안한 기법만을 사용하기보다는 치료사의 상상력을 이용하여 적절한 치료기법을 선택하는 것을 제안한다.

■ 신장 Stretch

팔 패턴들에서 움직임의 시작을 유발하거나 더 강한 움직임 또는 더 쉽게 촉진하기 위해 신장반사를 적용하지 않거나, 적용하여 신장 자극을 사용한다.

움직이는 동안 반복신장(반복적 수축)은 더 강한 움직임 또는 원하는 방향으로 움직임을 유도하도록 촉진한다. 패턴을 시작하는 지점에서 반복 신장은 환자가 움직임의 방향을 잘 유도되지 않거나 개시되는 움직임에 어려움을 가졌을 때 사용된다.

신장반사를 얻기 위하여 치료사는 먼쪽과 몸쪽 요소들 모두 신장시켜야만 한다. 근육을 과도하게 신장시키거나 관절 구조에 너무 많은 긴장을 주지 않도록 해야 한다. 특히, 손목관절에서 중요하다.

■ 방산과 강화 Irradiation and Reinforcement

우리 몸의 모든 부분들에서 방산의 효과를 얻기 위해서는 강한 쪽 팔 패턴(한쪽 또는 양쪽)을 사용할 수 있다. 저항의 양과 결합하는 환자의 자세가 방산의 양을 조절한다. 근육들을 강화하거나, 신체의 다른 부분에 관절 가동성 증진, 근육 사슬들을 이완하고 구르기와 같은 기능적인 활동을 촉진하기 위해 방산을 사용한다.

7.3 굽힘–벌림–가쪽돌림 (■ 그림 7.2)

Flexion–abduction–external rotation

관절	움직임	근육들: 주된 구성요소들 (Kendall and McCreary 2005)
어깨뼈	뒤쪽올림	등세모근, 어깨올림근, 앞톱니근
어깨관절	굽힘, 벌림, 가쪽돌림	어깨세모근(앞쪽), 위팔두갈래근(긴갈래), 부리위팔근, 가시위근, 가시아래근, 작은원근
팔꿉관절	폄(자세 변화 없음)	위팔세갈래근, 팔꿈치근
아래팔	뒤침	위팔두갈래근, 위팔노근, 손뒤침근
손목관절	노뼈쪽 폄	노쪽손목폄근(긴, 짧은)
손가락들	폄, 노뼈쪽 치우침	긴발가락폄근, 뼈사이근
엄지	폄, 벌림	엄지폄근(긴, 짧은), 긴엄지벌림근

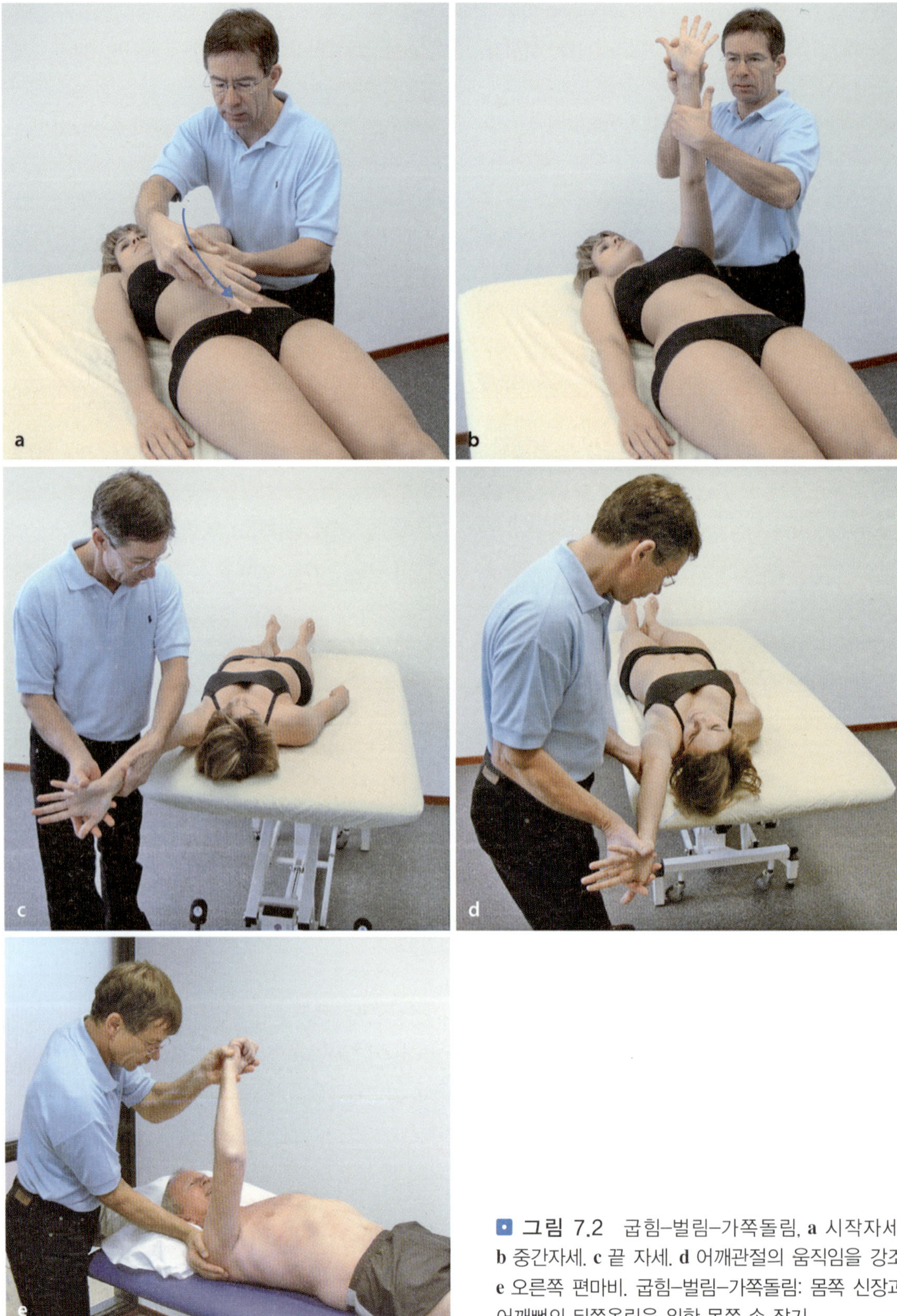

■ **그림 7.2** 굽힘–벌림–가쪽돌림, **a** 시작자세. **b** 중간자세. **c** 끝 자세. **d** 어깨관절의 움직임을 강조 **e** 오른쪽 편마비. 굽힘–벌림–가쪽돌림: 몸쪽 신장과 어깨뼈의 뒤쪽올림을 위한 몸쪽 손 잡기

■ 잡는 방법 Grip

■■ 먼쪽 손 Distal Hand

치료사 오른손으로 환자의 손등을 잡는다. 치료사의 손가락은 노쪽면(1번째와 2번째 손허리뼈), 엄지는 자뼈면(5번째 손허리뼈)에서 반대압을 가한다. 이때 손바닥이 접촉되지 않도록 한다.

주의

환자의 손을 꽉 잡지 않는다.

■■ 몸쪽 손 Proximal Hand

팔 아래에서 손목에서 가까운 환자의 아래팔의 노뼈쪽과 자뼈쪽을 잡는다. 도수접촉은 아래팔의 전면(손바닥)에 어떤 압축이나 접촉을 하지 않도록 한다.

■ 또 다른 잡는 방법 Alternative Grip

어깨관절 또는 어깨뼈 움직임을 강조하기 위해 손목 움직임이 완전히 끝난 후 어깨뼈 또는 위팔뼈를 잡기 위해 몸쪽 손을 옮긴다(■ 그림 7.2 d,e).

■ 늘어난 (시작) 자세 Elongated Position

손목을 자뼈쪽 굽힘과 아래팔을 엎침한 상태로 놓는다. 어깨관절이 폄과 모음을 하는 동안 손목과 손을 그대로 유지한다. 치료사는 어깨관절과 어깨뼈 근육을 신장시키기 위해 부드러운 견인을 사용할 수 있다. 위팔뼈는 정중선을 지나 오른쪽으로 지나가고 손바닥은 오른쪽 엉덩뼈로 향한다. 견인은 어깨뼈 앞쪽내림을 유발시키며, 이 움직임을 계속하면 환자가 오른쪽으로 몸통을 굽힘할 수 있다.

■ 신체 역학 Body Mechanics

치료사는 왼발을 앞쪽으로 하여 환자의 어깨 위 또는 옆에 서서 움직임의 방향으로 향한다. 치료사의 앞쪽 발에 체중을 주고 시작하여 환자의 움직임에 따라 치료사의 체중을 뒤쪽 발로 옮긴다. 계속해서 움직임의 방향으로 향한다.

■ 신장 Stretch

어깨관절과 손에 동시에 신장을 적용한다. 치료사의 몸쪽 손으로 어깨관절과 어깨뼈를 돌림과 함께 빠른 견인을 한다. 먼쪽 손은 손목에 견인을 적용한다.

주의

손허리뼈 선의 방향과 일치되게 손목을 견인하고, 손목을 더 많이 구부러지지 않게 한다.

■ 구두지시 Command

"손가락 펴면서 손목올리고, 팔 올리세요."
"올리세요!"

■ 움직임 Movement

손목이 노쪽 폄으로 움직임에 따라 손가락들과 엄지들도 폄이 된다. 손의 노쪽면은 어깨관절 벌림, 가쪽돌림과 함께 굽힘의 움직임과 연결되어있다.

어깨뼈는 뒤쪽올림으로 움직인다. 이 움직임의 지속은 몸통의 왼쪽면의 신장과 위쪽으로 손을 뻗게 한다.

■ 저항 Resistance

치료사의 먼쪽 손은 노쪽 치우침을 위한 돌림저항과 함께 손목이 펴진 상태로 견인을 가한다. 아래팔 뒤침과 어깨관절 가쪽돌림, 벌림에 대한 저항은 손목에 돌림저항으로부터 온다. 이 견인력은 손목 폄과 어깨관절 굽힘의 움직임에 대한 저항이다.

치료사의 몸쪽 손은 돌림저항과 함께 견인력을 제공한다. 저항의 선 방향은 시작 자세를 향하여 움직임의 반대쪽이다. 견인력의 유지는 충분한 아크 방향 안에서 치료사 저항을 줄 수 있도록 가이드한다. 어깨뼈 올림에 대한 저항과 어깨관절의 안정화를 위해 움직임의 끝 자세에서 압축을 사용할 수 있다.

■ 끝 자세 End Position

위팔뼈는 완전히 굽힘(왼쪽 귀에서부터 약 세 손가락), 손바닥은 관상면(외측) 쪽으로 약 45°로 향해 있다. 어깨뼈는 뒤쪽올림이 되고, 팔꿉관절은 폄 상태로 유지하고 있다. 손목은 완전히 노뼈쪽 폄이 되어 있고, 손가락과 엄지는 노뼈쪽으로 폄이 되어있다.

■ 강조의 타이밍 Timing for Emphasis

치료사는 어깨관절 굽힘의 시작점이나 중간범위에서 움직임을 고정한 후 손목, 손 또는 손가락들을 운동시킬 수도 있다.

- 손목에서 신장은 견인과 함께 완성되어야 하며, 더 이상 굽힘이 일어나서는 안된다.
- 과도한 어깨관절 돌림은 어깨뼈 운동을 제한한다.
- 패턴의 마지막 범위에서 몸통은 신장된다.

7.3.1 팔꿉관절 굽힘과 함께 어깨관절 굽힘-벌림-가쪽돌림(▣ 그림 7.3) Flexion-abduction-external rotation with elbow flexion

관절	움직임	근육들: 주된 구성요소들 (Kendall and McCreary 2005)
어깨뼈	뒤쪽올림	등세모근, 어깨올림근, 앞톱니근
어깨관절	굽힘, 벌림, 가쪽돌림	어깨세모근(앞쪽), 위팔두갈래근 (긴갈래), 부리위팔근, 가시위근, 가시아래근, 작은원근
팔꿉관절	굽힘	위팔두갈래근, 위팔근
아래팔	뒤침	위팔두갈래근, 위팔노근, 뒤침근
손목 관절	노뼈쪽 폄	노쪽손목폄근 (긴, 짧은)
손가락들	폄, 노뼈쪽 치우침	긴발가락폄근, 뼈사이근
엄지	폄, 벌림	엄지폄근(긴, 짧은), 긴엄지벌림근

■ 잡는 방법 Grip

■■ 먼쪽 손 Distal Hand

치료사의 먼쪽 잡기는 팔을 똑바로 펴서 하는 패턴인 7.3절에 설명되어진 것과 같다.

■■ 몸쪽 손 Proximal Hand

치료사의 몸쪽 손은 팔을 똑바로 펴서 하는 패턴에서 사용되었던 잡는 방법과 같이 시작할 수 있다. 어깨관절과 팔꿉관절이 굽힘을 시작할 때, 위팔뼈를 잡기 위하여 손을 위로 움직인다. 치료사의 손은 위팔뼈 안쪽 주위를 손으로 감싸고 움직임의 반대 방향으로 압축을 주기 위해 손가락을 사용한다. 돌림에 대한 저항은 손가락과 아래팔의 선 방향에서 비롯된다.

■ 또 다른 잡는 방법 Alternative Grip

몸쪽 손은 움직임을 강조하기 위해 어깨뼈로 움직일 수 있다.

■ 늘어난 (시작) 자세 Elongated Position

팔을 펴서 하는 패턴과 같은 위치이다.

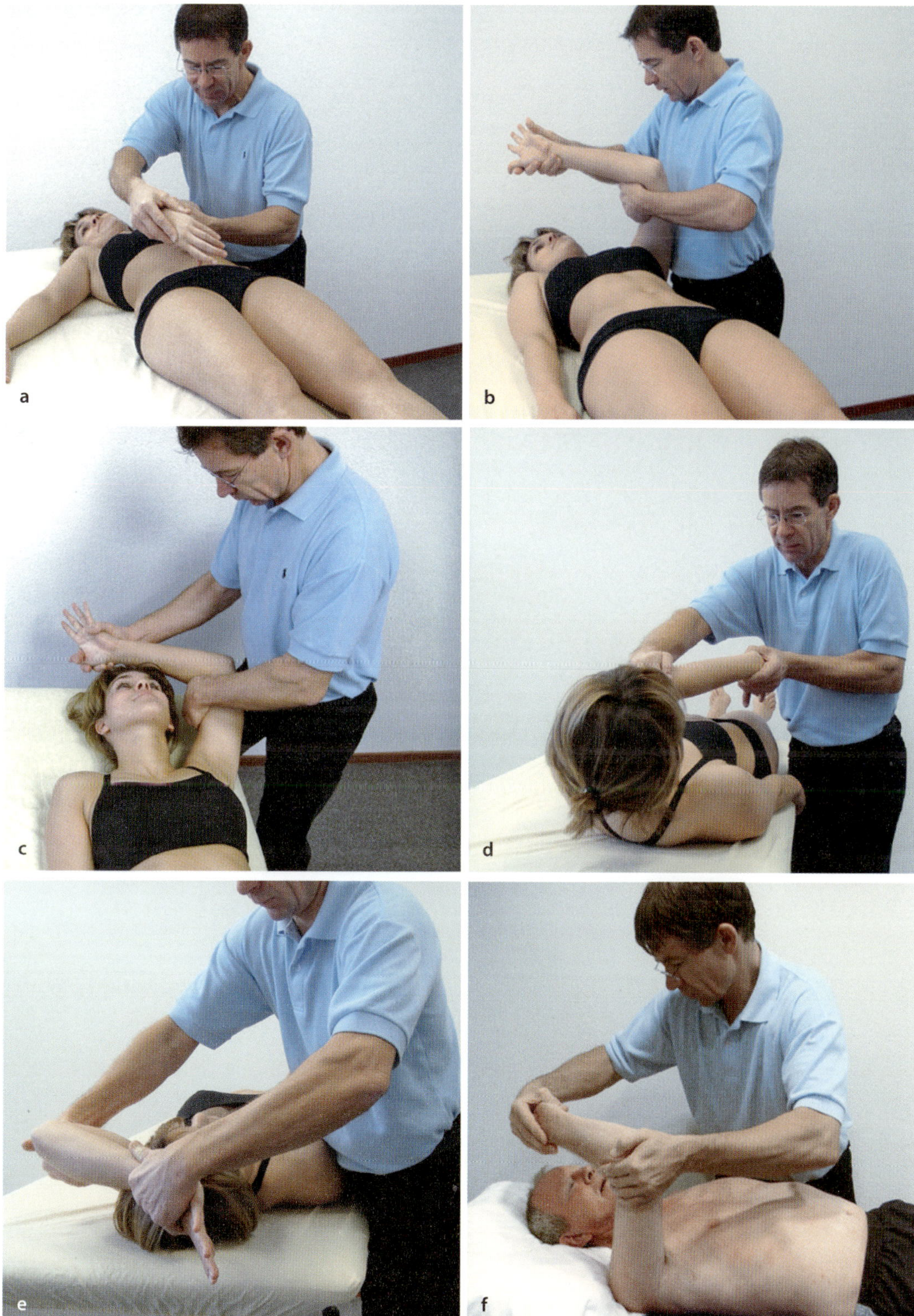

▪ **그림 7.3** **a–f** 팔꿉관절 굽힘과 함께 굽힘–벌림–가쪽돌림. **a–c** 치료사의 정상적인 자세. **d,e** 치료대의 다른 쪽에서 치료사가 대체 가능한 자세. **f** 편마비 환자, 환자에게 "머리 쪽을 만지세요"라고 한다.

■ 신체 역학 Body Mechanics

팔을 펴서 하는 패턴에서와 같은 발을 앞뒤로 벌린 자세를 유지한다. 치료사의 앞쪽 발에 체중을 가하면서 뒤쪽 발로 체중을 옮기면서 환자의 움직임을 허용하고 움직임의 선을 따르고 향한다.

■ 또 다른 자세 Alternative Position

치료사는 환자의 왼쪽 어깨를 향하여 치료대의 오른쪽에 선다. 왼손은 환자의 손 위에 놓고, 오른손은 위팔뼈를 잡는다. 치료사의 오른쪽 다리를 앞에 두고 벌린 자세로 선다. 환자의 팔이 굽힘되어 위로 움직일 때, 치료사의 왼쪽다리를 앞쪽으로 내민다. 치료사가 이 자세를 선택한다면, 치료대의 오른쪽으로 환자를 옮긴다(◘ 그림 7.3 d,e).

■ 신장 Stretch

신장반사를 위해 치료사가 팔을 펴서 하는 패턴을 사용했던 같은 움직임을 사용한다.

주의

손허리뼈 선 방향과 일치되게 손목을 견인하고 손목을 더 많이 구부러지지 않게 한다.

■ 구두지시 Command

"손가락 펴면서 손목을 올리고, 팔을 올리면서 팔꿈치를 구부리세요." "올리세요!"

■ 움직임 Movement

손가락, 엄지와 손목은 팔을 똑바로 펴서 하는 패턴에서처럼 노뼈 방향으로 움직인다. 그 다음 팔꿉관절과 어깨관절 움직임을 시작한다. 팔꿉관절 굽힘은 어깨관절이 완전하게 굽힘에 따라 손과 아래팔이 얼굴을 가로질러 움직이게 한다.

■ 저항 Resistance

팔을 펴서 하는 패턴에서처럼 치료사의 먼쪽 손으로는 손목과 아래팔에 저항을 가한다.

추가하여 시작자세를 향해 아크모양을 그리며 뒤로 견인을 제공함으로써 팔꿉관절 굽힘에 저항을 제공한다. 치료사의 몸쪽 손은 시작자세를 향해 위팔뼈 견인과 함께 돌림 저항을 가한다. 어깨관절과 팔꿉관절의 근력에 적당한 저항을 가해지도록 각 손에 힘을 나누어서 준다.

■ 끝 자세 End Position

위팔뼈는 어깨뼈가 뒤쪽올림을 했을 때 완벽한 굽힘이다. 팔꿉관절은 굽힘이 되고 환자의 아래팔은 머리에 닿아있다. 손목은 다시 노뼈쪽으로 완전하게 폄이 되고 손가락과 엄지도 노뼈쪽으로 폄이 된다. 어깨관절과 아래팔의 돌림은 팔을 펴서 하는 패턴과 같다. 치료사가 환자의 팔꿈치를 편다면, 이 자세는 팔을 펴서 하는 패턴에서와 같다.

■ 강조의 타이밍 Timing for Emphasis

3개의 움직이는 분절, 즉 어깨관절, 팔꿉관절, 손목관절에서 치료사는 두 개의 관절은 고정시키고 나머지 한 개의 관절을 운동시킬 수 있다.

팔꿉관절을 구부려진 상태에서 아래팔 돌림과는 별도로 가쪽돌림 운동을 쉽게 할 수 있고, 어깨관절 돌림과는 별도로 뒤침을 쉽게 할 수 있다. 어깨관절과 팔꿉관절의 근력이 가장 강한 곳에서 이 운동을 한다. 치료사는 이 운동을 하는 동안 어깨관절 가쪽돌림의 전범위에 걸쳐 실시할 수도 있지만, 패턴이 끝나기 전에 반대쪽으로 돌아간다.

환자의 손목 또는 손을 운동시킬 때, 치료사의 몸쪽 손을 아래팔로 움직이고, 그 손으로 어깨관절과 팔꿉관절에 저항을 준다. 치료사의 먼쪽 손은 손목과 손 움직임들에 대해 적절한 저항을 줄 수 있다. 손가락과 엄지를 운동시키기 위해, 손목의 원위에 저항을 줄 수 있도록 치료사의 몸쪽 손을 움직인다. 먼쪽 손은 공통적 또는 개별적 방법으로 손가락 운동할 수 있다.

7

어깨관절 굽힘의 중간범위나 시작범위 내에서 움직임을 고정하고 팔꿉관절, 손목관절, 손, 손가락 운동을 시킬 수 있다.

기억해야 할 사항들

- 손목에 신장은 견인을 동반해야 하지만 굽힘을 더 시켜서는 안된다.
- 시작자세에 대항하여 견인과 함께 팔꿉관절 굽힘에 저항을 가한다.
- 환자의 팔꿉관절을 펴고, 그 자세에서 팔을 편 상태에서의 패턴과 같은 자세로 한다.
- "머리 위쪽인 정수리에 대어보세요."와 같은 기능적 지시를 한다.

7.3.2 팔꿉관절 폄과 함께 어깨관절 굽힘-벌림-가쪽돌림(그림 7.4) Flexion-Abduction-External Rotation with Elbow Extension

관절	움직임	근육들: 주된 구성요소들 (Kendall and McCreary 2005)
어깨뼈	뒤쪽올림	등세모근, 어깨올림근, 앞톱니근
어깨관절	굽힘, 벌림, 가쪽돌림	어깨세모근(앞쪽), 위팔두갈래근 (긴갈래), 부리위팔근, 가시위근, 가시아래근, 작은원근
팔꿉관절	폄	위팔세갈래근, 팔꿈치근
아래팔	뒤침	위팔두갈래근, 위팔노근, 뒤침근
손목관절	노뼈쪽 폄	노쪽손목폄근 (긴, 짧은)
손가락들	폄, 노뼈쪽 치우침	긴발가락폄근, 뼈사이근
엄지	폄, 벌림	엄지폄근(긴, 짧은), 긴엄지벌림근

■ 잡는 방법 Grip

치료사의 먼쪽 잡는 방법은 팔을 펴서 하는 패턴에서와 같다. 치료사의 몸쪽 손은 팔꿉관절 뒤침으로 놓고 치료사 손가락은 움직임의 반대 방향으로 압축을 주도록 한다(그림 7.4a).

■ 늘어난 (시작) 자세 Elongated Position

환자 어깨뼈, 어깨관절, 아래팔 그리고 손목관절의 자세는 팔을 펴서 하는 패턴에서와 같다. 팔꿉관절은 완전히 굽힘을 한다.

■ 또 다른 시작 자세 Alternative Starting Position

치료사는 또한 환자의 얼굴 쪽으로 바라보고 골반 가까이 가서 서 있을 수 있다. 왼쪽 손은 위팔뼈와 아래팔 아래를 잡고 폄, 모음 그리고 안쪽돌림으로 위팔을 견인한다. 이때 어깨뼈는 앞쪽내림이 된다.

■ 신체 역학 Body Mechanics

팔을 펴서 하는 패턴에서와 같이 발을 앞뒤로 벌린 자세로 선다. 치료사는 팔을 펴서 하는 패턴에서와 같이 체중을 이동시킨다.

■ 신장 Stretch

어깨관절, 팔꿉관절, 손에 동시에 신장을 적용한다. 치료사의 몸쪽 손은 빠른 견인과 돌림 움직임과 함께 어깨관절과 어깨뼈를 신장시킨다. 치료사의 먼쪽 손은 팔꿉관절 폄에 신장을 하는 동안 손과 손목에 견인을 가한다.

주의

손목에 견인을 하지만 과도한 굽힘이 되지 않게 힘을 가하지 않는다.

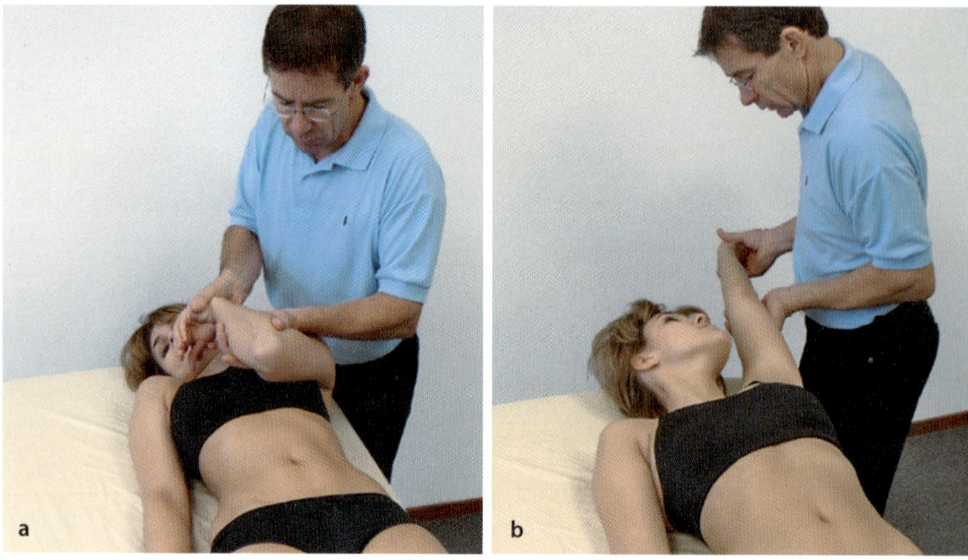

그림 7.4 팔꿉관절 폄과 함께 굽힘-벌림-가쪽돌림. a,b 표준 잡기

■ 구두지시 Command

"손 올리고, 팔꿈치가 펴지게 밀면서 팔을 올려요." "밀어요!" "위로 뻗어요"

■ 움직임 Movement

손가락과 엄지는 펴고 손목은 이전과 같이 노뼈쪽으로 폄이 되도록 움직인다. 그런 다음 어깨관절과 팔꿉관절 움직임이 시작된다. 팔꿉관절 폄은 어깨관절 굽힘에 따라 얼굴 앞쪽으로 손과 아래팔이 움직인다. 팔꿉관절은 어깨관절과 어깨뼈가 완벽하게 움직임이 일어났을 때 완전한 폄 상태가 된다.

■ 저항 Resistance

치료사의 먼쪽 손은 팔을 펴서 하는 패턴과 같이 손목과 아래팔에 저항을 가한다. 팔꿉관절 굽힘의 시작되는 자세에서 운동이 일어나는 반대 방향으로 아래팔과 손을 돌림을 하여 팔꿉관절 폄에 저항을 가한다. 치료사의 몸쪽 손은 시작자세에서 운동이 일어나는 반대방향으로 돌림 저항과 함께 위팔뼈에 견인을 제공한다.

치료사의 각 손들은 어깨관절과 팔꿉관절의 힘에 대한 적절한 저항을 만들기 위해 적절한 힘을 사용한다. 어깨 올림에 대한 저항과 어깨관절과 팔꿉관절 안정성을 위해 어깨관절 가동범위 끝에서 위팔뼈에 압축을 사용한다.

■ 끝 자세 End Position

끝 자세에서는 팔을 펴서 하는 패턴과 같다.

■ 강조의 타이밍 Timing for Emphasis

가동범위 시작점에서 팔꿉관절 폄을 고정시키고 어깨관절을 운동시킬 수 있다. 중간범위에서 어깨관절 굽힘을 고정하고 뒤침과 함께 팔꿉관절 폄 운동을 시킬 수 있다.

기억해야 할 사항들

- 손목에 신장은 견인을 동반해야 하지만 굽힘을 더 시켜서는 안된다.
- 팔꿉관절 폄에 대한 저항을 주기 위해 굽힘과 엎침에 대항하는 돌림힘을 사용한다.

7.4 폄–모음–안쪽돌림 (그림 7.5)

Extension–Adduction–Internal Rotation

관절	움직임	근육들: 주된 구성요소들 (Kendall and McCreary 2005)
어깨뼈	앞쪽내림	앞톱니근(아래쪽), 작은가슴근, 마름근
어깨관절	폄, 모음, 안쪽돌림	큰가슴근, 큰원근, 어깨내림근
팔꿉관절	폄(자세 변화 없음)	위팔세갈래근, 팔꿈치근
아래팔	엎침	위팔노근, 엎침근
손목관절	자뼈쪽 굽힘	자뼈손목굽힘근
손가락들	굽힘, 자뼈쪽 치우침	긴발가락폄근, 벌레근, 뼈사이근
엄지	굽힘, 모음, 대립	엄지굽힘근, 긴엄지모음근, 긴엄지맞섬근

■ 잡는 방법 Grip

■■ 먼쪽 손 Distal Hand

치료사 왼손은 환자의 손바닥을 접촉한다. 손가락들은 노뼈면(2번째 손허리뼈)에 두고, 엄지는 자뼈면(5번째 손허리뼈)에서 반대압을 준다. 손등면은 접촉하지 않는다.

주의

손을 꽉 움켜쥐어서는 안된다.

■■ 몸쪽 손 Proximal Hand

치료사의 오른손은 환자의 손목 가까이 있는 아래팔을 노뼈쪽에서 잡는다. 손가락들은 자뼈면에 접촉하고 엄지는 노뼈면을 잡는다.

■ 늘어난 (시작) 자세 Elongated Position

손목을 노뼈쪽으로 폄하고 아래팔은 뒤침으로 놓는다. 치료사는 어깨관절을 굽힘과 벌림 자세로 움직이는 동안, 손과 손목관절을 자세 내에서 유지한다. 치료사는 어깨관절과 어깨뼈 근육들을 신장시키는 것을 돕기 위해 부드럽게 견인을 사용할 수 있다. 손바닥은 약 45° 정도 외측으로 향한다.

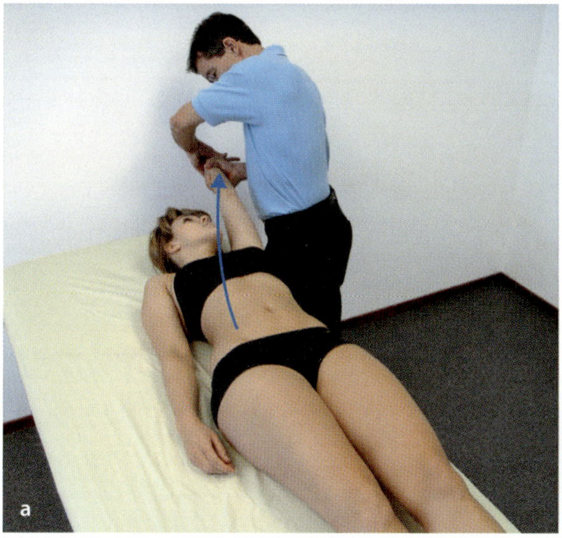

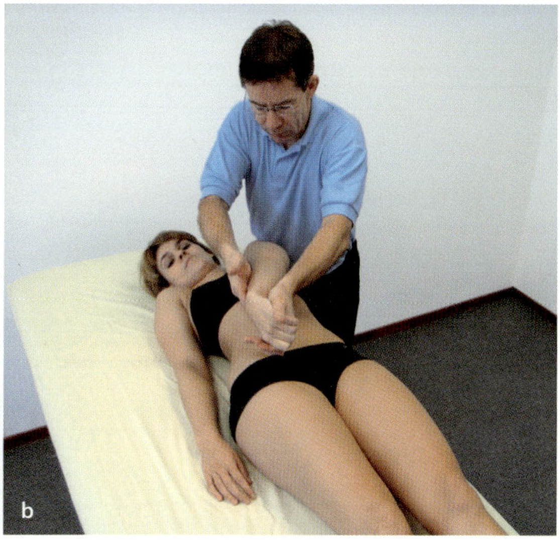

그림 7.5 **a,b** 폄–모음–안쪽돌림

견인은 어깨뼈를 뒤쪽올림을 제공한다. 지속적인 견인은 환자의 몸통을 왼쪽에서 오른쪽 대각선 방향으로 신장시킨다. 과도한 벌림은 몸통의 신장을 제한시키고 과도한 가쪽돌림은 어깨뼈가 완전하게 뒤쪽올림 되는 것을 방해한다.

환자가 반대편 움직임(굽힘–벌림–가쪽돌림)을 완료했다면, 그 패턴의 끝 부분에서 시작한다.

■ 신체 역학 Body Mechanics

치료사의 왼발은 전방에 두고 환자의 어깨 위에서 발 벌린 자세로 움직임의 선상에 선다. 치료사는 뒤쪽에 있는 발에 체중을 두고 시작하고, 환자 움직임에 따라 치료사의 체중을 앞쪽 발로 옮긴다. 체중 이동 시 움직임 선상을 유지한다.

■ 신장 Stretch

어깨관절과 손에 동시에 신장을 적용한다.
치료사의 몸쪽 손은 어깨관절과 어깨뼈의 돌림과 함께 빠른 견인을 적용한다.

주의

어깨에 과도한 굽힘이 일어나지 않도록 한다.

치료사 먼쪽 손은 손목 관절에 견인을 적용한다.

주의

손허리뼈 선의 방향으로 손목을 견인한다.
손목관절 폄에 강한 힘을 주지 않도록 한다.

■ 구두지시 Command

"내 손을 꽉 잡고, 엉덩이 쪽으로 당기세요."
"꽉 잡고 당기세요."

■ 움직임 Movement

손목관절이 자뼈 쪽으로 굽힘이 일어났을 때, 손가락과 엄지가 굽힘을 한다. 손의 노뼈쪽은 어깨관절 모음, 안쪽돌림과 함께 폄으로 움직이고, 어깨뼈가 앞쪽내림을 유도한다. 이 움직임을 지속할 경우, 오른쪽으로 목 굽힘과 함께 환자의 몸통 굽힘을 가져온다.

■ 저항 Resistance

치료사의 먼쪽 손은 손목 자뼈쪽 치우침, 굽힘에 대하여 돌림 저항을 주면서 견인을 유지한다. 저항은 아래팔 엎침과 어깨관절 모음, 안쪽돌림에 저항을 가한다. 손목관절에서 견인은 손목관절 굽힘과 어깨관절 폄에 저항을 가한다.

치료사의 몸쪽 손은 돌림성 저항과 함께 견인력을 가한다. 저항의 선 방향은 시작자세에서 반대방향이다. 견인력의 유지는 적당한 아크모양 내에서 치료사 저항을 줄 수 있도록 가이드한다.

치료사의 손은 어깨관절과 어깨뼈가 가동범위의 끝 부분에 가까이 갔을 때, 견인에서 압축으로 바꾼다. 압축은 어깨관절을 안정시키고 어깨뼈 내림에 대해 저항으로 작용한다.

■ 끝 자세 End Position

어깨뼈는 앞쪽내림 된다. 어깨관절은 오른쪽으로 정중선을 넘어가는 위팔뼈와 함께 폄, 모음, 안쪽돌림 된다. 아래팔은 엎침이 되고 손목관절과 손가락은 손바닥이 오른쪽 엉덩뼈를 향해져 있으면서 굽힘이 된다.

■ 강조의 타이밍 Timing for Emphasis

패턴의 시작범위나 중간범위에서 어깨의 움직임에 저항으로 고정한 후 손목, 손, 손가락 움직임을 강조할 수 있다.

손가락과 엄지를 운동시키기 위해 몸쪽 잡기를 손목 쪽으로 이동하여 저항을 적용한 후, 치료사의 먼쪽 손으로 손목관절과 함께 또는 개별적으로 손가락을 운동시킬 수 있다.

기억해야 할 사항들

- 손목관절과 어깨관절에서 신장은 견인과 함께 이루어져야 하고 굽힘이 강하게 일어나서는 안된다.
- 어깨관절을 안정시키고 어깨뼈에 저항을 주기 위해 마지막 범위에서 압축한다.
- 패턴의 끝 자세에서 위팔뼈는 정중선을 지나간다.

7.4.1 팔꿉관절 폄과 함께 어깨관절 폄–모음–안쪽돌림(◘ 그림 7.6) Extension–Adduction–Internal Rotation with Elbow Extension

관절	움직임	근육들: 주된 구성요소들 (Kendall and McCreary 2005)
어깨뼈	앞쪽내림	앞톱니근(아래쪽), 작은가슴근, 마름근
어깨관절	폄, 모음, 안쪽돌림	큰가슴근, 큰원근, 어깨내림근
팔꿉관절	폄	위팔세갈래근, 팔꿈치근
아래팔	엎침	위팔노근, 엎침근
손목관절	자뼈쪽 굽힘	자뼈 손목굽힘근
손가락들	굽힘, 자뼈쪽 치우침	긴발가락폄근, 벌레근, 뼈사이근
엄지	굽힘, 모음, 대립	엄지굽힘근, 긴엄지모음근, 긴엄지맞섬근

■ **잡는 방법 Grip**

치료사의 먼쪽 잡기는 팔을 펴는 패턴과 같다. 치료사 손가락은 돌림 반대방향에서 압축할 수 있게 위팔뼈 밑면 주변을 치료사 몸쪽 손으로 감싼다. 시작자세에서 치료사는 손바닥쪽으로 환자의 아래팔에 대항하여 저항을 줄 수 있다(◘ 그림 7.6a).

■ **늘어난 (시작) 자세 Elongated Position**

위팔뼈는 어깨뼈 뒤쪽올림에서 완전한 굽힘이 된다. 팔꿉치는 굽힘이 되고, 환자의 아래팔은 머리에 닿아있다. 손목관절은 손가락 폄과 함께 완전한 노뼈쪽 폄이 된다.

■ **신체 역학 Body Mechanics**

치료사 신체 역학은 팔을 펴서 하는 패턴과 같다.

■ **신장 Stretch**

어깨관절과 손에 동시에 신장을 적용한다. 치료사의 몸쪽 손은 어깨관절과 어깨뼈의 돌림과 함께 빠르게 견인을 한다. 치료사 먼쪽 손은 손목에 견인을 한다. 환자의 아래팔은 머리에 닿게 하는 것은 팔꿉관절 굽힘이 증가되는 것을 막아준다.

■ **구두지시 Command**

"제 손을 꽉 잡고, 아래쪽으로 팔을 펴면서 누르세요. 오른쪽 엉덩이 쪽으로 팔을 펴세요."
"꽉 잡고 미세요!"

■ **움직임 Movement**

손가락과 엄지는 굽힘하고 손목관절은 자뼈 굽힘으로 움직인다. 어깨관절은 폄–모음으로 움직이기 시작하고 이어서 팔꿉관절이 펴진다.

손은 반대편 엉덩이 쪽을 향하여 아래로 움직인다. 팔꿉관절은 어깨관절과 어깨뼈 움직임이 완료되었을 때 완전한 폄이 된다.

■ **저항 Resistance**

치료사 먼쪽 손은 팔을 편 상태의 패턴과 같이 손목관절과 아래팔에 저항한다.

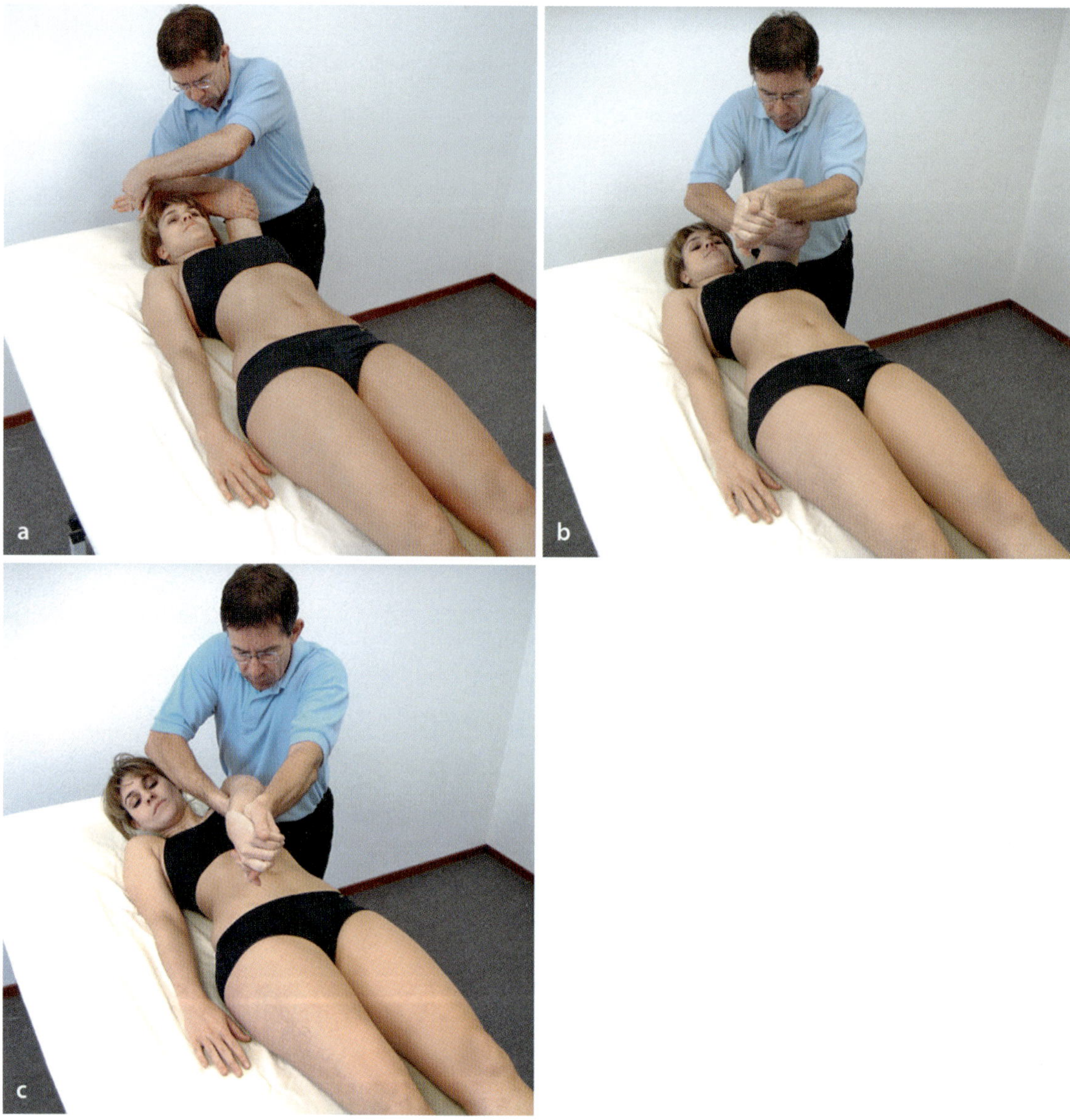

그림 7.6 **a–c** 팔꿈치 폄과 함께 폄–모음–가쪽돌림

팔꿉관절 굽힘의 시작자세에서 운동이 일어나는 반대방향으로 아래팔과 손 돌림으로 팔꿉관절 폄에 저항을 준다. 팔꿉관절의 폄을 촉진하기 위해 압축을 준다.

치료사의 몸쪽 손은 시작자세에서 운동이 일어나는 반대방향으로 돌림성 저항과 결합하여 위팔뼈에 견인을 한다. 어깨관절과 어깨뼈는 가동범위가 중간범위를 넘어갈 때, 견인에서 압축으로 바꾼다.

치료사의 각 손들은 어깨관절과 팔꿉관절의 힘에 적절한 저항을 가하도록 적당한 힘을 사용한다.

■ 끝 자세 End Position

끝 자세는 팔을 똑바로 편 상태에서와 같다.

■ 강조의 타이밍 Timing for Emphasis

가동범위의 시작에서 팔꿉관절 폄을 고정하고

어깨관절을 운동할 수 있다. 어깨관절 폄 중간범위에서 고정하고 팔꿉관절 엎침과 함께 폄 운동을 할 수 있다.

기억해야 할 사항들

- 패턴의 끝 자세는 위팔뼈가 정중선을 가로지른다.
- 정상적인 타이밍 : 팔꿉관절과 어깨관절 움직임은 함께 일어난다.

7.4.2 팔꿉관절 굽힘과 함께 어깨관절 폄-모음-안쪽돌림(그림 7.7)

Extension-Adduction-Internal Rotation with Elbow Flexion

관절	움직임	근육들: 주된 구성요소들 (Kendall and McCreary 2005)
어깨뼈	앞쪽내림	앞톱니근(아래쪽), 작은가슴근, 마름근
어깨관절	폄, 모음, 안쪽돌림	큰가슴근, 큰원근, 어깨내림근
팔꿉관절	굽힘	위팔두갈래근, 위팔근
아래팔	엎침	위팔노근, 엎침근
손목관절	자뼈쪽 굽힘	자뼈손목굽힘근
손가락들	굽힘, 자뼈쪽 치우침	긴발가락폄근, 벌레근, 뼈사이근
엄지	굽힘, 모음, 대립	엄지굽힘근, 긴엄지모음근, 긴엄지맞섬근

■ **잡는 방법 Grip**

치료사 몸쪽과 몸쪽 잡기는 팔꿉관절 폄과 함께 어깨관절 폄-모음-가쪽돌림을 사용했던 패턴과 같다.

■ **또 다른 잡기 방법 Alternative Grip**

움직임이 시작된 후에 몸쪽 손은 몸쪽 움직임을 강조하기 위해서 어깨뼈와 팔꿉관절 쪽으로 움직일 수 있다(그림 7.7b).

■ **늘어난 (시작) 자세 Elongated Position**

자세는 팔을 펴서 하는 패턴에서와 같다.

■ **신장 Stretch**

신장은 팔을 펴서 하는 패턴에서와 같다.

■ **구두지시 Command**

"내 손을 꽉 잡고 팔꿈치를 구부리면서 가슴으로 당기세요."
"꽉 잡고 당기세요."

■ **움직임 Movement**

손가락과 엄지는 굽힘하고 손목관절은 자뼈쪽 굽힘으로 움직인다. 어깨관절은 폄-모음으로 시작하고 팔꿉관절은 굽힘으로 시작한다. 팔꿉관절은 어깨관절과 어깨뼈가 움직임이 완료했을 때, 완전히 굽힘이 된다.

■ **저항 Resistance**

치료사 먼쪽 손은 팔을 펴서 하는 패턴과 같이 손목관절과 아래팔에 저항을 준다. 뒤침 방향으로 아래팔에 돌림과 팔꿉관절 폄의 시작자세에서 대항하여 팔꿉관절에 저항을 준다.

치료사 몸쪽 손은 시작자세에서 운동이 일어나는 반대방향으로 돌림성 저항과 함께 위팔뼈에 견인을 한다. 가동범위 전체에서 중간범위를 지나가는

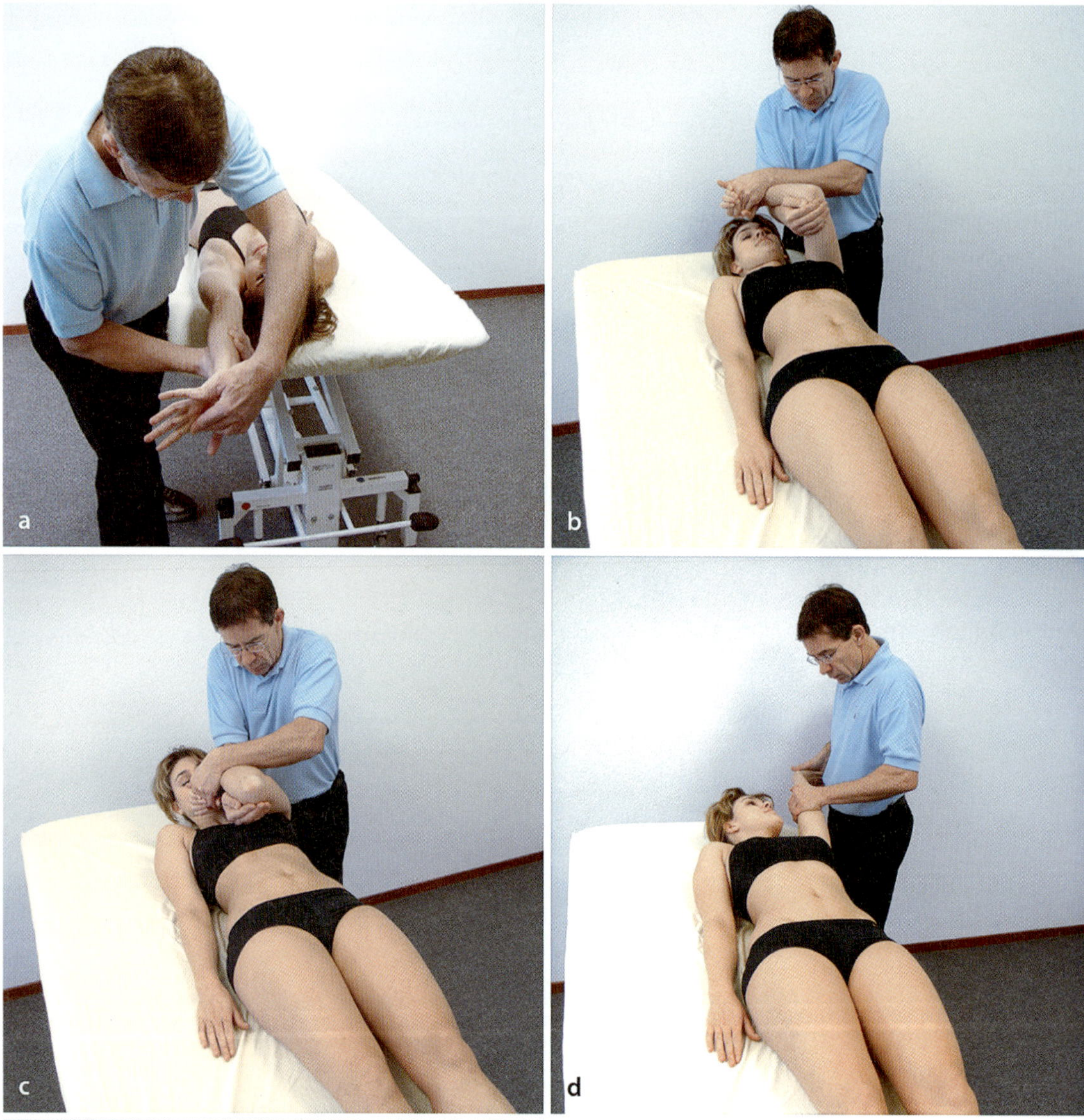

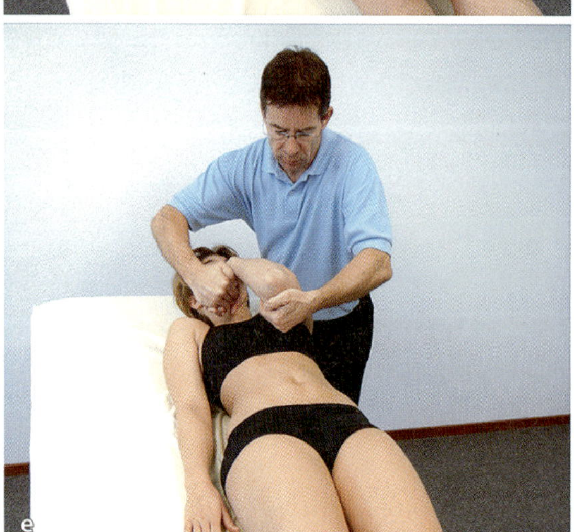

■ 그림 7.7 **a–e** 팔꿉관절 굽힘과 함께 어깨관절 폄–모음–안쪽돌림. **a–c** 표준 잡기. **d,e** 다른 잡기

후 어깨관절과 어깨뼈에 견인을 압축으로 바꾼다.

치료사의 각 손들은 어깨관절과 팔꿉관절의 힘에 적절한 저항을 가하도록 적당한 힘을 사용한다.

■ 끝 자세 End Position

위팔뼈는 모음과 함께 폄이 되고 어깨뼈는 앞쪽내림으로 되어있다. 팔꿉관절은 완전히 굽힘이 되어있다. 손목관절은 자뼈쪽 굽힘이 되어 있고 손은 쥔 상태로 되어 있다. 어깨관절과 아래팔에 돌림은 팔을 펴서 하는 패턴과 같다. 치료사가 환자의 팔꿉관절을 폄하면, 자세는 팔을 펴서 하는 패턴에서와 같다.

■ 강조의 타이밍 Timing for Emphasis

3개의 움직이는 분절 즉, 어깨관절, 팔꿉관절 그리고 손목관절에서 치료사는 두 개의 분절을 고정시키고 나머지 한 개의 분절을 운동시킬 수 있다.

팔꿉관절을 굽힘시키면, 다른 움직임과 별도로 안쪽돌림 운동을 쉽게 할 수 있다. 어깨관절 폄의 힘이 가장 큰 곳에서 이 움직임을 운동시킨다. 치료사는 이 운동을 하는 동안 어깨관절 인쪽돌림의 전체 범위에서 실시하기도 하고 패턴이 끝나기 전에 반대쪽 방향으로 움직인다.

환자의 손목관절 또는 손을 운동을 시키고자 할 때, 치료사의 몸쪽 손을 아래팔로 움직이고 시작자세에서 일어나는 운동의 반대 방향으로 당겨서 어깨관절과 손목관절에 저항을 준다. 치료사의 먼쪽 손은 손목과 손에 적절한 저항을 주는 것이 용이하다. 손가락과 엄지를 운동시키기 위해서 치료사 몸쪽을 고정한 손을 손목관절의 먼쪽으로 움직인다.

치료사는 어깨관절 폄의 시작범위에서 움직임을 고정하고 팔꿉관절과 손목, 손, 손가락을 운동시킬 수 있다. 또한, 치료사는 손목과 손을 운동시키기 위하여 중간범위에서 어깨관절과 팔꿉관절 움직임을 고정할 수 있다. 환자의 손의 위치는 움직임이 일어났을 때 볼 수 있는 지점에 손을 둔다.

기억해야 할 사항

- 끝 자세는 위팔뼈에 적당한 돌림과 함께 정중선을 가로질러야 한다.
- 시작자세에서 일어나는 운동의 반대방향으로 견인과 함께 팔꿉관절 굽힘에 저항을 준다.
- 정상적이 타이밍: 팔꿉관절과 어깨관절 움직임은 함께 일어난다.

7.5. 굽힘-모음-가쪽돌림 (그림 7.8) Flexion-Adduction-External Rotation

관절	움직임	근육들: 주된 구성요소들 (Kendall and McCreary 2005)
어깨뼈	앞쪽올림	앞톱니근(위쪽), 등세모근
어깨관절	굽힘, 모음, 가쪽돌림	큰가슴근(위쪽), 어깨세모근(앞쪽), 위팔두갈래근, 부리위팔근
팔꿉관절	폄(자세 변화 없음)	위팔세갈래근, 팔꿈치근
아래팔	뒤침	위팔노근, 뒤침근
손목관절	노뼈쪽 굽힘	노뼈손목굽힘근
손가락들	굽힘, 노뼈쪽 치우침	긴발가락굽힘근, 벌레근, 뼈사이근
엄지	굽힘, 모음, 대립	엄지굽힘근(긴, 짧은), 엄지모음근, 엄지맞섬근

■ 잡는 방법 Grip

■■ 먼쪽 손 Distal Hand

치료사의 오른쪽 손은 환자의 손바닥을 잡는다. 치료사의 손가락은 자뼈쪽면(5번째 손허리뼈)을 두고, 엄지는 노뼈쪽면(2번째 손허리뼈)에서 반대압을 준다. 손등면에 접촉하지 않아야 한다.

주의

손을 꽉 잡지 않도록 한다.

■■ 몸쪽 손 Proximal Hand

치료사의 왼손은 손목관절 몸쪽 아래에서 환자의 아래팔을 잡는다. 치료사 손가락은 노뼈쪽면과 엄지는 자뼈쪽면에 둔다.

■ 또 다른 잡는 방법 Alternative Grip

어깨관절 또는 어깨뼈 운동을 강조하기 위해 어깨관절이 움직임을 시작한 후에 위팔뼈 또는 어깨뼈를 잡기위해 몸쪽 손을 움직인다.

■ 늘어난 (시작) 자세 Elongated Position

손목은 자뼈 폄 위치에 놓고 아래팔은 엎침시킨다. 치료사가 어깨관절의 폄과 벌림 움직임을 하는 동안 손목과 손은 그 자세를 유지한다. 손목관절은 몸통을 향해서 약 45° 환자의 몸쪽을 향하게 둔다. 견인은 어깨뼈를 뒤쪽내림을 가져온다. 지속적인 견인은 환자 몸통의 왼쪽면을 단축시킨다. 과도한 어깨관절 벌림은 몸통 움직임을 막고 자세를 벗어나게 하여 어깨뼈를 당기게 된다. 과도한 안쪽돌림은 어깨뼈를 앞쪽으로 기울게 한다.

■ 신체 역학 Body Mechanics

환자의 발 쪽을 향하면서 팔꿉관절 옆에서 발을 벌린 자세로 선다. 환자의 어깨관절 가쪽돌림과 함께 굽힘하면서 치료사 앞에 있는 발을 축으로 하여, 환자의 얼굴을 향해 대각선상으로 움직임이 일어나게 한다. 환자의 움직임이 일어났을 때, 치료사의 뒤에 있는 체중을 앞에 있는 발로 옮겨지도록 한다.

■ 신장 Stretch

치료사의 몸쪽 손은 어깨관절과 어깨뼈 돌림과 함께 빠른 견인을 한다. 동시에 먼쪽 손은 손목을 견인한다.

주의

견인은 손허리뼈 선상에서 이루어지도록 한다. 손목관절에 폄이 강하게 일어나는 힘을 적용하면 안된다.

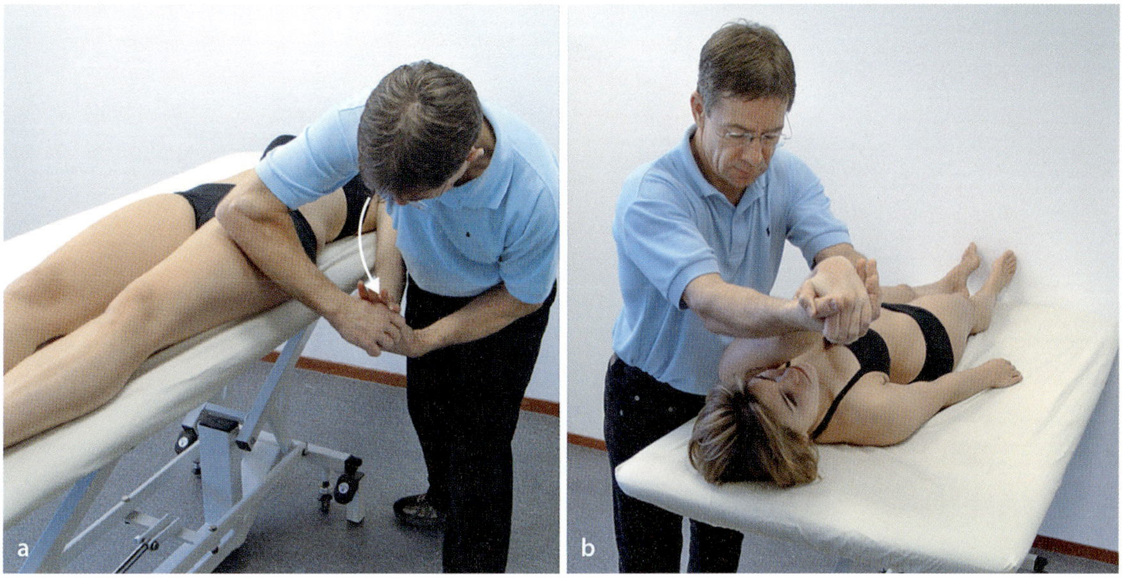

그림 7.8 **a,b** 굽힘–모음–가쪽돌림

구두지시 Command

"세 손을 꽉 잡고, 반대쪽으로 팔을 올리세요."
"꽉 잡고 당기세요."

움직임 Movement

손목관절이 노뼈쪽으로 굽힘이 되었을 때 손가락과 엄지는 굽힘이 된다. 손의 노뼈쪽면 움직임은 어깨관절의 모음, 가쪽돌림과 함께 굽힘을 만들고 어깨뼈가 앞쪽올림으로 움직인다. 지속적인 움직임은 환자의 몸통을 오른쪽으로 돌리면서 신장시킨다.

저항 Resistance

치료사의 먼쪽 손은 노뼈 치우침에 돌림성 저항을 줌으로 손목관절 굽힘과 함께 견인을 줄 수 있다. 손목관절의 돌림성 저항은 어깨관절 모음, 가쪽돌림과 아래팔 뒤침에 저항을 제공한다. 견인력은 손목관절과 어깨관절 모두 굽힘에 저항을 준다. 움직임의 끝에서 치료사는 팔꿉관절 폄을 안정시키기 위해 먼쪽 손으로 압축을 제공할 수 있다.

치료사의 몸쪽 손은 돌림성 저항과 함께 견인력을 적용한다. 저항선은 시작자세를 향해 뒤로 둔다. 견인력을 유지는 적절한 아크 움직임 안에서 치료사 저항으로 가이드한다.

어깨뼈 올림에 대한 저항과 어깨관절과 팔꿉관절 안정성을 위해 움직임의 끝에서 압축을 사용한다.

끝 자세 End Position

위팔뼈가 정중선을 가로질러(환자 얼굴 위쪽) 있으며, 어깨뼈는 앞쪽올림이 되고 어깨관절은 굽힘, 모음 그리고 가쪽돌림이 된다. 아래팔은 뒤침이 되고 팔꿉관절은 똑바로 펴져 있는 상태에서 손목관절과 손가락은 굽힘이 된다. 이 운동이 지속되면 환자의 몸통이 돌림이 되고 신장시킨다.

강조의 타이밍 Timing for Emphasis

치료사는 어깨관절 굽힘의 시작범위에서 움직임을 고정하거나 중간 위치까지 어깨관절을 허용한 뒤 손목관절, 손 또는 손가락 운동을 할 수 있다.

아래팔 돌림을 고정하거나 손목관절과 함께 움직임을 강조할 수 있다.

기억해야 할 사항

- 손목관절과 어깨관절에서 신장은 견인과 함께 이루어져하고 굽힘이 강하게 일어나서는 안된다.
- 마지막 범위에서 팔꿉관절 폄에 대해 안정성을 위해 먼쪽 손에 압축한다.
- 위팔뼈는 정중선을 넘어서야 한다(환자의 머리가 정면을 향하고 있을 때 코 위에 위치).

7

7.5.1 팔꿉관절 굽힘과 어깨관절 굽힘–모음–가쪽돌림(▣ 그림 7.9) Flexion–Adduction–External Rotation with Elbow Flexion

관절	움직임	근육들: 주된 구성요소들 (Kendall and McCreary 2005)
어깨뼈	앞쪽올림	앞톱니근(위쪽), 등세모근
어깨관절	굽힘, 모음, 가쪽돌림	큰가슴근(위쪽), 어깨세모근(앞쪽), 위팔두갈래근, 부리위팔근
팔꿉관절	굽힘	위팔두갈래근, 위팔근
아래팔	뒤침	위팔노근, 뒤침근
손목관절	노뼈쪽 굽힘	노뼈손목굽힘근
손가락들	굽힘, 노뼈쪽 치우침	긴발가락굽힘근(얕은, 깊은), 벌레근, 뼈사이근
엄지	굽힘, 모음	엄지굽힘근(긴, 짧은), 엄지모음근

■ 잡는 방법 Grip

치료사의 먼쪽 잡기는 팔을 펴서 하는 패턴에서와 같다. 치료사 몸쪽 손도 팔을 펴서 하는 패턴에서 잡는 방법으로 시작할 수 있다. 어깨관절과 팔꿉관절이 굽힘을 시작할 때 위팔뼈를 잡도록 손을 옮긴다. 치료사의 손은 위팔뼈 내측 주변을 감싸고 움직임의 반대방향으로 압축을 주기 위해 치료사 손을 사용한다. 돌림 저항은 아래팔과 손가락의 선상에서 가해진다(▣ 그림 7.9).

■ 또 다른 잡는 방법 Alternative Grip

몸쪽 손은 운동을 강조하기 위해 어깨뼈 쪽으로 움직일 수 있다.

■ 늘어난 (시작) 자세 Elongated Position

팔을 펴서 하는 패턴에서와 같은 팔 자세에서 연장시킨다.

■ 신체 역학 Body Mechanics

치료사 신체 역학은 팔을 펴서 하는 패턴에서와 같다. 저항으로 치료사 체중을 이용한다.

■ 신장 Stretch

팔을 펴서 하는 패턴에서 사용되었던 신장 반사와 같은 움직임으로 이용한다.

주의

견인은 손허리뼈 선상에서 이루어지도록 한다. 손목관절에 폄이 강하게 일어나는 힘을 적용하면 안된다.

■ 구두지시 Command

"내 손을 꽉 잡고, 팔을 반대쪽으로 올리면서 팔꿈치를 구부리세요."

"꽉 잡고 당기세요."

"오른쪽 귀로 가져가세요."

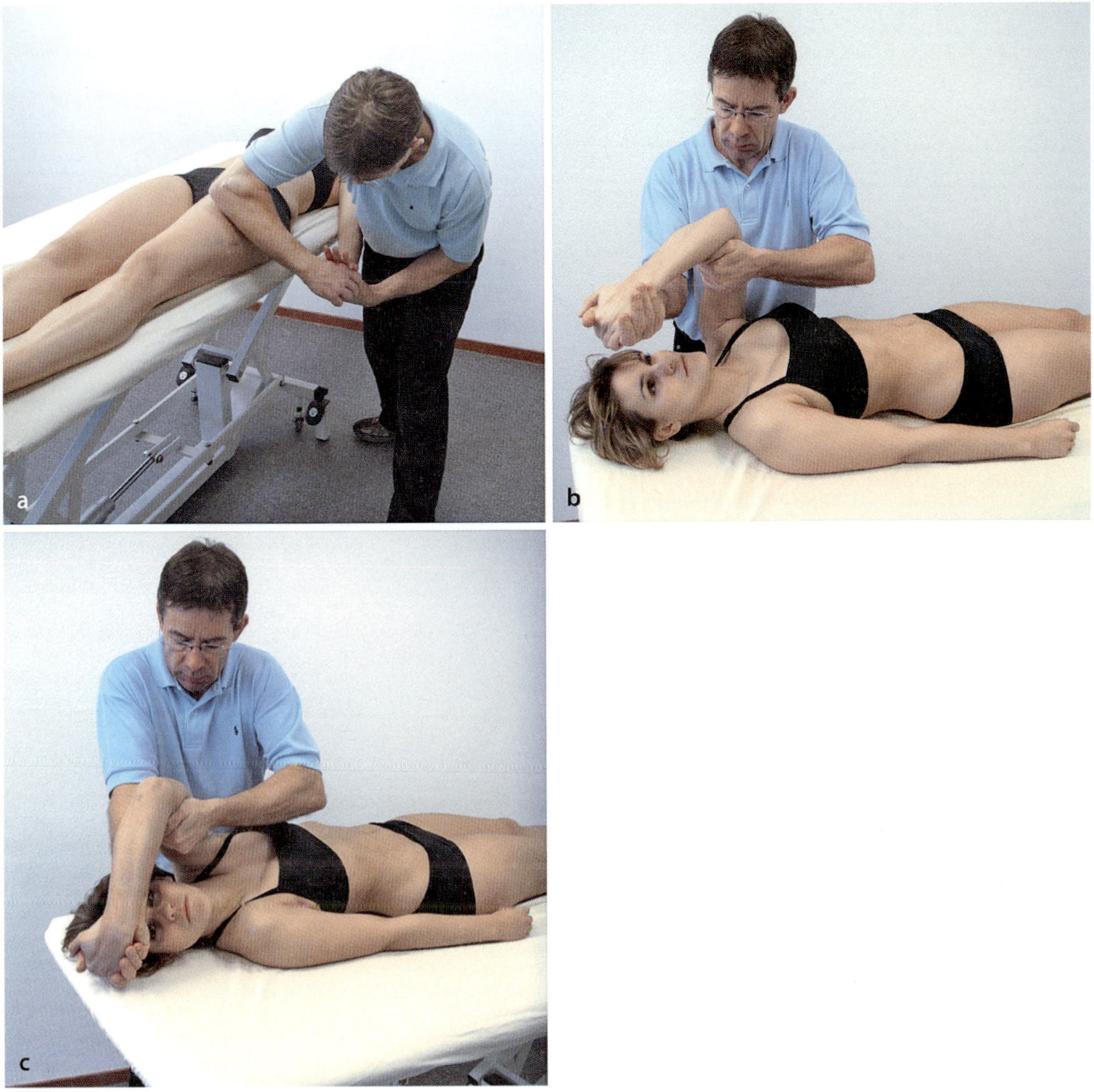

그림 7.9 **a–c** 팔꿉관절 굽힘과 함께 굽힘–모음–가쪽돌림

▪ 움직임 Movement

손목관절은 굽힘하고 아래팔을 뒤침한 후, 어깨관절과 팔꿉관절이 굽힘으로 시작한다. 어깨관절과 팔꿉관절은 같은 속도로 움직이고 동시에 움직임이 완료되어야 한다.

▪ 저항 Resistance

치료사 먼쪽 손은 팔을 펴서 하는 패턴에서와 같이 손목관절과 아래팔에 저항을 준다. 시작위치를 향해서 적용되는 돌림 저항과 견인은 팔꿉관절 굽힘에 대한 저항으로 작용한다. 치료사 몸쪽 손은 돌림하고 시작자세에서 운동이 일어나는 반대방향으로 위팔뼈를 견인한다.

저항은 어깨관절과 팔꿉관절의 힘에 적당하게 주기위해 각 손에 힘을 나누어 준다.

■ 끝 자세 End Position

환자의 어깨관절, 아래팔과 손은 팔을 펴서 하는 패턴에서와 같은 위치에 놓는다. 팔꿉관절은 굽힘하고 환자의 움켜쥔 주먹은 오른쪽 귀에 닿게 한다. 어깨관절과 아래팔의 돌림은 팔을 펴는 패턴에서와 같다. 돌림의 양을 확인하기 위해서 팔꿉관절을 편다.

■ 강조의 타이밍 Timing for Emphasis

7

3개의 움직이는 분절 즉, 어깨관절, 팔꿉관절과 손목관절과 함께 치료사는 두 개 분절을 고정하고 나머지 한 분절을 운동시킬 수 있다.

팔꿉관절을 굽힘과 함께 아래팔 돌림과는 별도로 가쪽돌림 운동하는 것과 어깨관절 돌림과는 별도로 엎침 운동을 시키는 것이 쉽다. 어깨관절과 팔꿉관절 굽힘의 힘이 최대일 때 이 운동을 한다. 치료사가 어깨관절 가쪽돌림의 전범위에 걸쳐 실시한다면, 패턴이 끝나기 전에 반대방향으로 다시 돌아간다.

치료사가 중간범위에서 어깨관절 굽힘을 고정하고 손목관절과 손가락 움직임 운동할 수 있다. 이 때, 이 자세에서 환자는 움직임을 볼 수 있게 한다. 손목관절과 손을 운동할 때, 그것들을 안정시키기 위해 환자의 아래팔이나 손을 치료사 몸쪽 손으로 움직이고 몸쪽 관절에 저항을 준다. 치료사의 다른 손은 운동 중인 관절에서 먼쪽 부위를 잡는다.

기억해야 할 사항

- 환자의 위팔뼈는 정중선을 넘어선 위치에 있어야 된다. (환자의 머리가 정면을 보고 있는 상태에서 코 위에 위치)
- 뒤침에 대한 저항은 팔꿈치 움직임을 촉진한다.

7.5.2 팔꿉관절 폄과 함께 어깨관절 굽힘–모음–가쪽돌림 (■ 그림 7.10)

Flexion–Adduction–External Rotation with Elbow Extension

관절	움직임	근육들: 주된 구성요소들 (Kendall and McCreary 2005)
어깨뼈	앞쪽올림	앞톱니근(위쪽), 등세모근
어깨관절	굽힘, 모음, 가쪽돌림	큰가슴근(위쪽), 어깨세모근(앞쪽), 위팔두갈래근, 부리위팔근
팔꿉관절	폄	위팔세갈래근, 팔꿈치근
아래팔	뒤침	위팔노근, 뒤침근
손목관절	노뼈쪽 굽힘	노뼈손목굽힘근
손가락들	굽힘, 노뼈쪽 치우침	긴발가락굽힘근 (얕은, 깊은), 벌레근, 뼈사이근
엄지	굽힘, 모음	엄지굽힘근(긴, 짧은), 엄지모음근

■ 잡는 방법 Grip

■■ 먼쪽 손 Distal Hand

먼쪽 잡기는 팔을 펴서 하는 패턴에서와 같다.

■■ 몸쪽 손 Proximal Hand

치료사의 몸쪽 손은 팔을 펴서 하는 패턴에서처럼 아래팔 잡기로 시작한다. 어깨관절이 굽힘과 팔꿉관절이 폄이 시작될 때, 치료사는 위팔뼈를 잡기 위해 치료사 몸쪽 손을 움직일 수 있다.

치료사의 손으로 내측에서부터 위팔뼈 주위를 감싸고 움직임의 반대방향에 압축을 주기 위해 치료사 손가락을 사용한다.

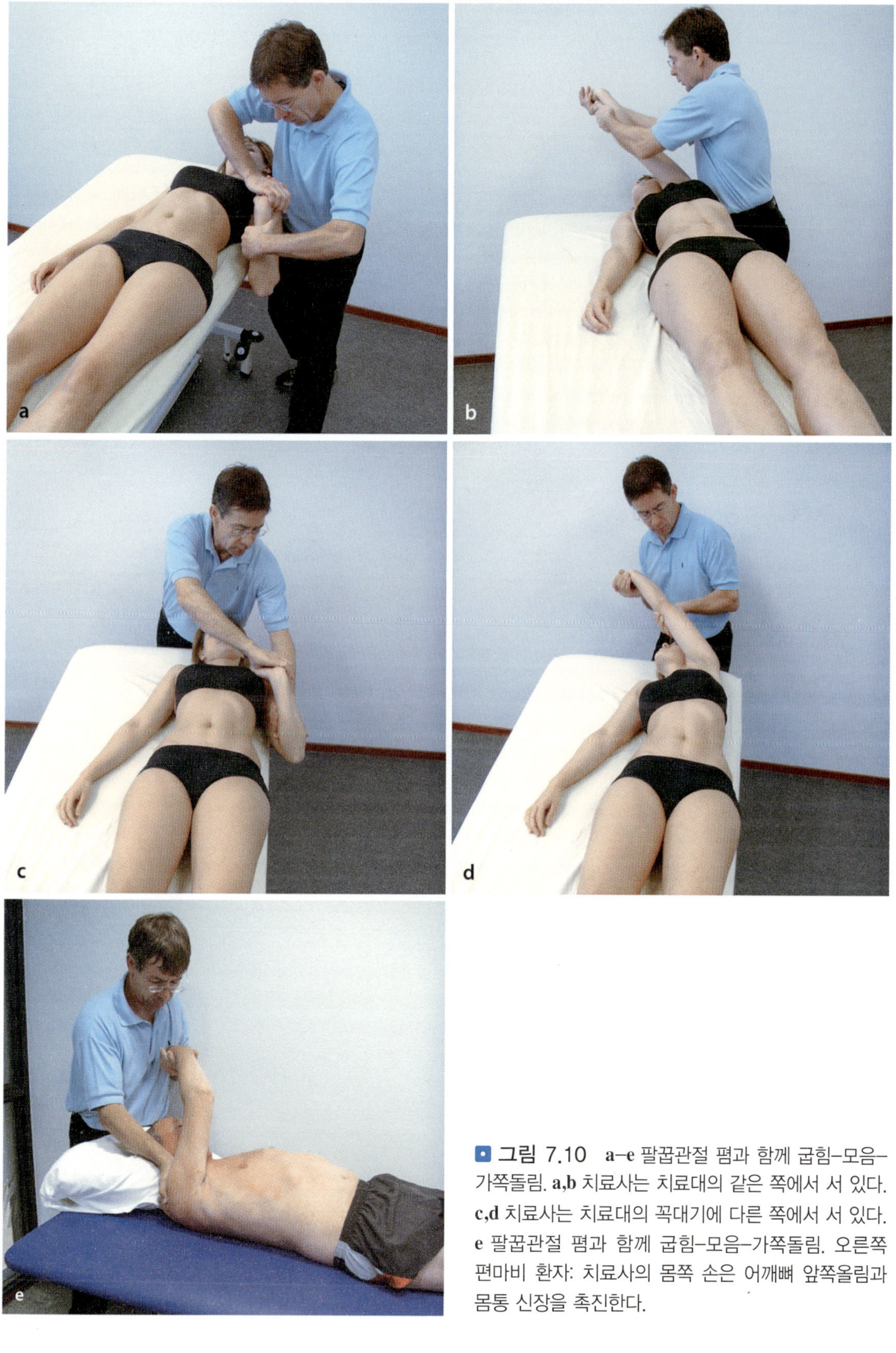

■ 그림 7.10 **a–e** 팔꿉관절 폄과 함께 굽힘–모음–가쪽돌림. **a,b** 치료사는 치료대의 같은 쪽에서 서 있다. **c,d** 치료사는 치료대의 꼭대기에 다른 쪽에서 서 있다. **e** 팔꿉관절 폄과 함께 굽힘–모음–가쪽돌림. 오른쪽 편마비 환자: 치료사의 몸쪽 손은 어깨뼈 앞쪽올림과 몸통 신장을 촉진한다.

치료사는 패턴의 시작에서부터 위팔뼈 잡기를 사용할 수 있다.

■ 늘어난 (시작) 자세 Elongated Position

치료사가 팔을 펴서 하는 패턴에서처럼 팔을 두고 시작한다. 치료사가 팔꿉관절을 굽힘하는 손을 사용하는 동안 치료사 몸통 손으로 어깨관절과 어깨뼈에 견인을 유지한다. 치료사의 먼쪽 손은 자뼈쪽 폄으로 손목관절을 견인한다. 만약, 치료사가 위팔뼈에 왼손으로 시작한다면, 먼쪽(오른쪽)손은 팔꿉관절을 굽힘시킨다.

■ 신체 역학 Body Mechanics

치료사의 신체 역학은 팔을 펴서 하는 패턴에서와 같다. 저항을 위해 치료사 체중으로 이용한다.

7

■ 신장 Stretch

치료사 몸쪽 손은 어깨관절과 어깨뼈의 돌림과 함께 빠른 견인을 한다. 동시에 치료사 먼쪽 손은 손목관절에 견인을 한다.

주의

손목관절 폄이 강하게 일어나는 힘을 적용하면 안된다.

■ 구두지시 Command

"제 손을 꽉 잡고, 오른쪽으로 팔을 올리면서 팔꿉관절을 펴세요." "제 손을 꽉 잡고 미세요!" "코 위쪽으로 팔꿈치를 뻗으세요."

■ 움직임 Movement

우선, 손목관절을 굽히고 아래팔을 뒤침한다.

그 다음 어깨관절은 굽힘과 팔꿉관절 폄을 시작한다. 어깨관절과 팔꿉관절은 동시에 동작이 완료되어야 한다.

■ 저항 Resistance

치료사의 먼쪽 손은 팔을 펴서 하는 패턴에서와 같이 손목관절과 아래팔에 저항을 준다. 추가로, 팔꿉관절 폄에 돌림성 저항을 준다. 치료사 몸쪽 손은 시작자세에서 운동이 일어나는 반대방향으로 위팔뼈를 견인하고 돌림한다. 저항이 어깨관절와 팔꿉관절의 힘에 적합하도록 각 손에 별도의 힘을 가한다. 팔꿉관절, 어깨관절 그리고 어깨뼈의 안정성을 위하여 마지막 가동범위에서 압축을 가한다.

■ 끝 자세 End Position

환자의 어깨관절, 아래팔 그리고 손은 팔을 펴서 하는 패턴에서와 같다.

■ 강조의 타이밍 Timing for Emphasis

여기서 강조하는 것은 부드럽게 움직임하면서 팔꿉관절 폄과 함께 어깨관절 굽힘이 일어날 수 있도록 환자에게 가르치는 것이다.

■ 또 다른 잡는 방법과 신체 역학 Alternative Grip and Body Mechanics

치료사는 움직임의 선상에서 치료대의 위쪽에서 또한 설 수 있다. 먼쪽 잡기는 같고 몸쪽 잡기는 아래팔 굽힘근을 잡는다(■ 그림 7.10 c–e).

기억해야 할 사항

- 손목 폄에 저항은 시작자세에서 운동이 일어나는 반대방향으로 돌림한다.
- 정상적인 타이밍 : 팔꿉관절과 어깨관절 움직임은 같이 일어난다.

7.6 폄–벌림–안쪽돌림 (그림 7.11) Extension–Abduction–Internal Rotation

관절	움직임	근육들: 주된 구성요소들 (Kendall and McCreary 2005)
어깨뼈	뒤쪽내림	마름근
어깨관절	폄, 벌림, 안쪽돌림	넓은등근, 어깨세모근 (중간, 뒤쪽), 위팔세갈래근, 큰원근, 어깨내림근
팔꿉관절	폄(자세 변화 없음)	위팔세갈래근, 팔꿈치근
아래팔	엎침	위팔노근, 엎침근
손목관절	자뼈쪽 폄	자뼈쪽수근신근
손가락들	폄, 자뼈치우침	긴발가락폄근, 벌레근, 뼈사이근
엄지	손바닥측 벌림, 폄	엄지벌림근(짧은), 엄지폄근

■ 잡는 방법 Grip

■■ 먼쪽 손 Distal Hand

치료사의 왼손은 환자의 손등을 잡는다. 치료사 손은 자뼈쪽면(5번째 손허리뼈)에 두고, 엄지는 노뼈쪽면(2번째 손허리뼈)에 반대압을 준다. 손바닥을 접촉하지 않는다.

주의

손을 꽉 잡지 않도록 한다.

■■ 몸쪽 손 Proximal Hand

치료사의 손은 앞측면을 향한 상태에서 손목의 근접한 환자의 아래팔 쪽에 노뼈면과 자뼈면을 붙잡기 위해 도수접촉 잡기를 사용한다.

■ 또 다른 잡는 방법 Alternative Grip

어깨관절 또는 어깨뼈 움직임을 강조하기 위해 어깨관절 폄이 시작된 후 어깨뼈 또는 위팔뼈로 몸쪽 손이 움직인다.

■ 늘어난 (시작) 자세 Elongated Position

손목을 노뼈쪽으로 굽힘하고 아래팔은 뒤침 상태로 둔다. 치료사가 어깨관절을 굽힘과 모음 상태로 움직이는 동안 손목과 손은 원래 상태로 유지한다. 어깨관절 근육에 신장을 돕고 어깨뼈의 앞쪽올림을 가져오기 위해 부드러운 견인을 사용한다. 위팔뼈는 환자의 코 위쪽으로 가로지르고 손바닥은 환자의 오른쪽 귀 방향으로 향한다. 이 움직임의 계속하면 오른쪽으로 돌림과 함께 환자의 몸통 신장을 가져온다. 민약 환자가 길항 움직임(굽힘–모음–가쪽돌림)을 완료했다면, 그 패턴의 마지막에서 시작한다.

■ 신체 역학 Body Mechanics

환자의 손 쪽으로 움직임의 선에서 발을 벌린 자세로 선다. 치료사 앞쪽 발에 체중을 주고 시작하고 환자의 움직임에 따라 뒤쪽에 있는 발로 체중을 옮긴다. 팔 움직임을 허용하고 치료사 먼쪽 손으로 엎침을 조절하기 위해 치료사 몸통을 오른쪽으로 움직인다. 환자의 팔이 가동범위의 마지막 범위에 가까이 갔을 때, 치료사는 환자의 발쪽 중심점을 두고 몸을 돌린다.

■ 신장 Stretch

어깨관절과 손을 동시에 신장을 적용한다. 치료사의 몸쪽 손은 어깨관절과 어깨뼈의 돌림과 함께 빠른 견인을 실시한다. 치료사의 먼쪽 손으로 손목에 견인을 적용한다.

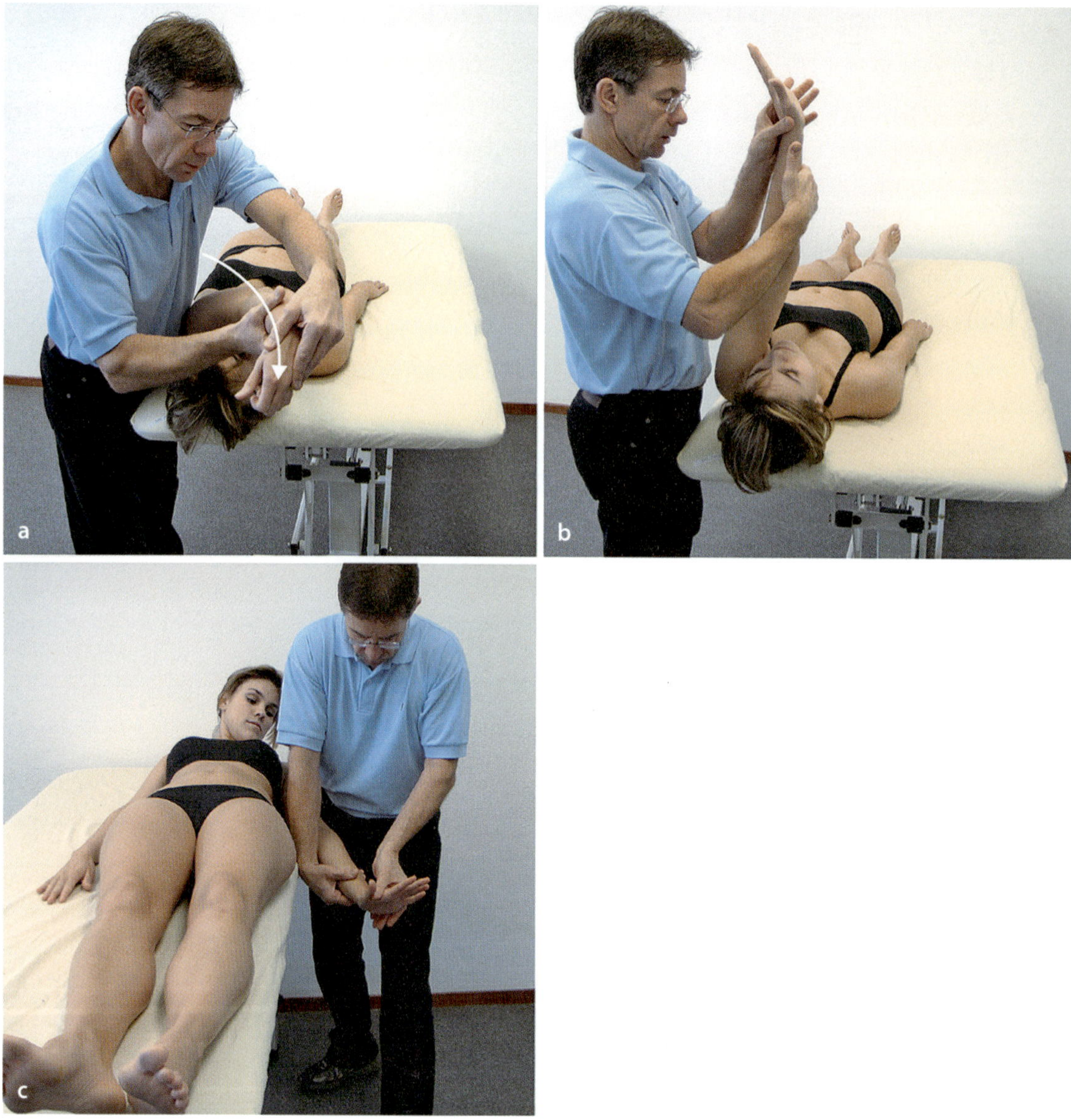

■ 그림 7.11 a–c 폄–벌림–안쪽돌림

주의

견인은 손허리뼈 선상에서 이루어지도록 한다. 손목관절에 굽힘이 강하게 일어나는 힘을 적용하면 안되다.

■ 구두지시 Command

"손을 펴고, 왼쪽 엉덩이 옆으로 팔을 내리세요."
"미세요!"

■ 움직임 Movement

손가락과 엄지는 손목관절이 자뼈쪽으로 움직였을 때 폄이 일어난다. 손의 자뼈면은 어깨관절을 벌림과 안쪽돌림과 함께 폄으로 움직임을 유도한다. 어깨뼈는 뒤쪽내림으로 움직인다. 이 움직임을 계속하면 몸통의 왼쪽면으로 단축과 함께 왼쪽 뒤꿈치 아래쪽으로 내려간다.

■ 저항 Resistance

치료사의 먼쪽 손은 자쪽뼈 치우침–폄에 대한 돌림 저항과 견인을 적용한다. 어깨관절의 안쪽돌림과 벌림, 아래팔 엎침에 대한 저항은 손목에 돌림성 저항에서 기인한다. 견인력은 손목관절과 어깨관절 폄의 움직임에 저항한다.

치료사의 몸쪽 손은 돌림성 저항과 견인력을 함께 적용한다. 저항의 선은 시작자세에서 운동이 일어나는 반대방향이다.

환자의 팔이 폄 범위의 끝에 가까워졌을 때, 양손을 견인에서 압축으로 바꾼다.

■ 끝 자세 End Position

어깨뼈는 완전히 뒤쪽내림이 된다. 위팔뼈는 왼쪽으로 폄에 있고 아래팔은 엎침되어 있다. 손바닥은 바깥면으로 약 45°로 향해 있다. 손목관절과 손가락은 자뼈쪽을 향해 폄 되어 있으며 엄지는 손바닥에 직각으로 폄, 벌림되어 있다.

■ 강조의 타이밍 Timing for Emphasis

치료사는 어깨관절 폄의 시작에서 움직임을 고정하고 손목관절, 손 또는 손가락을 운동시킬 수 있다. 이 위치는 환자가 운동을 하는 동안 볼 수 있는 곳에 손을 놓아야 한다.

기억해야 할 사항

- 환자의 움직임이 일어날 때, 치료사 뒤쪽다리에 체중으로 밀도록 한다.
- 양손 가동범위의 마지막에서 견인에서 압축으로 바꾸어 적용한다.

7.6.1 팔꿉관절 폄과 함께 어깨관절 폄–벌림–안쪽돌림(■ 그림 7.12)

Extension–Abduction–Internal Rotation with Elbow Extension

관절	움직임	근육들: 주된 구성요소들 (Kendall and McCreary 2005)
어깨뼈	뒤쪽내림	마름근
어깨관절	폄, 벌림, 안쪽돌림	넓은등근, 어깨세모근(중간, 뒤쪽), 위팔세갈래근, 큰원근, 어깨내림근
팔꿉관절	폄	위팔세갈래근, 팔꿈치근
아래팔	엎침	위팔노근, 엎침근(원근과 네모근)
손목관절	자뼈쪽 폄	자뼈쪽수근신근
손가락들	폄, 자뼈치우침	긴발가락폄근, 벌레근, 뼈사이근
엄지	손바닥측 벌림, 폄	엄지벌림근(짧은), 엄지폄근

■ 잡는 방법 Grip

■■ 먼쪽 손 Distal Hand

치료사 먼쪽 잡기는 팔을 펴서 하는 패턴에서와 같다.

■■ 몸쪽 손 Proximal Hand

치료사 손가락은 안쪽돌림의 반대방향에 압축을 줄 수 있는 위팔뼈 주위에 치료사 손을 감싼다.

■ 또 다른 잡는 방법 Alternative Grip

몸쪽 손은 뒤쪽내림을 강조하기 위해 어깨뼈 쪽으로 움직일 수 있다.

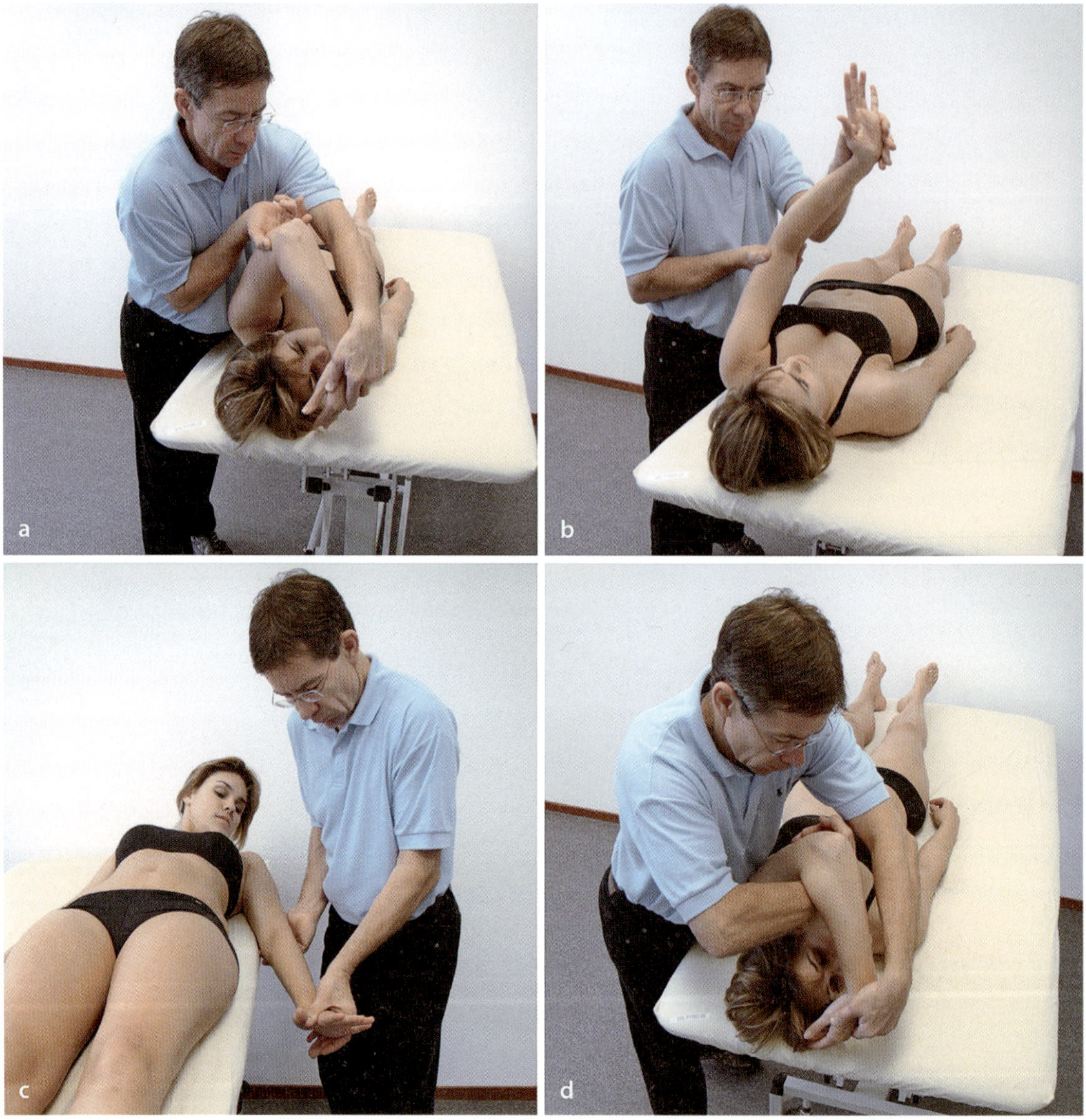

■ 그림 7.12 **a–d** 팔꿉관절 폄과 함께 폄–벌림–안쪽돌림. **d** 다른 몸쪽 잡기. **e–g** 치료사는 치료대의 반대쪽에 선다. **h** 오른쪽 편마비 환자: 치료사는 몸통 손으로 몸통과 어깨뼈를 촉진한다.

■ 늘어난 (시작) 자세 Elongated Position

어깨뼈, 어깨관절, 아래팔과 손목관절의 위치는 팔을 펴서 하는 패턴에서와 같다. 환자의 팔꿉관절은 완전히 굽힘시킨다.

■ 신체 역학 Body Mechanics

치료사의 신체역학은 팔을 펴서 하는 패턴에서와 같다.

■ 신장 Stretch

어깨관절, 팔꿉관절 그리고 손을 동시에 신장을 적용시킨다. 어깨관절의 신장은 몸쪽 손으로 어깨관절과 어깨뼈의 돌림과 함께 빠른 견인에서 비롯된다. 먼쪽 손은 팔꿉관절 뒤침이 증가되는 동안

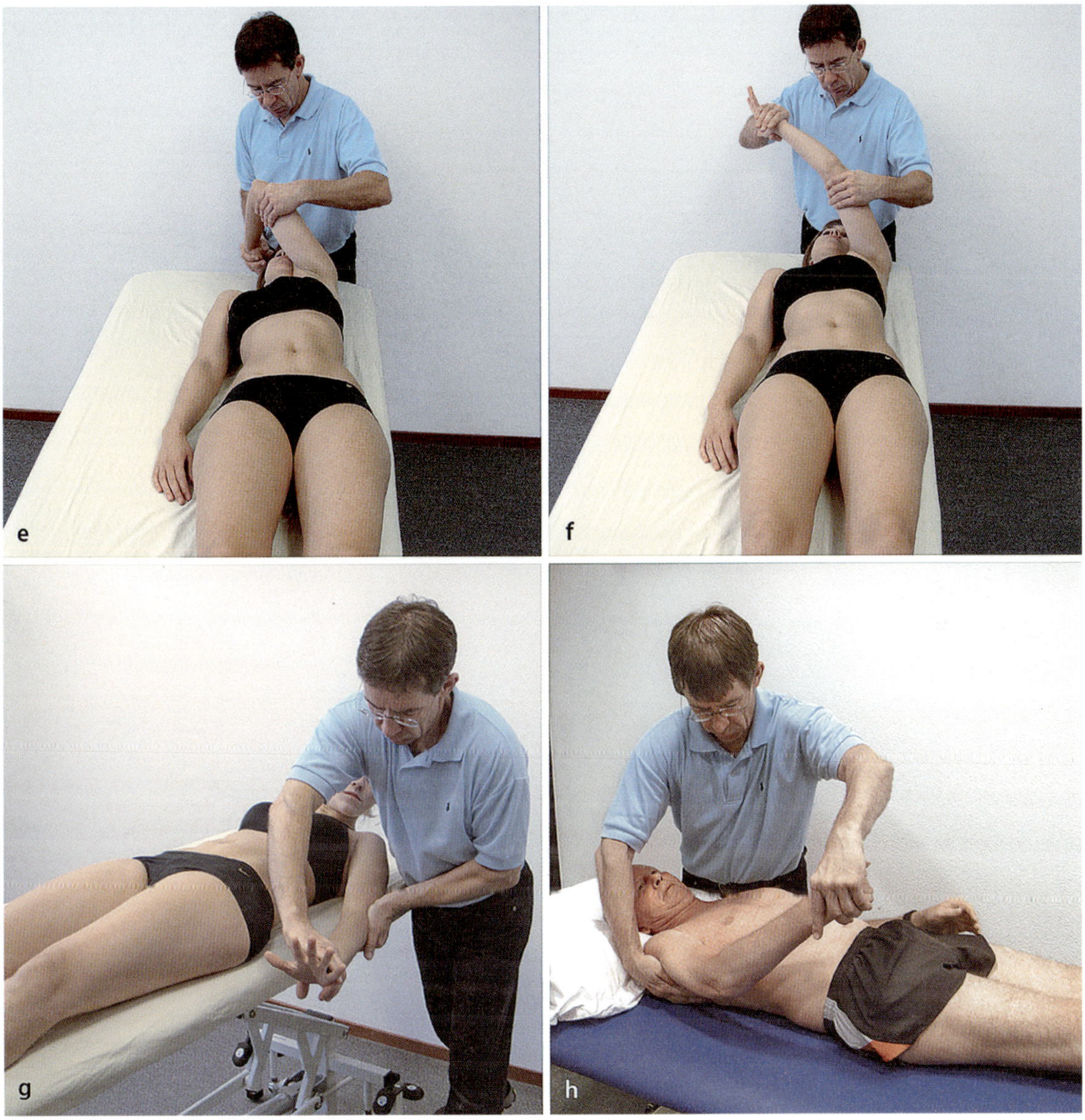

■ 그림 7.12 (계속됨)

손과 손목관절에 지속적으로 견인을 실시한다. 움직임을 더 할 수 있다면, 팔꿉관절을 더 굽힘시키는 방향으로 신장한다.

주의

손목을 견인한다. 손목관절에 굽힘이 강하게 일어나는 힘을 적용하면 안된다.

■ 구두지시 Command

"손을 올리고, 팔을 안쪽으로 내리면서 팔꿈치를 똑바로 펴세요." "누르세요!"

■ 움직임 Movement

손가락 폄하고 손목관절은 자뼈 치우침, 폄으로 움직인다. 어깨관절은 폄-벌림으로 움직임을 시작하고, 그 후에 팔꿉관절은 폄으로 시작한다.

팔꿉관절은 어깨관절과 어깨뼈가 동작이 완료되었을 때 완벽히 폄이 된다.

■ 저항 Resistance

치료사의 먼쪽 손은 팔을 펴서 하는 패턴에서와 같이 손목관절과 아래팔에 저항을 준다. 팔꿉관절 굽힘의 시작자세에서 운동이 일어나는 반대방향으로 손과 아래팔을 돌려 팔꿈치 폄에 저항을 준다. 치료사 몸쪽 손은 시작 자세에서 운동이 일어나는 반대방향으로 돌림성 저항과 함께 위팔뼈에 견인을 준다. 어깨관절과 팔꿉관절이 거의 다 폄 되었을 때, 견인에서 압축으로 바꾼다.

7

■ 끝 자세 End Position

끝 자세는 팔을 펴서 하는 패턴에서와 같다.

■ 강조의 타이밍 Timing for Emphasis

가동범위의 시작에서 팔꿉관절 폄을 고정하고 어깨관절을 운동시킨다. 가동범위의 시작에서 어깨관절 폄을 고정하고 엎침과 함께 팔꿉관절 폄 운동을 실시한다. 중간범위에서 어깨관절 폄을 고정하고 손목쪽에 자뼈쪽 폄, 엎침과 함께 팔꿉관절 폄 모두 운동시킬 수 있다.

■ 또 다른 잡기 방법과 신체 역학 Alternative Grip and Body Mechanics

치료사는 반대쪽 면에 치료대의 위에서 가장자리에 선다. 먼쪽 잡기는 같다. 몸쪽 잡기는 위팔의 아래쪽과 바깥쪽에 잡기한다. 시선은 대각선과 저항을 위해 체중을 이용한다.

기억해야 할 사항

- 정상적인 타이밍 : 어깨관절과 팔꿉관절은 동시에 폄한다.
- 치료사 먼쪽 손과 함께 돌림성 저항은 팔꿉관절과 손목관절의 폄을 촉진한다.

7.6.2 팔꿉관절 굽힘과 함께 어깨관절 폄–벌림–안쪽돌림(▣ 그림 7.13) Extension–Abduction–Internal Rotation with Elbow Flexion

관절	움직임	근육들: 주된 구성요소들 (Kendall and McCreary 2005)
어깨뼈	뒤쪽내림	마름근
어깨관절	폄, 벌림, 안쪽돌림	넓은등근, 어깨세모근(중간, 뒤쪽), 위팔세갈래근, 큰원근, 어깨내림근
팔꿉관절	굽힘	위팔두갈래근, 위팔근
아래팔	엎침	위팔노근, 엎침근(원근과 네모근)
손목관절	자뼈쪽 폄	자뼈쪽수근신근
손가락들	폄, 자뼈치우침	긴발가락폄근, 벌레근, 뼈사이근
엄지	손바닥측 벌림, 폄	엄지벌림근(짧은), 엄지폄근

■ 잡는 방법 Grip

■■ 먼쪽 손 Distal Hand

치료사 먼쪽 잡기는 팔을 펴서 하는 패턴에서와 같다.

■■ 몸쪽 손 Proximal Hand

치료사의 몸쪽 손은 아래팔을 잡고 시작할 수 있다. 어깨관절과 팔꿉관절 움직임이 시작될 때, 치료사의 몸쪽 손을 위팔뼈 주변 아래에서부터 감싸쥔다. 치료사의 손가락은 돌림의 반대 방향으로 압축을 주고 어깨관절 폄에 저항한다.

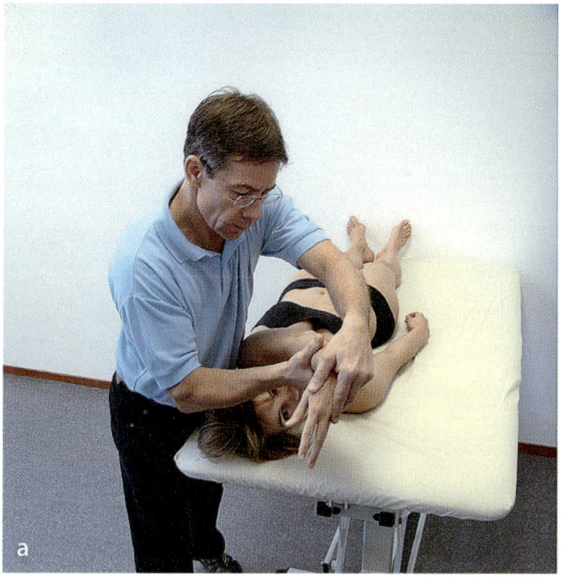

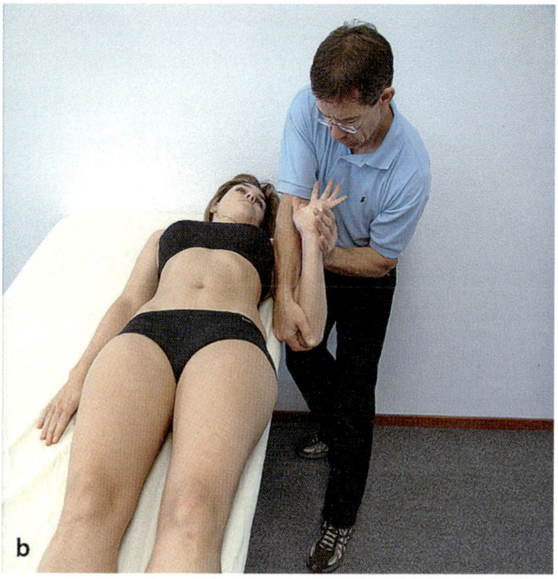

그림 7.13 **a,b** 팔꿉관절 굽힘과 함께 폄–벌림–안쪽돌림

■ 또 다른 잡는 방법 Alternative Grip

치료사는 움직임을 강조하기 위해 어깨뼈에 치료사 몸쪽 손을 움직일 수 있다.

■ 신체 역학 Body Mechanics

팔을 펴서 하는 패턴에서와 같다.

■ 또 다른 잡는 방법과 신체 역학 Alternative Grip and Body Mechanics

치료사는 치료대 위쪽 반대편에 선다. 치료사의 얼굴은 반대쪽 대각선 방향을 향하고 체중을 저항으로 사용한다(그림 7.14).

■ 늘어난 (시작) 자세 Elongated Position

자세는 팔을 펴서 하는 패턴에서와 같다.

■ 신장 Stretch

신장은 팔을 펴서 하는 패턴에서와 같다.

■ 구두지시 Command

"손가락 펴고, 손목 올리고, 팔을 바깥쪽으로 당기면서 팔꿈치를 구부리세요." "아래로 당기면서 팔꿈치를 구부리세요." 치료사가 치료대의 반대쪽에 서 있는 경우는 "아래로 당기세요."라고 지시한다.

■ 움직임 Movement

손가락 폄이 되고 손목관절은 자뼈쪽 폄으로 움직인다. 어깨관절 폄–벌림으로 움직임이 시작하고 나서, 팔꿉관절 굽힘을 시작한다. 팔꿉관절은 어깨관절과 어깨뼈의 움직임이 완료되었을 때, 완전한 굽힘이 된다.

■ 저항 Resistance

먼쪽 손은 팔을 펴서 하는 패턴에서와 같이 어깨관절 움직임에 같은 저항을 주고 팔꿉관절에 대해서는 굽힘 저항을 준다.

아래팔에 있는 몸쪽 손으로 시작하면, 팔을 펴서 하는 패턴과 같은 저항을 준다. 이 손을 위팔뼈로 움직이자마자 어깨관절 폄과 돌림의 저항을 준다. 움직임의 마지막에서는 위팔뼈에서 가해진 견인을 압축으로 변경하여 적용한다.

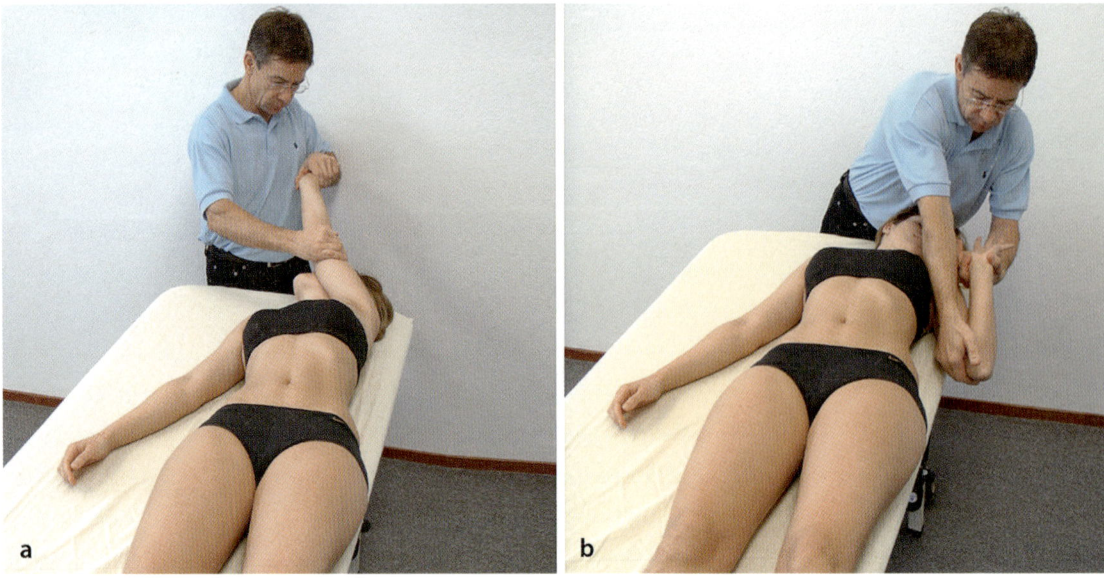

7

■ 그림 7.14 **a,b** 팔꿉관절 굽힘과 함께 폄–벌림–안쪽돌림 : 치료대 위에서 치료사는 위치

■ 끝 자세 End Position

어깨뼈는 뒤쪽내림이 되어있고 위팔뼈는 벌림과 함께 폄이 된다. 팔꿉관절은 완전히 굽힘이 된다. 손목관절은 다시 자뼈 폄이 되고 손은 펴진다. 어깨관절과 아래팔의 돌림은 팔을 펴서 하는 패턴에서와 같다.

■ 강조의 타이밍 Timing for Emphasis

손목관절 폄과 팔꿉관절 굽힘을 구부린 다음에 어깨관절 젖힘과 어깨뼈 뒤쪽내림 운동을 실시한다. 팔꿉관절 굽힘이 폄보다 더 강할 때, 환자의 손목관절과 손가락 운동을 결합하여 이것을 사용할 수 있다.

기억해야 할 사항

- 정상적인 타이밍 : 어깨관절과 팔꿉관절은 동시에 움직임을 완료한다.
- 환자의 팔꿉관절을 폄하고, 치료사 자세는 팔을 펴서 하는 패턴에서와 같다.
- 움직임의 마지막에서 위팔뼈에 주어지는 견인을 압축으로 바꾼다.

7.7 밀기와 반전 패턴 결합 Thrust and Withdrawal Combinations

팔 패턴들에서 확실한 움직임의 결합들은 운동학습에 대해 더 좋고, 더 강하며, 변화가 없다(Kots and Syrovegin 1966). 그러나 손은 기능에서 보다 많은 적응성을 요구하기 때문에, 밀기와 반전 패턴들은 다양한 활동성 적응을 위해 보다 실현성이 있는 것을 결합한다. 어깨관절과 아래팔 돌림은 같은 방향으로 돌림하고 뒤침은 안쪽돌림과 함께 엎침과 가쪽돌림이 일어난다. 손과 손목관절의 폄은 어깨관절 모음과 함께 손과 손목관절의 굽힘, 어깨관절의 벌림과 함께 결합한다. 팔꿉관절은 어떤 자세로 유지하거나 어떠한 방향으로 움직임이 일어나도 무방하다.

밀기와 반전 패턴 : 밀기 결합은 아래팔, 손목관절과 손가락이 표준적인 패턴들에 반대 방향으로 만드는 모음과 관련된 미는 움직이다. 밀기 반전 패턴은 반대이고 잡아당기는 움직임이다.

밀기 결합은 어깨관절 **모음**과 관련되어 있다. 손가락, 손목관절 그리고 팔꿉관절은 폄이 된다. 어깨관절과 아래팔은 서로 각각 **반대방향**으로 돌림된다. 운동학습에서는 일반적으로 팔꿉관절 폄은 손목관절의 등쪽 폄을 수행하는 걸로 가정되어 있다. 손목관절의 강한 손등 굽힘은 노쪽 치우침과 연결된다(Kots and Syrovegin 1966).

밀기 반전 패턴 결합은 어깨관절 **벌림**과 관련되어 있다. 손가락, 손목관절 그리고 팔꿉관절은 굽힘이 된다. 어깨관절과 아래팔은 서로 각각에서 **반대방향으로** 돌림된다.

정상적인 패턴보다 더 강하거나 다양한 강조 그리고 아래팔과 손의 선택적인 움직임들을 할 때 이 패턴들을 **사용한다**.

▶ 예시

뒤침을 동반한 팔꿉관절 굽힘은 팔꿉관절 굽힘 또는 엎침과 함께한 폄보다 더 강할 때, 어깨뼈 뒤쪽내림과 어깨관절 폄을 강화하기 위해 자뼈 반전 패턴을 사용한다.

▶ 예시

팔꿉관절 폄을 동반한 어깨관절 굽힘-모음은 바로누운 자세에서 엎드린 자세로 구르기를 촉진하는데 좋은 결합이다. 엎침을 동반한 팔꿉관절 폄이 아래팔 뒤침보다 더 효과적일 때, 자뼈쪽 밀기를 사용한다.

■ 치료사의 자세 Therapist Position

치료사의 자세는 움직임의 선상에 있다. 밀기-반전 패턴 대각선의 "밀기"와 "당기기" 때문에 효과적인 자세는 환자의 반대편에 있는 것이 좋다. 이 자세는 양쪽 밀기 대각선과 함께 설명된다.

■ 잡는 방법 Grip

먼쪽과 몸쪽 잡기는 동일한 먼쪽과 몸쪽 잡기 패턴 움직임에 저항하는 데 사용되는 잡기이다.

■ 타이밍 Timing

움직임의 순서는 패턴의 순서와 같다.

손과 손목관절은 움직임을 완료한 후 팔꿉관절, 어깨관절 그리고 어깨뼈가 같이 가동범위에 걸쳐 움직임이 일어난다.

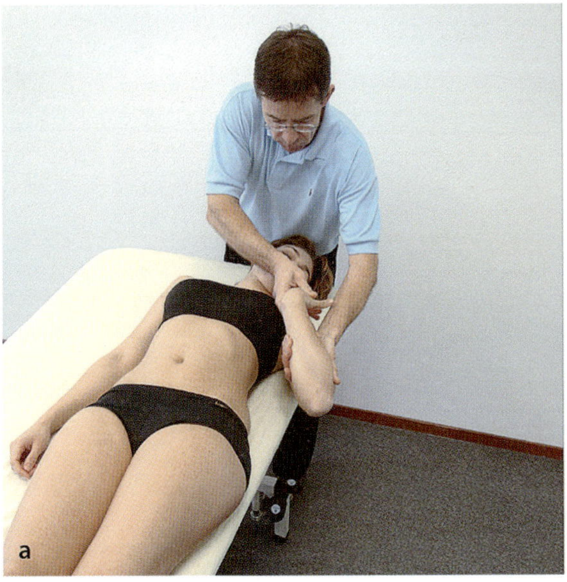

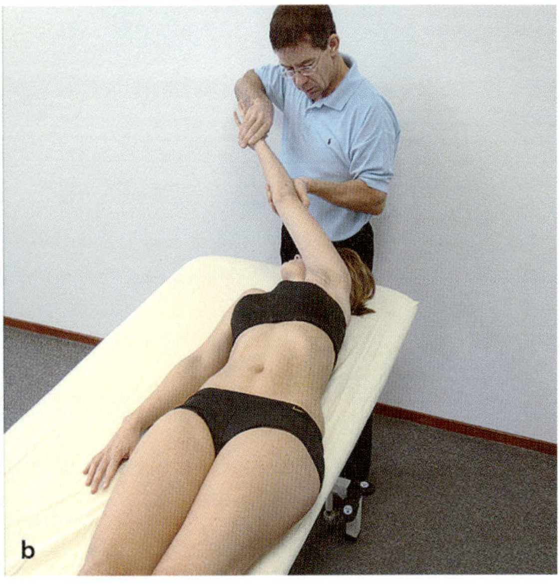

■ 그림 7.15 **a,b** 자뼈쪽 밀기

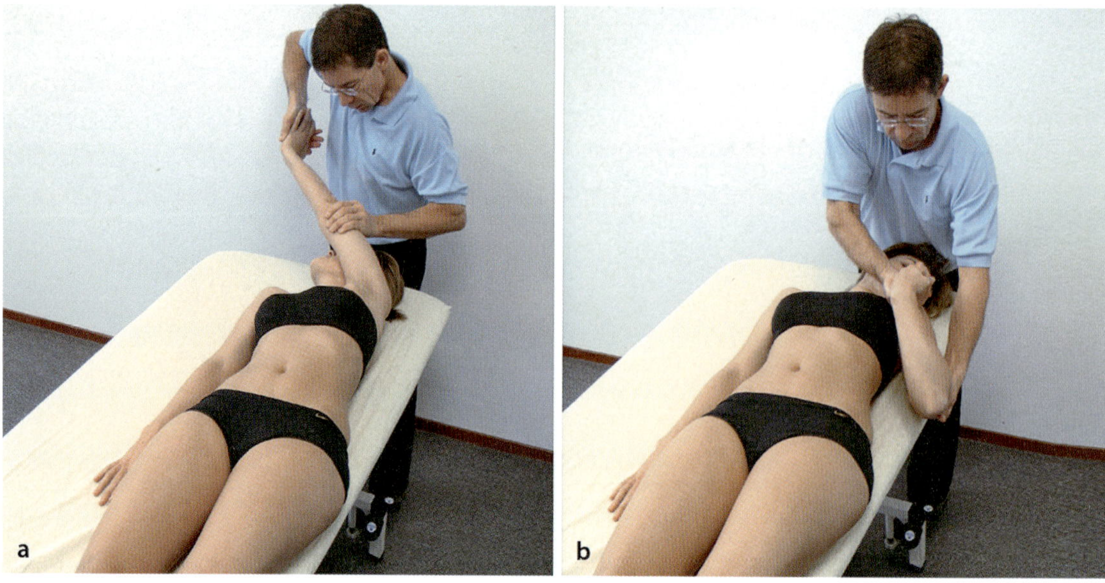

▣ 그림 7.16 a,b 자뼈쪽 밀기로부터 반전 패턴

7

■ 강조의 타이밍 Timing for Emphasis

밀기와 반전 패턴 변화들은 항상 하나의 단위로 운동을 한다. 변화는 하나씩 또는 결합해서 한다. 약한 팔의 수행을 강화하기 위하여 더 강한 팔을 고정한다. 등장성 수축결합기법과 역동적 반전(느린 반전)은 이 패턴들과 함께 잘 수행한다.

7.7.1 자뼈쪽 밀기와 반전 패턴 Ulnar Thrust and Withdrawal

■ 자뼈쪽 밀기(▣ 그림 7.15) Ulnar Thrust

손목관절과 손가락은 아래팔 엎침과 함께 팔꿉관절 폄이 되고 자뼈 치우침으로 폄이 된다. 어깨관절은 어깨뼈 앞쪽 올림과 함께 굽힘-모음-가쪽돌림으로 움직인다.

■ 자뼈쪽 밀기로부터 반전 패턴(▣ 그림 7.16) Withdrawal from Ulnar Thrust

손목관절과 손가락은 아래팔 뒤침과 함께 팔꿉관절 굽힘이 되고 노뼈 치우침으로 굽힘이 된다. 어깨관절은 어깨뼈 뒤쪽내림과 함께 폄-벌림-안쪽돌림으로 움직인다.

7.7.2 노뼈쪽 밀기와 반전 패턴 Radial Thrust and Withdrawal

■ 노뼈쪽 밀기(▣ 그림 7.17) Radial Thrust

손목관절과 손가락은 아래팔 뒤침과 함께 팔꿉관절 폄이 되고 노뼈 치우침으로 폄이 된다. 어깨관절은 어깨뼈 앞쪽내림과 함께 폄-모음-안쪽돌림으로 움직인다.

■ 노뼈쪽 밀기로부터 반전 패턴(▣ 그림 7.18) Withdrawal from Radial Thrust

손목관절과 손가락은 아래팔 엎침과 함께 팔꿉관절 굽힘이 되고 노뼈 치우침으로 굽힘이 된다. 어깨관절은 어깨뼈 뒤쪽 올림과 함께 굽힘-벌림-가쪽돌림으로 움직인다.

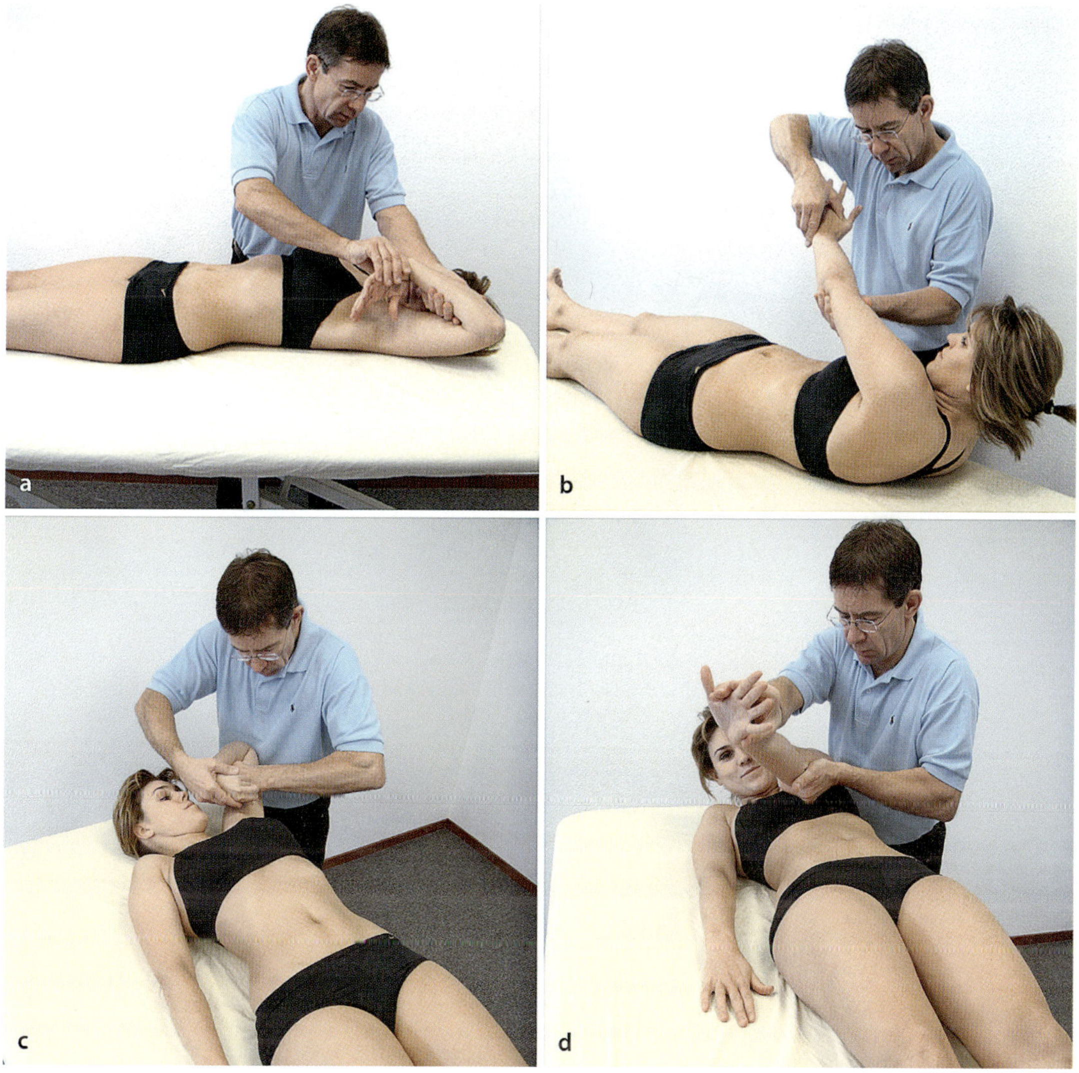

■ 그림 7.17 **a–d** 노쪽 밀기

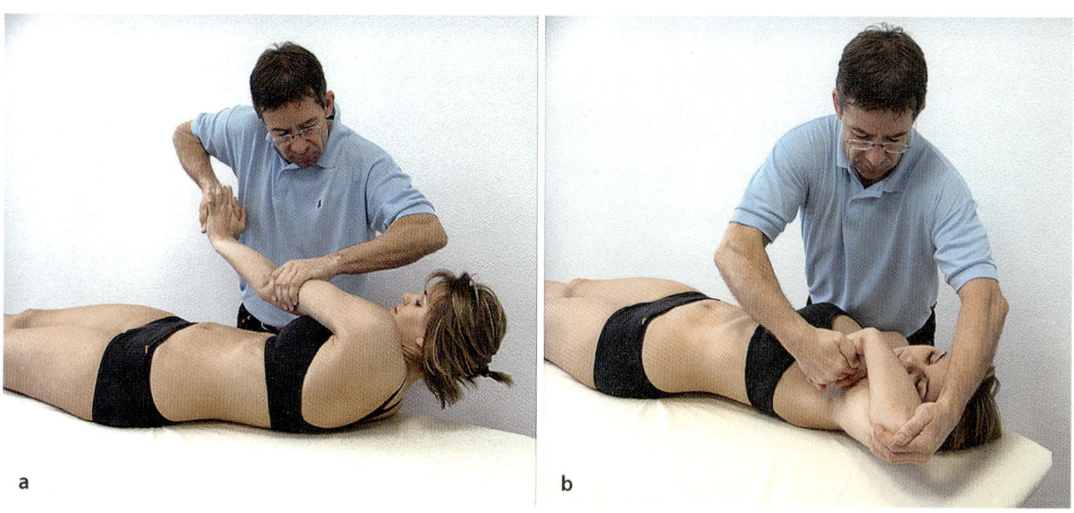

■ 그림 7.18 **a,b** 노쪽 밀기로부터 반전 패턴

7.8 양측성 팔 패턴 Bilateral Arm Patterns

양측성 팔 운동은 환자의 강한 팔에서 발생하는 방산을 이용하여 관련된 팔의 약한 동작이나 근육을 촉진 할 수 있다. 치료사는 다양한 자세에서 다양한 패턴들을 결합시켜 사용할 수 있다. 근력과 운동조절 내에서 치료사와 환자에게 최대의 장점을 줄 수 있는 패턴을 이용하여 수행한다. 최적의 결과를 얻기 위하여 올바른 환자의 자세는 패턴의 올바른 결합과 마찬가지로 잘 선택해야 한다.

치료사가 동시에 양팔 모두 운동시켰을 때, 단지 하나의 팔을 운동시켰을 때 보다 몸통 근육들이 더 필요로 한다. 치료사는 앉기, 무릎서기 또는 서기와 같은 좁은 지지면 자세 내에서 환자를 두면 몸통에 이러한 필요성을 증가시킬 수 있다. 양측성 패턴의 결합은 약한 쪽 팔을 강화하기 위해 강한 쪽을 사용하는 게 보다 효과적인 방법이다.

여기서 우리는 치료사의 자세나 잡는 방법을 보다 분명히 보여주기 위해 환자를 똑바로 누운 상태로 양측성 팔 패턴을 실시한다.

양측성 대칭성. 굽힘–벌림–가쪽돌림 (◘ 그림 7.19).

양측성 비대칭성. 오른쪽 팔과 함께 굽힘–벌림–가쪽돌림, 왼쪽 팔과 함께 굽힘–모음–가쪽돌림(◘ 그림 7.20).

양측성 대칭성 상반. 오른쪽 팔과 함께 굽힘–벌림–가쪽돌림, 왼쪽 팔과 함께 폄–모음–안쪽돌림(◘ 그림 7.21).

양측성 비대칭성 상반. 오른쪽 팔과 함께 폄–모음–안쪽돌림, 왼쪽 팔과 함께 굽힘–모음–가쪽돌림(◘ 그림 7.22).

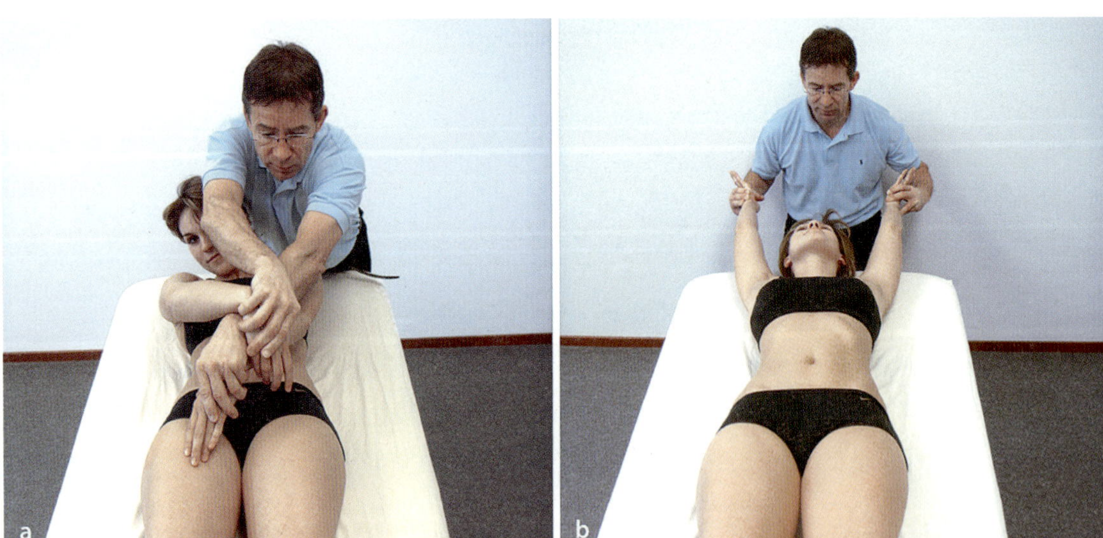

◘ 그림 7.19 **a,b** 양측성 대칭성 패턴, 굽힘–벌림

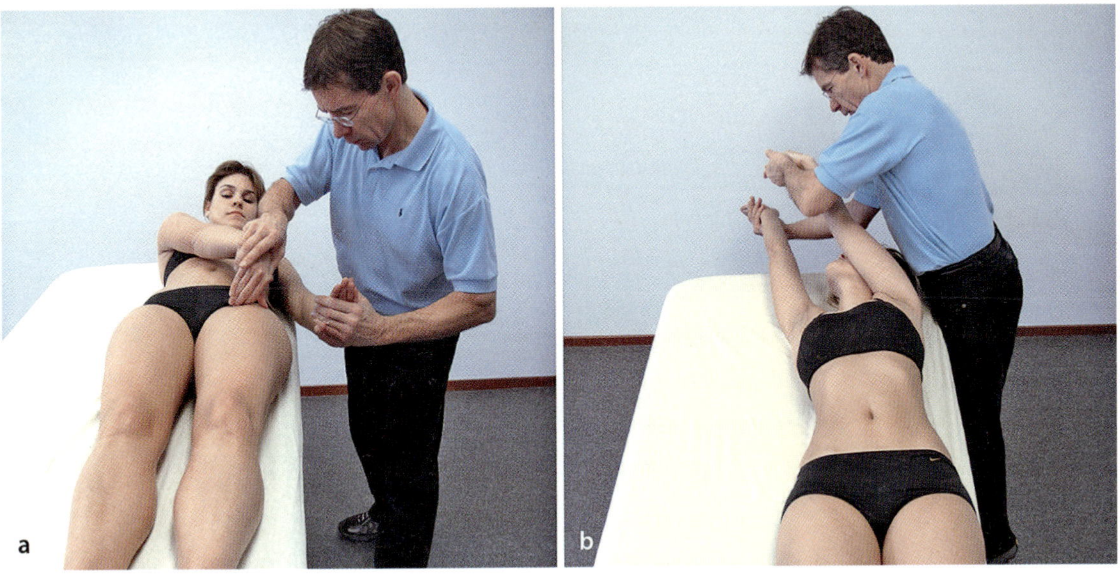

그림 7.20 **a,b** 양측성 비대칭성 패턴, 오른쪽 팔로 굽힘–벌림과 왼쪽 팔로 굽힘–모음.

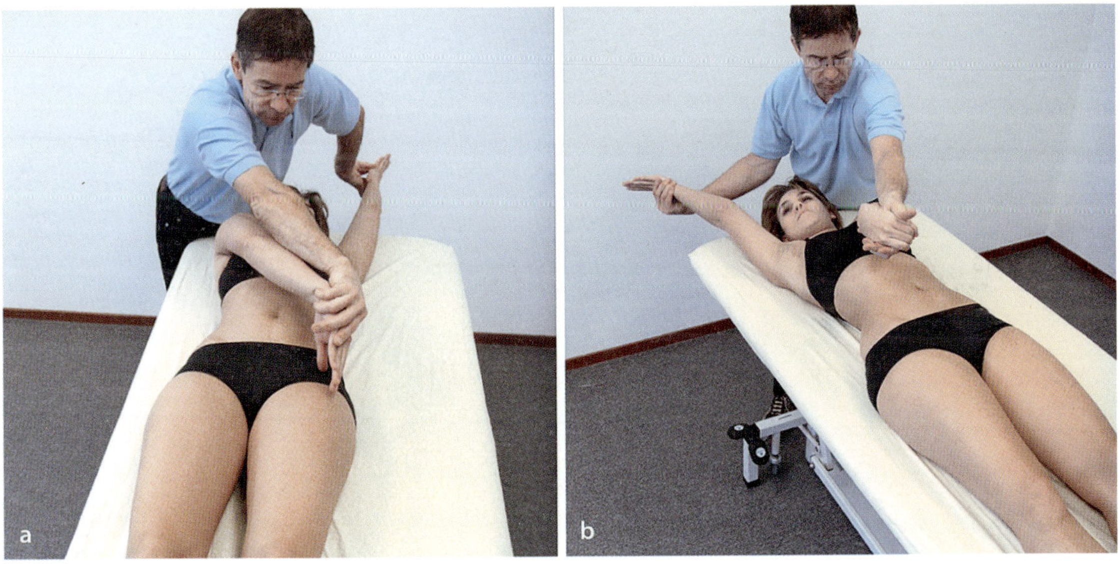

그림 7.21 **a,b** 양측성 대칭성 상반 패턴, 오른쪽 팔로 굽힘–벌림 그리고 왼쪽 팔로 폄–모음

7

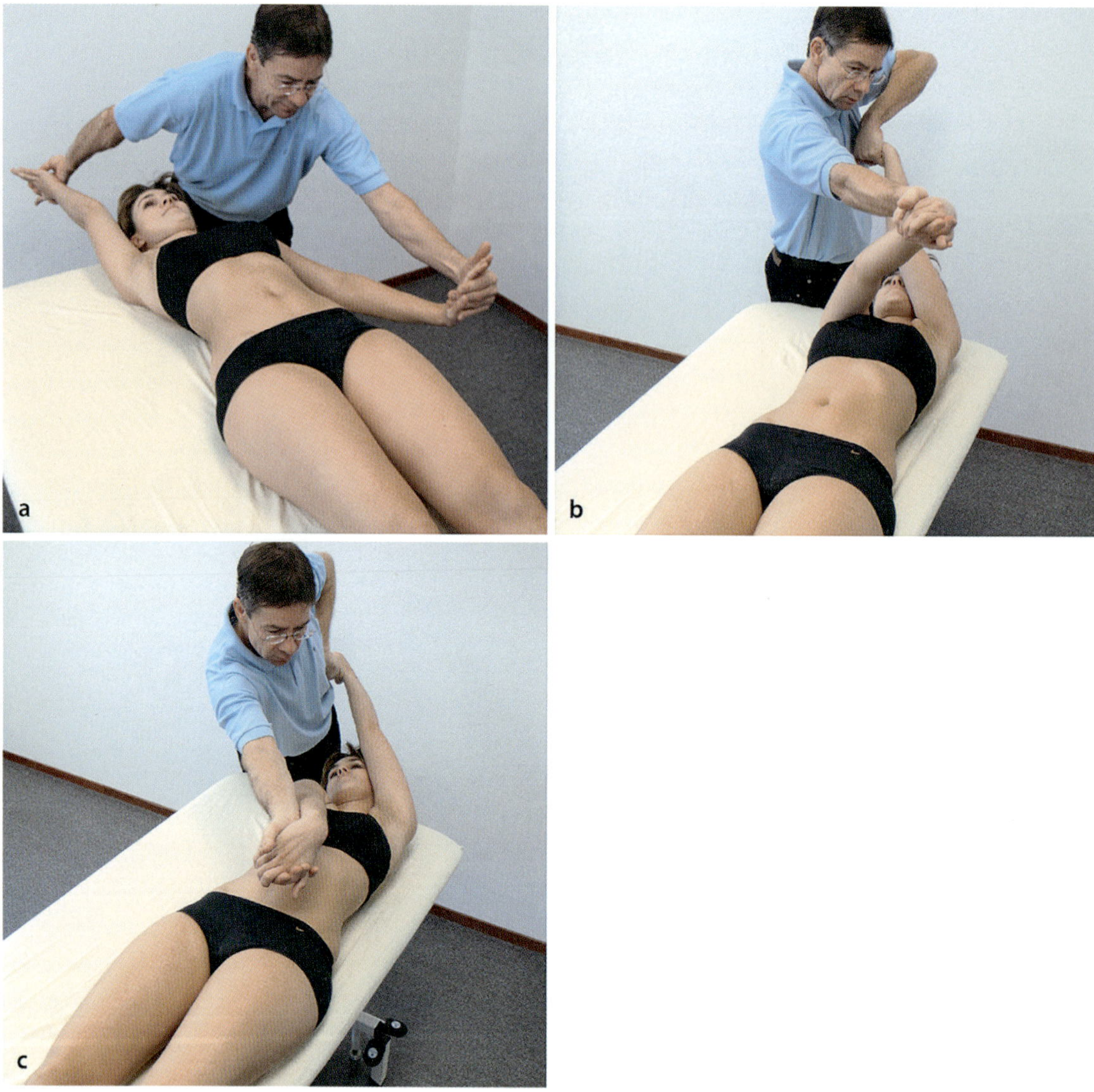

그림 7.22 a–c 양측성 비대칭성 상반 패턴: 오른쪽 팔로 폄–모음과 왼쪽 팔로 굽힘–모음

7.9 환자의 자세 변화
Changing the Patient's Position

다양한 자세에서 환자의 팔을 운동시키는 것은 여러 가지 장점이 있다. 기능적인 자세에서 기능적 움직임을 수행하는 것과 움직임에서 중력의 영향을 제거하거나 부가하는 것, 환자의 팔을 보게 하는 것을 포함한다. 각 자세에서 또한 주의할 점도 있다. 치료사는 환자 개개인의 능력을 고려하여 최대의 성과를 얻을 수 있도록 자세를 신중하게 선택해야 한다.

7.9.1 옆으로 누운 자세에서의 팔 패턴
Arm Patterns in a Side-Lying Position

이 자세에서 환자는 지지면으로부터의 방해 없이 어깨뼈를 안정시키고 움직임을 촉진할 수 있는 이점이 있다. 치료사는 외적인 지지로 환자의 몸통을 안정시키거나 또는 환자 스스로 몸통을 안정화하려는 수행을 할 것이다.

▫ 그림 7.23에서 폄-벌림-안쪽돌림을 보여주고 있다.

7.9.2 팔꿈치로 지지한 엎드린 자세에서의 팔 패턴
Arm Patterns Lying Prone on Elbows

이 자세에서 환자와 함께 수행하는 것은 치료사가 중력에 대항하여 어깨관절 벌림 패턴의 마지막 범위에서 운동을 시킨다. 어깨뼈를 자유롭게 움직이거나 안정화 운동을 적용할 수 있다. 환자는 운동을 하는 동안 중력에 대항하여 머리를 유지하고 다른 쪽 어깨관절과 어깨뼈에 체중을 부하한다.

▫ 그림 7.24에서 마지막 끝 범위에서 굽힘-벌림-가쪽돌림을 보여주고 있다.

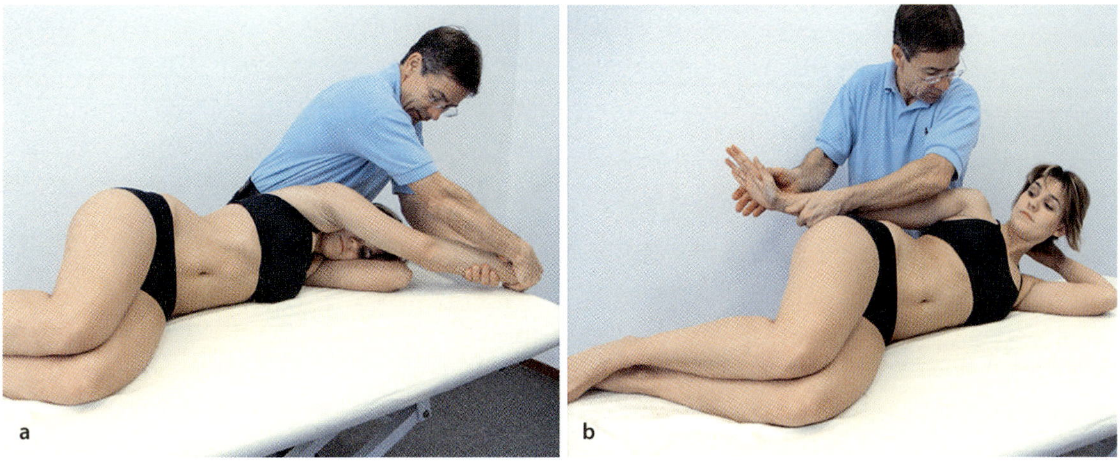

▫ 그림 7.23 옆으로 누운 자세에서 폄-벌림-안쪽돌림. **a** 연장된(시작) 자세. **b** 끝 자세

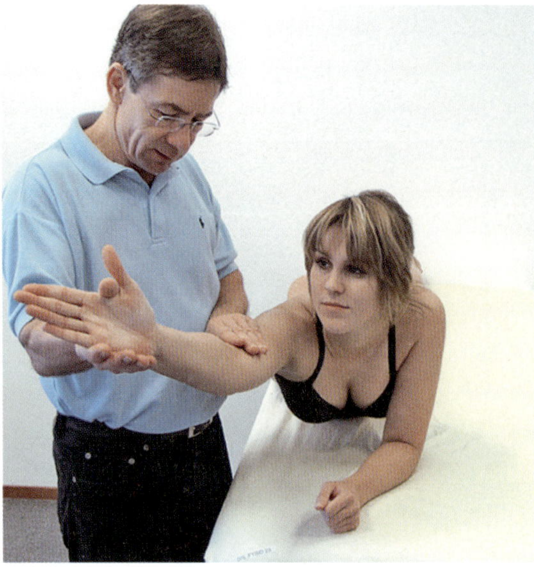

◘ 그림 7.24 팔꿈치로 지지한 엎드린 자세에서 팔 패턴 끝 자세에서 굽힘–벌림–가쪽돌림

7

7.9.3 앉는 자세에서의 팔 패턴
Arm Patterns in a Sitting Position

이 자세에서 치료사는 먹기, 빗기, 옷 입기와 같은 기능적 움직임을 위한 수행을 촉진하거나 전가동범위에 걸쳐 환자의 팔을 운동시킬 수 있다.

양측성 팔 패턴은 환자의 균형의 안정성을 도모하기 위해 실시할 수 있다(◘ 그림 7.25).

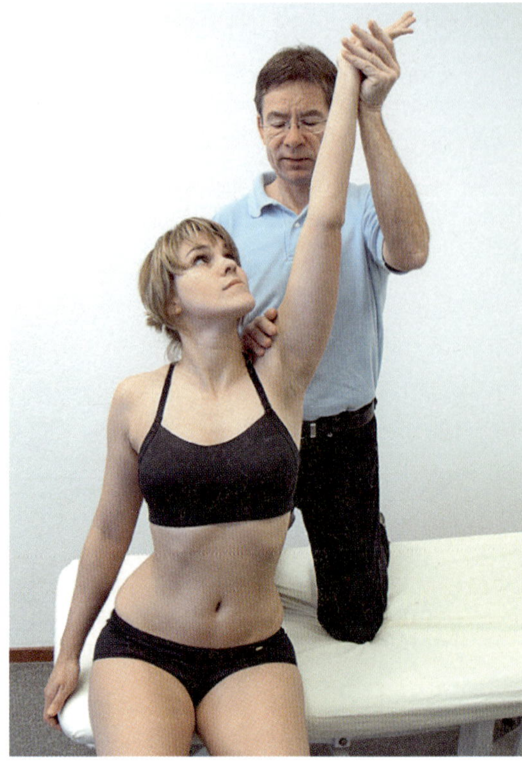

◘ 그림 7.25 앉는 자세에서 팔 패턴 시각자극을 동원한 굽힘–벌림–가쪽돌림

7.9.4 네발기기 자세에서의 팔 패턴
Arm Patterns in a Quadruped Position

이 자세에서 수행하는 것은 환자가 다른 쪽으로 움직이는 동안 한쪽 팔에 체중부하를 하고 몸통을 안정성을 촉진할 수 있다. 엎드린 자세에서도 어깨관절은 중력에 대항하여 수행한다(◘ 그림 7.26).

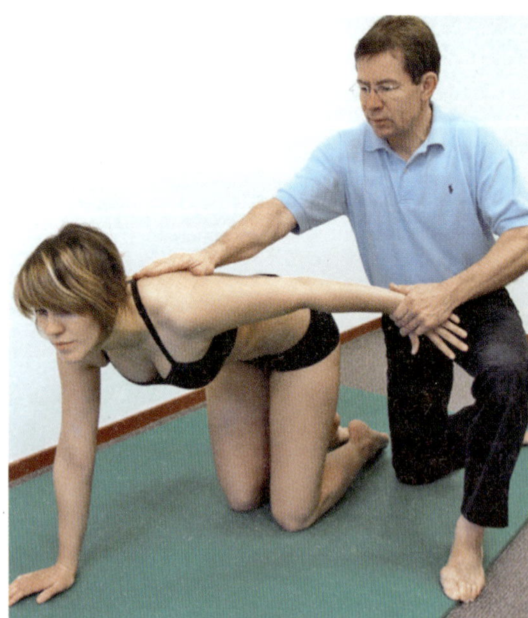

◘ 그림 7.26 네발기기 자세의 팔 패턴 폄–벌림–안쪽돌림

주의

척추의 정렬을 맞춘 자세에서 실시해야 되며, 목적에서 벗어나는 보상적 움직임을 허용해서는 안된다.

7.9.5 무릎서기 자세에서의 팔 패턴
Arm Patterns in a Kneeling Position

이 자세에서 수행하는 환자는 팔 운동을 하는 동안 몸통, 엉덩관절, 무릎관절의 안정성이 요구된다(◘ 그림 7.27). 왜냐하면 보다 더 작은 지지면 때문에, 이 자세는 보다 불안정하고 척추의 자세나 보상적인 움직임을 이끌 수 있기 때문이다.

주의
척추의 정렬을 맞춘 자세에서 실시해야 되며, 목적에서 벗어나는 보상적 움직임을 허용해서는 안된다.

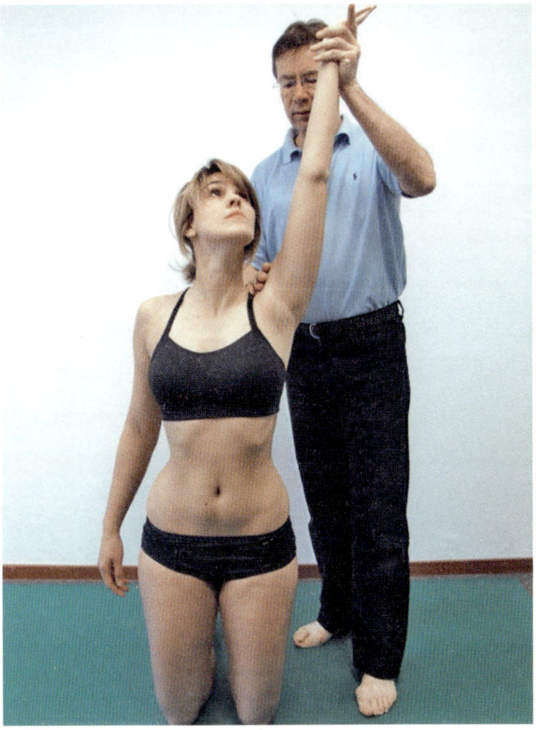

◘ 그림 7.27 무릎기기 자세에서 운동, 몸통과 엉덩관절의 폄을 위해 팔 패턴인 굽힘–벌림–가쪽돌림으로부터 방산

7.10 팔 패턴의 치료적 적용들
Therapeutic Applications of Arm Patterns

항상 올바른 패턴을 선택한다! 모든 패턴/활동들은 원하던 방사과 목표 설정에 따라 다른 기법들과 결합될 수 있다.

폄에서 팔을 편 패턴은 보통 몸통 굽힘을 촉진 또는 지지하게 하는데 매우 기능적이다. 굽힘에서 팔을 편 패턴은 몸통 폄을 촉진하고 가동범위를 증가시키며 견인 또는 이완 기법과 함께 어깨관절 가동성 치료에 사용된다.

팔꿉관절의 굽힘과 함께 움직이는 팔 패턴은 입과 얼굴 쪽으로 가져가는 것과 같은 일상생활동작에서 매우 적합하다. 팔꿉관절의 폄과 함께 움직이는 팔 패턴은 밀기와 뻗기에 유용하다.

“강조의 타이밍”을 사용하면 원하던 변화를 얻을 수 있으며, 먼 또는 가까운 목표를 촉진하거나 성취할 수 있는 능력을 치료사가 제공해줄 수 있다. 팔 패턴은 다른 목표 설정들과 함께 많은 기법들을 같이 적용할 수 있다.

양측성 서기, 앉기 또는 똑바로 눕기 운동은 강한 팔로부터 약한 팔 쪽으로 촉진하기 위해 방산을 이용할 수 있다. 또한, 양측성 팔 패턴들은 예를 들어, 척추후만증 같은 환자를 치료하거나 몸통의 근력을 키우기 위해 매우 적합하다.

똑바로 눕는 자세, 옆으로 눕는 자세, 네발기기 자세와 같은 다른 시작 자세에서 움직임 또는 활동성들을 촉진하고 있을 때, 중력을 대항하거나 중력과 함께하는 운동에 주로 사용된다.

7.11 자가 점검: 질문들
Test your Knowledge: Questions

치료사는 팔 패턴의 약한 부분을 강조하기 위해 타이밍을 선택할 수 있다. 이것을 설명해 보시오.

치료사는 PNF 패턴들로 어떻게 어깨위팔뼈 리듬을 증가시킬 수 있는가?

참고문헌 References

Godges JJ, Matsen-Bell M, Thorpe D, Shah D (2003) The immediate effects of soft tissue mobilization with proprioceptive neuromuscular facilitation on glenohumeral external rotation and overhead reach. J Orthop Sports Phys Ther 33(12):713–718

Kendall FP, McCreary EK (2005) Muscles, testing and function. Williams and Wilkins, Baltimore

Kots YM, Syrovegin AV (1966) Fixed set of variants of interactions of the muscles to two joints in execution of simple voluntary movements. Biophysis 11:1212–1219

Kraft GH, Fits SS, Hammond MC (1992) Techniques to improve function of the arm and hand in chronic hemiplegic. Arch Phys Med Rehabil 73(3):220–227

McMullen J, Uhl TL (2000) A kinetic chain approach for shoulder rehabilitation. J Athl Train 35(3):329–337

Shimura K, Kasai T (2002) Effects of proprioceptive neuromuscular facilitation on the initiation of voluntary movement and motor evoked potentials in upper limb muscles. Hum Movement Sci 21(1):101–113

추천 문헌

Abreu R, Lopes AA, Sousa AS, Pereira S, Castro MP (2015) Force irradiation effects during upper limb diagonal exercises on contralateral muscle activation. J Electromyogr Kinesiology 25(2):292–297

De Almeida PM et al (2015) Hands-on physiotherapy interventions and stroke and ICF outcomes, a systematic review 2015. Eur J Physiother 17:100–115

Balci NC, Yuruk ZO, Zeybek A, Gulsen M, Tekindal MA (2016) Acute effect of scapular proprioceptive neuromuscular facilitation (PNF) techniques and classic exercises in adhesive capsulitis: a randomized controlled trial. J Phys Ther Sci 28:1219–1227

Cauraugh JH, Kim SB (2003) Stroke motor recovery: active neuromuscular stimulation and repetitive practice schedules. J Neurol Neurosurg Psychiatry 74:1562–1566

Kim JJ, Lee SY, Ha K (2015) The effects of exercise using PNF in patients with a supra spinatus muscle tear. J Phys Ther Sci 27:2443–2446

Mc Mullen J, Uhl TL (2000) A kinetic chain approach for shoulder rehabilitation. J Athl Train 3:329–337

Moreira et al (2017) Diagonal movement of the upper limb produces greater adaptive plasticity than sagittal plane flexion in the shoulder. Neurosci Lett 643:8–15

Myers JB, Lephart SM (2000) The role of the sensorimotor system in the athletic shoulder. J Athl Train 3:351–363

Nakra N, Quddus N, Khan S, Kumar S, Meena R (2013) Efficacy of proprioceptive neuromuscular facilitation on shoulder function in secondary shoulder impingement. Int J Ther Rehabil 20(9):450–458

Olędzka M, Jaczewska-Bogacka J (2017) Effectiveness of proprioceptive neuromuscular facilitation (PNF) in improving shoulder range of motion. A pilot study. Ortop Traumatol Rehabil 19(3):285–292

Prodoehl J, Vaillancourt DE (2010) Effects of visual gain on force control at the elbow and ankle. Exp Brain Res 200(1):67–79

Röijezon U, Clark NC, Treleaven J (2015) Proprioception in musculoskeletal rehabilitation. Part 1 Basic science and principles of assessment and clinical interventions. Manuel Ther 20:368–377

Shimura K, Kasai T (2002) Effects of proprioceptive neuromuscular facilitation on the initiation of voluntary movement and motor evoked potentials in upper limb muscles. Hum Mov Sci 20(1):101–113

Wolny T, Saulizc E, Gnat R, Kokosz M (2010) Butler's neuromobilizations combined with proprioceptive neuromuscular facilitation are effective in reducing of upper limb sensory in late-stage stroke subjects: a three-group randomized trial. Clin Rehabil 24(9):810–821

Youdas JW, Arend DB, Extrom JM, Helmus TJ, Rozeboom JD, Hollman JH (2012) Comparison of muscle activation levels during arm abd. in the plane of the scapula vs PNF upper extr. Patterns. J Strength Cond Res 26(4):1058–1065

다리(하지)
The Lower Extremity

김경환 / 박성훈 옮김

목차

8.1 소개
Introduction

다리 패턴들은 근육 약화, 조화운동불능 그리고 관절의 제한들로 인한 골반과 다리에서의 기능장애들을 치료하기 위해 신체의 구조와 기능 수준에서 사용된다. 또한, 이러한 다리 패턴들은 구르거나 침대에서 움직이기 같은 활동과 걷기와 계단 오르내리기에서의 기능적 문제를 치료하기 위한 활동수준에서도 사용된다. 치료사의 생각에 따라서는 다른 사례들에도 적용될 수 있다. 다리 패턴들은 몸통을 운동시키기 위해서도 사용될 수 있다. 강한 다리근육들에 대한 저항은 다른 부위의 약한 근육들에 방산을 만들어 낸다.

우리는 모든 기법들을 다리 패턴들과 함께 사용할 수 있다. 개별적인 기법 또는 기법들의 결합에 대한 선택은 환자의 상태와 치료적 목표에 달려있다. 예를 들어, 등장성 수축의 혼합과 동적 반전의 결합, 동적 반전과 반복된 수축, 또는 등장성 수축의 혼합과 동적 반전과 함께 수축-이완 또는 유지-이완을 혼합하여 사용할 수 있다.

8.2 기본 절차
Basic Procedures

■ **대각선 움직임** Diagonal Motion

다리는 두 가지 대각선 방향을 가지고 있다:

- 굽힘-벌림-안쪽돌림 그리고 폄-모음-가쪽돌림
- 굽힘-모음-가쪽돌림 그리고 폄-벌림-안쪽돌림

엉덩관절과 발목-발 복합체는 협력적인 패턴으로 함께 연결되어 있다. 무릎은 굽힘, 펴짐으로 자유롭게 움직이거나 또는 움직임 없이 남아있을 수 있다. 다리는 전체의 움직임에서 부드럽게 돌림이 나타나며, 직선에서 대각선으로 움직인다. 패턴의 정상적인 타이밍은 발가락, 발 그리고 발목이 먼저 움직이고, 다른 관절들은 그 범위 안에서 함께 움직인다.

누운 자세에서 왼쪽 다리의 기본 패턴들은 ■ 그림 8.1에서 보여주고 있다. 모든 설명은 이러한 순서로 적용된다. 오른쪽 다리에 적용하려면, 단어를 "왼쪽"에서 "오른쪽"으로 간단하게 바꾸어 설명하면 된다.

이 책에서는 다른 여러 기능적 자세에서 다리 패턴을 다루고자 한다: 엎드린 자세, 바로 누운 자세, 옆으로 누운 자세, 네발기기 자세, 길게 뻗고 앉은 자세, 옆으로 앉은 자세, 선 자세. 자세의 선택은 환자의 능력, 치료 목표, 중력의 영향 등에 달려있다. 신체 구조적 수준에서 문제점이 존재하더라도 바로 누운 자세에서만 제한된 치료를 하지 않도록 한다. 자세의 다양성들은 이 장의 뒤에서 소개된다.

■ **환자의 자세** Patient Position

> 환자 자세는 테이블의 가장자리에 가깝게 한다.

환자의 척추는 옆으로 굽혀지거나 돌림 없이 중립 위치가 되도록 한다. 다리 패턴을 시작하기 전에 두 대각선이 교차되는 지점의 중간 위치에 환자의 다리가 보일 수 있도록 한다. 엉덩관절은 중립적인 돌림에서 시작하며, 적절한 돌림과 함께 패턴의 늘어난 범위로 다리가 움직이고, 발과 발목에서 움직임이 시작한다.

■ **치료사의 자세** Therapist Position

> 치료사는 대각선에서 환자의 골반을 바라보면서 테이블의 왼쪽 측면에 서 있고, 손과 팔은 움직임과 함께 정렬되어진다.

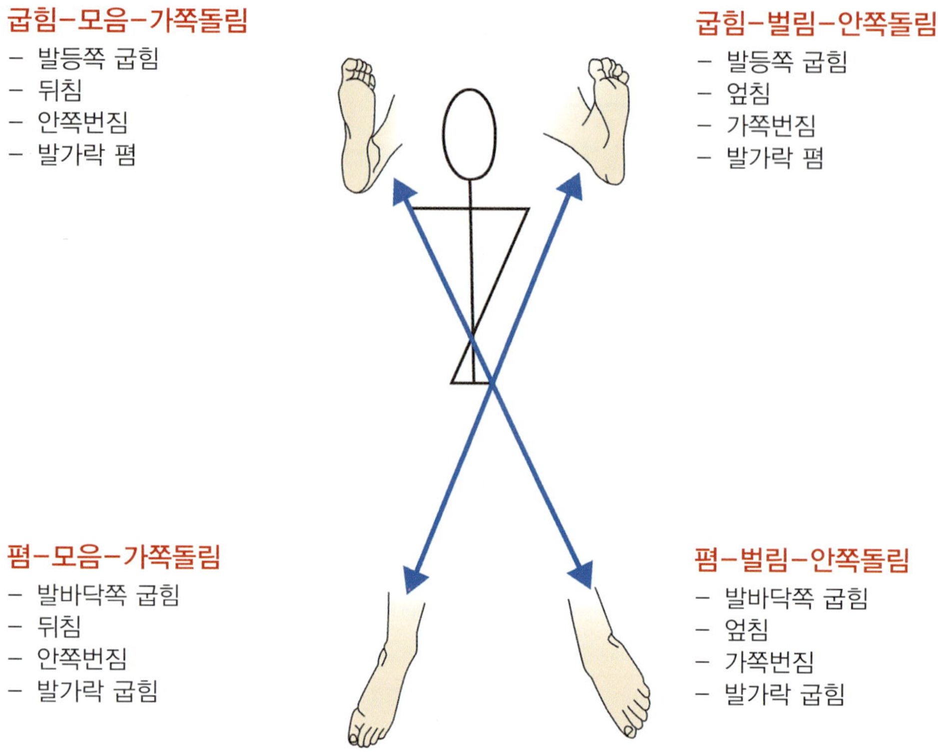

그림 8.1 다리 대각선들(V. Jung 허가됨) : 네 가지 패턴 모두에서 무릎은 굽힘, 폄 또는 자세를 유지할 수 있다.

치료사가 이 자세를 취하고자 가정할 때 모든 잡는 방법(grips)은 각 단락의 첫 부분에 설명되어 있다. 먼저, 스트레이트 패턴을 운동하기 위한 기본 자세와 신체 역학이 제공된다. 패턴에서의 다양한 변화들을 설명할 때, 자세나 신체 역학의 어떤 변화들을 확인하게 된다. 이러한 변화들 가운데 어떤 부분은 이 장의 끝부분에서 사진으로 나타내어져 있다.

■ 잡는 방법 Grips

잡는 방법은 도수접촉에 대한 기본 절차를 따르고, 이것은 움직임의 방향 반대이다. 이 장(▶단락. 8.2)의 처음 부분에서 치료사가 움직이는 다리 옆에 서 있을 때 사용되는 두 손의 잡기를 설명한다. 기본적인 잡기는 각각의 스트레이트 다리 패턴에서 설명되어 진다. 잡기는 치료사나 환자의 자세가 변화될 때 수정되어 진다. 또한, 잡기는 치료사의 다른 한 손이 신체의 다른 부분을 조절하는 동안 다른 한 손이 변화한다.

발에서 잡기는 돌림 요소에 대한 저항을 위하여 발등 또는 발바닥, 그리고 발의 옆면과 같은 활동적인 표면에 접촉한다. 벌레근 잡기(lumbrical grip)를 사용하는 것은 환자의 발을 꽉 쥐거나 꼭 집는 것을 방지할 것이다. 기억해야 할 것은, **통증은 효과적인 움직임을 억제한다는 것이다.**

■ 저항 Resistance

저항의 방향은 시작 자세를 향한 뒤쪽 원호(arc) 방향으로 준다. 치료사의 손과 팔의 각도는 다리가 패턴을 따라 움직일 때 저항의 변화를 준다.

다리 패턴들은 골반 패턴과 연관되어져 있는데, 예를 들어, 굽힘-모음-가쪽돌림은 골반의 앞쪽 올림과 연관되어져 있다.

다리에 대한 너무 많은 양의 저항은 골반의 앞쪽 올림 대신에 뒤쪽 기울어짐으로 움직이게 된다. 따라서 골반과 다리 움직임 사이의 타이밍을 알고 있어야 한다.

■ 견인과 압축 Traction and Approximation

견인과 압축은 저항에서 중요한 부분이다. 견인은 굽힘과 폄 모두 움직임의 시작에서 사용한다. 압축은 폄 상태에 있을 때 다리의 안정화를 위해 사용하고, 견인은 굽힘 상태에서의 안정화를 위해서 사용한다. 비록 압축은 일반적으로 안정화를 위해 사용되지만, 움직임에서 근육의 반응을 증가시키기 위해 사용되어질 수도 있다.

■ 정상 타이밍과 강조의 타이밍

■■ 정상 타이밍 Normal Timing

발과 발목(먼쪽 구성요소)은 다리가 전 범위에 걸쳐 움직이는 패턴의 시작이 된다. 엉덩관절과 무릎의 돌림은 발의 돌림(가쪽번짐 또는 안쪽번짐)과 함께 일어난다. 먼쪽 움직임이 완료되고 나면 그 후에, 엉덩관절 또는 엉덩관절과 무릎은 패턴의 범위를 따라서 함께 움직인다.

■■ 강조의 타이밍 Timing for Emphasis

강조의 타이밍에 대한 단락들에서 패턴들의 구성요소들을 운동시키기 위한 몇 가지 제안들을 제시하고 있다. 어떠한 기법들이 사용되어질 것이다. 반복된 신장(반복된 수축들)과 등장성 수축의 혼합이 잘 사용되는 것을 확인해야 한다. 치료사는 자신의 생각만으로 이 장에서 제시한 운동들을 스스로 제한하지 말아야 한다.

■ 신장 Stretch

몇 가지 다른 기본 원리들을 적용할 때, 치료사는 특별한 치료적 목적으로 단지 신장만을 사용할 수 있다. 이 기본 절차를 매번 사용할 필요는 없으며, 어떤 경우에서는 신장을 사용하는 것이 금기증이 될 수도 있다. 움직임을 촉진시키는 것이 요구되어질 때만 신장을 사용한다. 다리 패턴에서 운동의 시작을 위해서, 또는 더 강한 움직임 또는 좀 더 쉽게 촉진하기 위해 신장 반사를 사용하거나 사용하지 않는 신장-자극을 사용할 수 있다.

패턴에서 신장을 시킬 때, 먼쪽 구성요소가 늘어난 상태에서 시작하는 것이 중요하다. 치료사는 협력 근육들이 이완되어 늘어나 있는 동안 발목과 발이 신장되어진 자세를 유지한다. 움직이는 동안 반복된 신장(반복된 수축)은 더 강한 움직임을 촉진하거나 원하는 방향으로 움직임을 안내한다. 패턴의 시작에서의 반복된 신장은 환자가 움직임을 시작하는 것에 어려움을 갖고 있을 때나, 움직임의 방향을 안내하기 위해서 사용된다. 신장 반사를 일으키기 위해서 치료사는 다리의 먼쪽과 가까운 쪽의 근육 모두가 늘어나도록 해야 한다. 반드시 근육이 과신장 되거나 관절 구조물에 너무 많은 장력이 주어지지 않도록 해야 한다. 이것은 특히 무릎 굽힘과 함께 엉덩관절이 펴진 상태에서 더 주의해야 한다.

■ 방산과 강화 Irradiation and Reinforcement

더 강한 다리 패턴들(한쪽 또는 양쪽)은 신체의 다른 모든 부분들로 방산을 일으키기 위해 사용될 수 있다. 환자의 자세는, 저항의 양과 결합하여 방산의 양을 조절하게 될 것이다. 이러한 방산은 다른 신체 부위의 움직임이나 근력 강화, 근육 사슬의 이완 또는 구르기 같은 기능적 활동을 촉진시키기 위해 사용할 수 있다.

8.3 굽힘–벌림–안쪽돌림 (◘ 그림 8.2) Flexion-Abduction-Internal Rotation

관절	움직임	근육들: 중요한 구성요소들 (Kendall and McCreary 2005)
엉덩관절	굽힘, 벌림, 안쪽돌림	넙다리근막긴장근, 넙다리곧은근, 중간볼기근(앞쪽), 작은볼기근
무릎관절	펴짐(자세 변화 없음)	넙다리네갈래근
발목/발	발등쪽 굽힘, 가쪽번짐	셋째종아리근
발가락들	폄, 가쪽 치우침	엄지폄근, 발가락폄근

■ 잡는 방법 Grip

■■ 먼쪽 손 Distal Hand

치료사의 왼손은 환자의 발등 쪽을 잡는다. 손가락들은 바깥쪽 가장자리를 그리고 엄지는 안쪽 가장자리를 잡아서 서로 반대의 압력을 준다. 발의 양쪽을 잡고 있지만, 발바닥 쪽 면에는 어떠한 접촉도 하지 않는다. 발가락의 움직임을 막지 않기 위해, 치료사의 잡기는 발허리–발가락 관절에 가깝게 유지한다. 발을 꽉 쥐거나 꼭 집으면 안 된다.

■■ 몸쪽 손 Proximal Hand

치료사의 오른손은 무릎에서 가까운 넙다리의 안쪽–바깥면 위에 위치한다. 손가락들은 맨 위쪽에, 엄지는 바깥면에 위치한다.

■ 늘어난 (시작) 자세 Elongated Position

발이 발바닥쪽 굽힘과 안쪽번짐으로 움직이는 동안 다리 전체를 견인한다.

엉덩관절이 펴짐(테이블에 접촉하도록)과 모음으로 위치할 때 가쪽돌림을 유지하고 계속 견인한다. 다리는 테이블과 평행하게 늘어나지만, 테이블 쪽으로 누르지는 않는다. 넙다리는 중간선을 가로지르며, 몸통의 왼쪽 편은 늘어나게 된다. 치료사는 골반의 보상적인 움직임이 나타나는지 관찰해야 한다. 환자의 엉덩관절 모음 또는 가쪽돌림의 범위에 제한이 있다면, 골반이 오른쪽으로 움직이게 될 것이다. 만약 엉덩관절 폄이 제한되었다면, 골반은 앞쪽 기울임으로 움직이게 될 것이다.

■ 치료사의 자세와 신체 역학 Therapist's Position and Body Mechanics

치료사의 오른발은 뒤쪽으로 환자의 왼쪽 엉덩관절 옆에 위치하고, 한 발을 앞으로 내딛고 선다. 환자의 발을 향해 바라보고 패턴의 움직이는 선에 치료사의 몸을 정렬한다. 치료사의 앞쪽 발에 체중이 실린 상태에서 시작하고, 환자 다리의 움직임은 치료사의 오른쪽 다리 방향으로 밀어내도록 허용한다. 만약 환자의 다리가 길다면, 치료사의 왼발을 한걸음 뒤쪽으로 이동하여, 체중이 더 뒤쪽으로 실릴 수 있도록 한다. 움직임의 선상을 계속해서 바라보고 선다.

■ 다른 자세 Alternative Position

치료사는 환자의 왼쪽 엉덩관절을 바라보고 테이블의 오른쪽에서 서 있을 수도 있다. 만약 치료사가 이 자세를 선택했다면, 테이블의 오른쪽 편으로 환자를 이동시킨다. 치료사의 오른손은 환자의 발 위에, 왼손은 넙다리 위에 위치한다.

치료사의 오른발을 앞쪽으로 내딛고 선다. 환자의 다리가 굽힘 방향으로 들어 올릴 때, 치료사의 왼발을 한 발 앞으로 내딛는다. 이 자세는 패턴의 시작에서 더 좋은 늘리기를 쉽게 만들어 준다.
다른 자세에 대한 ◘ 그림 8.3을 참고한다.

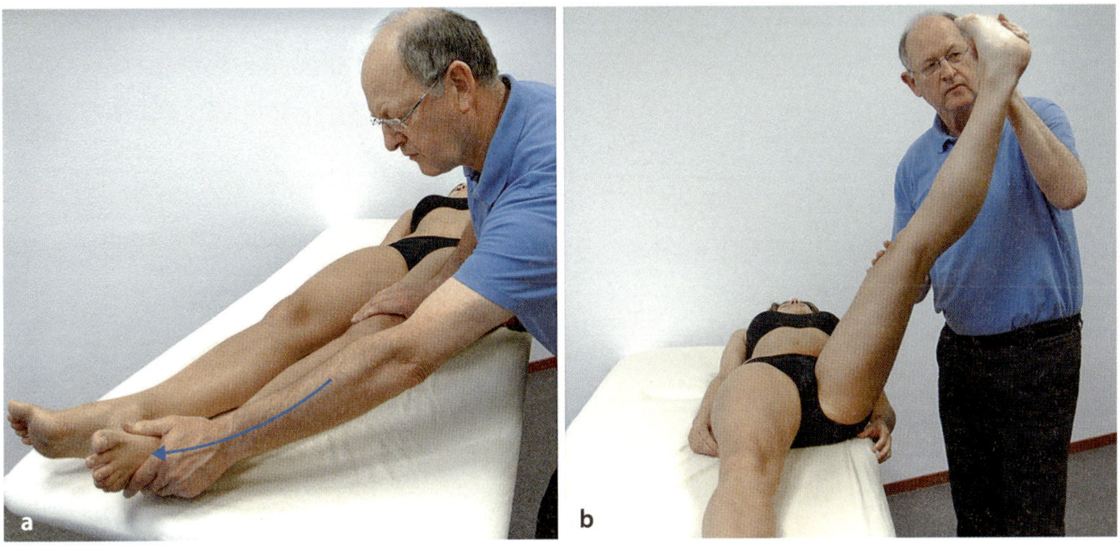

그림 8.2 **a, b** 굽힘–벌림–안쪽돌림

■ **신장 Stretch**

신장에 대한 반응은 빠르게 늘려지는 것과 동시에 치료사의 두 손에 의해 발목, 발, 엉덩관절의 돌림이 가해져서 일어난다.

■ **구두지시 Command**

"발가락, 발목 올리고, 다리를 들어서 바깥쪽으로 올리세요." " 들어 올리세요!"

■ **움직임 Movement**

발가락은 펴지고 발과 발목은 발등쪽 굽힘과 가쪽번짐 된다. 가쪽번짐은 엉덩관절의 안쪽돌림을 촉진시키고, 이러한 움직임은 거의 동시에 일어난다. 다섯 번째 발허리 관절은 엉덩관절이 벌림과 안쪽돌림과 함께 굽힘으로 움직이도록 유도한다. 이 움직임이 지속되면 몸통은 왼쪽 굽힘과 함께 몸통 굽힘을 만들어 낸다.

■ **저항 Resistance**

■■ **먼쪽 손 Distal Hand**

치료사의 먼쪽 손은 발등쪽 굽힘된 발에 견인과 가쪽번짐에 대한 결합된 저항을 준다. 엉덩관절 벌림과 안쪽돌림에 대한 저항은 가쪽번짐에 대한 저항으로부터 나타난다. 견인은 발등쪽 굽힘과 엉덩관절 굽힘 모두에 저항이 된다.

■■ **몸쪽 손 Proximal Hand**

치료사의 몸쪽 손은 안쪽돌림과 벌림에 대한 저항으로 돌림힘과 함께 넙다리뼈의 축에 대한 결합된 견인을 준다. 견인에 대한 힘을 유지하는 것은 적절한 원호(arc)에 있도록 저항을 안내한다.
다리에 너무 과도한 저항은 골반이 적절한 방향에서 자유롭게 움직이는 것을 허용할 수 없게 한다.

주의

엉덩관절 굽힘에 대한 너무 많은 저항은 척추의 긴장을 초래할 수도 있다.

■ **끝 자세 End Position**

발은 가쪽번짐과 함께 발등쪽 굽힘이 된다. 무릎은 완전히 펴 자세가 되며, 엉덩관절은 무릎과 정렬하기 위해 충분한 벌림과 안쪽돌림과 함께 완전히 굽힘이 되고, 발 뒷꿈치는 거의 왼쪽 어깨의 바깥쪽 가장자리에 위치하게 된다.

주의

뒤넙다리 근육이나 다른 뒤쪽 구조물들의 길이가 엉덩관절의 움직임을 제한할 수 있다. 골반이 뒤쪽 기울임으로 움직이지 않도록 한다.

▪ 강조의 타이밍 Timing for Emphasis

엉덩관절 굽힘의 시작 범위에서 움직임을 고정하고, 발과 발가락을 운동시킨다.

기억해야 할 점

- 다리가 충분히 늘어난 상태에서 시작한다; 넙다리는 반드시 중간선을 가로질러서 시작한다.
- 늘어남의 연장은 몸통의 바깥쪽 굽힘근들을 늘어나게 할 것이다.
- 허리뼈는 반드시 중립 위치에 있게 한다.
- 엉덩관절의 안쪽돌림은 필수이다; 단지 발만 움직이면 안 된다.
- 움직이는 동안 넙다리뼈에 견인을 적용한다.
- 스트레이트 다리 패턴은 무릎이 펴지거나 굽힘과 같은 패턴만큼 기능적이지 않다. 스트레이트 다리 패턴은 주로 무릎을 움직일 수 없거나 움직이는 것이 허용되지 않을 때 구조적인 문제를 치료하기 위해 사용되어진다.

8

8.3.1 굽힘–벌림–안쪽돌림과 무릎 굽힘 Flexion-Abduction-Internal Rotation with Knee Flexion (그림 8.3)

관절	움직임	근육들: 중요한 구성요소들 (Kendall and McCreary 2005)
엉덩관절	굽힘, 벌림, 안쪽돌림	넙다리근막긴장근, 넙다리곧은근, 중간볼기근(앞쪽), 작은볼기근
무릎관절	굽힘	뒤넙다리근육, 두덩정강근, 장딴지근
발목/발	발등쪽 굽힘, 가쪽번짐	셋째종아리근
발가락들	폄, 가쪽 치우침	엄지폄근, 발가락폄근

▪ 잡는 방법 Grip

치료사의 먼쪽과 몸쪽 잡기는 스트레이트 다리 패턴에서 했던 것과 동일하게 놓여진다 (▶단락 8.3, 굽힘–벌림–안쪽돌림).

▪ 늘어난 (시작) 자세 Elongated Position

다리의 자세는 스트레이트 다리 패턴에서 했던 것과 같다.

▪ 신체 역학 Body Mechanics

스트레이트 다리 패턴과 동일하게 환자의 엉덩관절 옆에서 앞으로 내딛는 자세로 선다. 다시, 치료사의 체중을 앞에서 뒤쪽 발로 이동시킬 수 있도록 환자 움직임을 허용한다. 움직이는 선을 마주본다.

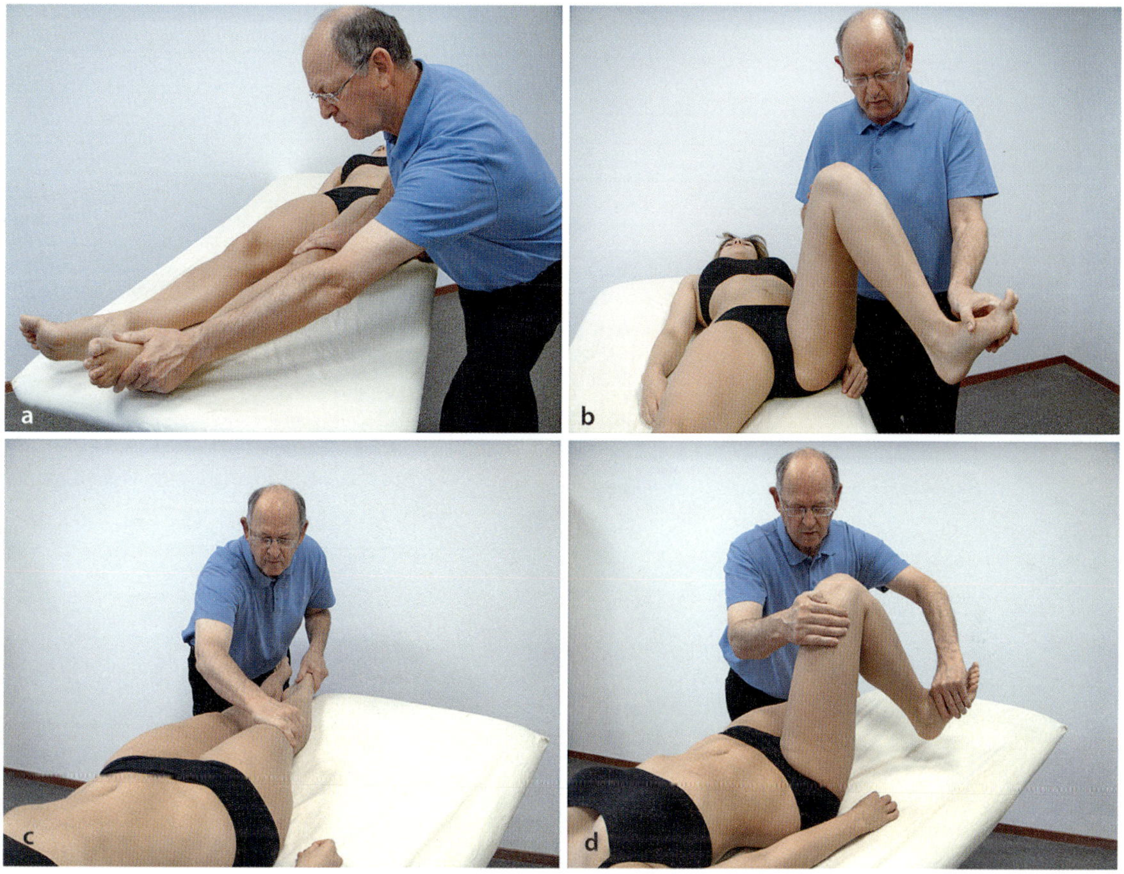

■ 그림 8.3 **a–d** 굽힘-벌림-안쪽돌림과 무릎 굽힘. **a, b** 치료사의 일반적인 자세; **c, d** 테이블 반대편에서의 다른 자세

■ 다른 자세 Alternative Positions

치료사는 스트레이트 다리 패턴과 동일하게 테이블의 반대편에 서 있는 변화된 자세를 사용할 수 있다(■ 그림 8.3c, d).

■ 신장 Stretch

스트레이트 다리 패턴에서 사용되어진 신장과 같은 움직임을 적용한다. 먼쪽 손에 적용된 견인은 무릎 굽힘근들을 촉진시킬 것이다.

■ 구두지시 Command

"발가락과 발을 올리시고, 무릎을 구부리면서 다리를 바깥쪽으로 올리세요."

"구부리면서 올리세요!"

■ 움직임 Movement

발가락은 펴지고, 발과 발목은 발등쪽 굽힘과 가쪽번짐으로 움직인다. 그 다음 엉덩관절과 무릎관절이 움직이고, 두 관절은 동시에 끝 범위에 도달한다. 또한, 이러한 움직임의 연장은 왼쪽으로 바깥쪽 굽힘과 함께 몸통 굽힘의 원인이 된다.

■ 저항 Resistance

치료사의 몸쪽 손은 넙다리뼈의 선을 따라서 견인을 주고, 엉덩관절의 움직임에 저항을 위해 돌림힘을 더한다. 그 전에 먼쪽 손으로 발과 발목에 저항을 준다. 무릎 굽힘의 저항은 정강뼈에 시작 자세 방향으로 견인을 주어 적용한다. 무릎 굽힘에 대한 저항은 엉덩관절과 몸통 강화를 위한 결합의 성공적인 사용을 위해 중요하다.

■ 끝 자세 End Position

발은 가쪽번짐과 발등쪽 굽힘이 된다. 엉덩관절과 무릎관절은 발뒤꿈치가 엉덩이의 바깥면 가장자리에 가깝게 완전히 굽힘된다. 무릎관절과 발뒤꿈치는 대체로 왼쪽 어깨의 바깥쪽 가장자리에 각각 정렬되어진다.

> 치료사가 환자의 무릎을 편다면, 자세는 스트레이트 다리 패턴과 같다.

8

■ 강조의 타이밍 Timing for Emphasis

움직이는 세 분절에서 엉덩관절, 무릎, 발의 어떤 두 부분을 고정시키고, 남은 한 분절을 운동시킬 수 있다. 무릎을 구부리고 엉덩관절의 다른 움직임으로부터 분리된 안쪽돌림을 더 쉽게 운동을 시킬 수 있다. 이러한 운동들은 엉덩관절 굽힘이 가장 강할 경우 사용한다. 치료사는 이러한 운동을 하는 동안 엉덩관절 안쪽돌림의 모든 범위를 사용할 수 있지만, 패턴이 끝나기 전에 움직이는 선으로 돌아와야 한다.

환자의 발을 운동시킬 때, 치료사의 몸쪽 손은 정강뼈로 옮겨서 엉덩관절과 무릎관절에 대한 저항을 준다. 치료사의 먼쪽 손은 이제 발과 발목의 움직임에 적절한 저항을 줄 수 있도록 자유로워진다. 엉덩관절의 피로를 피하기 위해, 발뒤꿈치를 테이블 위에 올려놓고 쉴 수 있도록 허용한다.

기억해야 할 점

- 무릎관절의 최대 굽힘 상태에서 패턴이 끝난다.
- 치료사는 무릎관절에서 전단력이 발생하지 않도록 움직이는 관절가동범위 동안 먼쪽 손으로 무릎 굽힘에 대한 저항을 준다.
- 발은 무릎과 정렬된 상태에서 움직이게 하고, 무릎의 바깥쪽으로 벗어나지 않도록 한다.

8.3.2 굽힘–벌림–안쪽돌림과 무릎 폄 Flexion-Abduction-Internal Rotation with Knee Extension(그림 8.4)

관절	움직임	근육들: 중요한 구성요소들 (Kendall and McCreary 2005)
엉덩관절	굽힘, 벌림, 안쪽돌림	넙다리근막긴장근, 넙다리곧은근, 중간볼기근(앞), 작은볼기근
무릎	폄	넙다리네갈래근
발목/발	발등쪽 굽힘, 가쪽번짐	셋째종아리근
발가락들	폄, 가쪽 치우침	엄지폄근, 발가락폄근

■ 시작 자세 Position at Start

이 혼합된 패턴을 위해서, 가능하다면 무릎이 완전하게 구부러질 수 있도록 환자는 테이블의 끝쪽에 위치해야 한다.

■ 잡는 방법 Grip

치료사의 먼쪽과 몸쪽 손은 스트레이트 다리 패턴에서와 같다(▶단락 8.3, 굽힘–벌림–안쪽돌림).

■ 늘어난 (시작) 자세 Elongated Position

다리 전체의 견인은 이전과 같이, 발을 발바닥쪽 굽힘과 안쪽번짐으로 움직인다. 치료사가 테이블의 끝에서 무릎을 굽히는 동안 견인은 지속되고, 엉덩관절은 모음과 가쪽돌림과 함께 폄 자세가 된다. 엉덩관절과 무릎관절을 지나는 앞쪽 근육들에서의 짧아진 긴장은 엉덩관절의 완전한 폄-모음을 제한할 것이다. 넙다리를 대각선상에 유지시키고 통증 없이 가능한 만큼만 무릎을 구부린다.

주의

골반이 오른쪽으로 움직이거나 앞쪽 기울임이 일어나는 것을 허용해서는 안 된다.

환자의 허리를 보호하기 위해, 오른쪽 엉덩관절을 굽히고 테이블의 끝에 발을 올려두거나
다른 지지를 제공한다.

■ 신체 역학 Body Mechanics

환자의 무릎 옆에서 한 걸음을 내딛고 선다. 치료사의 엉덩관절을 굽혀서 아래로 내려갈 수 있는 만큼 구부려 환자의 무릎관절을 구부린다. 환자가 무릎을 펴면서 다리를 들어 올릴 때, 치료사는 자세를 바로 세우고, 뒤쪽 다리로 체중을 옮긴 뒤, 발을 한 발짝 뒤로 물러선다.

■ 다른 자세 Alternative Positions

치료사는 환자의 왼쪽 어깨를 바라보고 테이블의 끝에 선다. 치료사의 체중을 뒤로 기대게 되면 엉덩관절의 신장에 도움이 된다. 환자의 다리가 굽힘으로 움직일 때, 치료사의 뒤에 있던 발을 앞쪽으로 내딛는다(▶단락 8.3, 굽힘-벌림-안쪽돌림, ◘ 그림 8.4c, d).

■ 신장 Stretch

발과 엉덩관절 그리고 무릎의 신장은 동시에 적용한다. 몸쪽 손은 엉덩관절을 신장시키고, 빠른 견인과 돌림을 적용한다. 먼쪽 손은 발과 발목을 신장시키고, 늘림과 돌림을 적용한다. 무릎은 먼쪽 손을 사용하여 정강뼈 선을 따라 견인을 적용하면서 매우 점진적으로 신장시킨다.

■ 구두지시 Command

"발가락과 발목을 올리시고,
엉덩관절을 위로 구부리면서 무릎을 펴세요."

■ 움직임 Movement

발가락은 펴지고, 발과 발목은 발등쪽 굽힘과 가쪽번짐이 된다. 그 다음 엉덩관절의 움직임이 시작된다. 엉덩관절이 약 5° 굽힘으로 움직여졌을 때 무릎의 폄을 시작한다. 엉덩관절과 무릎관절이
동시에 마지막 범위에 도달하는 것이 중요하다.

■ 저항 Resistance

치료사의 먼쪽 손은 돌림과 함께 발과 발목의 움직임에 저항을 준다. 안정된 발을 손잡이처럼 사용하여, 무릎이 굽혀진 시작 자세를 향하여 견인력과 함께 무릎의 폄에 저항을 준다. 발에서의 돌림 저항은 무릎과 엉덩관절의 돌림과 동일하게 준다.

치료사의 몸쪽 손은 안쪽돌림의 저항을 위해 비틀어지면서 넙다리뼈의 선을 지나는 결합된 견인을 적용한다.

주의

무릎은 엉덩관절보다 더 많은 저항이 가해진다. 치료사의 두 손은 반드시 개별적으로 작용해야 한다.

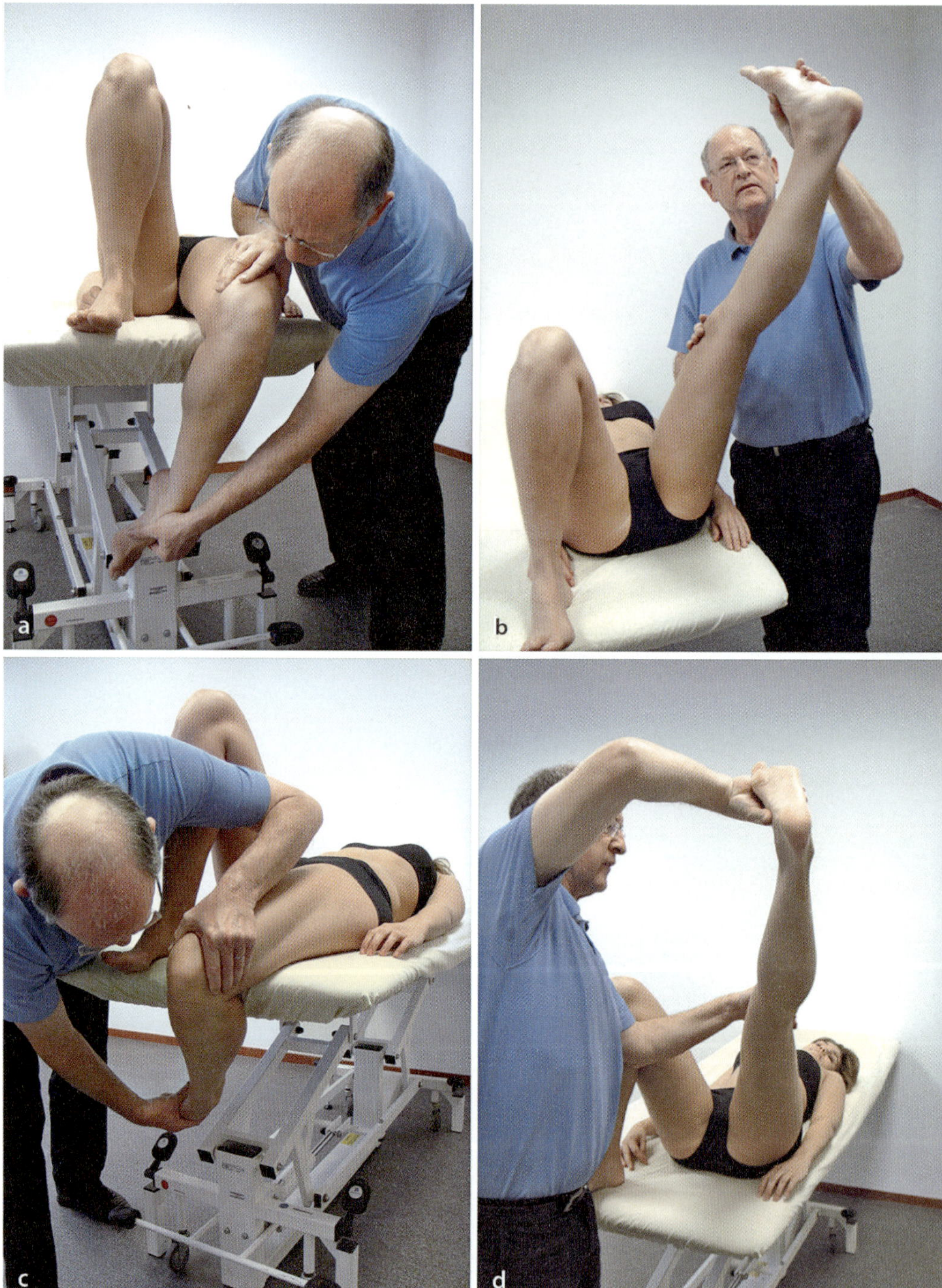

■ 그림 8.4 a–d 굽힘–벌림–안쪽돌림과 무릎 폄. a, b 치료사의 일반적인 자세. c, d 테이블의 끝에서 다른 자세

■ 끝 자세 End Position

끝 자세는 스트레이트 다리 패턴과 같다.

■ 강조의 타이밍 Timing for Emphasis

이 부분에서 강조는 부드러운 움직임으로 무릎의 펴짐과 함께 엉덩관절 굽힘의 결합을 환자에게 가르치기 위한 것이다.

기억해야 할 점

- 엉덩관절에서 좋은 늘어난 시작 자세와 돌림은 엉덩관절 움직임을 촉진시키기 위해 필요하다.
- 무릎의 신장과 함께 통증이 유발되면 안 된다.
- 엉덩관절과 무릎의 움직임은 함께 나타나며, 끝 자세는 다리가 펴져 있다.

8.4 폄–모음–가쪽돌림 (◘ 그림 8.5)

Extension-Adduction-External Rotation

관절	움직임	근육들: 중요한 구성요소들 (Kendall and McCreary 2005)
엉덩관절	폄, 모음, 가쪽돌림	큰모음근, 큰볼기근, 뒤넙다리근, 바깥돌림근, 가쪽돌림근
무릎	펴짐(자세 변화 없음)	넙다리네갈래근
발목	발바닥쪽 굽힘, 안쪽번짐	장딴지근, 가자미근, 뒤정강근
발가락들	굽힘, 안쪽 치우침	엄지굽힘근, 발가락굽힘근

■ 잡는 방법 Grip

치료사의 왼손 바닥으로 환자 발의 바닥 면을 잡는다. 치료사의 엄지손가락은 발가락 굽힘을 촉진시키기 위해 발가락 기저부에 위치한다. 발가락의 굽힘을 막지 않도록 주의해야 한다. 치료사의 손가락들은 발의 안쪽 가장자리를 잡고, 손의 아래 부위는 발바닥 바깥쪽 가장자리를 따라서 반대압력을 준다.

주의

발을 꽉 쥐거나 꼭 집지 않도록 한다.

■■ 몸쪽 손 Proximal Hand

치료사의 오른손은 넙다리의 뒤–안쪽 면을 잡기 위해 바깥쪽에서 안쪽으로 넙다리의 아래쪽에 위치한다.

■ 늘어난 (시작) 자세 Elongated Position

발이 발등쪽 굽힘과 가쪽번짐으로 움직이는 동안 다리 전체를 견인한다. 치료사가 환자의 다리를 굽힘과 벌림으로 들어 올릴 때, 지속적인 견인과 안쪽돌림을 유지한다. 환자의 반대쪽 움직임(굽힘–벌림–안쪽돌림)이 완료되면, 이 패턴의 끝에서 시작한다.

주의

뒤넙다리 근육의 길이가 한계 이상으로 늘어나지 않도록 엉덩관절을 밀지 않는다.
골반이 뒤쪽 기울임으로 움직이지 않도록 해야 한다.

■ 신체 역학 Body Mechanics

환자의 왼쪽 어깨 쪽에서 한 걸음 내딛는 자세로 서서 테이블의 아래쪽 오른편 코너를 바라보고 선다. 치료사의 안쪽 발은(테이블과 가까운 쪽) 앞쪽에 있도록 한다. 치료사의 체중은 뒤쪽 발에 있다.

환자의 움직임이 치료사의 앞쪽 발 앞으로 당겨지도록 허용한다. 치료사의 체중이 앞쪽 발로 옮겨질 때, 뒤쪽 발은 한 걸음 앞으로 그리고 이어서 체중을 앞쪽으로 이동한다.

■ 다른 자세 Alternative Position

치료사는 테이블의 오른편 아래에서 왼쪽 엉덩관절을 바라보며 설 수 있다. 오른쪽 손은 환자의 발바닥 면에, 왼손은 넙다리의 뒤쪽에 위치한다. 치료사는 한 발을 앞으로 내딛고 서서 환자가 다리를 아래로 내려칠 때 치료사의 체중을 뒤로 밀 수 있도록 허용한다(◘ 그림 8.5 d,e).

■ 신장 Stretch

8

치료사의 몸쪽 손은 넙다리에 빠른 견인을 주어 엉덩관절을 신장시킨다. 치료사가 환자의 발을 더 멀리 발등쪽 굽힘과 가쪽번짐으로 신장시키는 동안 치료사의 먼쪽 손의 아래팔을 사용하여 정강이를 통해 위쪽으로 견인을 준다.

주의

엉덩관절 굽힘이 더 많이 일어나는 힘을 주지 않는다.

■ 구두지시 Command

"발가락을 구부리세요, 발을 아래로 미시고 다리를 아래로 차면서 안쪽으로 미세요."
"미세요!"

■ 움직임 Movement

발가락은 구부리고 발과 발목은 발바닥쪽 굽힘과 안쪽번짐이 된다. 안쪽번짐은 엉덩관절의 가쪽돌림을 촉진하고, 이러한 움직임은 동시에 일어난다. 다섯 번째 발허리뼈는 넙다리를 가쪽돌림으로 유지하면서 폄과 모음 쪽으로 아래로 움직이도록 유도한다. 이 움직임이 연장되면 몸통의 왼쪽편이 늘어남과 폄이 일어난다.

■ 저항 Resistance

치료사의 먼쪽 손은 발의 아래쪽을 통과하는 압축과 함께 안쪽번짐에 대한 혼합된 저항을 준다. 압축은 발바닥쪽 굽힘과 엉덩관절 폄 모두에 대한 저항이다. 또한, 안쪽번짐에 주는 저항은 엉덩관절 모음과 가쪽돌림을 위한 저항과 같은 결과이다. 치료사의 몸쪽 손은 시작 자세 방향으로 넙다리를 뒤쪽으로 들어 올린다. 들어 올리는 것은 엉덩관절의 폄과 모음에 대한 저항이다. 치료사의 손 위치는, 바깥에서 안쪽으로 옮겨지면서 가쪽돌림에 대한 저항을 준다.

엉덩관절이 완전히 펴질 때까지, 치료사의 먼쪽 손으로 발을 통한 압축과 몸쪽 손으로 넙다리를 통한 압축을 지속한다.

■ 끝 자세 End Position

발은 안쪽번짐과 함께 발바닥쪽 굽힘이 되고 발가락들은 굽혀져 있다. 무릎은 완전히 폄 상태로 남아있다. 엉덩관절은 가쪽돌림이 유지된 상태에서 폄(테이블에 닿아 있음)과 모음되어 있다. 넙다리는 중간선의 오른쪽으로 넘어가 있다.

■ 강조의 타이밍 Timing for Emphasis

끝 범위에서 엉덩관절을 고정시키고, 발과 발가락을 운동시킨다.

기억해야 할 점

- 치료사의 몸쪽 손은 넙다리의 바깥쪽에서 뒤-안쪽면으로 이동한다.
- 정상 타이밍: 패턴에서 적절한 방향의 움직임을 얻기 위해, 원호(arc)를 따라 움직이는 대신, 발이 가장 먼저 그 위치로 움직여야 한다.

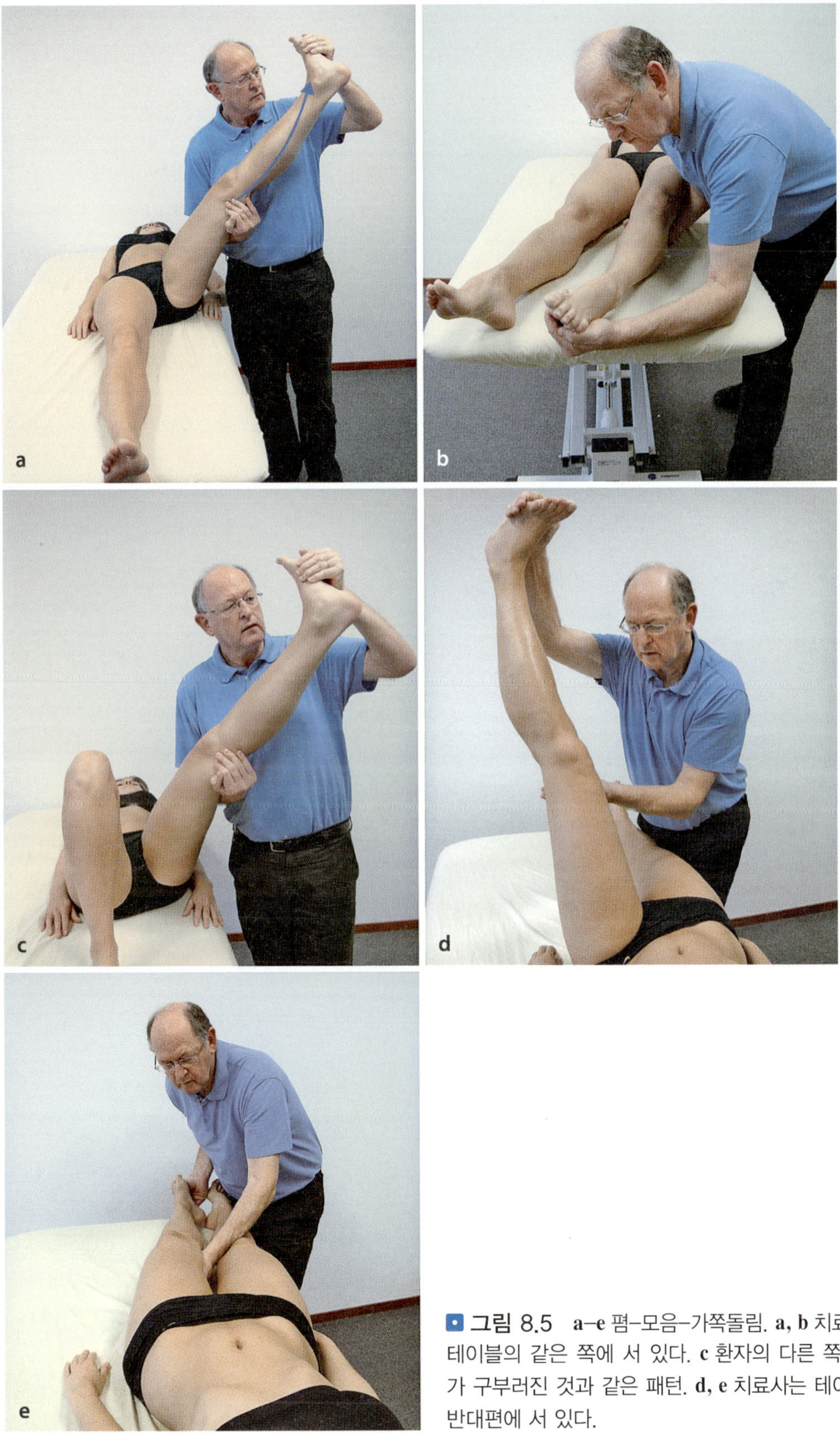

그림 8.5 **a–e** 폄-모음-가쪽돌림. **a, b** 치료사는 테이블의 같은 쪽에 서 있다. **c** 환자의 다른 쪽 다리가 구부러진 것과 같은 패턴. **d, e** 치료사는 테이블의 반대편에 서 있다.

- 끝 자세: 넙다리는 중간선을 가로지르며, 허리뼈는 중립 기울기를 유지하고 옆으로 구부러진다.
- 엉덩관절은 모음 뿐만 아니라 가쪽돌림을 유지한다.
- 스트레이트 다리 패턴은 무릎이 펴지거나 굽혀지는 패턴에 비해 기능적이지 않다. 스트레이트 다리 패턴은 무릎을 움직일 수 없거나 움직이는 것이 허용되지 않을 때 예를 들어, 무릎 수술이나 인공관절 치환술 이후 엉덩관절 근육을 강화하기 위한 주로 구조적인 수준의 문제를 치료하기 위해 사용되어진다.

8

8.4.1 폄–모음–가쪽돌림과 무릎 폄 Extension-Adduction-External Rotation with Knee Extension (◘그림 8.6)

관절	움직임	근육들: 중요한 구성요소들 (Kendall and McCreary 2005)
엉덩관절	폄, 모음, 가쪽돌림	큰모음근, 큰볼기근, 뒤넙다리근, 바깥 돌림근
무릎	폄	넙다리네갈래근
발목	발바닥쪽 굽힘, 안쪽번짐	장딴지근, 가자미근, 뒤정강근
발가락들	굽힘, 안쪽 치우침	엄지굽힘근, 발가락굽힘근

■ 잡는 방법 Grip

치료사의 먼쪽과 몸쪽 손은 스트레이트 다리 패턴을 위해 사용되어진 것과 같다(▶단락 8.4, 폄–모음–가쪽돌림).

■ 늘어난 (시작) 자세 Elongated Position

발은 가쪽번짐과 발등쪽으로 굽힘된다. 엉덩관절과 무릎은 발뒤꿈치가 엉덩이의 바깥쪽 가장자리에 가깝게 완전히 굽힘된다. 무릎과 발뒤꿈치는 왼쪽 어깨의 바깥쪽 가장자리를 따라 거의 일직선으로 각각 정렬 되어진다. 엉덩관절은 스트레이트 다리 패턴에서와 같은 정도의 돌림이 되어 있다. 돌림을 체크하기 위해 무릎을 곧게 편다.

■ 신체 역학 Body Mechanics

치료사의 신체 역학은 스트레이트 다리 패턴과 동일하다.

■ 다른 자세 Alternative Position

치료사는 테이블의 반대편에서 왼쪽 엉덩관절 방향을 바라보고 서 있을 수 있다(◘그림 8.6c, d).

■ 신장 Stretch

엉덩관절, 무릎 그리고 발에 동시에 신장을 적용한다. 치료사의 몸쪽(오른쪽) 손으로 가쪽돌림에 신장을 주기 위해 돌림 움직임과 함께 넙다리뼈의 선을 통과하는 엉덩관절의 견인을 결합한다. 먼쪽(왼쪽) 손은 발을 발등쪽 굽힘과 가쪽번짐 방향으로 더 멀리 신장시키고, 환자의 발뒤꿈치를 엉덩이쪽으로 더 가깝게 가져가는 것에 의해 무릎 폄을 신장시킨다.

➋ 주의

발을 무릎보다 더 바깥쪽으로 당겨지는 것으로 인해 엉덩관절이 과도하게 돌림이 되지 않도록 한다.

■ 구두지시 Command

"발가락을 감으세요(발가락을 구부리세요).
발을 아래로 미시고, 다리를 아래쪽과 안쪽으로 차세요." "차세요!"

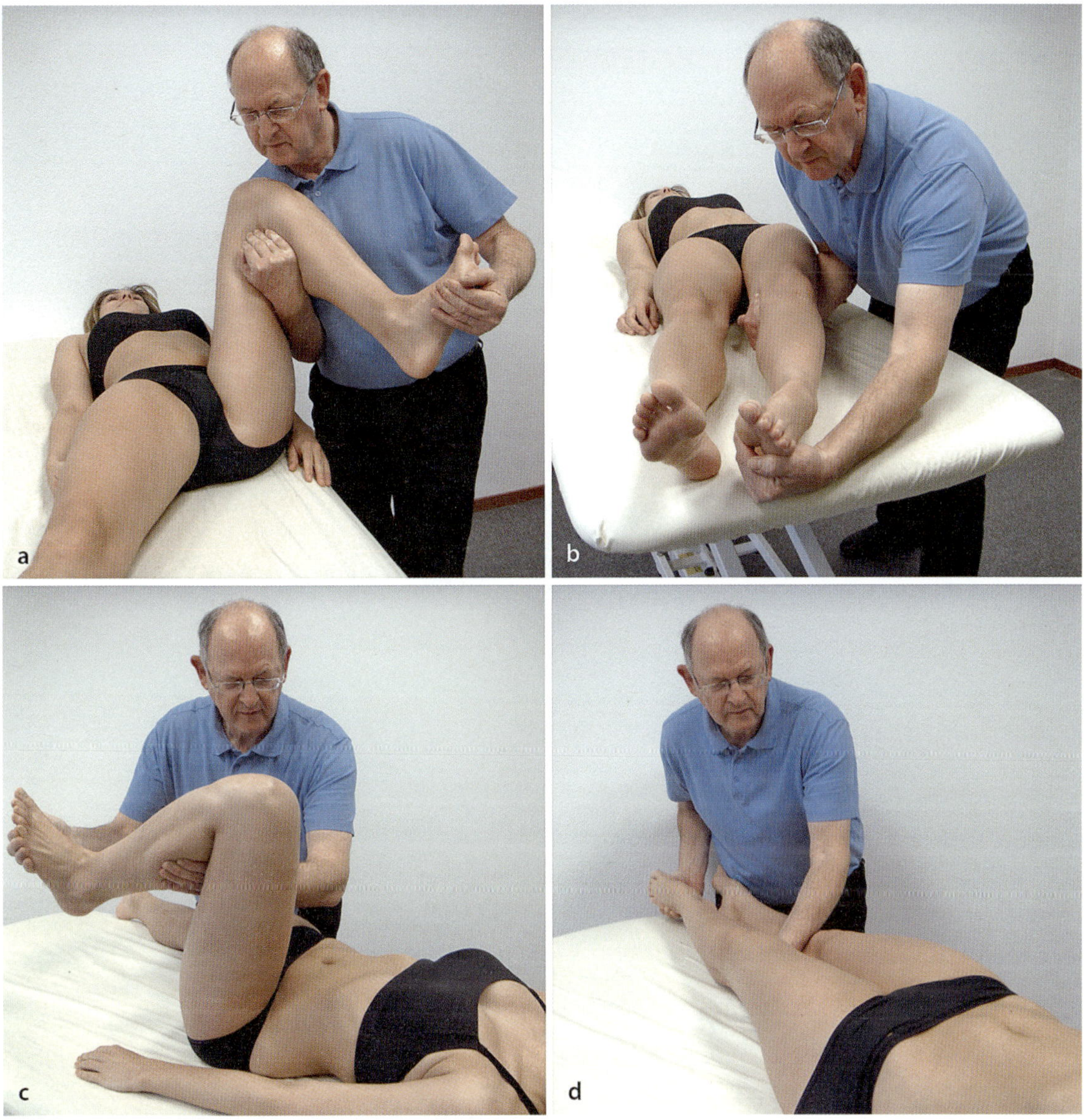

■ **그림 8.6** **a–d** 폄–모음–가쪽돌림과 무릎 폄. **a, b** 치료사의 일반적인 자세. **c, d** 테이블의 다른 편에서 변화된 자세.

■ 움직임 Movement

발과 발목은 발바닥쪽 굽힘과 안쪽번짐이 된다. 그 다음 엉덩관절의 움직임이 시작된다. 엉덩관절 폄이 약 5° 정도 움직였을 때 무릎의 폄이 시작된다. 엉덩관절과 무릎관절이 동시에 끝 범위에 도달하는 것이 중요하다.

■ 저항 Resistance

치료사의 먼쪽 손은 미는 돌림으로 발과 발목에 저항을 준다. 또한, 발에서의 돌림 저항은 무릎과 엉덩관절에서의 돌림 저항을 주게 된다. 발을 핸들처럼 이용하여, 환자의 발뒤꿈치를 엉덩이 쪽을 향해 뒤쪽으로 미는 것으로 무릎 폄에 대한 저항을 준다. 이러한 저항의 각도는 무릎이 더 멀리 펴짐으로 움직일 때 변화하게 된다. 무릎 펴짐에 대한 저항은 무릎이 완전하게 펴질 때까지 같은 방향(환자의 엉덩이 방향)으로 계속된다.

치료사의 몸쪽 손은 시작 자세 방향으로 넙다리를 뒤로 당긴다. 당김은 엉덩관절의 폄과 모음에 대한 저항이다. 치료사의 손의 위치는, 바깥쪽에서 안쪽으로 이동하고, 가쪽돌림에 대한 저항을 제공한다. 두 손은 각각 분리되어 작용하고, 치료사가 다른 위치에 다른 저항을, 예를 들어, 무릎 폄에 대해 많은 저항을 주고 엉덩관절 폄에는 적은 저항을 줄 수 있도록 허용해야 한다. 엉덩관절과 무릎관절이 완전히 폄에 도달했을 때, 치료사의 먼쪽 손은 발을 통한 압축과 몸쪽 손은 넙다리를 통한 압축을 적용한다.

8

> 무릎은 엉덩관절보다 더 많은 저항을 준다. 치료사의 두 손은 반드시 각각 개별적으로 작용해야 한다.

■ 끝 자세 End Position

끝 자세는 스트레이트 다리 패턴과 같다.

■ 강조의 타이밍 Timing for Emphasis

시작 범위에서 무릎 폄을 방지하고 엉덩관절의 움직임을 운동시킨다. 중간 범위에서 엉덩관절 폄을 고정시키고 무릎 폄을 운동시킨다. 무릎이 완전히 펴지기 전에 고정시키고, 엉덩관절 폄을 운동시킨다.

기억해야 할 점

- 움직임의 시작에서 엉덩관절이 과도하게 돌림되지 않도록 한다.
- 치료사의 먼쪽 손은 전체 범위에 걸쳐서 무릎 폄에 대한 저항을 준다.
- 움직임의 시작에서 무릎 폄에 대한 치료사의 먼쪽 손의 저항은 엉덩관절의 과도한 돌림을 방지해 줄 것이다.
- 움직임은 단지 발의 안쪽번짐만이 아니라, 엉덩관절의 가쪽돌림과 함께 끝난다.

8.4.2 폄-모음-가쪽돌림과 무릎 굽힘 Extension-Adduction-External Rotation with Knee Flexion (◘ 그림 8.7)

관절	움직임	근육들: 중요한 구성요소들 (Kendall and McCreary 2005)
엉덩관절	폄, 모음, 가쪽돌림	큰모음근, 큰볼기근, 바깥돌림근
무릎	굽힘	뒤넙다리근육, 두덩정강근
발목	발바닥쪽 굽힘, 안쪽번짐	장딴지근, 가자미근, 뒤정강근
발가락들	굽힘, 안쪽 치우침	엄지굽힘근, 발가락굽힘근

■ 시작 자세 Position at Start

이 패턴의 결합을 위해서 무릎이 가능한 완전하게 구부러질 수 있도록, 환자를 테이블 끝에 위치하도록 한다. 이것은 굽힘-벌림-안쪽돌림과 무릎 폄 패턴의 시작을 위해 사용된 위치와 같다(◘ 그림 8.4). 환자의 허리를 보호하기 위해 오른쪽 엉덩관절을 굽히고 테이블의 끝에 발을 올려두어 쉬게 하거나 다른 지지를 제공한다.

■ 잡는 방법 Grip

치료사의 먼쪽과 몸쪽 손은 스트레이트 다리 패턴에서 사용된 것과 같다(▶단락 8.4, 폄-모음-가쪽돌림).

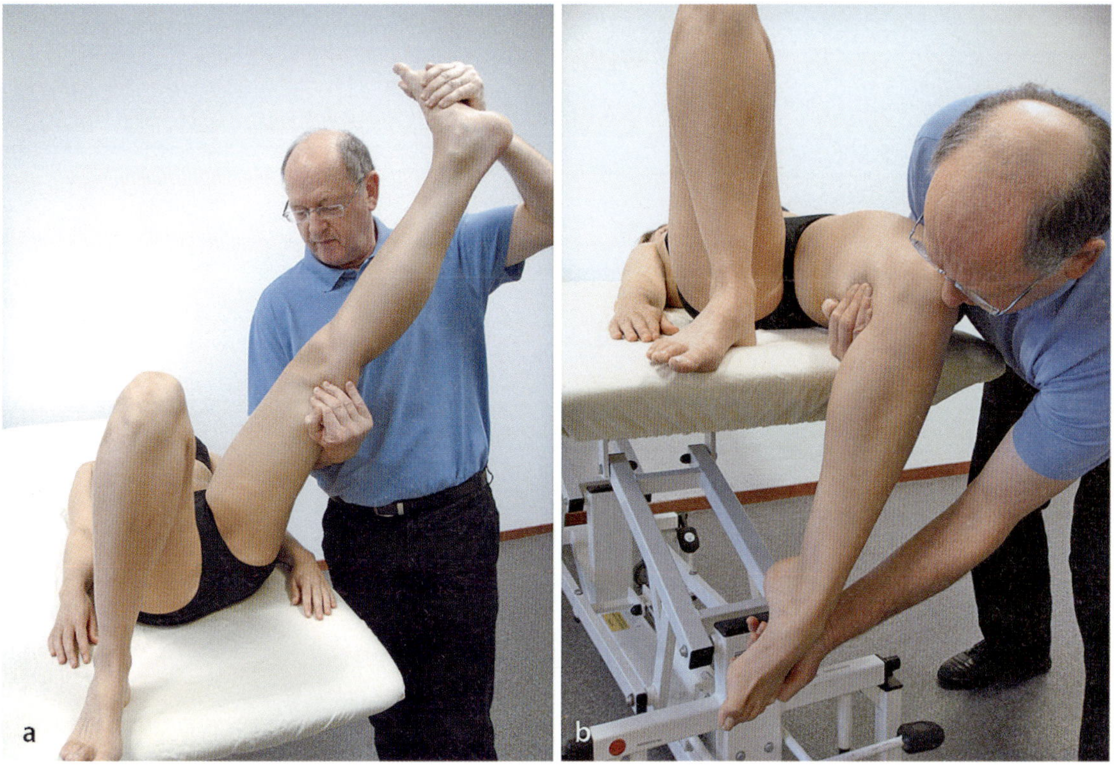

그림 8.7 **a, b** 폄–모음–가쪽돌림과 무릎 굽힘

■ 늘어난 (시작) 자세 Elongated Position

다리 자세는 스트레이트 다리 패턴에서 적용된 것과 같다.

■ 신체 역학 Body Mechanics

스트레이트 다리 패턴과 같은 신체 역학을 사용한다. 패턴이 거의 끝 범위에 가까워지면, 무릎 굽힘에 대한 지속적인 저항을 주기 위해 아래쪽으로 도달할 수 있도록 치료사의 엉덩관절을 구부린다.

■ 신장 Stretch

신장은 동시에 두 손에 의해서 엉덩관절, 발목, 발에서의 돌림과 빠른 늘림으로 나타나게 된다. 치료사의 먼쪽 손으로 무릎 굽힘 근육들을 신장시키기 위해 증가된 견인을 적용할 수 있다.

■ 구두지시 Command

"발가락과 발을 아래로 미세요;
엉덩관절을 아래로 밀면서 무릎을 구부리세요."

■ 움직임 Movement

발과 발목은 발바닥쪽 굽힘과 안쪽번짐이 된다. 그 다음 엉덩관절의 움직임이 시작된다. 엉덩관절 폄이 약 5° 정도 움직였을 때 무릎이 굽혀지기 시작한다. 엉덩관절과 무릎관절이 동시에 끝 범위에 도달하는 것이 중요하다.

■ 저항 Resistance

치료사의 먼쪽 손은 발바닥쪽 굽힘과 안쪽번짐에 대한 저항과 함께 무릎 굽힘에 대한 저항으로 사용한다. 당김은 무릎의 폄과 발의 가쪽번짐의 시작 자세를 향한 뒤쪽 방향이다.

치료사의 몸쪽 손은 스트레이트 다리 패턴에서 적용되었던 것처럼 엉덩관절의 움직임에 대한 저항으로 적용한다. 엉덩관절이 완전히 폄에 도달했을 때, 치료사의 몸쪽 손으로 넙다리를 통하여 압축을 적용한다.

■ 끝 자세 End Position

엉덩관절은 모음과 가쪽돌림과 함께 펴져 있다. 무릎관절은 테이블 끝을 지나 굽혀져 있고 발은 안쪽번짐과 함께 발바닥쪽 굽힘이 된다.

주의

골반이 오른쪽으로 움직이거나 앞쪽 기울임으로 움직이는 것을 허용하면 안 된다.

8

■ 강조의 타이밍 Timing for Emphasis

움직이는 범위의 어느 지점에서 엉덩관절의 폄을 고정시키고, 무릎관절의 굽힘을 운동시킨다. 엉덩관절이 폄에서 굽힘으로 변화되는 움직임이 일어나면 안 된다. 환자에게 무릎관절 굽힘과 엉덩관절의 폄이 결합된 부드러운 움직임을 가르치는 것은, 뒤로 걷기에서 필수적이다.

기억해야 할 점

- 엉덩관절의 폄 만큼 무릎관절의 굽힘에 저항을 준다.
- 정상 타이밍; 전체의 움직임 동안 부드럽게 무릎을 구부린다.
- 움직임 동안 넙다리뼈에 견인을 준다.

8.5 굽힘–모음–가쪽돌림 (그림 8.8)

Flexion-Adduction-External Rotation

관절	움직임	근육들: 중요한 구성요소들 (Kendall and McCreary 2005)
엉덩관절	굽힘, 모음, 가쪽돌림	큰허리근, 엉덩근, 모음근들, 넙다리빗근, 두덩근, 넙다리곧은근
무릎관절	펴짐(자세 변화 없음)	넙다리네갈래근
발목/발	발등쪽 굽힘, 안쪽번짐	앞정강근
발가락들	폄, 안쪽 치우침	엄지폄근, 발가락폄근

■ 잡는 방법 Grip

■■ 먼쪽 손 Distal Hand

치료사의 왼손은 손가락으로 환자 발의 안쪽 가장자리를 잡고 엄지는 바깥쪽 가장자리를 잡아서 반대–압력을 주도록 한다. 발의 측면을 잡지만 발바닥쪽 면은 어떠한 접촉도 하지 않는다. 발가락의 움직임을 막는 것을 피하기 위해서, 치료사의 손은 발허리–발가락 관절의 몸쪽 부위를 잡는다. 발을 꽉 쥐거나 꽉 잡지 않도록 한다.

■■ 몸쪽 손 Proximal Hand

치료사의 오른손은 무릎 위쪽 넙다리의 앞쪽–안쪽 면 위에 놓는다.

■ 늘어난 (시작) 자세 Elongated Position

환자의 발을 발바닥쪽 굽힘과 가쪽번짐으로 움직이는 동안 다리 전체를 견인한다. 환자의 엉덩관절

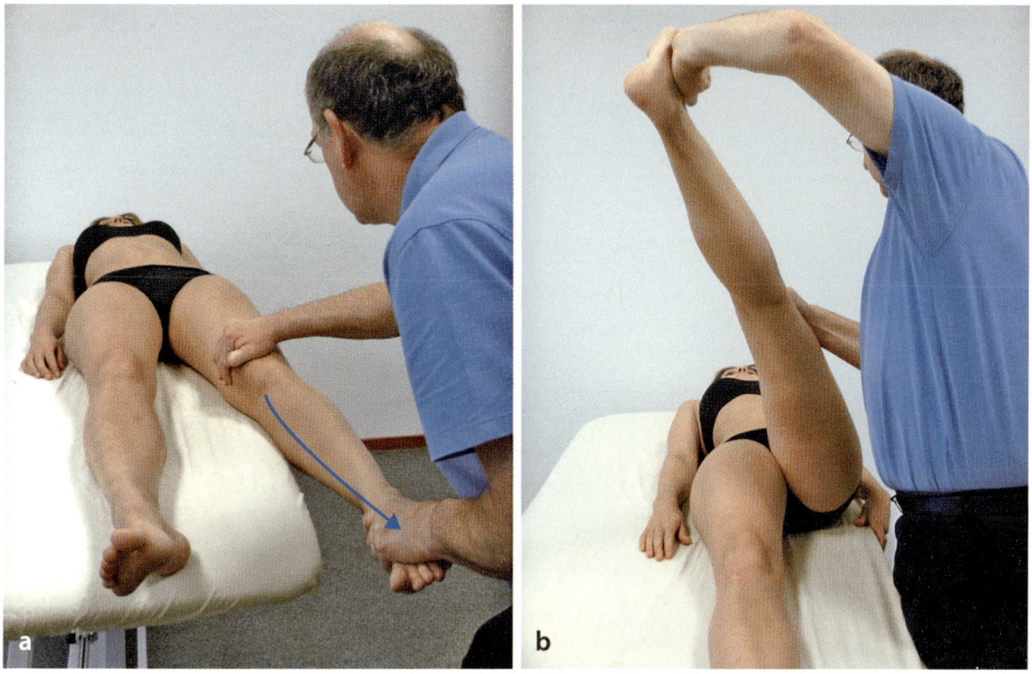

■ 그림 8.8 **a, b** 굽힘-모음-가쪽돌림

이 더 펴짐과 벌림 방향으로 위치할 때 치료사는 지속적인 견인과 안쪽돌림을 유지한다. 몸통은 오른쪽에서 왼쪽으로 비스듬히게 늘어난다.

주의

치료사는 골반이 어떻게 움직이는지 관찰해야 한다. 만약 엉덩관절 폄이 제한되어 있다면, 골반은 앞쪽 기울임으로 움직일 것이다. 벌림이 제한되어 있다면, 골반은 왼쪽으로 움직일 것이다.

■ 신체 역학 Body Mechanics

치료사의 안쪽 발(테이블에서 최대한 가깝게)을 뒤에 두고 바깥쪽 발(테이블에서 최대한 멀게)이 앞에 있는 한 걸음 내딛는 자세로 선다. 치료사의 몸은 환자의 움직이는 선과 정렬되게 환자의 오른쪽 어깨를 바라본다. 신장시킬 때 치료사의 체중은 앞쪽 발에서 뒤쪽 발로 이동시킨다.

환자의 움직임을 따라서, 치료사의 체중이 앞쪽 발 쪽으로 이동할 수 있도록 저항을 준다. 만약 환자의 다리가 길다면, 치료사는 체중을 더 앞쪽으로 이동시키기 위해 한 발을 앞으로 내딛어야만 할 것이다. 움직임의 선을 계속 바라본다.

■ 신장 Stretch

신장에 대한 반응은 동시에 두 손에 의한 엉덩관절, 발목, 발의 빠른 늘림과 돌림으로부터 나타난다.

■ 구두지시 Command

"발가락과 발 올리세요,
다리를 위쪽과 안쪽으로 들어 올리세요."
"올리세요!"

■ 움직임 Movement

발과 발목이 발등쪽 굽힘과 안쪽번짐으로 움직일 때 발가락은 펴진다. 안쪽번짐은 엉덩관절의 가쪽

돌림을 촉진시키고, 이러한 움직임은 동시적으로 일어난다. 엄지 발가락은 엉덩관절이 모음과 가쪽 돌림과 함께 굽힘으로 움직이도록 유도한다. 이 움직임의 연장은 오른쪽으로 몸통 굽힘을 만든다.

■ **저항 Resistance**

치료사의 먼쪽 손은 발등쪽 굽힘된 발을 통과하는 견인과 함께 안쪽번짐에 대한 저항을 결합한다. 엉덩관절 모음과 가쪽돌림에 대한 저항은 안쪽번짐에 주는 저항으로부터 나타난다. 견인은 발등쪽 굽힘과 엉덩관절 굽힘 모두에 저항을 준다. 치료사의 몸쪽 손은 가쪽돌림과 모음에 저항을 주기 위해 돌림힘과 함께 넙다리뼈의 선을 지나는 견인을 결합한다. 견인력을 유지하는 것은 적절한 원호 안에서 치료사의 저항을 안내할 것이다.

8

주의

엉덩관절 굽힘에 대한 너무 많은 양의 저항은 환자의 허리뼈에 긴장을 줄 수 있다.

■ **끝 자세 End Position**

발은 안쪽번짐과 발등쪽 굽힘이 된다. 무릎은 완전히 펴진다. 무릎과 발뒤꿈치는 오른쪽 어깨와 대각선상으로 위치하기 위해 엉덩관절은 충분한 모음과 가쪽돌림과 함께 완전히 굽힘이 된다.

주의

뒤넙다리 근육이나 다른 뒤쪽 구조물들의 길이는 엉덩관절의 움직임을 제한시킬 수 있다. 골반이 뒤쪽 기울임으로 움직이는 것을 허용해서는 안 된다.

■ **강조의 타이밍 Timing for Emphasis**

엉덩관절 굽힘의 시작 범위에서 움직임을 고정시키고, 발과 발목을 운동시킬 수 있다.

기억해야 할 점

- 다리 늘림의 연장은 같은 대각선 방향에서 몸통 굽힘의 근육들을 팽팽하게 할 것이다.
- 치료사의 신체 자세는 움직이는 선을 바라보고 있어야 한다.
- 스트레이트 다리 패턴은 무릎이 굽혀지거나 펴지는 패턴에서처럼 기능적이지 않다. 스트레이트 다리 패턴은 주로 무릎을 움직일 수 없거나 움직이는 것을 허용하지 않을 때 구조적인 수준의 치료를 위해 사용된다

8.5.1 굽힘–모음–가쪽돌림과 무릎 굽힘
Flexion-Adduction-External Rotation with Knee Flexion
(■ 그림 8.9)

관절	움직임	근육들: 중요한 구성요소들 (Kendall and McCreary 2005)
엉덩관절	굽힘, 모음, 가쪽돌림	큰허리근, 엉덩근, 모음근들, 넙다리빗근, 두덩근, 넙다리곧은근
무릎관절	굽힘	뒤넙다리근육, 두덩정강근, 장딴지근
발목/발	발등쪽 굽힘, 안쪽번짐	앞정강근
발가락들	폄, 안쪽 치우침	엄지폄근, 발가락폄근

■ 잡는 방법 Grip

치료사의 먼쪽과 몸쪽 손은 스트레이트 패턴과 같다(▶단락 8.5, 굽힘–모음–가쪽돌림).

■ 늘어난 (시작) 자세 Elongated Position

연장자세의 다리의 위치는 스트레이트 패턴과 동일하다.

■ 신체 역학 Body Mechanics

치료사는 스트레이트 패턴과 동일한 위치에 선다. 환자의 움직임에 따라서 치료사의 체중을 뒷발에서 앞발로 이동시킨다. 이때 치료사는 운동선상을 바라보고 선다(▶단락 8.5, 굽힘–모음–가쪽돌림).

■ 신장 Stretch

신장에 대한 반응은 치료사의 두 손에 의해 빠르게 늘려지는 것과 발목, 발, 엉덩관절의 돌림이 동시에 가해져서 일어난다. 먼쪽 손에 의한 견인은 무릎 굽힘근을 촉진시킨다.

■ 구두지시 Command

"발가락 발목 올리고, 무릎 구부리면서
다리를 들어 올리세요."
"구부리면서 올리세요."

■ 움직임 Movement

발가락은 펴지고 발과 발목은 발등쪽 굽힘과 안쪽번짐 된다. 무릎과 엉덩관절의 굽힘이 나타나고 두 관절은 각각의 끝 범위에 동시에 도달하게 된다. 마찬가지로 이 움직임의 연장은 몸통이 오른쪽으로 굽혀지게 된다.

❯ 반드시 엉덩관절의 굽힘에 맞추어 무릎이 지속적이고 자연스럽게 구부러지도록 한다.

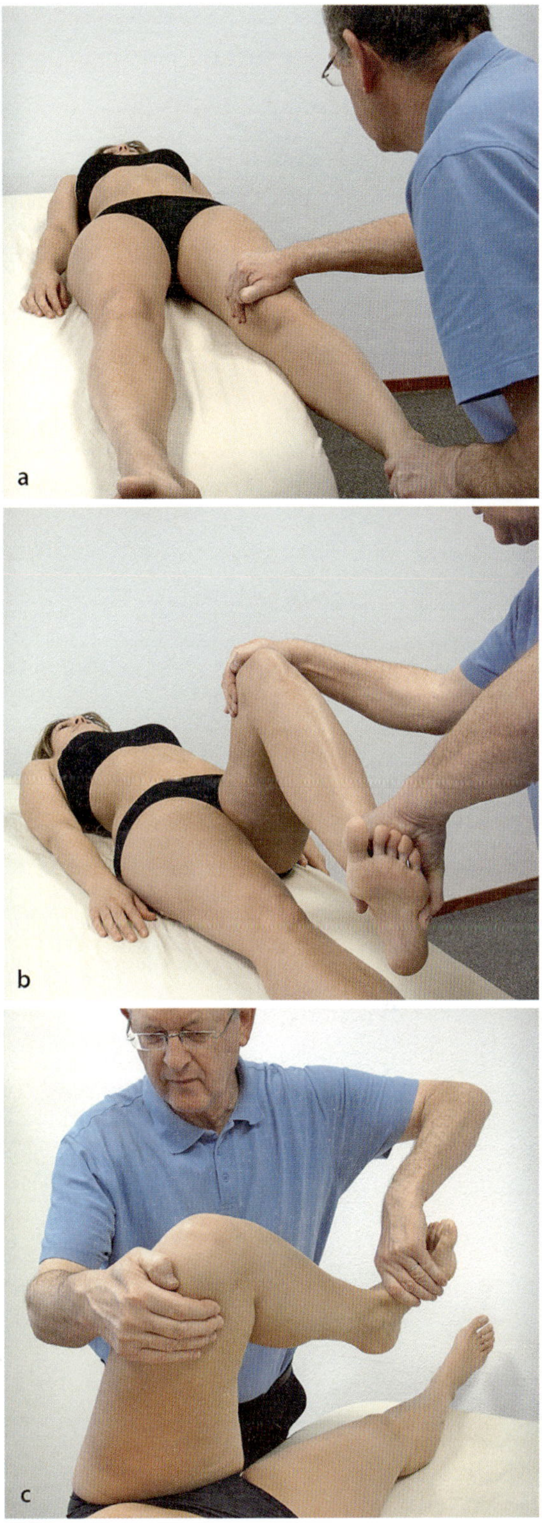

■ 그림 8.9 **a** 굽힘–모음–가쪽돌림과 무릎 굽힘, **b** 중간 위치, **c** 굽힘을 강조한 끝자세

■ 저항 Resistance

엉덩관절의 움직임에 저항을 주기 위해 치료사의 몸쪽 손으로 넙다리뼈의 선을 따라 돌림힘이 더해진 견인을 적용한다. 발의 발등쪽 굽힘과 안쪽번짐에 대한 치료사의 먼쪽 손의 저항은 엉덩관절의 모음과 바깥돌림에 대한 저항도 제공한다. 치료사의 먼쪽 손은 정강이뼈를 시작방향으로 견인하여 무릎의 굽힘에 대한 저항을 준다.

➤ 무릎 굽힘에 대한 저항은 엉덩관절과 몸통을 성공적으로 강화시키는데 매우 중요한 요소이다.

■ 끝 자세 End Position

발은 발등쪽 굽힘과 안쪽번짐이 일어나고, 엉덩관절과 무릎은 완전히 굽힘된다. 발뒤꿈치와 무릎은 모음과 바깥돌림에 의해 왼쪽 어깨와 각각 대각선으로 정렬하게 된다.

➤ 발을 앞뒷면으로 이분하는 면은 무릎도 역시 이분한다. 환자의 무릎을 편다면, 스트레이트 패턴과 같은 자세가 된다.

■ 강조의 타이밍 Timing for Emphasis

움직이는 3가지 분절인 엉덩관절, 무릎, 발목 중 두 가지 관절을 고정시키고 나머지 한 관절에 대해서 운동시킬 수 있다.

무릎을 구부리면 엉덩관절의 다른 움직임들로부터 가쪽돌림을 분리하여 운동하기 쉽다. 이 운동을 할 때는 엉덩관절의 굽힘이 가장 강한 범위에서 한다. 이러한 운동을 하는 동안 가쪽돌림을 엉덩관절의 전범위에서 운동시킬 수 있다. 패턴이 끝나기 전에 다시 그 선상으로 돌아온다.

발을 운동시킬 때, 치료사의 몸쪽 손은 정강이뼈 위로 이동시켜 엉덩관절과 무릎에 저항을 준다. 이러면 먼쪽 손이 자유로워져 발과 발목에 적절한 저항을 줄 수 있게 된다. 엉덩관절의 피로를 피하기 위해 발뒤꿈치는 테이블에 내려놓는다.

기억해야 할 점

- 정상 타이밍: 움직이는 동안 무릎 굽힘은 엉덩관절 굽힘과 일치시킨다.
- 끝 자세에서 무릎은 완전히 굽힘된다.
- 무릎 굽힘에 대한 저항은 패턴의 시작방향으로 준다.
- 먼쪽 손에 의한 저항은 엉덩관절 돌림을 조절한다.

8.5.2 굽힘–모음–가쪽돌림과 무릎 폄 (그림 8.10)

Flexion-Adduction-External Rotation with Knee Extension

관절	움직임	근육들: 중요한 구성요소들 (Kendall and McCreary 2005)
엉덩관절	굽힘, 모음, 가쪽돌림	큰허리근, 엉덩근, 모음근들, 넙다리빗근, 두덩근, 넙다리곧은근
무릎관절	폄	넙다리네갈래근
발목/발	발등쪽 굽힘, 안쪽번짐	앞정강근
발가락들	폄, 안쪽 치우침	엄지폄근, 발가락폄근

■ 시작 자세 Position at Start

이 패턴을 위해서는 환자를 최대한 테이블 옆면에 가깝게 위치하도록 한다(그림 8.10). 다리는 테이블의 아래쪽 끝을 향하게 됨으로써 무릎을

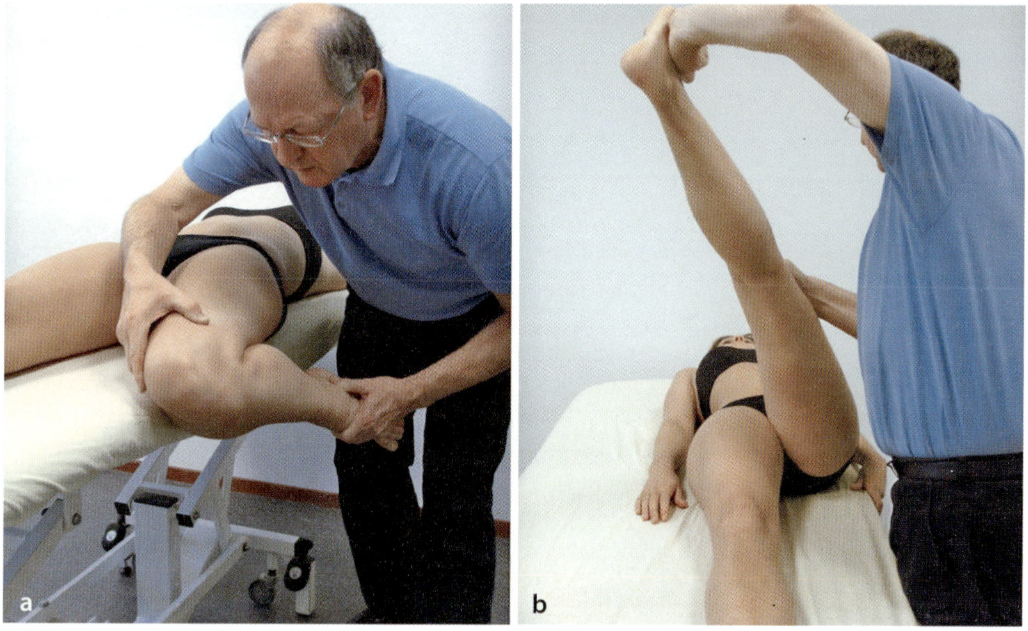

■ 그림 8.10 **a, b** 굽힘-모음-가쪽돌림 그리고 무릎 폄

가능한 최대로 구부릴 수 있다. 이 자세는 무릎의 폄을 동반한 굽힘-벌림-안쪽돌림 패턴의 시작위치와 동일하다(■ 그림 8.4). 환자의 허리를 보호하기 위해서 오른쪽 엉덩관절을 굽혀 발을 테이블 끝에 올려두거나 다른 지지면을 제공해준다.

■ 잡는 방법 Grip

치료사의 잡는법은 스트레이트 패턴과 동일하다 (▶ 단락 8.5 굽힘-모음-가쪽돌림).

■ 늘어난 (시작) 자세 Elongated Position

발을 발바닥쪽 굽힘과 가쪽번짐으로 만들며, 동시에 발의 전체를 견인한다. 넙다리뼈의 견인을 계속하며 엉덩관절 폄-벌림-안쪽돌림 상태를 만들고 무릎을 테이블 아래로 구부린다.

엉덩관절과 무릎 앞쪽을 지나는 근육들의 팽팽함이 엉덩관절의 폄-벌림을 제한하게 된다. 넓적다리를 대각선 안에 유지하고 무릎을 최대한 구부릴 수 있도록 한다.

주의

골반이 앞쪽으로 기울어지는 것을 주의한다. 환자의 허리를 보호하기 위해서 오른쪽 엉덩관절을 구부려 발을 테이블 위에 올려두거나 다른 지지면을 제공해준다.

■ 신체 역학 Body Mechanics

치료사는 환자의 무릎 옆에 서서 테이블 위의 발을 바라보며 한발 내딛는 자세로 선다. 환자의 엉덩관절을 바닥에 닿게 내려놓고 무릎을 구부린다. 치료사의 체중은 앞쪽으로 이동하며 곧게 서고, 패턴의 선상을 바라보며 축성 돌림하며 돌아선다. 환자의 무릎이 펴짐과 동시에 다리를 들어 올리면 앞으로 한걸음 내딛는다.

■ 신장 Stretch

엉덩관절, 무릎, 발에 동시에 신장자극을 적용한다. 치료사의 몸쪽 손은 견인과 돌림힘을 이용하여 엉덩관절을 신장시킨다. 먼쪽 손은 늘림과 돌림을 이용하여 발과 발목을 신장시킨다. 무릎은 먼쪽 손을 이용하여 정강이뼈의 견인만으로 점진적으로 신장시킨다.

주의

무릎은 견인만으로 신장시킨다.
무릎을 굽힘 방향으로 과도하게 누르지 않는다.

■ 구두지시 Command

"발가락 발목 올리고, 무릎 펴면서 다리를 들어 올리세요."

■ 움직임 Movement

발과 발목은 발등쪽 굽힘과 안쪽번짐이 된다. 그 다음으로 엉덩관절의 움직임이 나타나게 된다. 엉덩관절이 약 5° 굽힘이 되었을 때 무릎이 펴지기 시작한다. 이때 엉덩관절과 무릎이 각각의 끝 범위에 동시에 도착하는 것이 중요하다.

8

■ 저항 Resistance

치료사의 먼쪽 손은 발과 발목의 움직임에 돌림힘을 동반한 저항을 제공한다. 안정된 발을 손잡이처럼 사용하며, 무릎 굽힘에 대한 시작자세 방향으로 견인력을 적용하여 무릎 폄에 대한 저항을 제공한다. 발의 돌림에 적용된 저항은 마찬가지로 무릎과 엉덩관절의 돌림에도 저항을 제공하게 된다.

치료사의 몸쪽 손은 넙다리뼈의 선을 따라 견인력을 제공하고 동시에 가쪽돌림과 모음에 대한 저항을 제공한다.

엉덩관절보다 무릎에 더 많은 저항을 준다. 치료사의 두 손은 반드시 개별적으로 작용한다.

■ 끝 자세 End Position

끝 자세는 스트레이트 패턴과 동일하다.

■ 강조의 타이밍 Timing for Emphasis

이 패턴에 대한 강화는 환자가 엉덩관절을 굽힐 때 무릎의 폄을 자연스럽게 결합하는 것을 가르쳐 주게 된다.

기억해야 할 점

- 엉덩관절을 늘리는 것은 엉덩관절 움직임의 촉진에 필수적 요소이다.
- 무릎을 펼 때 신장으로 인한 통증이 발생되지 않도록 주의한다.
- 무릎과 엉덩관절의 움직임은 함께 나타난다.
- 끝 자세에서는 다리가 곧게 펴지고 모음과 가쪽돌림 된다.

8.6 폄-벌림-안쪽돌림 (■ 그림 8.11)

Extension-Abduction-internal Rotation

관절	움직임	근육들: 중요한 구성요소들 (Kendall and McCreary 2005)
엉덩관절	폄, 벌림, 안쪽돌림	중간볼기근, 큰볼기근(상부), 뒤넙다리근
무릎관절	폄(자세 변화 없음)	넙다리네갈래근
발목	발바닥쪽 굽힘, 가쪽번짐	장딴지근, 가자미근, 긴종아리근, 짧은종아리근
발가락들	굽힘, 가쪽 치우짐	엄지굽힘근, 발가락굽힘근

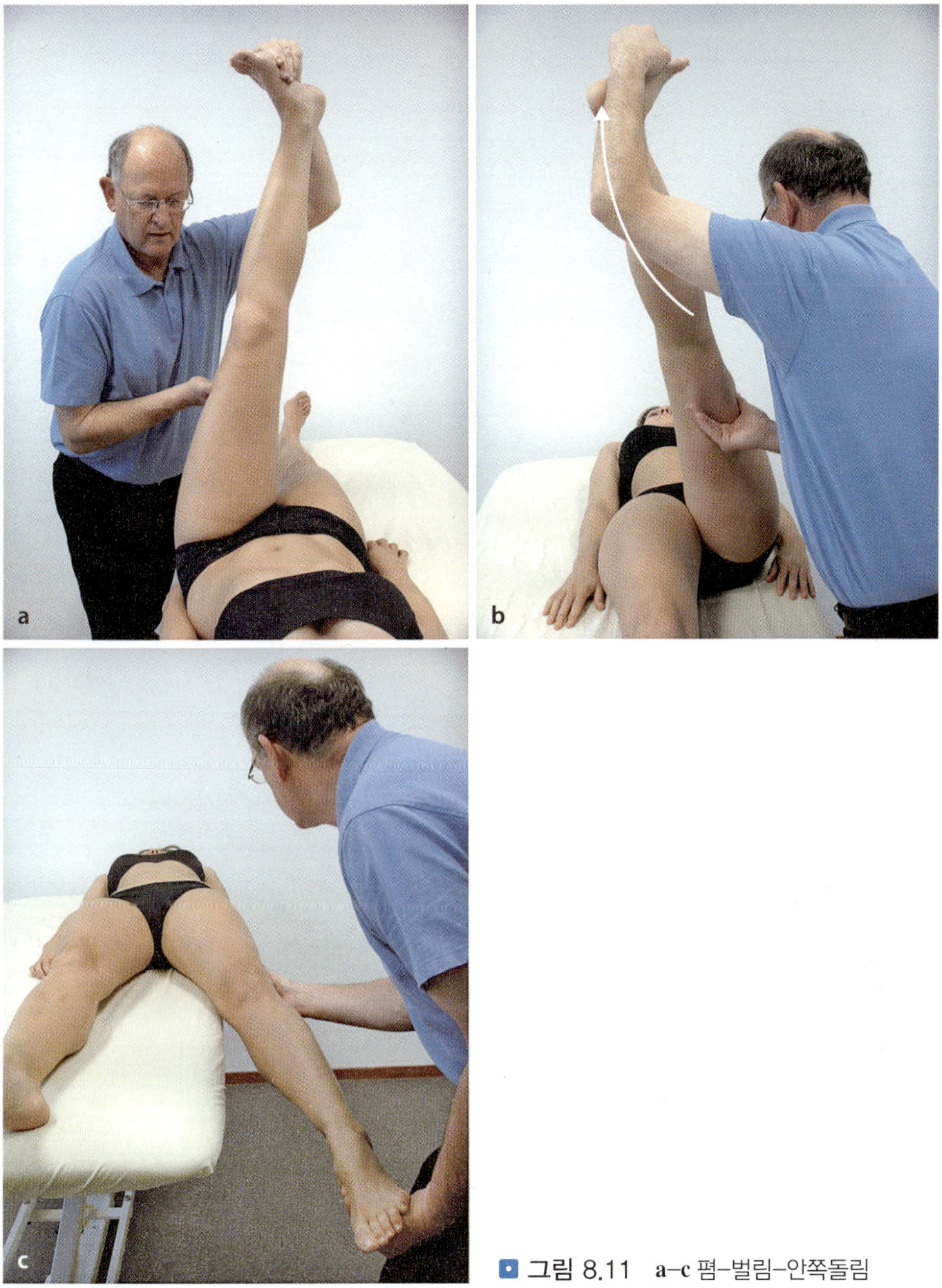

그림 8.11 a–c 폄-벌림-안쪽돌림

■ 잡는 방법 Grip

■■ 먼쪽 손 Distal Hand

치료사의 왼손 손바닥으로 환자의 발바닥면을 잡는다. 발가락의 굽힘을 촉진하기 위해 치료사의 엄지손가락을 기저부에 위치시킨다. 치료사의 손가락으로 안쪽모서리를 잡고 손 뒤꿈치는 바깥쪽 모서리를 잡아서 반대압력을 제공한다.

주의

발을 너무 꽉 쥐거나 꼬집지 않도록 한다.

■■ 몸쪽 손 Proximal Hand

치료사의 오른손은 환자 뒤넙다리의 바깥면을 잡는다.

■ 늘어난 (시작) 자세 Elongated Position

발이 발등쪽 굽힘과 안쪽번짐으로 움직이는 동안 다리 전체를 견인한다. 환자의 다리를 굽힘과 모음으로 들어 올리는 동안 치료사는 지속적으로 견인하며 가쪽돌림을 유지한다.

주의

뒤넙다리근의 길이로 인하여 제한된 엉덩관절의 움직임을 무리하게 밀지 않도록 한다.
골반이 뒤로 기울어지지 않도록 주의한다.

8

만약 환자가 대항동작(굽힘-모음-가쪽돌림)을 완료한다면, 이 패턴의 끝 자세에서 본 패턴을 시작하면 된다.

■ 신체 역학 Body Mechanics

치료사는 환자의 오른쪽 어깨를 바라보고 한발 내딛은 자세로 선다. 치료사의 체중을 앞 발쪽에 싣는다. 환자가 치료사의 뒤쪽 발을 향하여 밀어낼 수 있도록 허용하고, 체중을 뒤로 옮기면서 한걸음 뒤로 내딛는다. 치료사의 팔꿈치를 몸통 옆에 가깝게 붙이면 몸과 다리를 이용하여 쉽게 저항을 제공할 수 있다.

■ 신장 Stretch

몸쪽손은 넓적다리의 빠른 견인을 통해 신장을 제공한다. 먼쪽 손으로 환자의 발을 발등쪽 굽힘과 안쪽번짐으로 신장하는 동안 치료사의 아래팔을 이용하여 환자의 정강이를 위쪽으로 견인하여 준다.

주의

엉덩관절을 과도하게 굽히지 않도록 주의한다.

■ 구두지시 Command

"발가락 발목 내리고, 발을 바깥쪽으로 내리면서 차세요." "미세요."

■ 움직임 Movement

발가락은 굽혀지고 발과 발목은 발바닥쪽 굽힘과 가쪽번짐 된다. 가쪽번짐은 엉덩관절의 안쪽돌림을 유도한다; 이러한 움직임은 동시에 일어난다. 넓적다리는 안쪽돌림을 유지하면서 폄과 벌림으로 움직인다. 이러한 움직임이 지속되면 몸통의 왼쪽 굽힘을 동반한 폄이 나타난다.

■ 저항 Resistance

치료사의 먼쪽 손은 발의 바닥면을 통하여 가쪽번짐과 압축을 동반한 저항을 제공한다. 압축은 발의 발바닥쪽 굽힘과 엉덩관절 폄에 대한 저항으로 작용한다. 엉덩관절의 벌림과 안쪽돌림에 대한 저항은 발의 가쪽번짐에서 비롯된다. 치료사의 몸쪽 손은 넙다리를 시작자세 쪽으로 들어올린다. 이 들어올림은 엉덩관절의 폄과 벌림에 대해 저항으로 작용한다. 치료사의 손 위치는 바깥쪽에서 뒤쪽으로 향하며 안쪽돌림에 대한 저항을 제공한다.

엉덩관절이 완전 폄에 도달하는 동안, 치료사의 몸쪽 손은 넙다리를 통하고, 먼쪽 손은 발을 통해 지속적으로 압축을 제공한다.

■ 끝 자세 End Position

발가락은 굽혀지고 발은 가쪽번짐을 동반한 발바닥쪽 굽힘이 된다. 무릎은 완전하게 폄을 유지한다. 엉덩관절은 벌림과 안쪽돌림이 유지되는 동안 최대한 폄이 되도록 한다.

■ 강조의 타이밍 Timing for Emphasis

엉덩관절의 충분한 폄을 훈련시키기 위해 반복수축(repeated stretch) 또는 등장성 수축들의 혼합(combination of isotonics)과 함께 압축을 사용할 수 있다. 엉덩관절을 끝 범위에서 고정하고 발과 발가락을 운동할 수 있다.

기억해야 할 점

- 엉덩관절 움직임의 전범위에서 폄에 대한 저항을 준다.
- 허리뼈는 중립자세를 유지한다.
- 스트레이트 다리 패턴은 무릎이 굽혀지거나 펴지는 패턴에서처럼 기능적이지 않다. 스트레이트 패턴은 주로 무릎을 굽힐 수 없을 때 신체구조 수준에서 문제를 해결하기 위해 사용한다.
- 넙다리뼈는 중간선을 넘어가도록 한다.

8.6.1 폄–벌림–안쪽돌림과 무릎 폄 (그림 8.12) Extension-Abduction-Internal Rotation with Knee Extension

관절	움직임	근육들: 중요한 구성요소들 (Kendall and McCreary 2005)
엉덩관절	폄, 벌림, 안쪽돌림	중간볼기근, 큰볼기근(상부), 뒤넙다리근
무릎관절	폄	넙다리네갈래근
발목	발바닥쪽 굽힘, 가쪽번짐	장딴지근, 가자미근, 긴종아리근, 짧은종아리근
발가락들	굽힘, 가쪽 치우짐	엄지굽힘근, 발가락굽힘근

■ 잡는 방법 Grip

치료사의 잡는 법은 스트레이트 패턴과 동일하다(▶단락 8.6, 폄–벌림–안쪽돌림).

■ 늘어난 (시작) 자세 Elongated Position

발은 발등쪽 굽힘과 안쪽번짐한다. 엉덩관절과 무릎은 발뒤꿈치가 오른쪽 엉덩이에 가깝게 최대한 굽힘이 되도록 한다. 무릎과 발뒤꿈치는 환자의 오른쪽 어깨 방향으로 압축하여 서로 일직선이 되어 정렬되도록 한다.

■ 신체 역학 Body Mechanics

치료사의 신체 역학은 스트레이트 패턴과 동일하다.

■ 신장 Stretch

엉덩관절과 무릎, 발목에 동시에 신장을 적용한다. 치료사의 몸쪽 손은 넓적다리의 선을 따라 안쪽돌림에 대한 신장과 견인을 동시에 적용한다. 먼쪽 손은 환자의 발뒤꿈치를 엉덩이 쪽으로 가져와 무릎 폄에 대한 신장을 하며 발목을 발등쪽 굽힘과 안쪽번짐 방향으로 신장시킨다.

■ 구두지시 Command

"발가락 발목 내리고 바깥쪽으로 차세요."

"차세요."

■ 움직임 Movement

발과 발목은 발바닥쪽 굽힘과 가쪽번짐이 된다. 다음으로 엉덩관절의 움직임이 시작되며, 엉덩관절이 약 5° 정도 폄이 완성되면 무릎이 펴지기 시작한다. 여기서 중요한 점은 엉덩관절과 무릎이 각각의 끝 범위에 동시에 도착해야 한다는 것이다.

■ 저항 Resistance

치료사의 먼쪽 손은 발과 발목의 움직임에 돌림의 저항을 주어야 한다. 환자의 발을 손잡이처럼 사용하여 발뒤꿈치가 엉덩관절 쪽으로 향하도록 무릎 펴짐에 대한 저항을 준다. 이 저항의 각도는 무릎이 점점 펴지게 되면서 변화하게 된다. 발의 회전에 대한 저항은 무릎과 엉덩관절의 회전에도 영향을 준다.

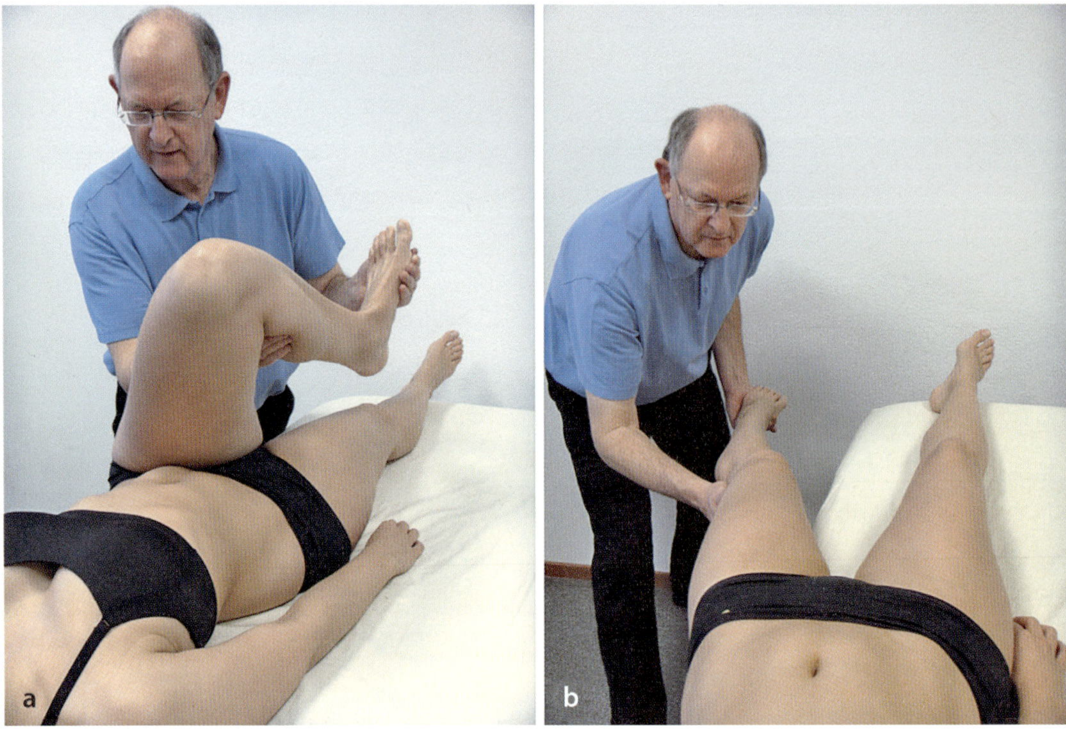

8

■ 그림 8.12 a, b 폄-벌림-안쪽돌림과 무릎 폄

> 무릎 폄의 움직임에 대한 저항은 무릎이 완전히 폄 될 때까지 같은 방향으로 지속적으로 제공하여야 한다.

치료사의 몸쪽 손은 넓적다리를 패턴의 시작 위치 방향으로 들어올린다. 이때 들어 올리는 저항은 엉덩관절의 폄과 벌림에 대한 저항을 제공해준다. 넓적다리 바깥쪽에서 뒤쪽으로 위치시키며 안쪽돌림에 대한 저항을 제공한다. 환자의 엉덩관절과 무릎이 완전하게 펴지면, 몸쪽 손은 허벅지근육에 먼쪽 손은 발바닥에 압축을 제공한다.

> 무릎에 엉덩관절보다 더 많은 저항을 제공한다. 치료사의 두 손은 개별적으로 저항을 제공해야 한다.

■ 끝 자세 End Position

패턴의 끝 자세는 스트레이트 패턴과 동일하다.

■ 강조의 타이밍 Timing for Emphasis

시작자세에서 무릎 폄에 대한 움직임을 고정시켜 놓고 엉덩관절의 움직임을 운동시킨다. 엉덩관절이 중간 정도 펴진 상태에서 고정시킨 후 무릎의 폄을 운동시킬 수 있다. 무릎이 완전하게 펴지기 전에 고정시키고 엉덩관절 폄을 운동시킬 수 있다.

기억해야 할 점

- 엉덩관절의 폄은 무릎과 동시에 일어난다.
- 치료사의 먼쪽 손은 환자의 발뒤꿈치를 엉덩이 쪽으로 밀어서 무릎의 펴짐에 대한 저항을 제공한다.
- 치료사의 먼쪽 손에서 제동되는 무릎 펴짐에 대한 저항은 환자의 엉덩관절 움직임이 시작되는 범위에서 발생하는 과도한 돌림을 방지해준다.

8.6.2 폄–벌림–안쪽돌림과 무릎 굽힘 (▣ 그림 8.13) Extension-Abduction-internal Rotation with Knee Flexion

관절	움직임	근육들: 중요한 구성요소들 (Kendall and McCreary 2005)
엉덩관절	폄, 벌림, 안쪽돌림	중간볼기근, 큰볼기근(상부)
무릎관절	굽힘	뒤넙다리근, 두덩정강근
발목	발바닥쪽 굽힘, 가쪽번짐	가자미근, 긴종아리근, 짧은종아리근
발가락들	굽힘, 가쪽 치우침	엄지굽힘근, 발가락굽힘근

■ **시작 자세 Position at Start**

이 패턴을 하기 위해서 환자를 테이블의 가장자리에 가깝게 위치시킨다. 이 패턴의 시작자세는 굽힘–모음–가쪽돌림과 무릎 폄 패턴의 시작자세와 동일하다(▶단락 8.5.2). 환자의 허리를 보호하기 위해 오른쪽 엉덩관절을 구부려 발을 편안하게 테이블 위에 올려두도록 한다.

■ **잡는 방법 Grip**

치료사의 잡는 법은 스트레이트 패턴과 동일하다(▶단락 8.6, 폄–벌림–안쪽돌림).

■ **늘어난 (시작) 자세 Elongated Position**

스트레이트 패턴과 동일하게 다리를 연장시킨다.

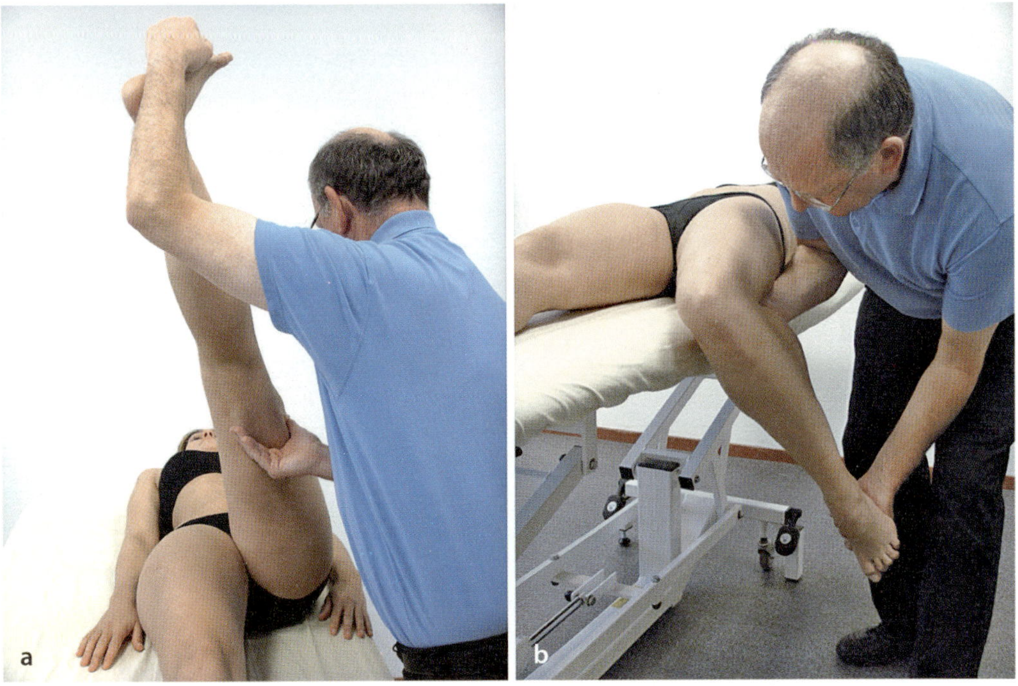

▣ 그림 8.13 **a, b** 폄–벌림–안쪽돌림과 무릎 굽힘

■ 신체 역학 Body Mechanics

스트레이트 패턴과 동일한 신체역학을 사용한다. 패턴의 끝 범위에 도달할 때쯤 치료사의 엉덩관절을 구부려 무릎 굽힘에 대한 저항을 제공한다.

환자의 무릎과 엉덩관절의 움직임이 끝 범위에 도달할 때 치료사는 몸을 돌려서 환자의 다리를 보고 돌아서야 한다.

■ 신장 Stretch

신장에 대한 반응은 치료사의 두 손에 의해 빠르게 늘려지는 것과 발목, 발, 엉덩관절의 돌림이 동시에 가해져서 일어난다. 무릎 굽힘근을 더 신장시키기 위해 치료사는 먼쪽 손을 이용하여 약간의 견인력을 제공할 수 있다.

8

■ 구두지시 Command

"발가락 발목 내리고, 다리 내리면서
무릎 구부리세요."

■ 움직임 Movement

발과 발목은 발바닥쪽 굽힘과 가쪽번짐된다.
다음으로, 엉덩관절의 움직임이 나타나는데, 엉덩관절이 약 5° 정도 폄이 완성되면 무릎의 굽힘이 시작된다. 여기서 중요한 점은 엉덩관절과 무릎이 각각의 끝 범위에 동시에 도착해야 한다는 것이다.

■ 저항 Resistance

치료사의 먼쪽 손은 환자의 발바닥쪽 굽힘과 가쪽번짐에 대한 저항을 제공하며 동시에 무릎의 굽힘에 대한 저항을 제공한다. 저항은 시작위치 방향으로 무릎의 폄과 발의 안쪽번짐시킨다. 몸쪽 손은 스트레이트 패턴과 동일하게 엉덩관절의 움직임에 저항을 준다. 엉덩관절이 완전히 펴지면, 치료사의 몸쪽 손은 환자의 넓적다리를 압축해준다.

■ 끝 자세 End Position

엉덩관절은 폄-벌림-안쪽돌림된다. 무릎은 테이블의 바깥쪽으로 굽힘되고 발은 발바닥쪽 굽힘과 가쪽번짐된다.

주의

골반의 앞쪽 기울어짐이 나타나지 않도록 주의한다.

■ 강조의 타이밍 Timing for Emphasis

엉덩관절 폄의 범위에서든 움직임을 고정시키고 무릎의 굽힘을 운동시킬 수 있다.

주의

엉덩관절의 움직임이 폄에서 굽힘으로 바뀌지 않도록 주의한다.

엉덩관절의 폄과 무릎의 굽힘이 부드럽게 움직일 수 있도록 교육한다.

기억해야 할 점

- 타이밍: 발이 먼저 움직이고, 무릎과 엉덩관절이 함께 움직인다.
- 허리에서의 과도한 폄이 나타나지 않도록 주의하면서 엉덩관절을 완전히 펴고 무릎은 최대한 구부리도록 한다.

8.7 양측성 다리 패턴
Bilateral Leg Patterns

양쪽다리를 이용한 운동이 한쪽 다리를 이용한 운동에 비하여 보다 많은 몸통근육의 활동을 요구한다. 즉, 몸통근육을 운동시키기 위해 양쪽 다리를 함께 이용할 수 있다. 몸통을 위한 다리 패턴은 10장에서 다루도록 하겠다.

양쪽의 다리를 고정 시킨 후 한쪽 다리씩 분리된 움직임을 강조하는 운동을 적용할 수 있다. 양측성 다리 패턴은 환자의 강한 다리의 방산효과를 이용하여 약한 다리의 움직임이나 근육을 촉진시킬 수 있다. 치료사는 어떠한 자세에서든 패턴과 기법을 결합하여 사용할 수 있으며, 가장 효율적인 패턴과 기법, 자세를 적용하는 것은 근력의 강화와 조절에 있어서 치료사와 환자가에게 큰 이점을 제공한다.

대부분의 양측성 패턴은 바로 누운 자세, 엎드린 자세, 앉은 자세에서 시행한다. 앉은 자세에서는 두 가지의 가능한 조합을 보여준다. 첫 번째, 엉덩관절 굽힘-벌림과 무릎 폄 패턴을 양측성 비대칭적으로 적용할 수 있다(◘ 그림 8.14).

다음으로는 양측성 교대적 혼합패턴을 적용할 수 있는데, 왼쪽다리는 굽힘-벌림과 무릎 폄 패턴과 오른쪽 다리의 폄-벌림과 무릎 굽힘 패턴을 결합하는 것이다(◘ 그림 8.15). 바로 누운 자세에서 스트레이트 패턴인 굽힘-벌림(◘ 그림 8.16a, b) 패턴과 폄-모음(◘ 그림 8.16c, d) 패턴을 대칭적으로 결합하여 적용할 수 있으며, 교대적 패턴으로는 왼쪽다리의 폄-벌림 패턴과 오른쪽 다리의 굽힘-벌림(◘ 그림 8.17) 패턴을 결합하여 사용할 수 있으며, 비대칭적 패턴으로는 엉덩관절 폄과 무릎 굽힘 패턴을 결합하여 사용할 수 있다(◘ 그림 8.18). 엎드린 자세에서는 엉덩관절 폄과 무릎 굽힘 패턴을 적용할 수 있다(◘ 그림 8.19).

기억해야 할 점

- 양측성 스트레이트 다리 패턴은 다리의 근육과 몸통 근육의 근력증진과 같은 신체 구조 및 기능의 수준의 치료를 목적으로 사용할 수 있다.

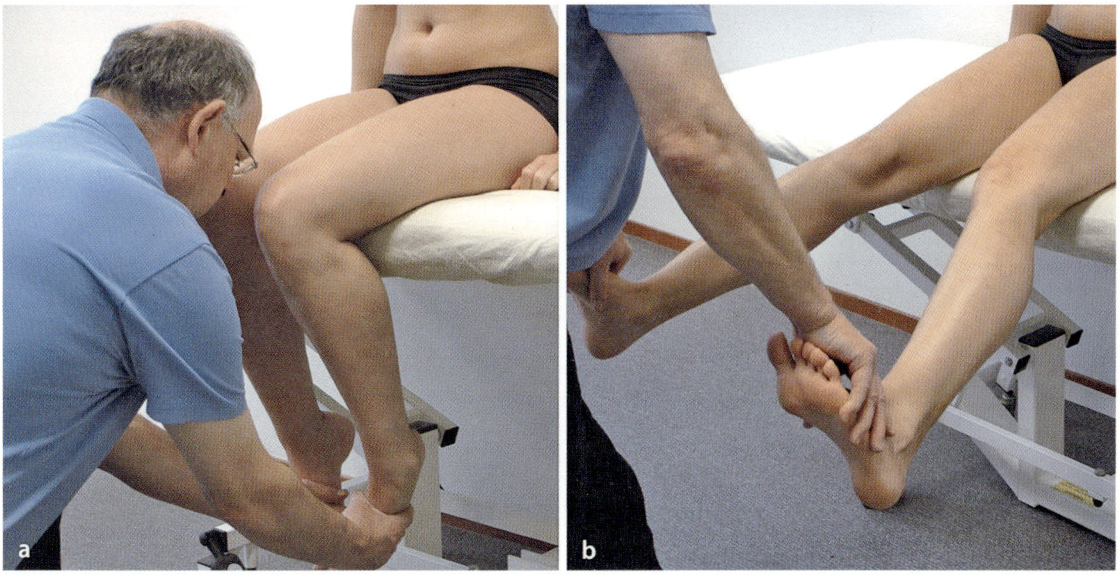

◘ 그림 8.14 **a, b** 앉은 자세에서 굽힘-벌림과 무릎 폄의 양측성 대칭성 패턴의 결합.

8

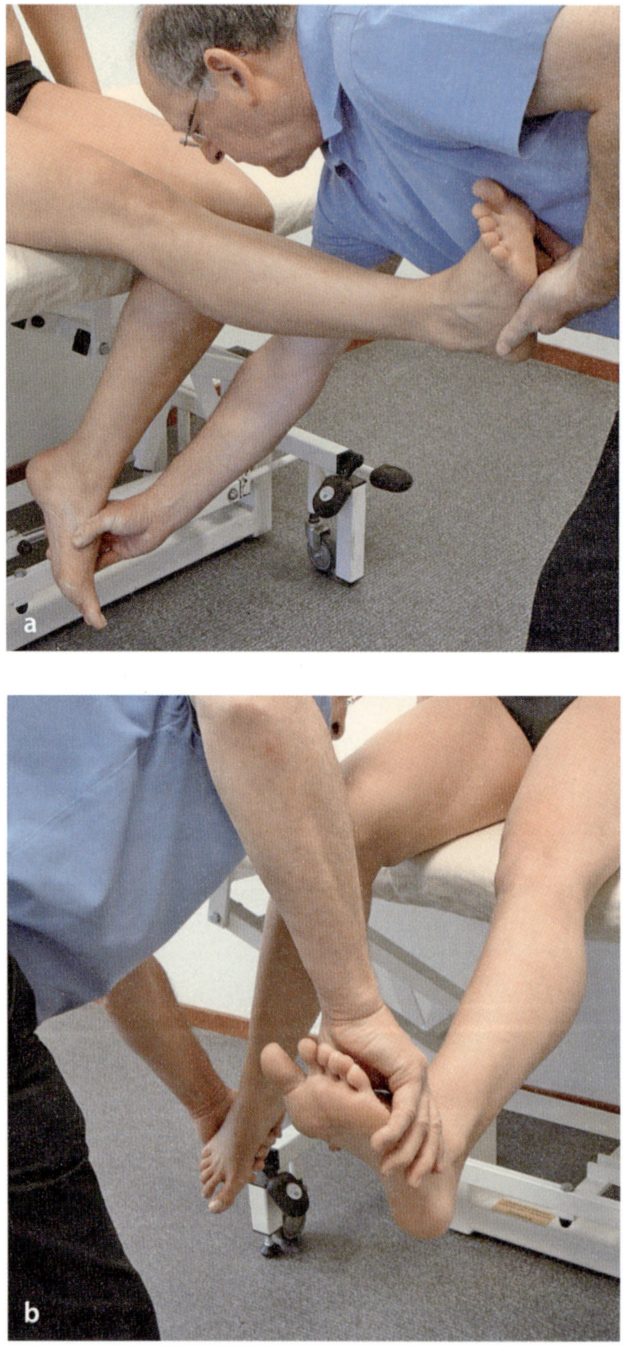

그림 8.15 a, b 양측성 비대칭성 패턴, 왼쪽 굽힘-벌림과 무릎 폄, 오른쪽 폄-벌림과 무릎 굽힘

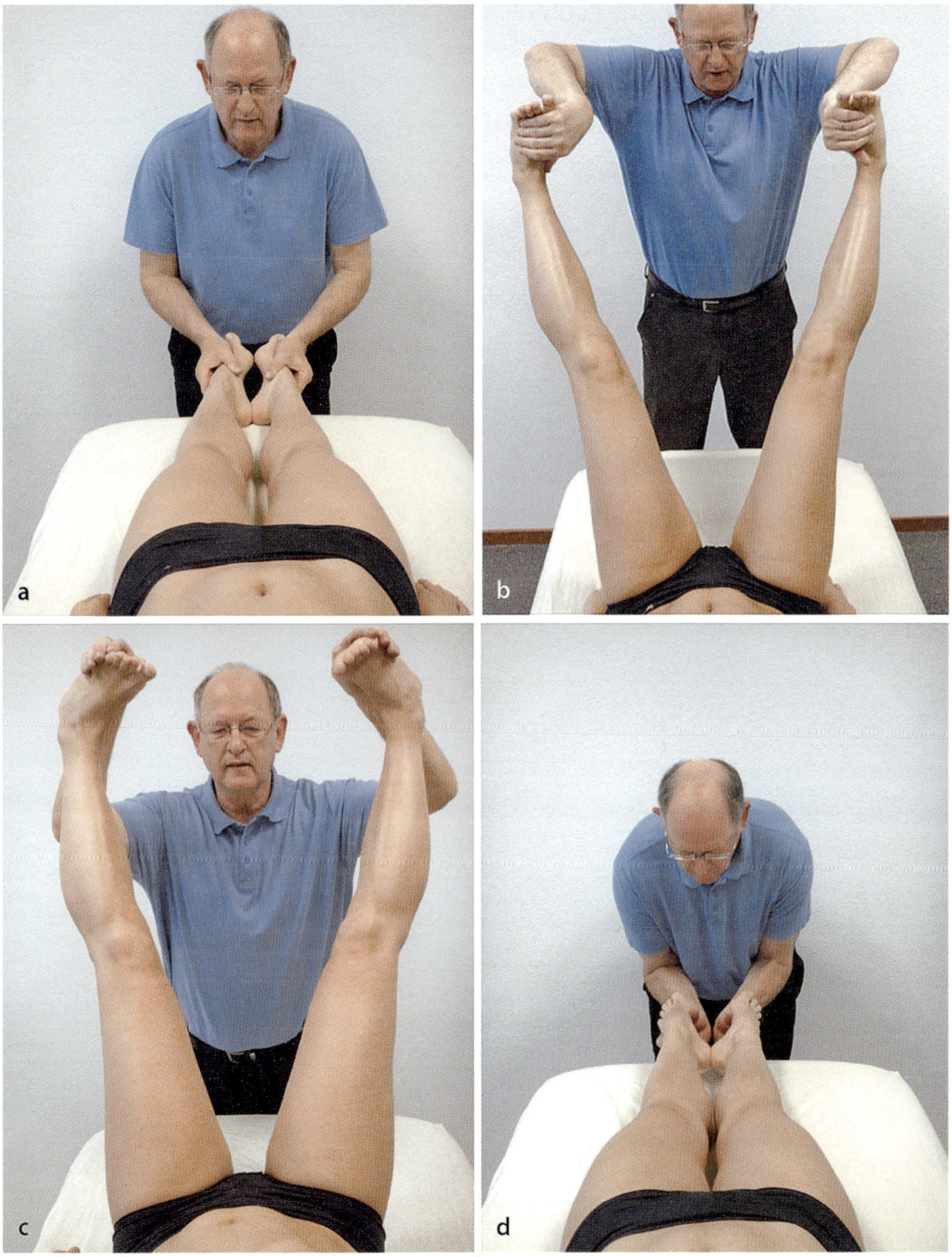

■ **그림 8.16** 누운 자세에서 양측성 대칭성 패턴의 결합. **a,b** 굽힘-벌림. **c,d** 폄-모음

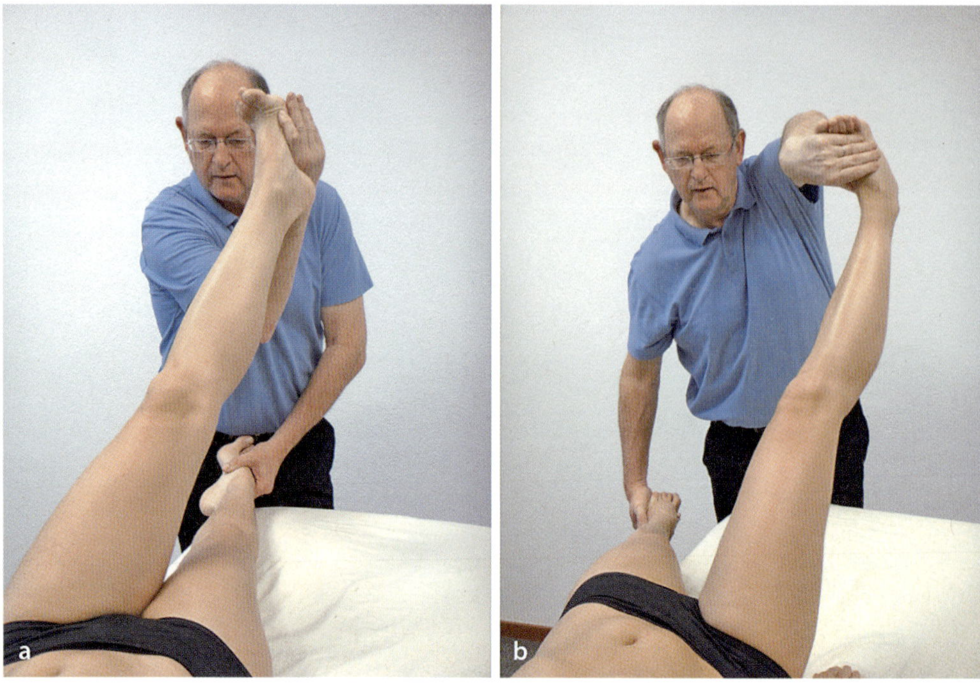

그림 8.17 왼쪽 다리 폄–벌림 패턴과 오른쪽 다리 굽힘–벌림 패턴의 양측성 비대칭성 상반 결합

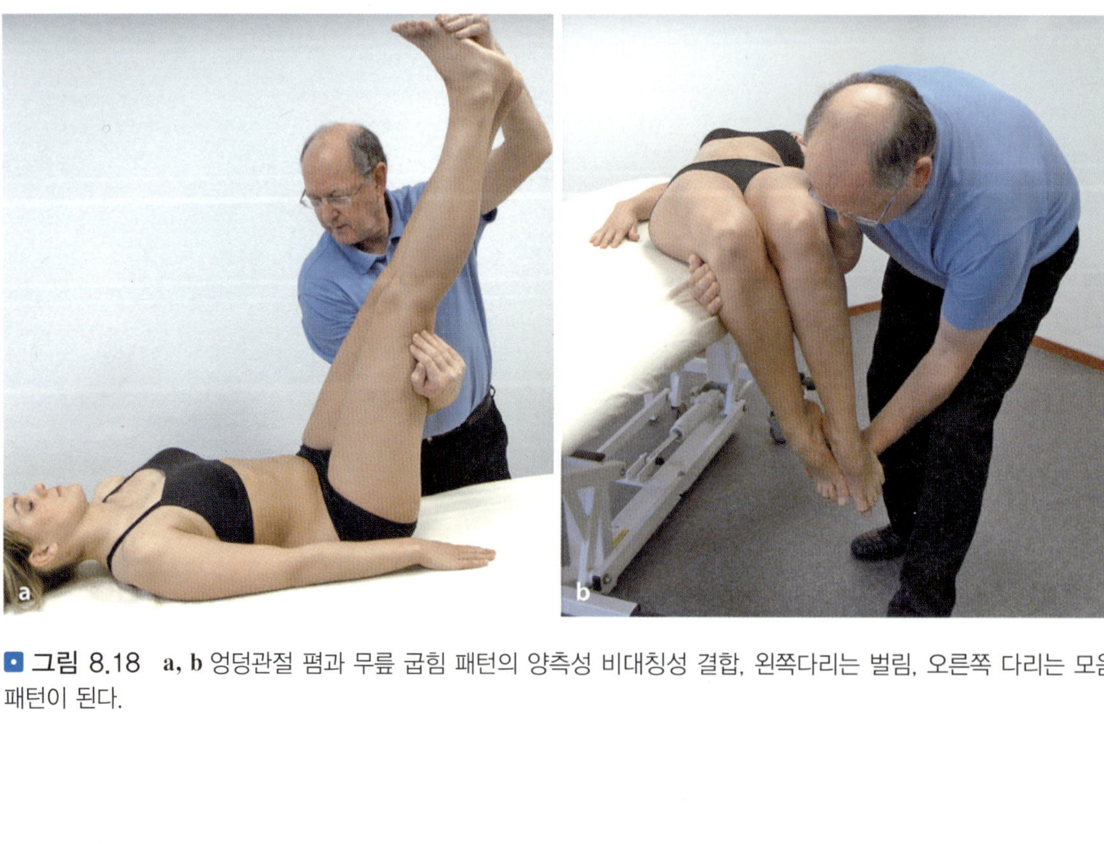

그림 8.18 **a, b** 엉덩관절 폄과 무릎 굽힘 패턴의 양측성 비대칭성 결합, 왼쪽다리는 벌림, 오른쪽 다리는 모음 패턴이 된다.

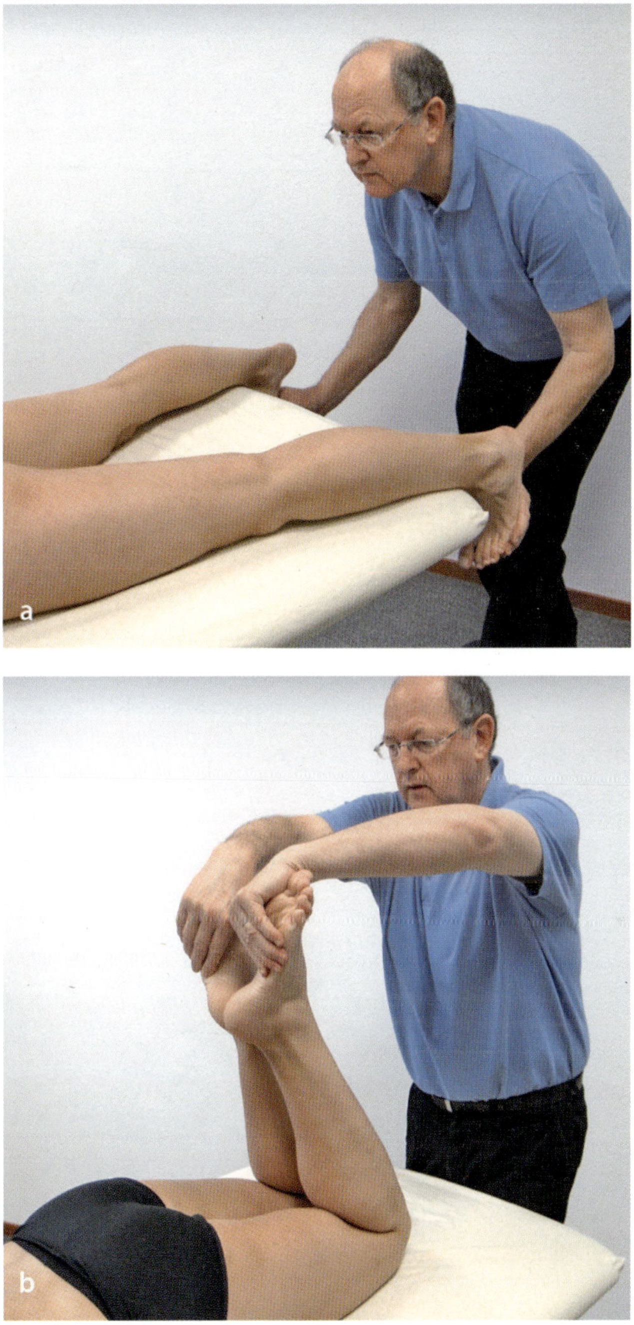

■ 그림 8.19 **a, b** 엎드린 자세에서 양측성 비대칭성 패턴의 결합, 엉덩관절 폄–모음–가쪽돌림과 무릎 굽힘

8.8 환자의 자세 변경 Changing the Patient's Position

여러 가지 다른 자세에 운동을 하는 것은 환자에게 흥미와 동기를 유발하며, 치료결과에 긍정적인 영향을 가져온다. 또한 다양한 자세에서 운동하는 것은 환자에게 많은 장점이 있다.

환자가 자신의 다리를 보면서 운동을 하도록 하거나, 중력을 제거하거나 추가할 수 있고, 두 관절 근육의 길이 증진을 위해서도 다양한 자세를 사용할 수 있다.

이러한 각각의 다양한 자세는 단점도 가지고 있다. 따라서 환자의 자세를 결정할 때에는 단점이 적고 장점이 많은 자세를 고려하여 선택하도록 한다. 이 책에는 4개의 자세를 소개하였다.

8

8.8.1 앉은 자세에서의 다리 패턴 Leg patterns in a Sitting Position

앉은 자세(Horst 2005)는 환자의 엉덩관절 폄이 외력에 의해 제한될 때 치료사의 다리를 이용하여 운동할 수 있다. 이 자세에서는 운동을 하는 동안 환자가 발과 무릎을 볼 수 있다. 또한 앉은 자세에서의 훈련은 균형과 안정성을 증진시킬 수 있다. 다리의 교대적 움직임을 하는 동안에 강조의 타이밍을 이용하여 다른 쪽 다리의 안정성 훈련을 쉽게 할 수 있다. 환자가 앉은 자세에서의 할 수 있는 다리 운동의 수는 환자의 능력과 치료사의 창의력에 의해 제한되지만, 치료적 목표와 환자의 잠재능력에 따라서 달라지기도 한다. 이 책에서는 3가지 예시를 그려놓았다(■ 그림 8.20).

8.8.2 엎드린 자세에서의 다리 패턴 (■ 그림 8.21a–f) Leg patterns in a Prone Position

엎드린 자세에서 운동을 하면 중력에 대항하여 환자의 엉덩관절 폄에 대한 운동을 할 수 있다. 이 자세는 무릎 굽힘과 엉덩관절 폄을 결합하여 운동하기 좋은 자세이다.

> 엉덩관절의 제한된 움직임을 조심하며, 환자의 허리에 과도한 폄이 나타나지 않도록 주의한다. 허리의 안정화를 돕기 위해 환자의 한쪽 다리를 테이블 밑으로 내려 엉덩관절을 굽히고 바닥을 딛고 서도록 한다 (■ 그림 8.21c).

치료용 테이블은 중력방향으로 무릎 폄 운동을 할 때 엉덩관절 굽힘에 대한 저항으로 사용할 수 있다(■ 그림 8.21d, e).

엎드린 자세에서 엉덩관절 굽힘에 대한 운동을 할 때는 환자의 다리를 테이블 바깥으로 두고 서도록 한다(■ 그림 8.21f, g).

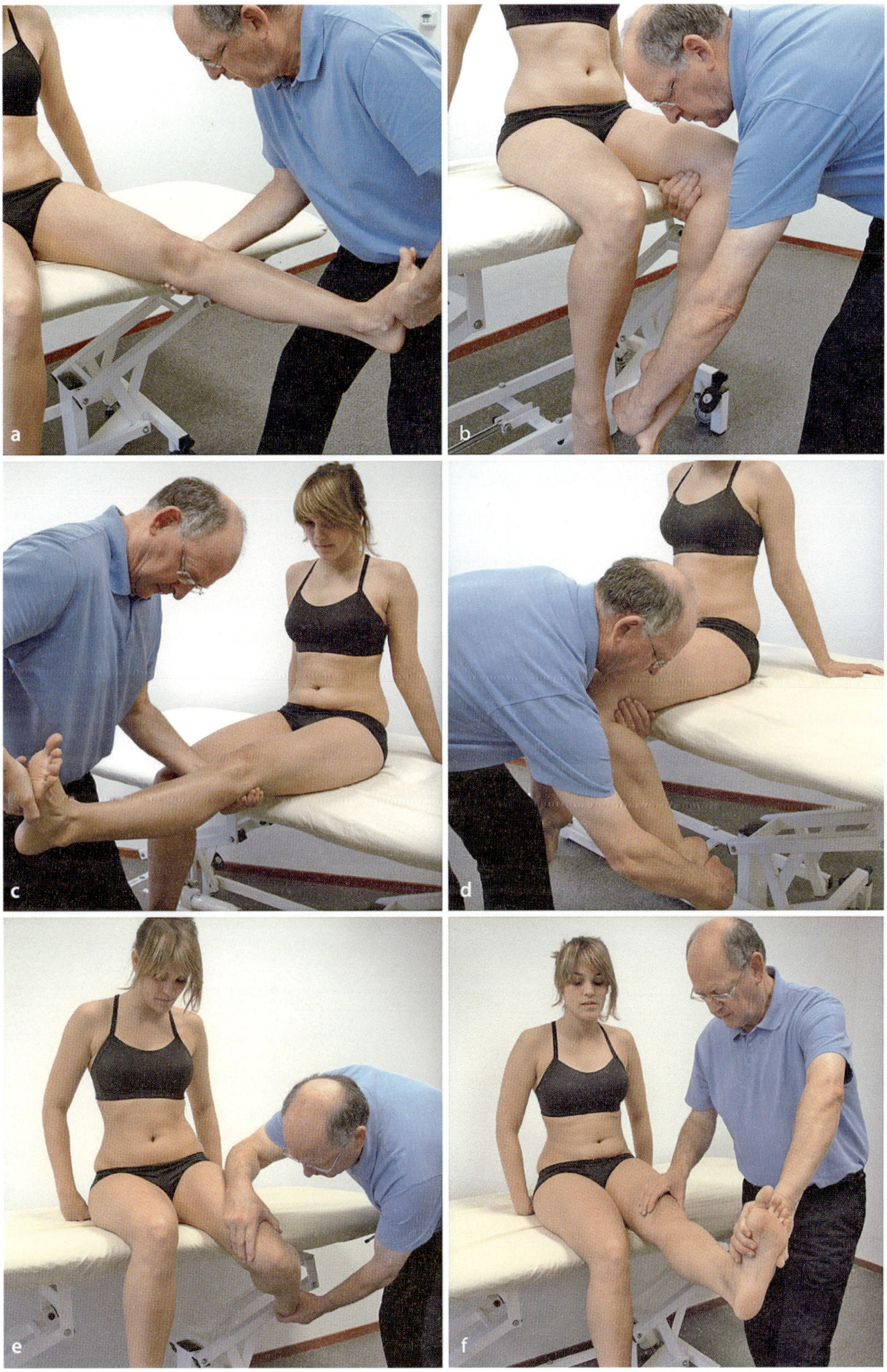

■ 그림 8.20 **a–f** 앉은 자세에서의 다리 패턴들. **a, b** 폄–모음과 무릎 굽힘. **c, d** 폄–벌림과 무릎 굽힘. **e, f** 굽힘–모음과 무릎 폄.

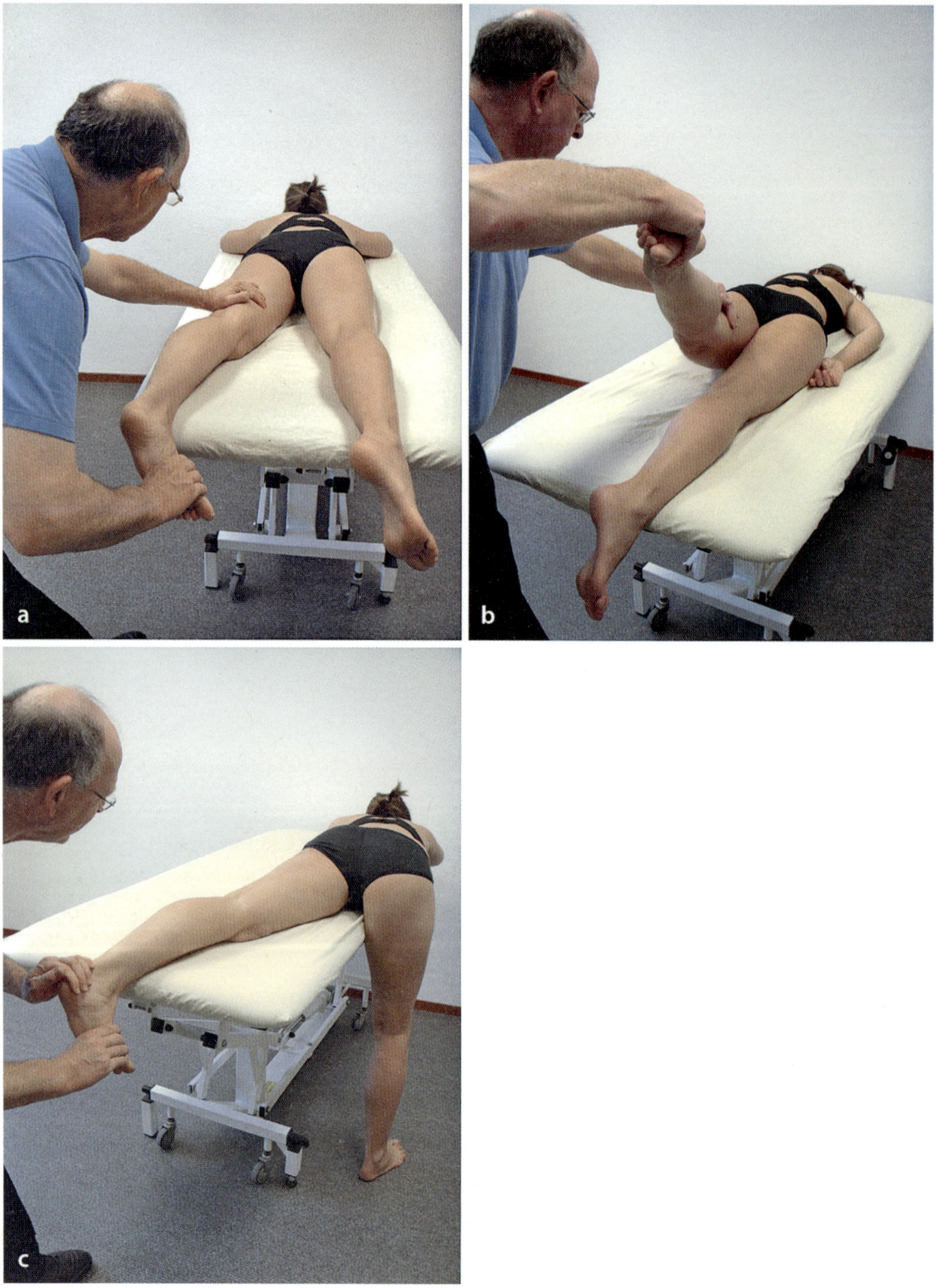

■ 그림 8.21 **a–c** 엎드린 자세에서의 패턴들. **a, b** 폄–모음–가쪽돌림. **c** 허리를 안정화하기 위해 한발을 바닥에 위치한다.

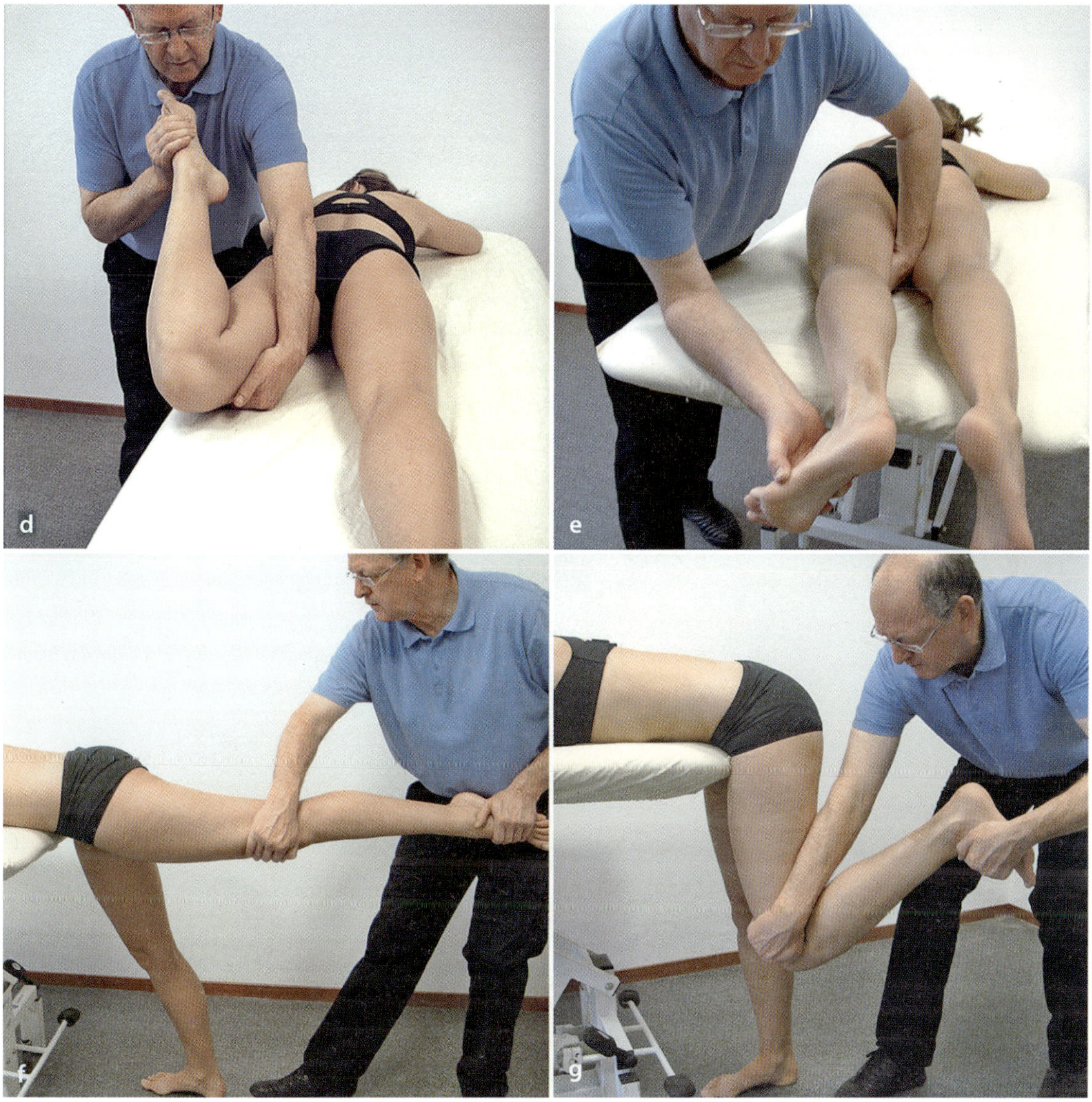

■ 그림 8.21 **d–e** 굽힘–모음과 무릎 폄. **f, g** 오른쪽 엉덩관절을 굽혀 바닥을 지지하고 왼쪽 다리의 굽힘–벌림과 무릎 굽힘.

8.8.3 옆으로 누운 자세에서의 다리 패턴(■그림 8.22)
Leg patterns in a Side-Lying Position

환자가 옆으로 누운 자세에서 운동할 때, 몸통의 움직임이나 골반의 구르기가 다리의 움직임을 대체하지 않도록 주의해야 한다. 치료사는 환자의 몸통에 외적 지지로 안정성을 제공해 주거나 환자 스스로 몸통이 안정화될 수 있도록 해야 한다. 이 자세에서는 위쪽 다리의 벌림근과 아래쪽 다리의 모음근이 중력에 대항하여 운동하게 된다. 또한 엉덩관절의 과폄에 대한 운동을 수행하기에 유용한 자세이다. 압축과 돌림힘을 이용하여 움직임을 촉진시킬 수 있다. 같은 쪽 골반의 뒤쪽-내림 패턴에 대한 저항은 허리뼈의 과도한 폄을 예방할 수 있다.

8

8.8.4 네발기기 자세에서의 다리 패턴(■그림 8.23)
Leg patterns in a Quadruped Position

네발기기 자세에서의 다리 패턴은 환자의 몸통에 안정성이 필요하고 양팔과 움직이지 않는 다리에 체중을 지지할 수 있어야 한다. 엎드린 자세에서의 다리 패턴처럼, 엉덩관절 폄근들이 중력에 대항하여 운동하게 된다. 전 범위에서 중력을 제거한 상태로 엉덩관절 굽힘에 대한 운동을 할 수 있다.

주의

척추가 불필요한 위치나 자세로 움직이지 않도록 주의한다.

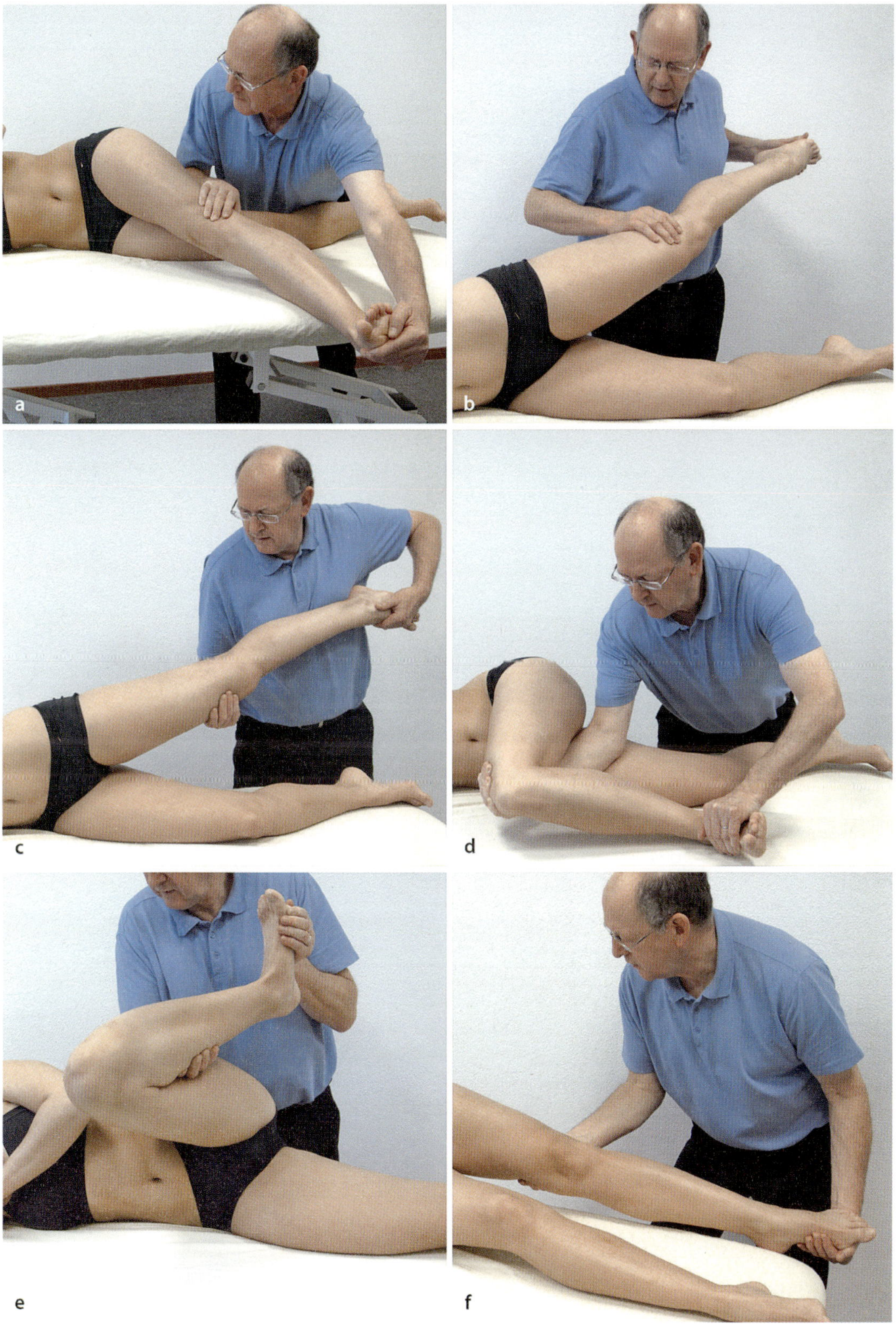

그림 8.22 **a–f** 옆으로 누운 자세에서의 패턴들. **a, b** 무릎이 펴진 상태에서 폄–벌림. **c, d** 굽힘–모음과 무릎 굽힘. **e, f** 폄–모음과 무릎 폄.

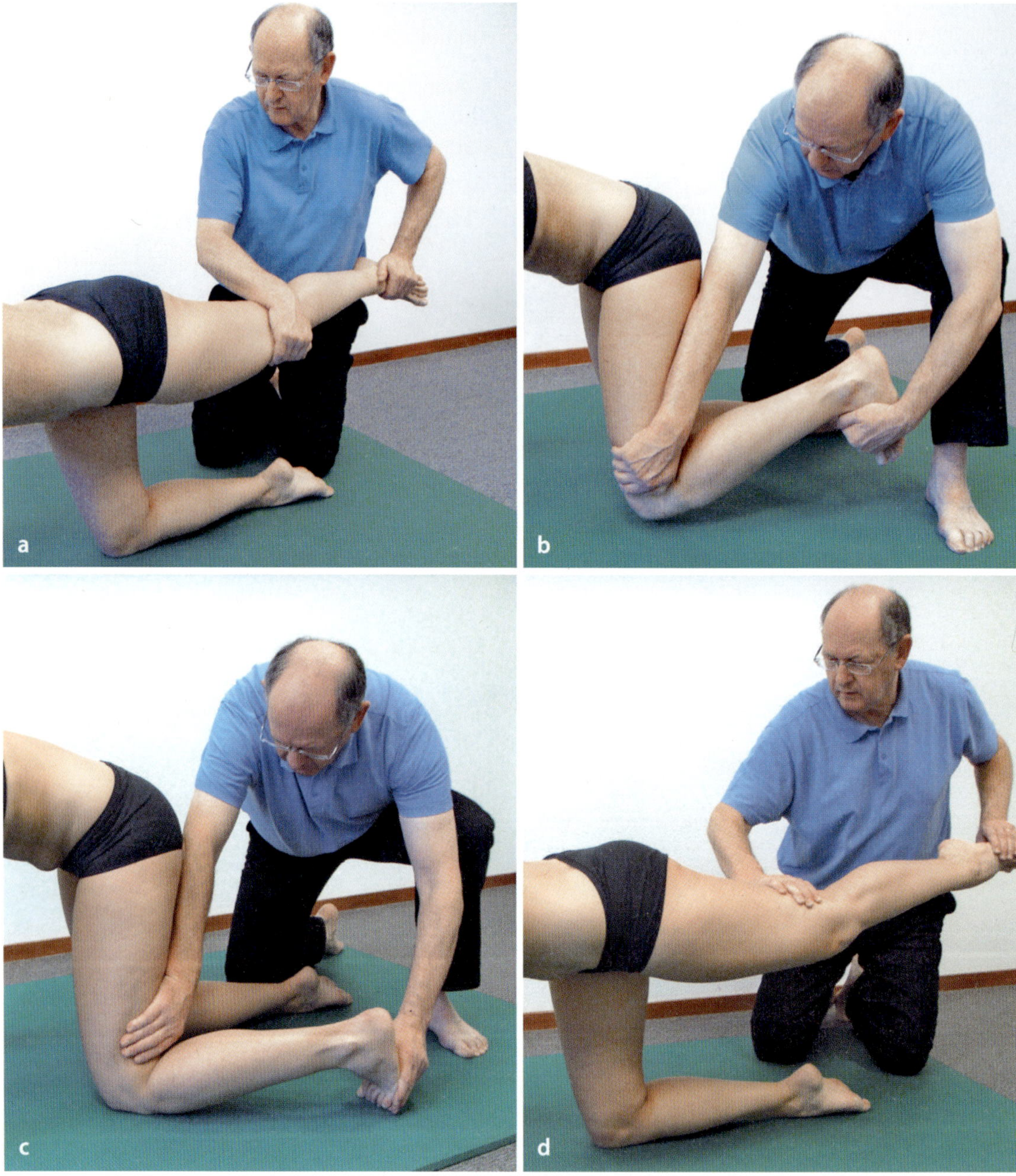

■ 그림 8.23 **a–d** 네발기기 자세에서의 패턴들. **a, b** 굽힘–벌림–안쪽돌림과 무릎 굽힘. **c, d** 폄–모음–가쪽돌림과 무릎 폄.

8

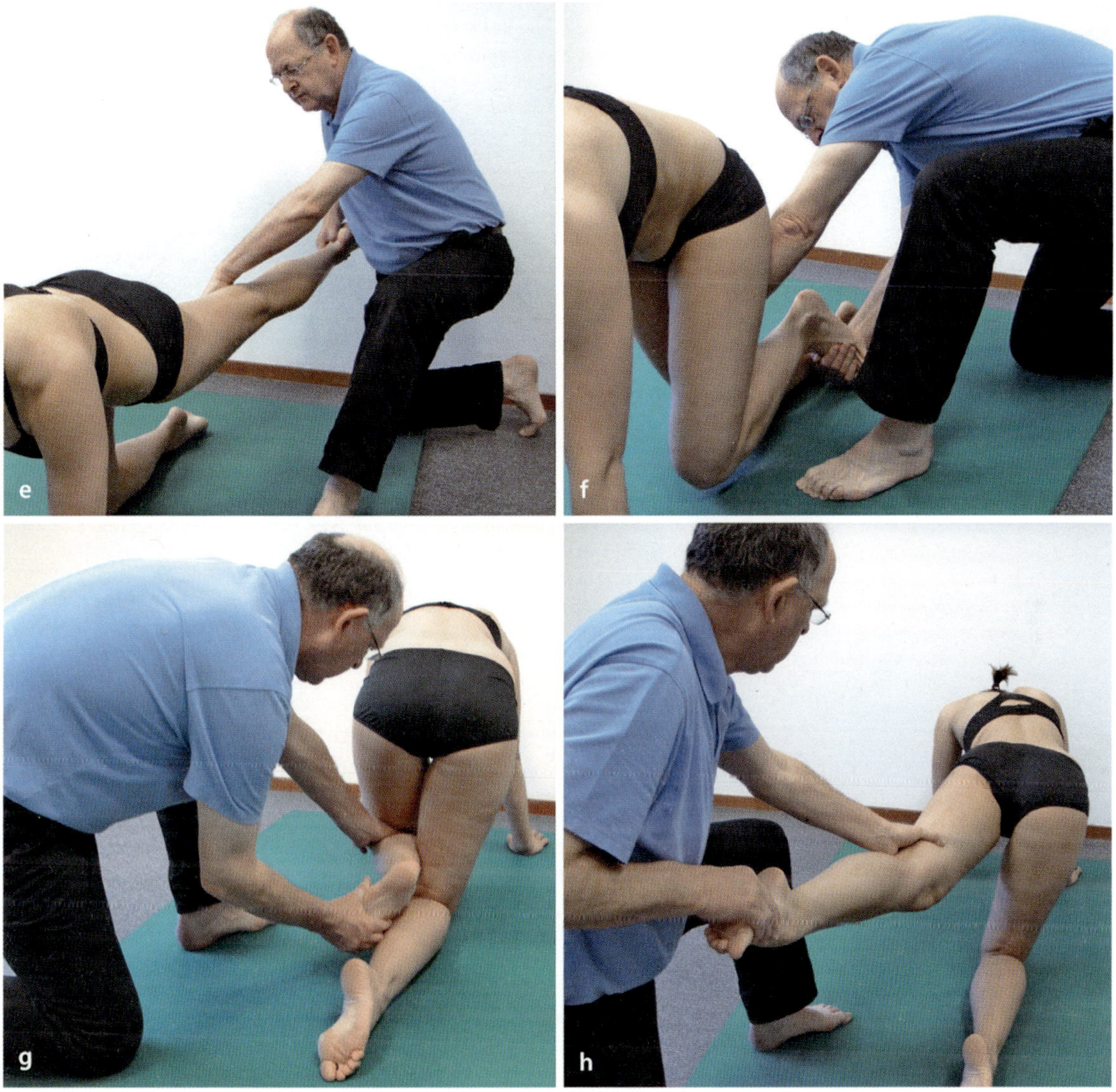

◀ 그림 8.23 **e, f** 굽힘–모음–가쪽돌림과 무릎 굽힘. **g, h** 폄–벌림–안쪽돌림과 무릎 폄.

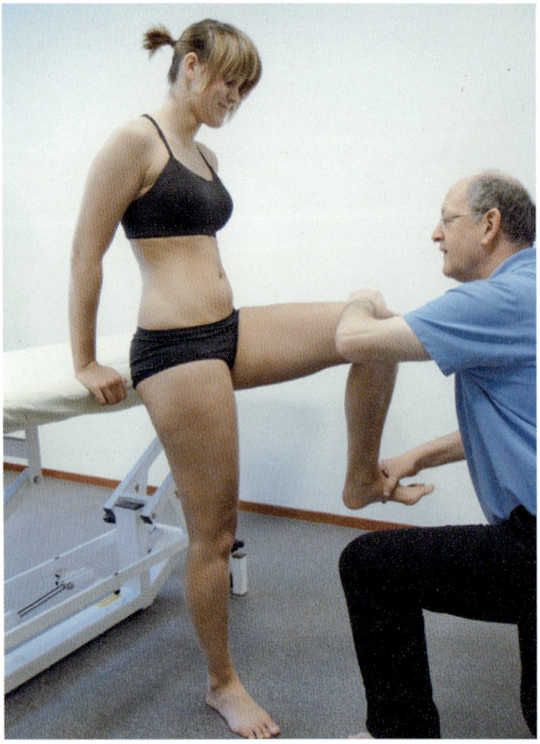

■ 그림 8.24 선 자세에서의 다리 패턴

8.8.5 선 자세에서의 다리 패턴 (■ 그림 8.24) Leg patterns in a Standing Position

선 자세나 손을 기댈 수 있는 수정된 선 자세는 환자가 다리 패턴을 적용하기 좋은 자세가 될 수 있다. 강한 쪽 다리의 굽힘-벌림에 대한 저항은 지지하고 있는 다리의 엉덩관절에 안정성을 증진시킨다.

8.9 다리 패턴의 치료적 적응증 Therapeutic Indications for Leg Patterns

항상 정확한 패턴을 선택한다! 치료사는 패턴과 일상생활에서의 활동을 다양한 기법들과 혼합할 수 있다.

성공적인 중재를 위해 서로 다른 기법들을 혼합하여 적용하는 것은 치료사의 선택이다.

무릎을 곧게 펴는 다리의 스트레이트 패턴은 기능적이지 못하지만 신체 구조와 기능 수준에서 근육기능검사(**MFT**)에서 3보다 낮을 때 중력을 이용하여 다리근육과 몸통 근육을 강화시킬 수 있으며 4일 때 중력에 대항하여 사용할 수 있다. 치료사는 스트레이트 패턴을 이용하여 다리 근육의 길이를 늘리고 신체의 다른 부분에 방산효과를 보낼 수 있다.

무릎의 굽힘 또는 폄을 동반한 다리 패턴은 스트레이트 패턴과 같은 치료적 목적을 가질 수 있다. 다리 패턴은 엉덩관절, 무릎, 발목의 움직임을 위해서도 사용되며, 다리근육의 강화와 골반과 다리의 협응 증진, 지구력 증진을 위해서도 사용할 수 있다.

일상생활의 활동에서는 구르기를 하거나 전방보행, 후방보행, 측방보행, 계단 오르내리기 등 보행주기의 여러 단계에서 유용하게 사용할 수 있다.

앉은 자세의 양측성 다리 패턴은 무릎의 안정성을 위해 예방적 측정법으로 사용될 수 있다. 또한 경직으로 인한 근육의 과도한 긴장을 이완시키기 위해서도 사용할 수 있다. 강한 두 다리를 이용한 패턴은 아래몸통의 근력강화를 위해 사용할 수 있다.

옆으로 누운 자세, 엎드린 자세, 또는 손이나 무릎으로 지지하고 있는 자세와 같은 자세들은 중력을 이용하거나 중력에 대항하여 훈련하기 유용한 자세이다. 이러한 자세에서 구르기, 기기, 앞 또는 뒤로 이동하기와 같은 기능적 활동을 훈련할 수 있다.

선 자세에서의 다리 패턴은 다음의 신체구조와 기능 향상을 위해 사용할 수 있다(엉덩관절, 무릎, 발목의 안정성, 근력강화, 협응, 움직임에 대한 순서 등). 또한 활동 수준에서는 각기 다른 보행단계에 사용할 수 있다.

8.10 자가 점검: 질문
Test your Knowledge: Questions

- 스트레이트 패턴은 무릎의 굽힘이나 폄이 동반되는 패턴에 비해서 기능적이진 못하다. 그렇다면 스트레이트 패턴은 언제 유용하게 사용하는가?
- 무릎관절 폄을 동반한 엉덩관절 폄을 촉진 시키고자 할 때, 치료사는 어떤 것에 특별한 주의를 기울여야 하는가?

참고문헌 References

Horst R (2005) Motorisches Strategietraining und PNF. Thieme, Stuttgart

Kendall FP, McCreary EK (2005) Muscles, testing and function. Williams and Wilkins, Baltimore

추가자료

Akbulut T, Agopyan A (2015) Effects of an eight-week proprioceptive neuromuscular facilitation stretching program on kicking speed and range of motion in young male soccer players. J Strength Cond Res 29(12):3412-3423

Alaca N et al (2015) Comparison of the long-term effectiveness of progressive neuromuscular facilitation and continuous passive motion therapies after total knee arthroplasty. J Phys Ther Sci 27(11):3377-3380

Avela J et al (2004) Neural and mechanical responses of the triceps surae muscle groupafter 1 h of repeated fast passive stretches J Appl Physi 96(6):2325-2332

Chalmers G (2004) Re-examination of the possible role of Golgi tendon organ and muscle spindle refl exes in proprioceptive neuromuscular facilitation muscle stretching. Sports Biomech 3(1):159-183

Choi YK, Nam CW, Lee JH, Park YH (2013) The effects of taping prior to PNF treatment on lower extremity proprioception of hemiplegic patients. J Phys Ther Sci 25(9):1119-1122

Chow TPY, Ng GYF (2010) Active, passive and proprioceptive neuromuscular facilitation stretching are comparable in improving the knee fl exion range in people with total knee replacement: a randomized controlled trial. Clin Rehabil 24:911-918

Church JB, Wiggins MS, Moode FM, Crist R (2001) Effect of warm-up and fl exibility treatments on vertical jump performance. J Strenght Cond Res 15(3):332-336

Davis DS, Ashby PE, Mc Cale KL, Mc Quain JA, Wine JM (2005) The effectiveness of 3 stretching techniques on hamstring fl exibility using consistent stretching parameters. J Strength Cond Res 19(1):27-32

Ferber R, Osternig LR, Gravelle DC (2002) Effect of PNF stretch techniques on knee fl exor muscle EMG activity in older adults. J Electromyogr Kinesiol 12(5):391-397

Funk DC, Swank AM, Mikla BM, Fagan TA, Farr BK (2003) Impact of prior exercise on hamstring fl exibility: a comparison of proprioceptive neuromuscular facilitation and static stretching. J Strength Cond Res 17(3):489-492

Kofotolis ND, Kellis E (2007) Cross-training effects of a Proprioceptive neuromuscular facilitation exercise programme on knee musculature. Phys Ther Sport 8(3):109-116

Mahieu NN, Cools A, Wilde De, Boon M, Witvrouw E (2009) Effect of PNF stretching on the plantar fl exor muscle-tendon tissue properties. Scand J Med Sci Sports 19(4):553-560

Medeiros DM, Martini TF (2017) Chronic effect of different types of stretching on ankle dorsifl exion range of motion: Systematic review and meta-analysis. Foot (Edinb) 34:28-35

Moyano FR, Valenza MC, Martin LM, Caballero YC, Jimenez EG, Demet GV (2012) Effectiveness of different exercises and stretching physiotherapy on pain and movement in patellofemoral pain syndrome: a randomized controlled trial. Clin Rehabil 27(5):409-417

O'Hora J, Cartwright A, Wade CD, Hough AD, Shum GLK (2007) Effi cacy of static stretching and PNF stretch on hamstrings length after a single session. J Strength Cond Res 25(6):1586-1591

Rees SS, Murphy AJ, Watsford ML, McLachlan KA, Coutts AJ (2007) Effects of PNF stretching on stiffness and force producing characteristics of the ankle in active women. J Strength Cond Res 21(2):572-577

Schuback B, Hooper J, Salisburg L (2004) A comparison of a self stretch incorporating PNF components and a therapist applied PNF technique on hamstring fl exibility. Physiotherapy 90(3):151-157

Sharman MJ, Cresswell AG, Riek S (2006) Prorioceptive neuromuscular facilitation stretching, mechanisms and clinical implications. Sports Med 11:929-939

Shiratani T, Arai M, Kuruma H, Masumoto K (2017) The effects of opposite-directional static contraction of the muscles of the right upper extremity on the ipsilateral right soleus H-refl ex. J Bodyw Mov Ther 21(3):528-533

Weerapong P, Hume PA, Kolt GS (2004) Stretching: mechanisms and benefi ts for sport performance and injury prevention. Phys Ther Rev 9(4):189-206

Wenos DL, Konin JG (2004) Controlled warm-up intensity enhances hip range of motion. J Strength Cond Res 18(3):529-533

Youdas JW, Haefl inger KM, Kreun MK, Holloway AM, Kramer CM, Hollman JH (2010) The effi cacy of two modifi ed PNF stretching techniques in subjects with reduced hamstring muscle length. Physiother Theory Pract 26(4):240-250

Youdas JW, Adams KE, Bertucci JE, Brooks KJ, Steiner MM, Hollman JH (2015) Magnitudes of gluteus medius muscle activation during standing hip joint movements in spiral-diagonal patterns using elastic tubing resistance. Physiother Theory Pract 31(6):410-417

Zhou Z, Zhou Y, Wang N, Gao F, Wei K, Wang Q (2015) A PNF integrated robotic ankle-foot system for post stroke rehab. Rob Auton Syst 73:111-122

8

목 패턴
The Neck

김 좌 준 옮김

목차

9.1 소개
Introduction

목 패턴을 수행하는 것은 여러 가지 이유가 있다. 최적의 머리 조절과 목뼈의 정확한 자세와 운동은 거의 모든 일상생활활동을 위해 필요하다. 그러므로 목 패턴은 다양한 증상이 있는 많은 환자에게 적용한다.

치료 목표

- 머리와 목 운동은 몸통 동작을 일으키는 데 도움을 준다.
- 치료사가 직접 목뼈와 등뼈의 기능장애를 치료하고자 할 때 목 패턴을 사용할 수 있다.
- 머리와 목의 안정성은 대부분 일상생활활동을 위해 필수적이다.

이 장에서는 우리는 기본적인 목 패턴과 몸통 운동의 촉진을 위한 목 패턴의 사용에 대해 다루고자 한다.

9.2 기본 절차
Basic Procedures

■ 대각선 움직임 Diagonal Motion

목 패턴은 다른 패턴과 같이 3가지 운동 요소를 포함한다(■ 그림 9.1e): 굽힘 또는 폄, 가쪽 굽힘, 그리고 돌림이다. 머리의 꼭대기와 코, 턱을 지나는 면은 적절한 패턴 방향을 분명하게 한다.

목 패턴의 먼쪽 요소는 윗목뼈이다. 이 운동은 짧은 목 굽힘(short neck flexion) 또는 짧은 목 펴기(short neck extension)로 불린다. 몸쪽 요소는 아랫목뼈와 윗등뼈 6번까지이다. 이 운동을 긴 목 굽힘(long neck flexion) 또는 긴 목 펴기(long neck extension)라 부른다(■ 표 9.1과 9.2).

머리와 눈의 움직임은 서로 강화한다. 환자가 머리 운동의 방향을 보지 못한다면 목 운동의 범위는 제한될 것이다. 목 운동을 유도할 때 바라보는 특별한 지점을 환자에게 제공해야 한다. 반대로 적절한 방향으로 머리를 운동시키는 것은 눈 운동을 촉진한다(Lee 1975; Shumway-Cook 1990).

턱 운동(jaw motion)은 목에 대한 머리 운동과 관련이 있다. 입 벌리기와 윗목을 굽히는 것은 서로 강화한다. 입 다물기와 위 목 펴기는 서로 강화한다.

목 굽힘 패턴에 의한 방산은 몸통 굽힘을 일으키고 목 폄 패턴에 의한 방산은 몸통을 늘어난(elongation) 상태로 만든다. 완전한 목 돌림은 몸통의 가쪽 굽힘(lateral flexion)을 촉진한다.

목 굽힘-폄 대각선 운동은 다음과 같다:

- 굽힘과 오른쪽 가쪽 굽힘 그리고 오른쪽 돌림, 폄과 왼쪽 가쪽 굽힘 그리고 왼쪽 돌림.
- 굽힘과 왼쪽 가쪽 굽힘 그리고 왼쪽돌림, 폄과 오른쪽 가쪽 굽힘 그리고 오른쪽 돌림.

이 장에서 치료사가 목 패턴으로 운동을 시작할 때 환자는 앉은 자세로 할 것을 제안한다.

■ 환자의 자세 Patient Position

앉은 자세(■ 그림 9.1)는 목 운동과 안정성을 위한 기능적인 자세이다. **팔꿈치로 엎드린 자세**(■ 그림 9.2, 그림 9.3)에서는 목 굽힘근이 중력의 도움을 받는 반면 목 폄근은 중력에 대항하여 작용해야 한다. **바로 누운 자세**(■ 그림 9.4)에서, 목 굽힘은 구르기와 앉은 자세로 갈 때 환자를 도울 것이다. 그러나 굽힘근은 중력에 대항하여 머리를 들 수 있도록 충분히 강해야 한다. **옆으로 누운 자세**(■ 그림 9.5)는 굽힘과 폄 운동으로부터 중력의 영향을 제거할 수 있다. 이 자세에서 구르기를 촉진하기 위해 목 운동에 저항을 주는 방법을 이용하여 쉽게 할 수 있다.

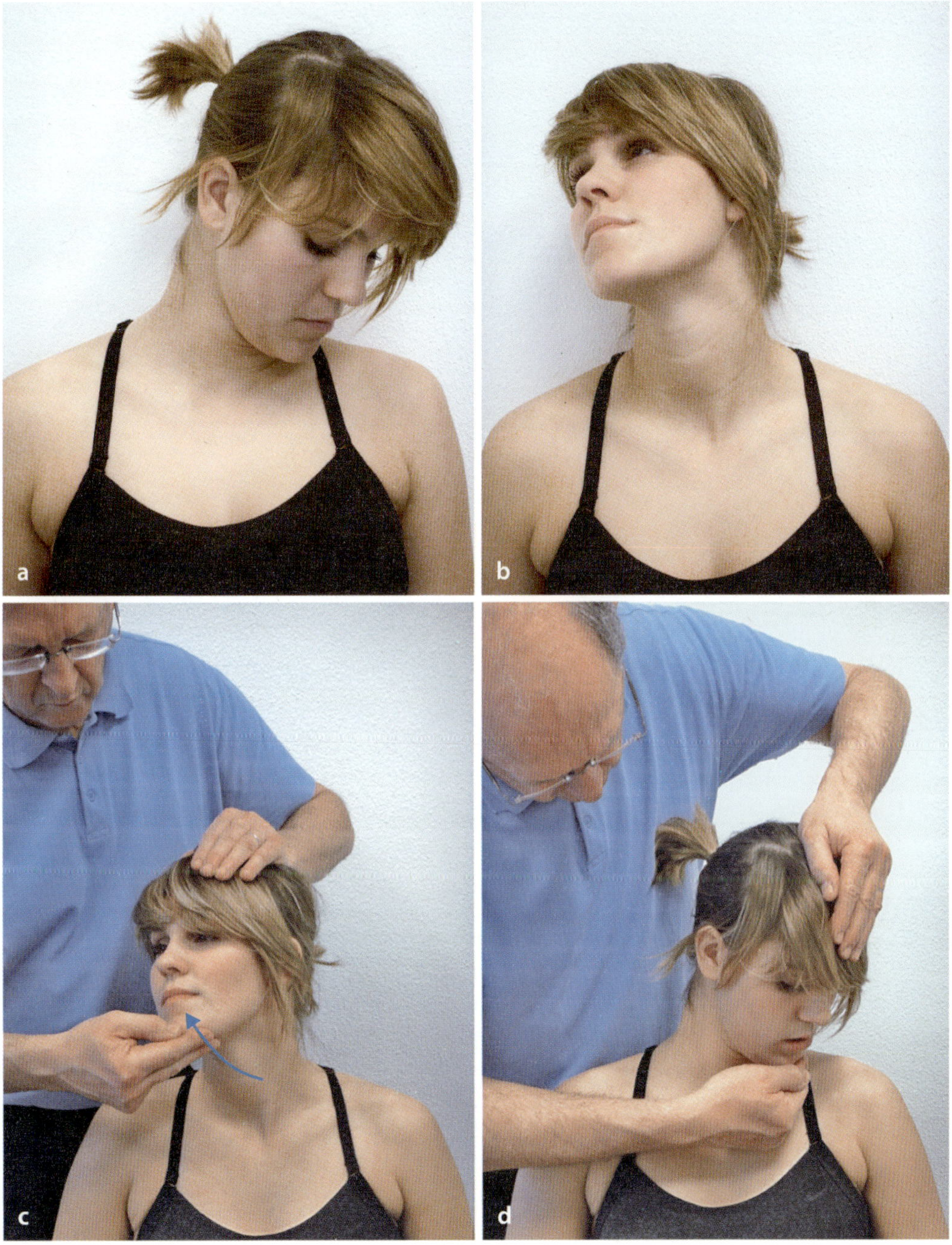

■ **그림 9.1** 왼쪽으로 굽힘, 오른쪽으로 폄의 대각선. **a, b** 범위 동안 능동 움직임; **c, d** 왼쪽으로 목 굽힘

치료 목적과 환자 목 근육의 힘에 따라 적절한 자세를 선택하도록 한다. 목 통증 또는 환자에게 전반적인 불편함을 일으키는 자세는 피한다.

■ 치료사의 자세 Therapist Position

환자의 대각선 목 운동을 조절하면서 볼 수 있는 최상의 위치는 중심에서 펴는 쪽에 있는 것이다. 예를 들어, 환자가 오른쪽 굽힘–왼쪽 펴기의 대각선

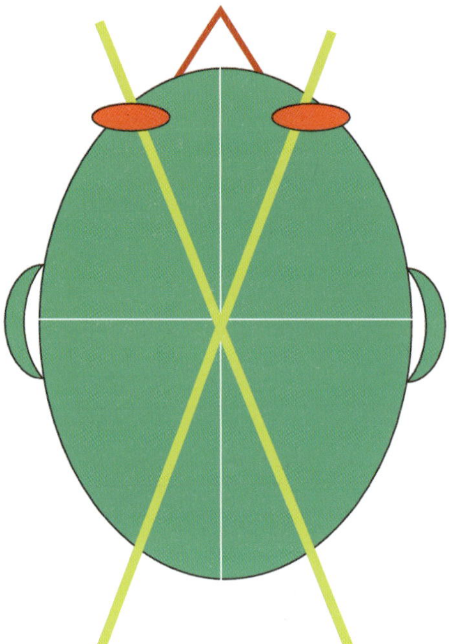

■ 그림 9.1 e 목 패턴

9

으로 움직일 때는 환자의 왼쪽에 선다. 반대쪽 대각선으로 움직일 때는 환자의 오른쪽에 선다. 환자가 바로 누운 자세나 옆으로 누운 자세일 때는 환자 뒤에 선다. 환자가 엎드린 자세, 앉은 자세, 또는 선 자세일 때 치료사는 환자의 앞 또는 뒤에 선다. 치료사가 어디에 서든지 양팔과 양손은 대각선 운동과 일직선이 된다.

치료사의 신체역학은 오른쪽에서 머리와 목을 유도하는 것이 중요하다. 특히, 펴는 방향으로 너무 적은 신체운동은 목 폄 움직임 감소와 너무 많은 돌림을 일으킬 수 있다(■ 표 9.1과 표 9.2).

■ 잡는 방법 Grips

목 패턴을 위한 잡는 법은 턱과 머리 위에 손을 올린다. 턱(chin) 잡기는 윗(짧은)목 굽힘 또는 폄과 돌림을 조절한다. 턱관절의 한쪽으로 치우치는 부하를 피하기 위해 턱 중심에서 압박을 준다. 머리 잡기는 아랫(긴)목 굽힘 또는 폄, 돌림, 가쪽운동을 조절한다.

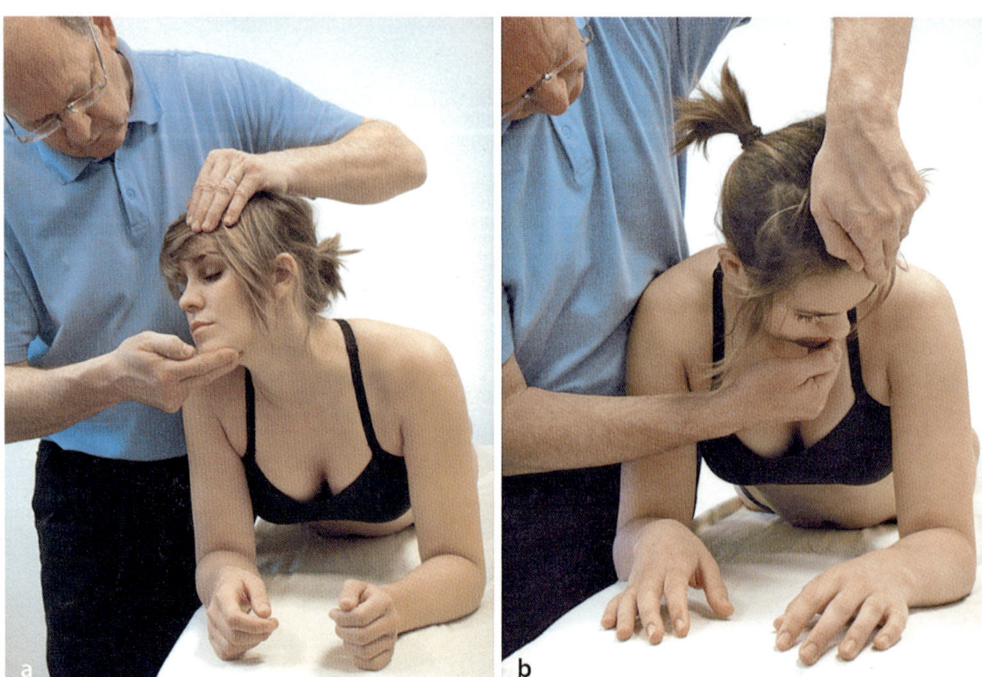

■ 그림 9.2 **a, b** 팔꿈치로 엎드린 자세, 왼쪽으로 목 굽힘

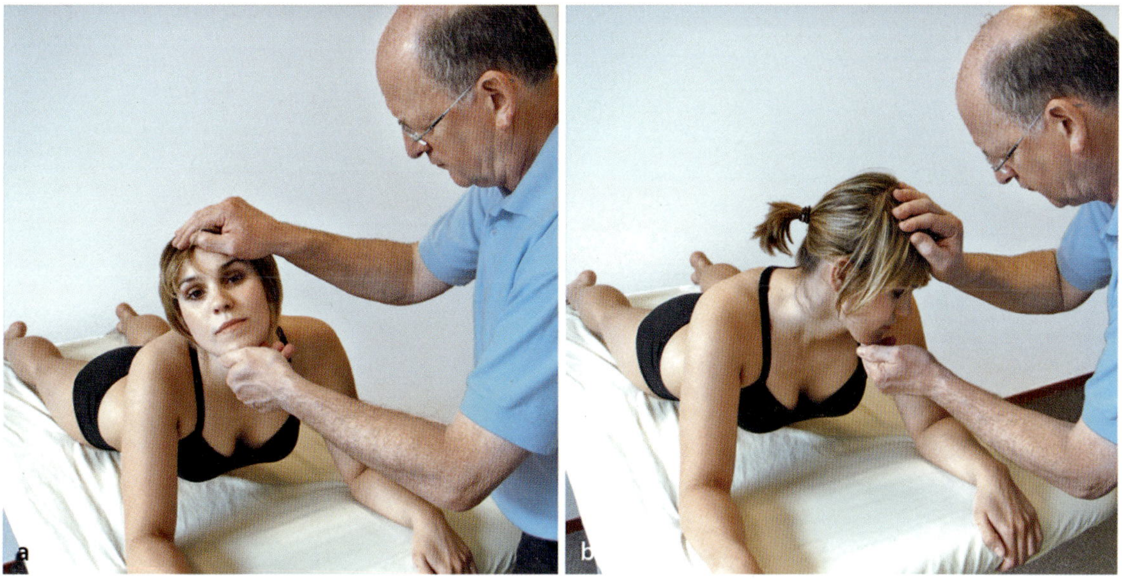

◘ **그림 9.3** **a, b** 팔꿈치로 엎드린 자세, 치료사는 앞에 서서 왼쪽으로 목 굽힘

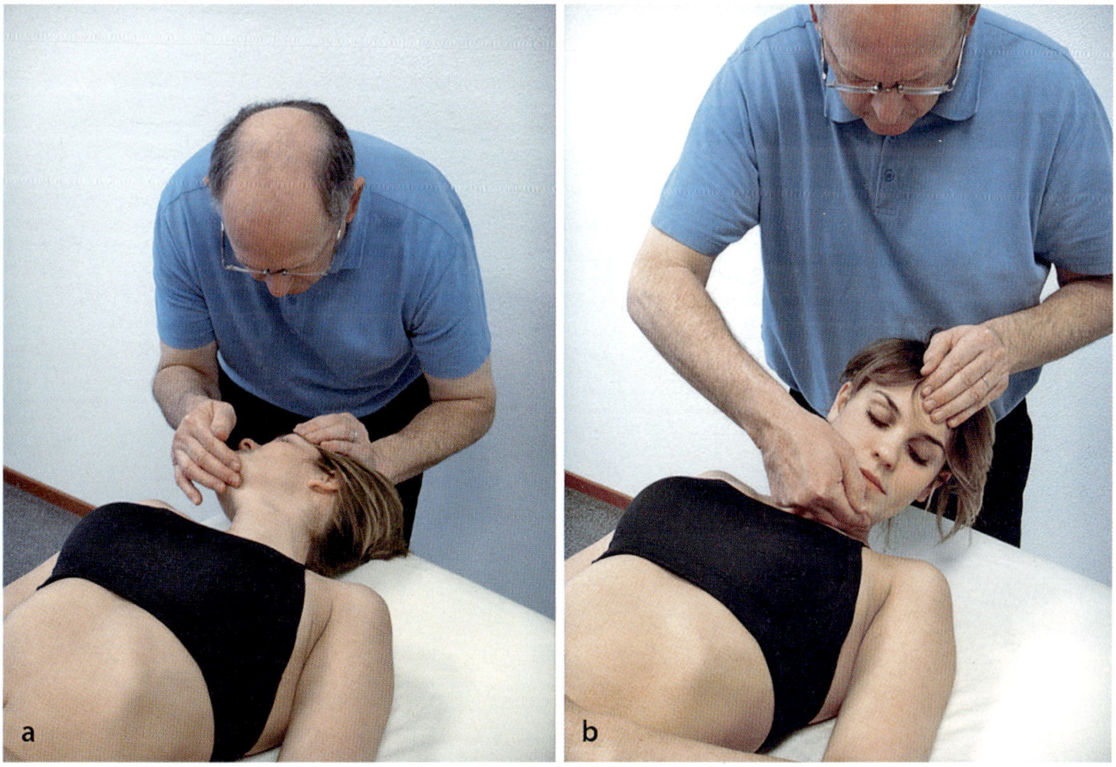

◘ **그림 9.4** **a, b** 바로 누운 자세에서 왼쪽으로 목 굽힘

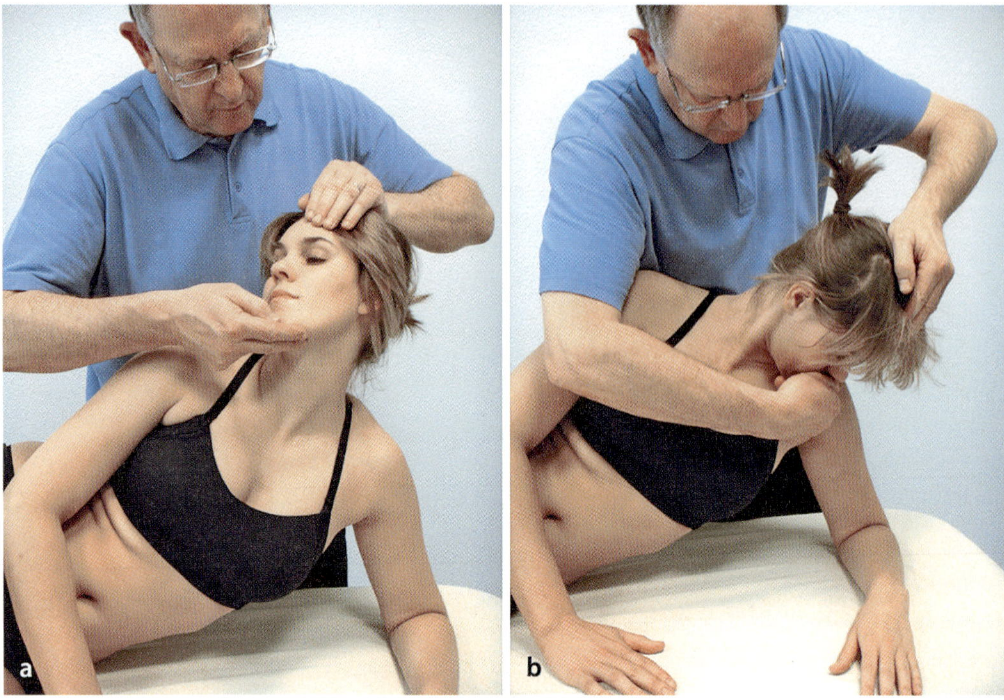

그림 9.5 **a, b** 왼쪽 옆으로 누운 자세에서 왼쪽으로 목 굽힘

9

표 9.1 목 굽힘–가쪽 굽힘–돌림

움직임	근육–주요한 구성요소들(Kendall and McCreary 2005)
위 목 굽힘	긴머리근, 앞머리곧은근, 윗목뿔근(턱을 당긴다), 아랫목뿔근(목뿔뼈를 안정시킨다)
아래 목 굽힘	목긴근, 넓은목근, 앞목갈비근, 목빗근
돌림	반대쪽: 목갈비근(모두), 같은쪽 목빗근, 긴머리근과 목긴근, 앞머리곧은근
가쪽 굽힘	목긴근, 목갈비근(모두), 목빗근

표 9.2 목 폄–가쪽 굽힘–돌림

움직임	근육–주요한 구성요소들(Kendall and McCreary 2005)
위 목 폄	엉덩갈비근과 머리가장긴근, 머리빗근(위와 아래), 뒷머리곧은근(크고 작은), 반가시근과 머리널판근, 등세모근
아래 목 폄	목엉덩갈비근, 가장긴근과 목널판근, 뭇갈래근과 돌림근, 반가시근과 목널판근, 등세모근
돌림	반대쪽: 뭇갈래근과 돌림근, 머리반가시근, 위등세모근 같은쪽: 아래 머리빗근과 머리널판근과 목널판근
가쪽 굽힘	목엉덩갈비근, 가로돌기사이근(목), 머리가장긴근, 위머리빗근, 머리널판근과 목널판근, 등세모근

잡는 법은 원하는 운동방향에 손가락을 향하고 가쪽 운동과 돌림 쪽에 대해 **머리** 중심에서 약간 측면에 댄다. 환자의 머리가 펴지는 쪽에 있는 손으로 환자의 턱을 잡는 것이 가장 좋다. 치료사의 다른 손은 환자의 머리의 위에 댄다. 이렇게 잡는 이유는 얼굴과 턱관절에 압력을 주지 않기 위해서이다.

환자는 앉아서 왼쪽 굽힘-오른쪽 폄의 대각선으로 움직인다. 치료사는 환자의 오른쪽 뒤에 서 있는다(폄 쪽). 치료사의 오른손은 턱에 대고 왼손으로 머리 위에 댄다.

환자는 팔꿈치로 엎드린 자세에서 왼쪽 굽힘-오른쪽 폄의 대각선으로 움직인다. 치료사는 환자의 오른쪽 앞에 선다. 치료사의 왼손은 턱에 대고 오른손은 머리 위에 댄다(치료사는 환자를 마주보고 있기 때문에 왼손은 환자의 목 폄 쪽에 댄다).

■ 저항 Resistance

통증이나 좌상(strain)없이 머리를 유지하거나 움직이기 위해 환자의 능력 내에서 목 운동에 저항을 가하도록 한다. 아랫딕뼈 선(line of mandible)을 따라서 턱에 저항을 준다. 돌림에 저항을 주는 동안 폄에 대해 저항이 가해지도록 안으로 밀고, 굽힘에 저항을 가하기 위해 바깥쪽으로 견인한다.

치료사의 몸쪽 손은(머리 위에 둔) 돌림, 가쪽과 앞 또는 뒤의 움직임에 저항을 준다.

■ 정상적인 타이밍 Normal Timing

목 패턴의 정상적인 타이밍은 먼 쪽(턱 운동)에서부터 몸 쪽까지(목 운동)이다. 굽힘과 폄 패턴에서, 머리는 운동하는 동안 일어나는 돌림과 함께 일직선으로 대각선에 걸쳐 움직인다. 윗목뼈는 먼저 굽히거나(턱 당기기) 펴기(턱 들기) 때 전 운동범위로 턱을 움직인다. 이후 다른 목뼈 관절들은 나머지 운동을 통하여 머리를 움직인다. 돌림은 움직임 처음부터 끝까지 부드럽게 일어난다.

9.3 적응증
Indications

우리는 어깨 문제(어깨 운동범위가 감소한 어깨-목 증후군과 같은) 또는 보행, 구르기 등의 기능적인 문제, 몸통의 문제(다양한 상황들로 인한 몸통 근육의 약화, 등쪽 통증, 편마비와 같은)를 위해 목 패턴을 이용할 수 있다.

목 패턴은 환자 신체의 다른 부위에 방산을 제공하기 위해 사용한다. 예를 들어, 엉덩관절 전치환술을 한 환자를 위해 누운 자세 또는 엎드린 자세에서 저항을 가하는 목 폄 패턴은 엉덩이 펴기와 벌림에 방산을 일으킬 것이다. 치료사는 신체의 모든 부분에 방산을 일으키기 위해 목 패턴을 이용하는 많은 방법을 알 수 있다.

치료사는 목뼈(cervical)에 대한 문제를 직접 치료하기 위해 목 패턴을 사용할 수 있다. 그렇지만 PNF 철학은 환자의 어깨뼈와 팔에 급성기일 때, 골반, 아래 몸통, 다리와 같은 신체의 강하고 통증이 없는 다른 부위에서 먼저 시작해야 하는 것을 권유한다.

기억해야 할 점

- 정상적인 타이밍은 먼쪽(윗목)에서 몸쪽(아랫목)으로 일어난다.
- 윗등뼈에서 운동은 목 패턴의 중요한 부분이다.
- 목 돌림은 패턴 중에서 반드시 필요한 부분이다. 돌림은 다른 운동과 함께 동시에 일어난다.

9.4 왼쪽 굽힘, 오른쪽으로 폄 (◘그림 9.1)

Flexion to the Left, Extension to the Right

이 장에서 왼쪽으로 굽힘과 오른쪽으로 폄에 대한 대각선을 설명한다(◘ 그림 9.1). 다른 대각선 방향은 왼쪽 그리고 오른쪽을 반대로 지시하는 것이다. 다른 대각선 패턴으로 운동시키기 위해서는 지시에 있는 “왼쪽”과 “오른쪽” 단어를 반대로 하며 시행한다.

9.4.1 굽힘/왼쪽 가쪽 굽힘/왼쪽돌림 (◘그림 9.1c,d)

Flexion/left lateral flexion/left rotation

9

■ 환자의 자세 Patient Position

환자는 앉는다. 치료사는 중심에서 오른쪽으로 환자 뒤에 선다.

■ 잡는 방법 Grip

환자의 턱 아래에 치료사 오른손의 손가락 끝을 댄다. 치료사의 왼손은 환자의 머리꼭대기, 중심에서 약간 왼쪽에 댄다. 치료사의 왼손과 손가락은 대각선을 향한다. 그 손의 손바닥과 손가락으로 저항을 준다. 치료사의 몸쪽 손으로 견인을 가하기 위해 환자의 뒤통수 아래 치료사의 왼손의 손목뼈 융선(carpal ridge) 부위로 걸어서 대각선으로 들어 올린다.

■ 늘어난 (시작) 자세 Elongated Position

턱을 올리고 목을 늘어나게 한다. 펴기는 목뼈와 윗등뼈 사이에 균등히 일어나게 하다. 머리는 오른쪽으로 기울이고 돌린다. 머리의 꼭대기, 턱과 코는 모두 환자의 정중선 오른쪽에 둔다. 치료사는 환자의 목 왼쪽 앞의 연부조직이 팽팽해지는 것을 느끼고 보아야 한다. 잠김 위치(close-pack position)에 있는 척추 사이 관절은 없어야 한다. 치료사가 목을 견인한다면 환자의 몸통은 오른쪽으로 돌려지고 길어진다.

■ 자세와 신체 역학 Body Position and Mechanics

환자의 약간 오른쪽 뒤에 선다. 치료사의 어깨와 골반은 대각선을 향하고 치료사 양팔은 운동과 일직선을 이룬다. 환자가 운동을 시작하면 치료사의 체중이 앞으로 움직이도록 한다. 치료사의 몸도 약간 앞쪽으로 움직이도록 한다.

■ 견인 Traction

전체 패턴을 늘어나게(elongating)하는 동안에 점진적인 견인을 적용한다.

■ 구두지시 Command

“당신의 턱을 안으로 당기세요. 머리를 아래로 굽히세요. 당신의 왼쪽 엉덩이를 보세요.”

■ 움직임 Movement

왼쪽으로 돌리며 턱을 당김으로써 환자의 아랫턱(mandible)이 아래로 내려간다. 아랫턱뼈 선을 따라 목을 굽히고, 환자 머리는 가슴 쪽으로 내린다.

■ 저항 Resistance

환자의 턱을 오른손으로 잡고 아래턱 뼈 선을 따라 견인을 제공하며 왼쪽 돌림에 대해 저항을 준다. 환자의 머리 위에 댄 치료사의 왼손은 시작자세를 향하여 머리에 뒤로 돌리는 힘을 준다.

이 손으로 견인을 주기 위해 환자의 뒤통수 아래를 치료사 손의 손목뼈 융선(ridge) 부위로 건다.

■ 끝 자세 End Position

환자의 머리, 목, 그리고 윗등뼈는 완전히 굽힌다.

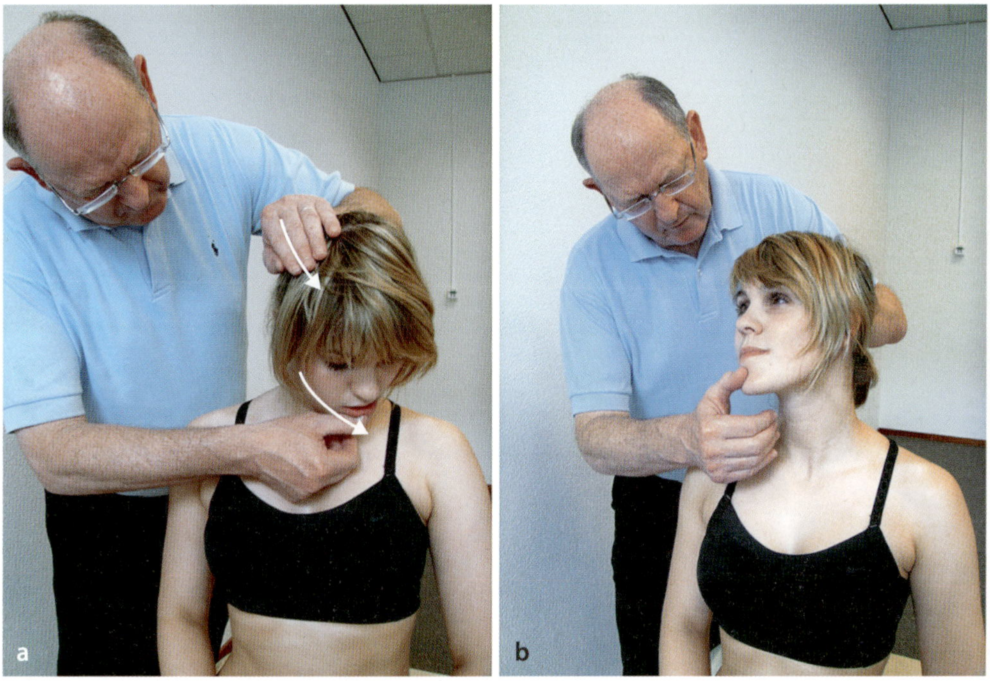

■ 그림 9.6 **a, b** 앉은 자세에서 오른쪽으로 목 폄

돌림과 가쪽 굽힘은 머리의 정수리, 코와 턱을 정중선의 왼쪽으로 가져오게 한다. 환자의 코는 왼쪽 엉덩관절을 향한다.

■ **다른 환자 자세 Alternative Patient Position**

환자는 팔꿈치로 엎드린 자세치료사는 환자 뒤에 선다(■ 그림 9.2), 또는 환자 앞에 선다(■ 그림 9.3), 바로 누운 자세(■ 그림 9.4), 또는 옆으로 누운 자세(■ 그림 9.5)를 해도 좋다.

9.4.2 폄/오른쪽 가쪽 굽힘/오른쪽 돌림(■ 그림 9.6) Extension/right lateral flexion/right rotation

■ **환자의 자세 Patient Position**

환자는 앉는다. 치료사는 환자 중심에서 오른쪽 뒤에 선다.

■ **잡는 방법 Grip**

치료사의 오른손 엄지는 환자의 턱 가운데 댄다. 왼손으로는 환자의 머리 꼭대기를 잡는다. 인손과 손가락은 대각선 방향으로 향한다. 유지하면서 치료사의 손바닥과 손목뼈 융선 부위로 저항을 준다. 치료사의 몸쪽 손으로 견인을 가하기 위해 뒤통수 아래를 손목뼈 융선 부위로 적용한다.

■ **늘어난 (시작) 자세 Elongated Position**

턱은 당기고 목은 굽힌다. 머리는 왼쪽으로 돌림하고 기울인다. 환자의 머리 정수리, 턱과 코는 모두 정중선의 왼쪽에 둔다. 치료사는 환자의 목 오른쪽 뒤 연부조직이 팽팽해지는 것을 보고 느껴야 한다. 척추 사이 관절이 잠김(close-pack) 위치에 있지 않아야 한다. 치료사가 목을 견인하면 환자의 몸통은 왼쪽으로 돌리고 굽힌다.

■ 자세와 신체 역학 Body Position and Mechanics

환자의 약간 오른쪽 뒤에 선다. 치료사의 어깨와 골반(pelvis)은 대각선을 향하고 치료사의 양팔은 운동과 일직선을 이룬다. 환자가 운동을 시작하면 치료사의 체중은 뒤로 이동하고, 치료사 몸은 환자로부터 멀리 움직인다.

■ 견인 Traction

목을 늘어나게 하기 위해서 머리를 점진적으로 견인한다. 아랫턱뼈 선을 통해 턱을 점진적으로 압박한다.

■ 구두지시 Command

"턱을 올리세요(lift). 머리를 올리세요. 위를 보세요."

9

■ 움직임 Movement

환자는 아랫턱뼈를 내밀고 턱은 오른쪽으로 돌리면서 올린다. 목과 윗등뼈는 아랫턱뼈 선을 따라 편다. 환자의 목과 윗등뼈는 머리를 올림으로써 늘어난다.

■ 저항 Resistance

치료사의 오른손으로 환자의 턱 위에 대고 아랫턱뼈 선을 따라 압박하며 오른쪽 돌림에 대해 저항을 준다. 왼손은 환자의 머리 위에 대고 시작 자세를 향하여 머리에 뒤로 돌리는 힘을 준다. 운동의 처음 부분 동안은 머리를 통해서 견인을 적용한다. 목이 펴지는 위치에 접근함에 따라 치료사는 환자의 머리 꼭대기에서 점진적으로 압박을 적용할 수도 있다.

■ 끝 자세 End Position

환자의 머리, 목, 그리고 윗등뼈는 늘어나면서 편다. 돌림과 가쪽 굽힘은 머리의 꼭대기, 코와 턱을 정중선에서 오른쪽으로 오게 한다.

주의

중간 목뼈(mid-cervical) 부위에 과도한 펴기를 허용하지 않도록 한다.
목은 짧아지는 것이 아니라, 늘어나야 한다.
만약 압박이 통증을 증가시키면, 견인(traction)을 계속 사용한다.

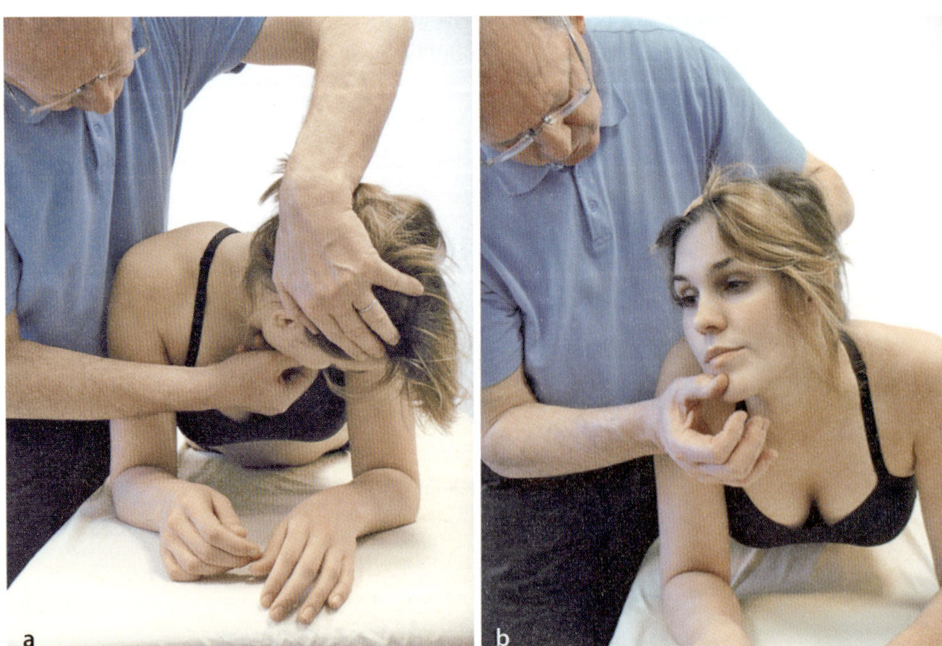

■ 그림 9.7 **a, b** 팔꿈치로 엎드린 자세에서 오른쪽으로 목 폄

■ 다른 환자 자세 Alternative Patient Position

환자가 팔꿈치로 엎드린 자세에서 치료사는 환자 뒤에 서거나(■ 그림 9.7), 앞에 선다. 바로 누운 자세 또는 옆으로 누운 자세로 있을 수 있다.

9.5 몸통을 위한 목 운동 Neck for Trunk

목이 강하고 통증이 없을 때 치료사는 몸통 근육을 운동하는 방법으로 목 패턴을 사용할 수 있다. 정적인 기법과 동적인 기법 모두를 적절히 적용할 수 있다. 운동이 통증을 일으킬 가능성이 있다면, 원하는 마지막 범위에 목을 미리 위치시키고, 정적인 수축을 사용한다.

> 몸통이 활성화 되도록 머리와 목을 조정한다.

목 굽힘 패턴을 사용할 때, 저항의 주요소는 견인이다. 폄 패턴과 함께 머리의 정수리를 통한 점진적인 압박은 폄과 더불어 몸통 늘어남을 촉진할 것이다.

9.5.1 몸통 굽힘과 폄을 위한 목 운동 Neck for Trunk Flexion and Extension

환자를 바로 누운 자세에서 앞으로 구르기를 촉진시키기 위해 목을 이용한다(■ 그림 9.8a. b).

만약 환자의 잠재력이 강한 몸통 근력이라면 바로 누운 자세에서 앉는 자세 운동을 촉진하기 위해 목을 이용한다. 환자가 옆으로 누워있거나 엎드려 누운 자세에서 뒤로 구르기를 촉진하기 위해 목을 편다(■ 그림 9.8c). 앉은 자세에서 몸통 근육의 정적인 수축을 촉진하기 위해서 정중선에 환자의 머리를 두고 정적인 목 굽힘과 폄 패턴에 저항을 준다. 환자의 앉은 자세 균형을 촉진하기 위해 정적이든지 또는 작은 반전하는 운동이든지 간에 반전 기법을 이용한다.

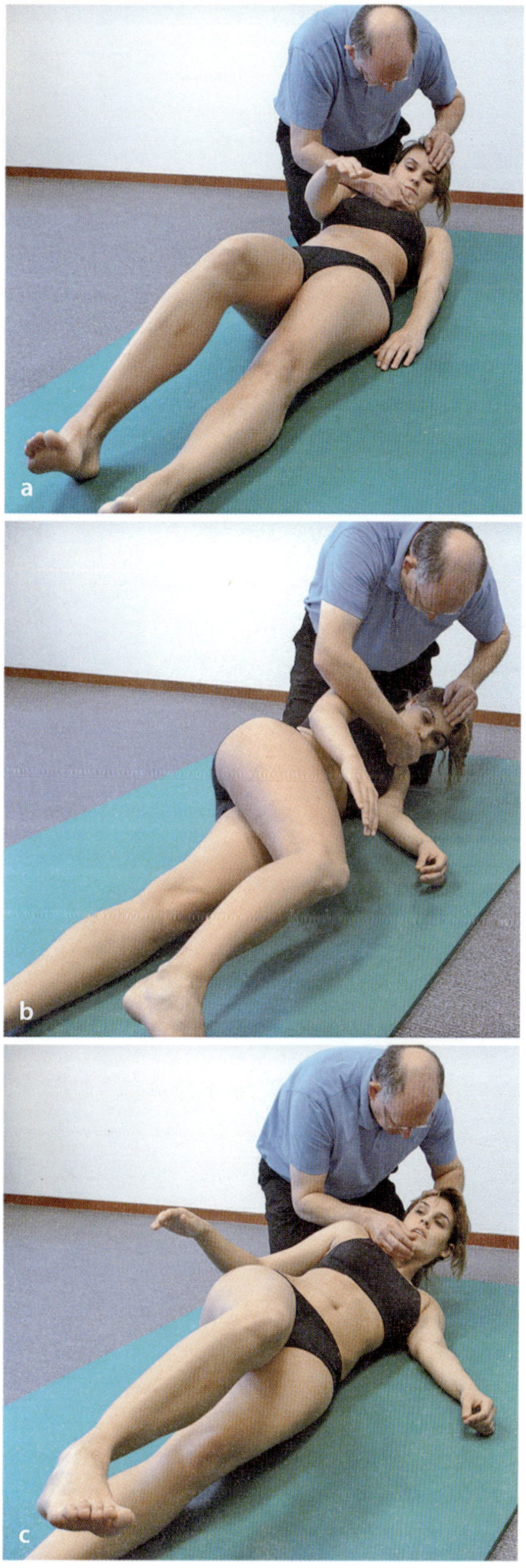

■ 그림 9.8 몸통 굽힘과 폄을 위한 목 운동. **a, b** 앞구르기를 위한 목 굽힘, **c** 뒤구르기를 위한 목 폄

치료사가 환자를 선 자세로 운동시킬 때는 목 패턴에 부드러운 저항을 준다. 어깨 또는 골반에 대한 저항과 함께 결합하도록 한다.

기억해야 할 점

- 머리와 목은 몸통 활동을 촉진하기 위한 수단이다.
- 치료사는 어깨뼈 또는 골반에 저항을 주기 위해 한 손을 사용할 수 있다.

9.5.2 몸통 가쪽 굽힘을 위한 목 운동 Neck for Trunk Lateral Flexion

이 활동은 모든 자세에서 사용할 수 있다. 운동하고 있는 쪽은 짧아지고 다른 쪽은 늘어나게 된다. 몸통 가쪽 굽힘은 턱 당기기(윗목 굽힘), 돌림, 그리고 가쪽 굽힘에 의해 촉진된다. 머리의 운동 후에 진행되는 모든 운동은 몸통에서 일어난다. 이 운동은 굽히기 또는 펴기를 비스듬히 행할 수 있다.

기억해야 할 점

- 머리와 목은 몸통 활성화를 촉진시키기 위한 수단이다(▣ 그림 9.10 b).
- 머리와 목 위치는 통증이 없어야 한다.

몸통 가쪽 굽힘을 위한 목 운동의 기본적인 결합은 다음과 같다:

- 완전한 목 돌림
- 동측의 가쪽 굽힘
- 윗목(짧은목) 굽힘
- 아랫목(긴목) 폄

9

9.5.3 굽힘을 비스듬히 하면서 오른쪽 가쪽 굽힘을 위한 목 운동 (▣ 그림 9.9 a-c) Neck for Right Lateral Trunk Flexion with Flexion Bias

환자는 턱을 당기고 머리를 돌려 턱이 오른쪽 어깨 앞쪽을 향하게 한다.

■ 자세와 신체 역학 Body Position and Mechanics

돌림 방향 반대편인 환자의 왼쪽에 선다.

■ 잡는 방법 Grip

오른손은 환자의 머리 오른쪽(오른쪽 귀 가까이)에 대고, 왼손은 환자의 턱 아래에 댄다.

■ 또 다른 자세와 잡는 방법 Alternative Body Position and Grip

환자가 치료사를 바라보며 돌림 하는 쪽에 선다.

치료사의 왼손은 환자의 오른쪽 귀 옆에 댄다. 오른쪽 손의 손가락은 환자의 턱 아래에 댄다.

■ 구두지시(준비) Command(Preparation)

"당신의 머리를 오른쪽으로 돌리고 턱을 여기에 두세요(오른쪽 어깨의 앞을 지적하면서)."

■ 구두지시 Command

"당신의 어깨 위에 턱을 두고, 머리를 움직이지 않도록 하세요."

"자, 턱을 당신의 어깨 쪽을 향해 더 당기세요."

"다시 해보세요."

■ 저항 Resistance

치료사의 먼쪽 손(턱)은 윗(짧은)목 굽힘, 돌림 그리고 가쪽 굽힘에 저항을 준다. 몸쪽 손은 아랫(긴)목 폄, 돌림 그리고 가쪽 굽힘에 저항을 준다.

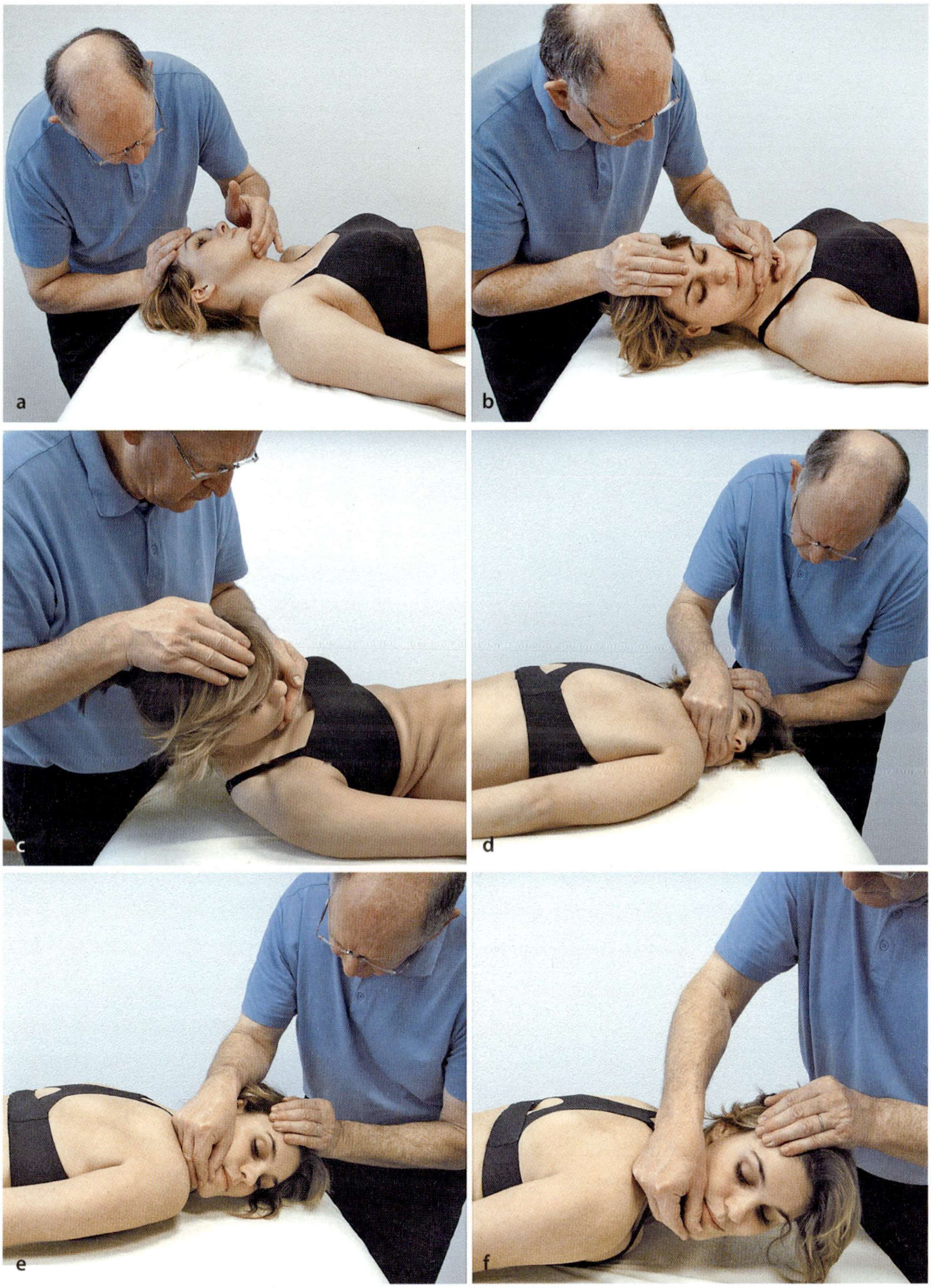

그림 9.9 몸통 오른쪽 가쪽 굽힘을 위한 목 운동. **a–c** 바로 누운 자세에서 비스듬히 굽힘. **d–f** 엎드린 자세에서 비스듬히 폄

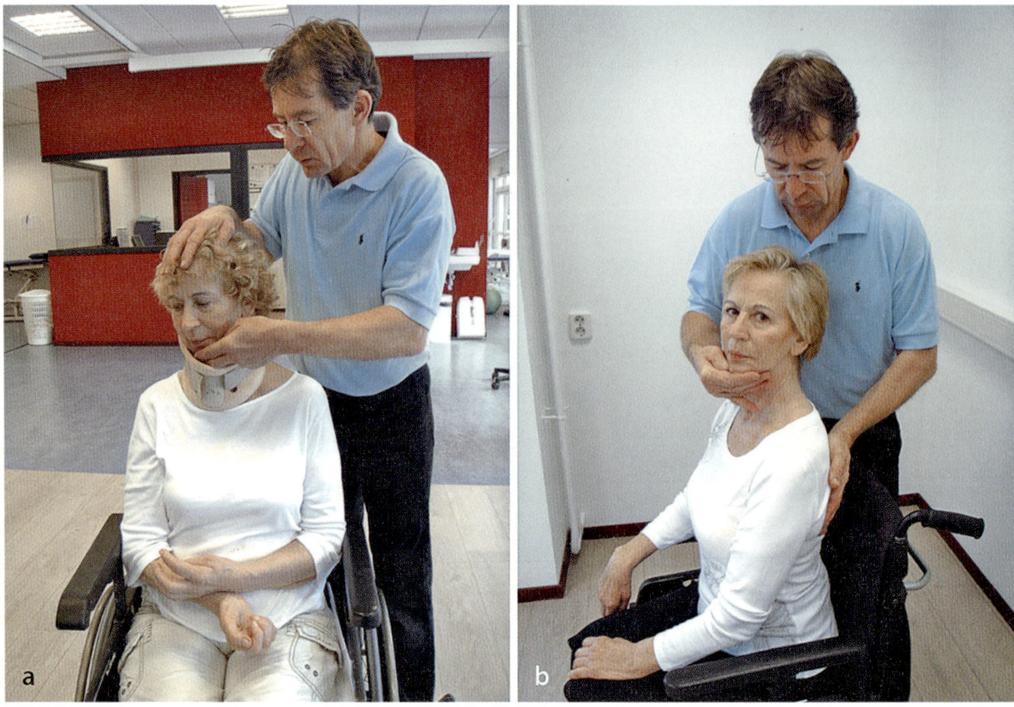

■ 그림 9.10 **a, b** C2와 C6 외상성 골절 후 불완전한 사지마비 환자. **a** 오른쪽으로 굽힘, 가쪽 굽힘과 돌림. **b** 왼쪽으로 완전한 몸통 폄을 위해 강조의 타이밍을 이용한 왼쪽으로 목 돌림

9

■ 움직임 Motion

윗몸통은 오른쪽 옆으로 굽히고, 오른쪽 어깨는 오른쪽 엉덩뼈 쪽으로 움직인다. 움직임은 굽힘과 오른쪽 돌림을 포함한다((■ 그림 9.10).

9.5.4 폄을 비스듬히 하면서 오른쪽 가쪽 굽힘을 위한 목 운동 (■ 그림 9.9 d–f)

Neck for Right Lateral Trunk Flexion with Extension Bias

환자는 턱을 당기고 머리를 돌려 턱이 오른쪽 어깨 뒤쪽을 향하게 한다.

■ 자세와 신체 역학 Body Position and Mechanics

돌림 방향 반대편인 환자의 왼쪽에 선다.

■ 잡는 방법 Grip

잡는 방법은 이전과 같다.

■ 또 다른 자세와 잡는 방법 Alternative Body Position and Grip

이전과 같다.

■ 구두지시(준비) Command(Preparation)

"당신의 머리를 오른쪽으로 돌리고 턱을 당신의 오른쪽 어깨 뒤로 가져가도록 하시오."

■ 구두지시 Command

"당신의 턱을 어깨 위에 두고 귀는 뒤로 가도록 하세요; 머리를 움직이지 않도록 하세요"
"자, 턱을 어깨보다 더 뒤로 당기세요."
"다시 해보세요."

■ **저항 Resistance**

치료사의 먼쪽 손(턱)은 윗(짧은)목 굽힘, 돌림, 가쪽 굽힘에 저항을 준다. 치료사의 몸쪽 손은 아랫(긴) 목 폄, 돌림, 가쪽 굽힘에 저항을 준다.

> 환자가 엎드린 자세일 때 돌림는 저항은 치료사에게 멀어지도록 준다(환자의 앞쪽으로). 그러므로 치료사의 왼쪽 손은 머리에 대고, 오른손은 턱에 댄다.

■ **움직임 Motion**

윗몸통은 펴면서 오른쪽으로 옆으로 굽히고, 오른쪽 어깨는 오른쪽 엉덩뼈 뒤로 움직인다. 움직임은 몸통 폄과 오른쪽 돌림을 포함한다 (▣ 그림 9.9d–f).

9.6 자가 점검: 질문

Test Your Knowledge: Questions

- 목 패턴을 이용하여 몸통을 어떻게 촉진할 수 있는가?
- 눈 움직임은 목 운동을 안내한다. 치료사는 이러한 부분을 치료에 어떻게 통합할 수 있는가?

참고문헌 References

Kendall FP, McCreary EK (2005) Muscles, testing and function. Williams and Wilkins, Baltimore

Lee DN, Lishman R (1975) Visual proprioceptive control of stance. J Human Mov Studies 1:87–95

Shumway-Cook A, Horak FB (1990) Rehabilitation strategies for patients with vestibular deficits. Neurol Clin 8:441–457

추천도서

Deccicco PV, Fisher FM (2005) The effects of proprioceptive neuromuscular facilitation stretching on shoulder range of motion in overhand athletes. J Sports Med Phys Fit 45(2):183–187

Epifanov VA, Shuliakovskii VV (2000) The rehabilitative therapy of patients with osteochondrosis of the cervical spine and manifestations of hyper mobility by means of therapeutic physical exercise. Vopr Kurortol Fizioter Lech Fiz Kult 1:8–11 (Russian)

Godges JJ, Matsen-Bell M, Thorpe D, Shah D (2003) The immediate effects of soft tissue mobilization with proprioceptive neuromuscular facilitation on glenohumeral external rotation and overhead reach. J Orthop Sports Phys Ther 33(12):713–718

Hwangbo PN, Kim KD (2016) Effects of proprioceptive neuromuscular facilitation neck pattern exercise on the ability to control the trunk and maintain balance in chronic stroke patients. J Phys Ther Sci 28(3):850–853

Maicki T, Trabka R, Szwarczyk W, Wilk Franzcuk M, Figura B (2012) Analysis of therapy results in patients with cervical spine pain according to PNF concept and elements of manual therapy. Medsportpress 12(3):263–273

Maicki T, Bilski J, Szczygiel E, Trabka R (2017) PNF and manual therapy treament results of patients with cervical spine osteoarthritis. J Back Musculoskelet Rehabil 30(5):1–7

Olivo SA, Magee DJ (2007) Electromyogrphic activity of the masticatory and cervical muscles during resisted jaw opening movement. J Oral Rehabil 34(3):184–194

Stepien A, Fabian K, Graff K, Podgurniak M, Wit A (2017) An immediate effect of PNF specific mobilization on the angle of trunk rotation and the TPHA range of motion in adolescent girls with double idiopathic scoliosis – a pilot study. Scoliosis Spinal Disord 12:29

몸통
The Trunk

송 귀 빈 옮김

목차

10.1 소개
Introduction

강하고 건강한 몸통은 좋은 기능을 위한 필수 요소이다. 몸통 조절은 팔, 다리의 움직임을 뒷받침해주는 기본이다. 예를 들어, 몸통 근육의 수축은 팔의 움직임을 보조해주거나, 팔 움직임 전에 몸통 수축이 먼저 일어난다(Angle and Eppler 1967; Dudel et al. 1996).

신경계 문제가 있는 환자들은 이러한 부분에서 문제점이 발생된다. 환자의 몸통이 불안정할 때, 팔, 다리에서의 정상 움직임이 나타나는 것은 불가능하다. 그리고 몸통의 안정성이 효율적으로 조절되지 않는다면, 환자들은 조절된 팔, 다리의 움직임을 얻기 힘들다(Davies 1995). 몸통의 중요성은 한쪽 팔이 다른 쪽 팔을 잡고 있거나, 양쪽 다리가 함께 움직일 때 더욱 강조된다.

10

환자를 치료할 때, 몸통패턴을 쓰는 중요한 원인은 몸통 근육의 근력강화이다. 몸통 패턴을 쓰는 여러 가지 이유는 다음과 같다:

- 저항과 함께 사용되는 하부 몸통 패턴은 목이나 어깨뼈 주변의 근육들을 위한 방산을 제공하여 간접치료에 사용될 수 있다.
- 상부 몸통 패턴은 환자의 넙다리뼈와 골반의 움직임에 따른, 엉덩관절 운동을 위해 사용될 수 있다.
- 몸통에 저항을 주는 활동들은 다른 신체 부위인 팔, 다리의 방산을 제공하기 위해 사용된다. 예를 들어, 치료사가 몸통의 굽힘과 폄을 위해 다리에 저항을 줄 때, 환자의 팔 근육은 안정성을 제공하기 위해 활성화될 것이다.
- 측만증, 뒤굽음증, 앞굽음증을 치료하기 위해 사용된다.

어깨뼈와 골반은 몸통 근육의 활성을 증진시키기 위해 이용한다. ▶6단원, ▶9단원에서 몸통 움직임 증진을 위한 목 분절 사용이 잘 설명되어 있다. ▶11단원에서는, 앉은 자세에서 몸통 조절을 위한 방법들이 잘 설명되어 있다(◘ 그림 11.28, 11.29, 11.30). 또한 다양한 자세와 활동들이 ▶11단원(매트 활동)에서 기술되어져 있다. ▶12단원(보행)에서는 치료의 중요한 목표가 되는 몸통과 몸통에 영향을 주는 것에 대해 서술되어 있다. 양측성 팔 패턴(▶7.7)과 양측성 다리 패턴(▶8.6)은 팔, 다리의 움직임 뿐만 아니라 몸통 활동에도 영향을 준다. 이번 단원에서는 팔, 다리를 이용하여 몸통 근육을 운동시키고 활성화시키는 것에 집중하여 서술된다.

10.2 치료 절차
Treatment Procedures

■ 대각선 움직임 Diagonal Motion

몸통의 굽힘과 폄 패턴은 3가지 움직임의 요소들을 가지고 있다: 굽힘 또는 폄, 가쪽 굽힘 그리고 돌림. 굽힘과 폄 움직임을 위한 축은 부리돌기에서 반대편 위앞엉덩뼈가시까지를 연결한 선이 움직임에 대한 축이 된다. 가쪽 굽힘 패턴 역시 3가지 움직임을 가지고 있다. 측방 패턴은 돌림과 굽힘 또는 폄의 움직임을 함께 수행하면서 몸통의 가쪽 굽힘을 더 강조하는 것이다.

몸통의 돌림 움직임 시, 척추의 각 분절의 돌림 움직임을 강조하는 것은 아니다. 다시 말해, 윗몸통이 왼쪽으로 돌림의 움직임을 한다는 것은, 오른쪽 어깨가 왼쪽 엉덩뼈로 움직이는 것을 말하는 것이다. 하부 몸통의 왼쪽 돌림은 오른쪽 엉덩뼈가 왼쪽 어깨쪽으로 움직이는 것이다.

이번 단원에서 왼쪽으로 굽힘 움직임, 오른쪽으로 폄 움직임 등의 대각선 움직임을 설명하기 위해 여러 그림이 첨부되었다.

몸통의 왼쪽 굽힘-왼쪽 측방 굽힘-왼쪽 돌림

움직임	근육: 기본적인 구성요소 (Kendall and McCreary 2005)
왼쪽으로 내려치기 패턴	왼쪽 배바깥빗근, 배곧은근, 오른쪽 배속빗근
왼쪽으로 양측성 다리 굽힘 패턴	왼쪽 배속빗근, 배곧은근, 오른쪽 배바깥빗근

몸통의 오른쪽 폄-오른쪽 측방 굽힘-오른쪽 돌림

움직임	근육: 기본적인 구성요소 (Kendall and McCreary 2005)
오른쪽으로 들기 패턴	목, 등 뒤쪽 대부분의 폄근, 왼쪽 뭇갈래근, 돌림근
왼쪽으로 양측성 다리 폄 패턴	목, 등 뒤쪽 대부분의 폄근, 오른쪽 허리네모근, 왼쪽 뭇갈래근, 돌림근

몸통의 오른쪽으로 측방 굽힘(오른쪽 옆쪽 굽힘)

움직임	근육: 기본적인 구성요소 (Kendall and McCreary 2005)
폄과 함께 적용할 때	허리네모근, 엉덩갈비근, 등가장긴근, 넓은등근(팔이 고정되어 있을 시)
굽힘과 함께 적용할 때	오른쪽 배속빗근, 오른쪽 배바깥빗근

다른 대각선으로 운동을 할 때에는 왼쪽 그리고 오른쪽으로 방향이 변경되며, 패턴 이름과 움직임에서도 변경되어 사용되어진다.

■ 환자의 자세 Patient Position

몸통 운동을 할 때, 환자는 어떠한 자세에서도 운동이 가능하다. 우리는 치료적으로 좋은 결과를 얻을 수 있는 내용을 다음과 같이 제안한다:

- 바로 누운 자세: 위쪽, 아래쪽 몸통의 굽힘과 폄, 측방 굽힘에 좋은 자세이다.
- 옆으로 누운 자세: 위쪽, 아래쪽 몸통의 굽힘과 폄에 좋은 자세이다.
- 엎드려 누운 자세: 위쪽 몸통의 폄과 측방 굽힘에 좋은 자세이다.
- 앉은 자세: 위쪽 몸통의 굽힘과 폄, 목을 이용한 위쪽 몸통의 측방 굽힘, 위쪽 몸통에서 아래쪽 몸통과 엉덩관절의 움직임을 위한 방산을 위한 좋은 자세이다.

더욱 다양한 자세는 책의 다른 파트에서 설명되어진다(▶10.3.1 내려치기, ▶10.3.2 들기, ▶10.4.1 아래쪽 몸통의 활성을 증진하기 위한 양쪽 무릎과 다리의 굽힘 패턴).

■ 저항 Resistance

치료사가 환자의 몸통 근육의 수축을 느끼거나, 근육 수축을 눈으로 볼 때까지 팔, 다리의 초기 움직임을 제한하여야 한다. 그리고 나서, 몸통 근육의 수축이 나타나면, 팔, 다리를 움직이면서 몸통 근육의 근 수축을 유지하기 위한 최적의 저항을 제공하여 주어야 한다.

■ 정상 타이밍 Normal Timing

여러 패턴을 조합하여 사용할 경우, 몸통 근육에서 안정화가 만들어지면, 팔다리에서의 움직임이 시작된다. 팔, 다리가 충분한 움직임을 가진 후, 몸통 움직임이 완성된다.

■ 강조의 타이밍 Timing for Emphasis

강조의 타이밍을 위해 팔다리의 움직임을 마지막 범위에서 제한시킨다. 팔, 다리의 움직임을 조절하여 몸통의 움직임을 운동시킨다.

10.3 내려치기 패턴과 들기 패턴 Chopping and Lifting

내려치기와 들기 패턴은 양측성, 비대칭성, 팔 패턴과 목 패턴을 혼합하여 몸통의 근육을 위해 사용하는 패턴이다. 환자의 양팔은 하나의 단위처럼 치료사의 저항을 받게 된다. 이러한 양측성 패턴을 성공적으로 사용하기 위해 최소한 한쪽 팔은 강한 신체 조건을 가지고 있어야 한다.

치료사는 환자의 팔 패턴에서, 팔꿈치의 움직임을 함께 사용하여도 무방하다. 우리는 팔꿈치의 움직임을 사용하지 않는 직선(Straight) 팔 패턴의 사진을 첨부하였다 (그림 10.1, 10.2, 10.3).

10.3.1 내려치기 패턴 Chopping

목의 굽힘과 함께 적용되는 양측성 비대칭 팔 폄 패턴은 몸통의 굽힘을 위해서 사용되어진다. 또 다른 내려치기 패턴의 사용 목적은 다음과 같다:

- 앞쪽으로 구르기 또는 누운 자세에서 앉은 자세로 자세 변경 등의 기능적 움직임을 촉진시키기 위해 사용된다. 휠체어의 발판을 올리는 동작을 위해서도 적용할 수 있다 (이때는 몸통의 근육과 엉덩관절의 폄 근육이 편심성 수축을 한다). 누운 자세에서 옆으로 누운 자세로 자세이동을 촉진하기 위해서도 사용되어지며, 이때에는 반전된 들기(Reversal lifting) 패턴을 적용하는 것이 더 좋다(그림 10.5).
- 몸통의 굽힘 근육이 강하다면, 엉덩관절의 굽힘 근육을 운동시키기 위해 사용할 수 있다.

왼쪽으로 내려치기(그림 10.1과 10.2). 이 패턴을 구성하는 움직임 요소는 다음과 같다:

- 왼쪽 팔(움직임을 주도하는 팔): 폄-벌림-안쪽 돌림 패턴
- 오른쪽 팔(움직임을 따라가는 팔): 폄-모음-안쪽 돌림 패턴. 따라가는 팔(오른쪽 팔)은 움직임을 이끄는 (왼쪽) 팔의 손목을 잡도록 한다.
- 목: 왼쪽으로 굽힘 패턴(굽힘 패턴과 연관되어진 돌림 움직임과 측방 굽힘의 움직임을 포함한다).

■ 환자의 자세 Patient Position

환자는 테이블의 왼쪽에 가깝게 누운 자세를 취한다.

■ 치료사의 자세 및 신체 역학 Body Position and Mechanics

치료사는 테이블의 왼쪽에 환자의 손을 향하여 바로 선 자세를 취한다. 이때 제공하는 저항은 편측성 팔 폄-벌림-안쪽 돌림의 패턴에 제공하는 저항과 같은 방향의 저항을 제공한다. 환자가 움직임을 시작하면, 치료사의 체중을 옮긴다. 환자의 움직임이 끝 범위까지 오면 치료사는 신체를 돌려 환자의 발을 보고 서도록 한다.

■ 잡는 방법 Grip

■■ 먼쪽 손 Distal Hand

치료사의 왼쪽 손은 환자의 왼쪽 손(움직임을 이끄는 손)을 잡는다. 치료사의 왼쪽 손은 환자의 손등 주변을 감싸서 잡고, 환자가 팔을 움직이는

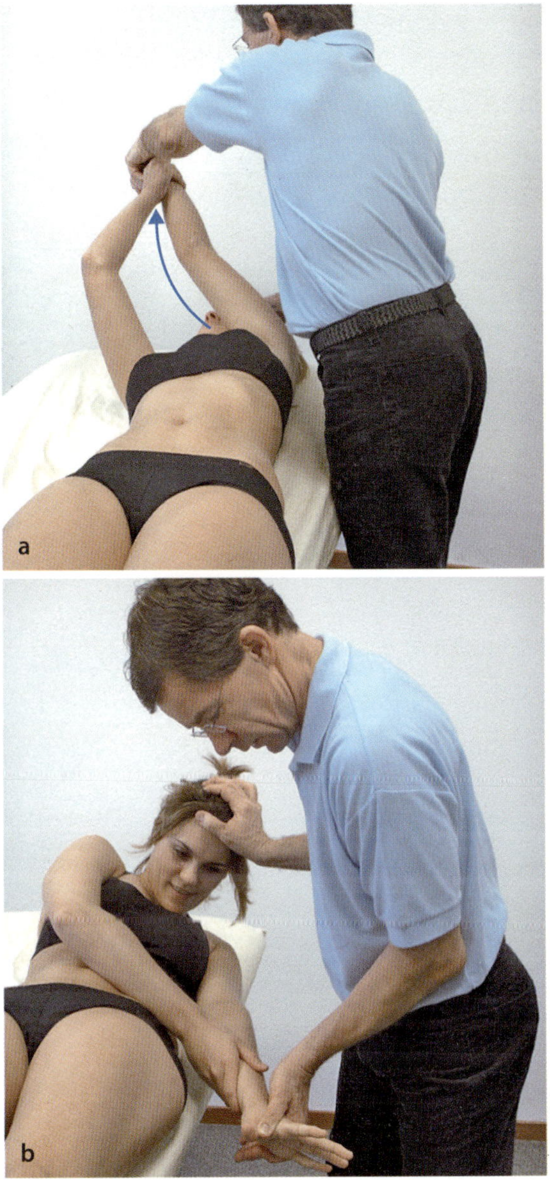

■ **그림 10.1** **a,b** 누운 자세에서 왼쪽으로 내려치기 패턴

동안, 몸통의 움직임을 촉진시키기 위해 신장과 압축을 제공할 때 관절을 보호하도록 한다.

■■ 몸쪽 손 Proximal Hand

치료사의 오른쪽 손은 환자의 이마에 위치하며, 치료사의 손가락을 환자 정수리를 향하도록 둔다.

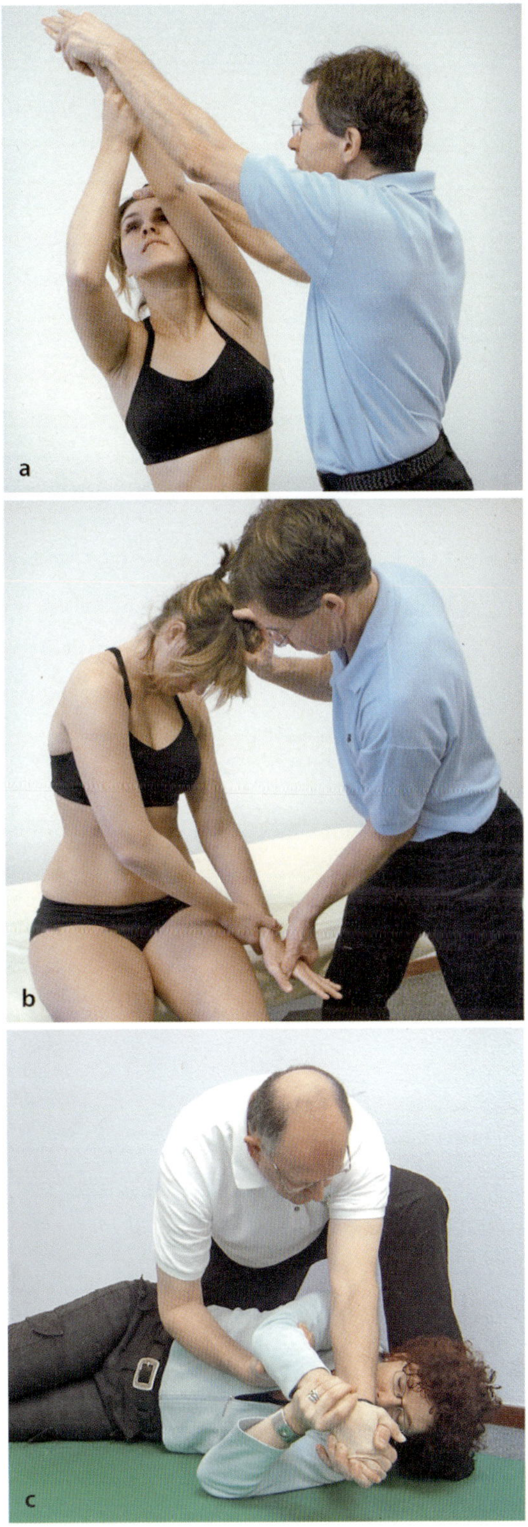

■ **그림 10.2** **a,b** 앉은 자세에서 왼쪽으로 내려치기 패턴 **c** 반전된 내려치기 패턴

■ 늘어난 (시작) 자세 Elongated Position

환자의 왼쪽 팔은 굽힘-모음-가쪽 돌림된 상태이다. 오른쪽 손은 굽힘-벌림-가쪽 돌림의 수정된 자세를 한 채로, 왼쪽 손목을 감싸쥔다. 환자는 왼쪽 손을 보고 목은 수정된 오른쪽 폄으로 위치한다(◘그림 10.1a).

■ 신장 Stretch

치료사가 몸통 근육이 늘어나는 것을 느낄 때까지, 왼쪽 팔과 어깨뼈를 견인한다. 지속적으로 제공되는 견인은 팔과 몸통 근육을 신장시켜 준다.

■ 구두지시 Command

"팔을 제가 있는 쪽으로 내려보세요.
턱을 당기고 머리를 아래쪽으로 움직여 보세요.
팔을 내릴려고 해보세요. 좀 더 밀어보세요."
"팔이 왼쪽 무릎에 닿도록 내려보세요"

10

■ 움직임 Movement

환자의 왼쪽 팔은 폄-벌림-안쪽 돌림의 움직임을 하며, 오른쪽 팔은 폄-모음-안쪽 돌림의 움직임을 함께 한다. 환자의 머리와 목은 왼쪽으로 굽힘의 움직임을 한다. 동시에, 환자의 위쪽 몸통은 왼쪽으로 굽힘, 돌림, 측방 굽힘의 움직임을 시작한다.

■ 저항 Resistance

저항은 팔의 움직임에 적용되며, 팔이 움직이는 동안, 저항은 **반대측 어깨쪽으로** 제공되어져야 몸통을 촉진시킬 수 있다. 머리에 가해지는 저항은 가볍게 제공하여, 머리와 목의 움직임을 가이드하는 기능을 해야 한다.

치료사가 배 근육 수축이 시작되는 것을 느끼거나, 배 근육의 수축을 직접 관찰할 때까지 팔에서의 움직임을 허용하지 않아야 한다. 배 근육의 수축이 나타난 후, 팔의 움직임과 머리의 움직임을 허용하면, 치료사가 가해주는 저항에 대항하여 환자의 몸통 굽힘 근육이 계속적으로 수축을 유지할 것이며, 몸통에서의 움직임은 완벽하게 나타나게 될 것이다. 몸통의 굽힘 움직임이 시작되면서, 팔을 통해 제공되는 압축은 **반대측 어깨쪽으로** 제공되어져야 한다.

■ 끝 자세 End Position

왼쪽 팔은 완전히 폄된 자세를 가지고, 환자의 목은 왼쪽으로 굽힘 자세를 취한다. 위쪽 몸통은 환자가 최대한 할 수 있는 범위까지 왼쪽으로 굽힘 자세를 가진다.

■ 정상 타이밍 Normal Timing

팔과 머리의 움직임이 시작하자마자, 배근육들의 수축이 시작된다. 팔과 머리의 움직임이 끝나자마자, 위쪽 몸통이 왼쪽 돌림과 왼쪽 측방 굽힘과 함께 굽힘 움직임이 나타난다.

■ 강조의 타이밍 Timing for Emphasis

팔을 움직임의 끝 범위에서 유지한 후, 압축과 돌림의 저항을 제공한다. 안정성을 가진 팔을 조절함으로 인해 몸통의 굽힘 운동을 강조하여 실시할 수 있다.

■ 내려치기의 반전 패턴 Reversal of Chopping

이 패턴은 들기 패턴과는 다르고, 움직임을 하는 동안, 치료사의 도수접촉을 바꾸기 위해 움직임이 멈추는 시간이 없다. 이것은 앞쪽으로 구르기에서 뒤쪽으로 구르기를 하는 것과 같은 반전되는 치료를 할 때, 유용하게 사용할 수 있다. 움직임이 일어날 때 잠시라도 움직임 멈춤과 이완이 없다.

➤ 팔과 머리의 끝 자세에서는 움직임이 나타나지 않고 움직임을 유지한다. 치료사가 제공하는 만큼의 몸통 움직임만 나타난다.

치료사는 등장성 혼합과 길항근 반전과 같은 기법을 강조의 타이밍과 함께 사용할 수 있다. 매트에서 내려치기와 내려치기 반전의 패턴을 사용하면, 환자의 앞쪽 구르기 또는 뒤쪽 구르기를 도와줄 수 있을 것이다. 치료사는 환자가 구르기 동작을 하는 동안, 환자의 움직임에 맞추어, 저항의 방향을 조절하여 제공하여야 한다.

내려치기 패턴은, 환자를 누워있는 자세에서 앉는 자세로 자세 변경할 때에 사용될 수 있다. 돌림의 저항과 압축은 팔을 통해 촉진되며, 환자가 앉는 자세를 취하도록 저항을 지속적으로 제공해 주어야 한다.

■ 다른 자세 Alternative Position

■■ 앉은 자세 Sitting

앉은 자세에서는 중력을 보조받으면서 몸통의 굽힘 동작을 만들 수 있고, 팔에서 몸통으로의 방산을 이용하여 엉덩관절의 굽힘 움직임을 촉진할 수 있다. 앉은 자세는 몸통와 엉덩관절의 굽힘근육의 편심성 수축 능력을 증진시킬 때, 이용하기도 한다 (◘ 그림 10.2 a,b).

기억해야 할 사항

- 패턴의 마지막 범위에서는 오직 몸통의 움직임만 나타난다.
- 몸쪽 손은 반대측 어깨뼈의 앞쪽 내림 움직임에 대한 저항을 가해 준다.

10.3.2 들기 패턴 Lifting

목의 폄과 함께 적용하는 양측성 비대칭성 팔 굽힘 패턴(회전과 측방 굽힘이 포함되어 있음)은 다음과 같이 몸통의 폄을 위해서 사용한다.

이 들기 패턴을 사용하는 다른 이유는 다음과 같다:

- 몸통의 폄 근육이 강할 때에는 엉덩관절의 폄 운동을 위해 사용할 수 있다.
- 뒤로 구르기 또는 구부정하게 앉은 자세나 구부정하게 선 자세를 똑바로 세운 자세로 바꾸는 등의 기능적인 움직임을 촉진시키기 위해서 사용할 수 있다.

왼쪽으로 들기 패턴의 사진은 ◘ 그림 10.3d, e이며 다음 구성요소를 포함하고 있다:

- 왼쪽 팔(움직임을 주도하는 팔): 굽힘–벌림–가쪽 돌림
- 오른쪽 팔(움직임을 따라가는 팔): 굽힘–모음–가쪽 돌림 오른쪽 팔은 왼쪽 손목을 잡고, 움직임을 따라간다.
- 목: 왼쪽으로 폄 움직임이 나타나야 한다.

■ 환자의 자세 Patient Position

환자는 테이블의 왼쪽에 가깝게 바로 누운 자세를 취한다(◘ 그림 10.3a, b).

■ 치료사의 자세 및 신체 역학 Body Position and Mechanics

치료사는 테이블 왼쪽에 환자의 팔을 향하도록 선다. 환자의 움직임이 시작되면, 치료사는 본인의 체중을 이동시킨다. 환자의 팔 움직임이 끝 범위가 되면, 치료사는 움직임의 대각선 안에서 뒤쪽으로 한쪽 발을 움직여서, 환자의 움직임이 끝까지 나오도록 한다.

■ 잡는 방법 Grip

■■ 몸쪽 손 Proximal Hand

치료사의 왼쪽 손은 환자의 왼쪽 손(움직임을 주도하는 손)을 잡는다. 팔의 굽힘–벌림–가쪽 돌림 패턴에서 사용하던 도수접촉을 적용한다.

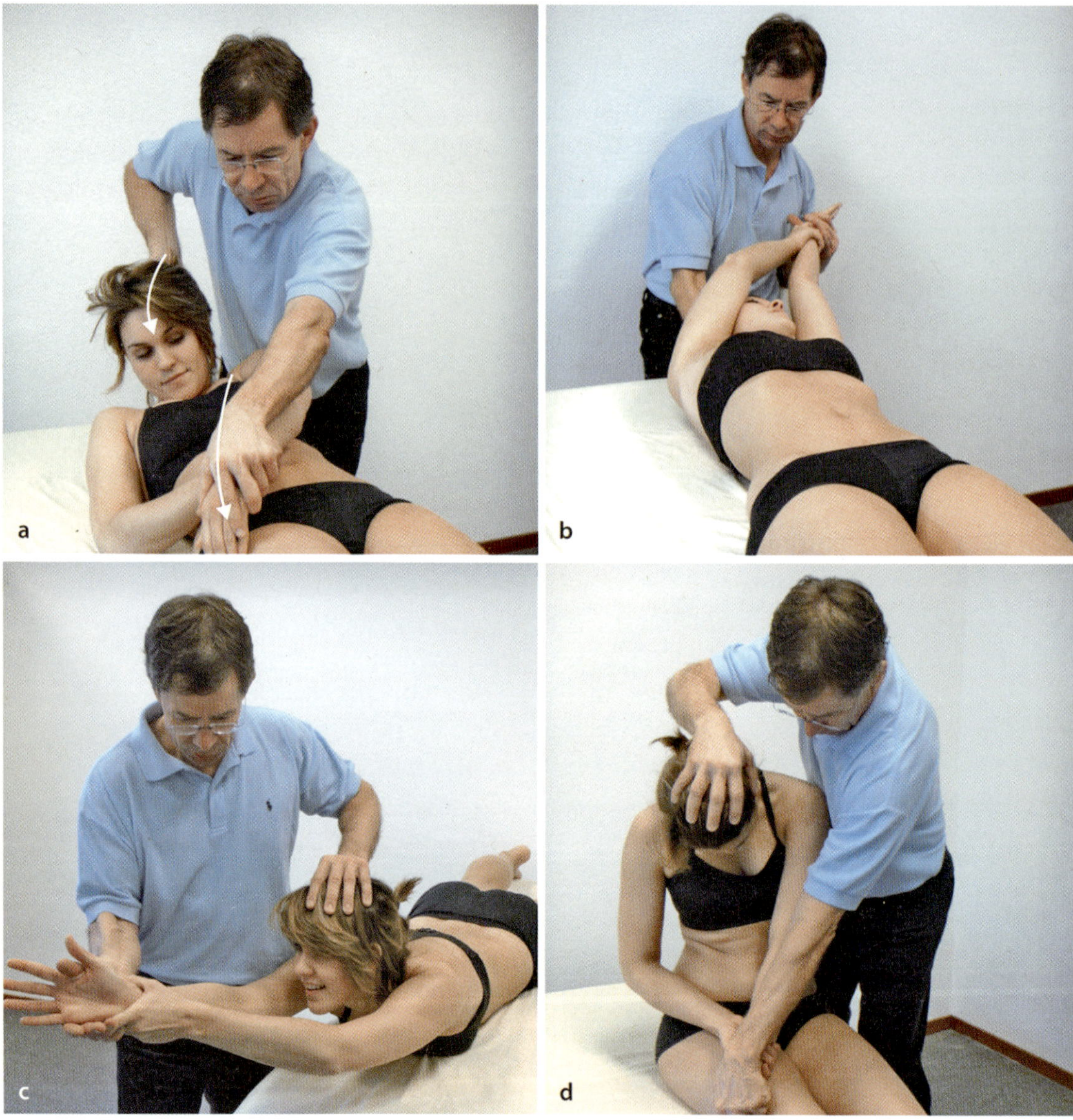

■ 그림 10.3 들기 패턴. **a,b** 누운 자세에서 왼쪽으로 들기 패턴. **c** 엎드려 누운 자세에서 오른쪽으로 들기 패턴. **d** 앉은 자세에서 왼쪽으로 들기 패턴

10

■■ 먼쪽 손 Distal Hand

치료사의 오른쪽 손은 머리에 두며, 손가락이 환자의 목을 향하도록 환자의 정수리 쪽을 감싸잡는다.

■ 늘어난 (시작) 자세 Elongated Position

환자의 왼쪽 팔은 폄-모음-안쪽 돌림의 자세를 취하게 된다. 오른쪽 손은 왼쪽 손목을 잡아, 수정된 폄-벌림-안쪽 돌림의 자세를 취하게 된다. 환자는 왼쪽 손을 보고, 목이 오른쪽으로 굽힘 자세가 된다 (■ 그림 10.3a).

■ 신장 Stretch

치료사가 몸통과 팔 근육이 늘어나는 것을 느낄 때까지 왼쪽 팔과 어깨뼈를 견인한다. 팔과 몸통으로

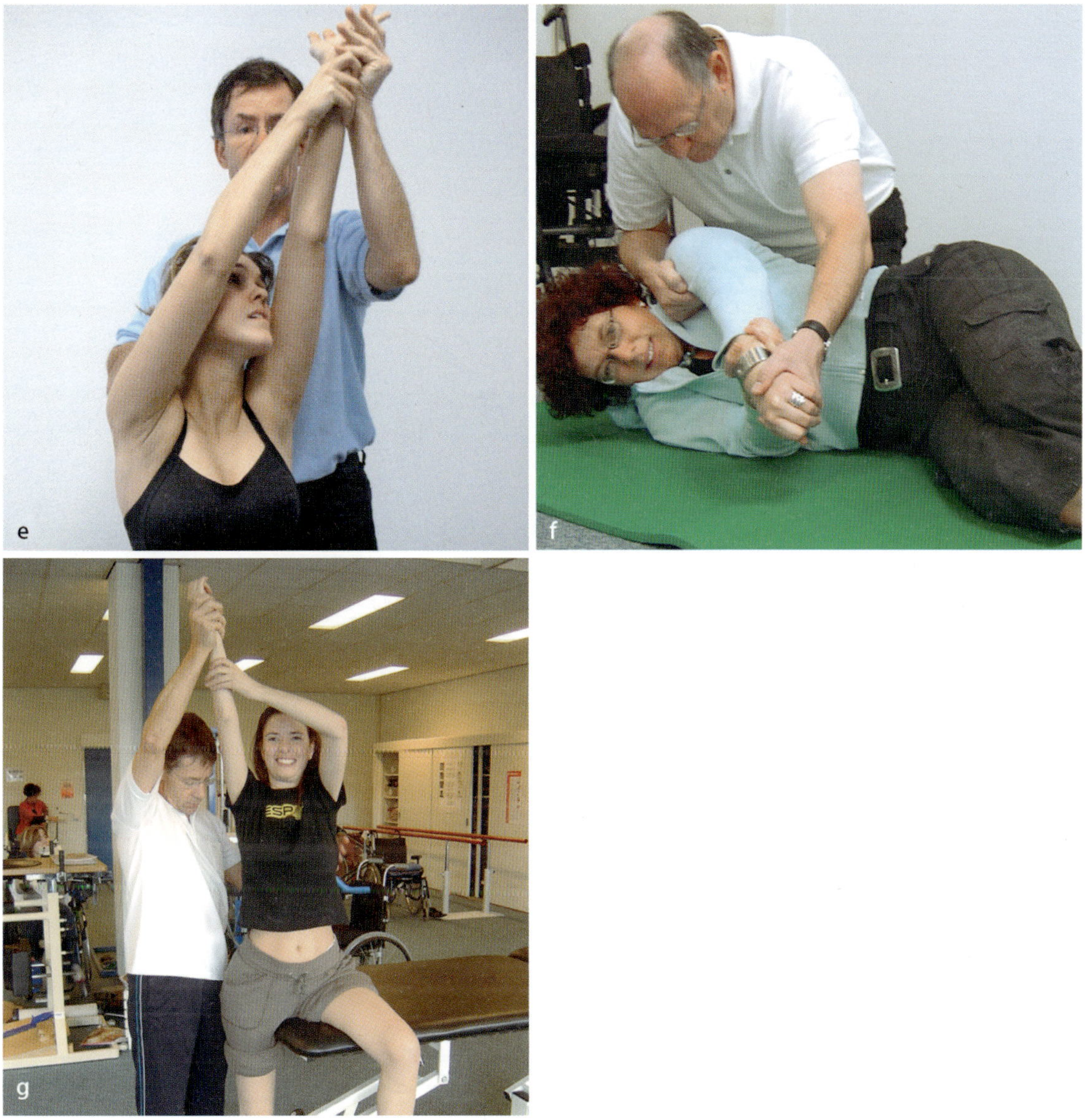

그림 10.3 **e** 앉은 자세에서 왼쪽으로 들기 패턴. **f** 엎드린 자세로 자세 변경을 위한 반전된 들기 패턴. **g** 들기 패턴을 이용한 몸통의 폄 동작과 걷기 중 디딤기를 위한 방산

견인을 계속적으로 유지한다. 환자 머리 쪽으로 주는 견인은 목 폄근육을 신장시키기 위해 제공한다.

■ 구두지시 Command

"당신의 팔을 밀어 올리면서 머리를 뒤쪽으로 미세요. 움직이는 팔을 계속 쳐다 보세요. 이제 팔과 머리를 뒤쪽으로 미는 것을 유지하세요. 더 밀어 보세요."

■ 움직임 Movement

환자의 왼쪽 팔은 굽힘–벌림–가쪽 돌림의 패턴의 움직임을 나타낸다. 오른쪽 팔은 왼쪽팔의 움직임을 따라 굽힘–모음–가쪽 돌림의 움직임을 나타낸다. 환자의 머리와 목은 왼쪽으로 폄 움직임을 한다. 팔이 움직이면서 동시에, 상부 몸통이 왼쪽 측방 굽힘, 굽힘에서 오른쪽 폄 움직임을 한다.

■ 저항 Resistance

저항은 몸통이 움직이는 동안 팔과 머리에 주며, 반대쪽 엉덩관절 방향으로 저항을 제공한다.

치료사는 환자의 팔과 머리가 뒤쪽으로 움직임이기 시작할 때 저항을 이용하여, 몸통 뒤쪽 근육의 수축을 느끼거나 보도록 한다. 몸통 뒤쪽 폄 근육이 계속 수축할 수 있도록 팔과 머리에 최적의 저항을 주도록 한다.

■ 끝 자세 End Position

환자의 왼쪽 팔은 환자의 왼쪽 귀가 있는 곳까지 충분한 굽힘이 나온다. 환자의 머리는 왼쪽으로 폄 자세를 가진다. 몸통은 왼쪽으로 길어지며 폄 자세가 된다.

10

■ 정상 타이밍 Normal Timing

환자의 팔과 머리의 움직임이 시작됨과 동시에, 몸통 폄근이 수축한다. 팔과 머리의 움직임이 마지막 범위로 오게 되면, 몸통은 왼쪽으로 늘어나며, 왼쪽 옆쪽 굽힘과 왼쪽 돌림이 나타난다.

■ 강조의 타이밍 Timing for Emphasis

팔과 머리를 끝 자세에서 유지하게 한다. 유지된 끝 자세에서 팔에 저항을 이용하여 돌림과 압축을 준다. 목에서는 돌림과 폄에 대한 저항을 준다. 이렇게 팔과 머리를 조절하면서 몸통의 폄 근육을 운동시킬 수 있다. 몸통을 운동시킬 때, 팔과 머리는 절대로 움직여서는 안 되고, 몸통에서의 순수한 움직임이 나오도록 한다. 환자가 매트에서 누운 자세에서 앞쪽으로 구르는 움직임이 목표라면 반전된 들기 패턴을 이용한다(◘ 그림 10.3f).

■ 반전된 들기 패턴 Reversal of Lifting

반전된 들기 패턴은 내려치기(chopping) 패턴과는 다르다.

앞쪽으로 구르기 또는 뒤쪽으로 구르기 등과 같은 반전된 움직임을 위해 사용할 수 있다. 움직이는 동안 멈추는 시간이나 이완, 휴식시간이 없다(◘ 그림 10.3f).

■ 다른 자세 Alternative Position

■■ 엎드린 자세 Prone

끝 자세에서 중력에 대항하는 운동을 할 수 있다. 이 자세는 근력이 좋은 환자나, 체격이 좋은 환자를 운동시킬 수 있는 장점을 가지고 있다(◘ 그림 10.3c).

■■ 앉은 자세 Sitting

치료사의 목표가 몸통의 근육을 늘려주는 것이라면, 환자의 목 부위와 허리 부위에서의 과도한 앞굽이가 나오지 않도록 해야 한다.

들기 패턴은 구부정한 자세를 곧게 세운 자세로 바꾸기 위해 사용할 수 있다. 들기 패턴은 올바르게 몸을 편 자세를 가르쳐 주기 위해 좋은 방법이다(◘ 그림 10.3d, e).

기억해야 할 사항

- 패턴의 마지막 부위에서는 팔에서의 움직임을 조절하여, 몸통만 움직이도록 한다.
- 몸통이 길어지는 움직임은 나오지만, 허리 부위에서 과도한 폄 움직임이 나오지 않아야 한다.

10.4 몸통을 위한 양측성 다리 패턴 Bilateral Leg Patterns for the Trunk

혼합된 양측성, 비대칭, 다리 패턴은 몸통 근육을 운동시키기 위해 사용된다. 양쪽 다리를 하나의 단위(덩어리)처럼, 움직임을 유지하거나 저항을 제공한다. 혼합된 패턴을 적절히 잘 이용하기 위해서, 양쪽 다리 중 하나는 건강한 다리이거나, 강한 다리여야 한다.

치료사는 다리 패턴을 사용할 때, 무릎 움직임을 함께 사용하여도 된다. 흔하게 사용하는 혼합된 패턴은 엉덩관절 굽힘 패턴 시, 무릎을 굽히는 움직임을 함께 사용하는 것이며, 엉덩관절 폄 패턴 시, 무릎을 펴는 것이다.

10.4.1 하부 몸통 굽힘(오른쪽)을 위한 무릎 굽힘과 함께 적용하는 양측성 다리 굽힘 패턴 (그림 10.4) Bilateral Lower-Extremity Flexion, with Knee Flexion, for Lower-Trunk Flexion (Right)

■ **시작 자세** Position at Start

환자는 테이블 끝 쪽으로 눕는다. 환자의 왼쪽 다리는 폄–벌림–안쪽 돌림의 움직임을 하고, 오른쪽 다리는 폄–모음–가쪽 돌림의 움직임을 동시에 한다.

■ **치료사의 신체 역학** Body Mechanics

치료사는 환자의 얼굴을 마주보고 대각선 안에 선다. 치료사의 체중을 이용하여 시작 자세(근육이 늘어난 자세)를 취한다. 환자의 다리가 굽힘 움직임을 하면, 환자의 움직임에 맞추어 치료사는 한쪽 발을 앞쪽으로 내딛는다. 치료사는 체중을 이용하여 저항을 제공하여 준다.

■ **잡는 방법** Grip

■■ **먼쪽 손** Distal Hand

치료사의 왼쪽 손은 환자의 양쪽 발등을 바깥쪽으로 잡는다. 환자의 발 사이에 치료사의 손가락을 넣어서는 안 된다. 만약 환자의 발이 치료사의 손보다 너무 크다면, 환자의 한쪽 발을 다른 쪽 발 위에 포개어 잡는다.

■ **몸쪽 손** Proximal Hand

치료사의 오른쪽 손은 환자의 허벅지 뒤쪽에 위치한다. 치료사의 팔을 이용하여 환자의 양쪽 허벅지를 잡는다.

■ **늘어난 (시작) 자세** Elongated Position

환자의 몸통은 왼쪽 돌림과 왼쪽 기울여진 폄 상태이다.

주의

환자의 허리 부위에서 과도한 폄이 나타나지 않도록 한다.

■ **신장** Stretch

양쪽 다리에 견인과 돌림힘을 주어서 다리와 몸통의 굽힘 근육을 늘여주고 신장하여 준다.

허리에서 과도한 폄이 나올 때까지 당기지 않는다.

■ **구두지시** Command

"발등 올리고, 다리 당겨 올리세요.
무릎을 오른쪽 어깨로 당겨 올리세요."

■ **움직임** Movement

발이 발등굽힘하면, 동시에 몸통 굽힘 근육의 수축이 시작된다. 오른쪽 다리가 굽힘–벌림–안쪽 돌림하고, 왼쪽 다리가 굽힘–모음–가쪽 돌림을 하면서 양쪽 다리가 동시에 굽힘 움직임을 한다. 양쪽 다리가 끝 범위까지 움직이면, 몸통에서도 돌림, 오른쪽으로 측면 굽힘이 포함된 하부 몸통 굽힘 움직임이 계속 나타난다.

■ 저항 Resistance

■■ 먼쪽 손 Distal Hand

치료사는 환자의 몸통과 엉덩관절을 시작자세로 가져가려는 방향으로 저항을 준다. 저항은 한쪽 다리 패턴에서 주어진 저항과 같은 방향으로 무릎 쪽으로도 저항을 줄 수 있다. 무릎이 편 상태로 패턴을 한다면, 정강뼈의 움직임에 따라 견인을 준다. 무릎을 굽히는 패턴을 적용한다면, 무릎에 제공하는 저항으로 몸통을 조절할 수 있다.

■■ 몸쪽 손 Proximal Hand

치료사의 양쪽 손으로 환자의 양쪽 허벅지를 잡는다. 치료사는 손으로 환자 허벅지의 바깥쪽을 누르면서 돌림과 바깥움직임에 대한 저항을 제공한다. 견인은 넙다리뼈의 움직임에 따라 제공해 준다.

10

주의

엉덩관절 굽힘에 과도한 저항은 허리 부분의 과도한 폄을 유도할 수 있다.

■ 끝 자세 End Position

오른쪽 다리는 굽힘–벌림–안쪽 돌림, 왼쪽 다리는 굽힘–모음–가쪽 돌림을 취한다. 하부 몸통은 오른쪽으로의 가쪽 굽힘과 돌림 움직임과 함께 굽힘 자세를 취한다.

■ 정상 타이밍 Normal Timing

발에서 발등굽힘 움직임이 나오면, 동시에 몸통 굽힘근육들의 수축이 시작된다. 엉덩관절이 운동범위의 마지막 범위로 움직일 때까지, 하부 몸통의 굽힘 움직임은 계속 나타난다.

만약 환자의 복부 근육이 골반의 안정성을 만들어 줄만큼 충분히 강하지 않다면 엉덩관절을 굽힌 상태에서 패턴을 시작하도록 한다(◘ 그림 10.4b).

주의

허리부분에서 과도한 폄이 나타나지 않도록 한다. 만약 몸통의 굽힘 근육이 약하여서 골반의 안정성을 만들어 주지 못한다면, 양쪽 다리를 굽힌 상태에서 패턴을 시작한다.

■ 강조의 타이밍 Timing for Emphasis

양쪽 다리를 끝 자세에서 유지하도록 한다. 양쪽 다리를 끝 자세에서 유시한 상태에서, 몸통 부분에서만 움직임이 나오도록 한다. 치료사는 정적 또는 동적 운동을 시킬 수 있다.

양쪽 다리를 마지막 자세에서 유지한 후, 골반의 움직임만 허용하여 몸통만 운동시킨다. 몸통의 측방 굽힘을 강조할 수 있다. ▶단원 10.4.3.

양쪽 다리와 하부 몸통 근육의 정적인 수축을 유지하여, 목과 상부 몸통의 굽힘 근육을 운동시킬 수 있다. 환자의 팔이 상부 몸통 운동을 시키기에 너무 약할 경우에는, 환자의 양쪽 다리와 하부 몸통을 이용하여 상부 몸통을 운동시킬 수 있다.
환자가 목이나 상부 몸통에 통증이 있는 경우에, 혼합된 패턴이 유용하게 사용될 수 있다.

■ 다른 자세 Alternative Position

매트에서 바로 누운 자세에서 옆으로 누운 자세로 구르기를 촉진하거나, 누운 자세에서 앉은 자세로 자세변경을 촉진하기 위해서는 양쪽 다리의 혼합된 패턴을 사용한다(◘ 그림 10.4.c.d).

기억해야 할 사항

- 허리 부분에서 과도한 폄이 나타나지 않아야 한다.
- 다리에서의 움직임은 나오지 않도록 하고, 골반에서의 움직임만 허용하여 몸통을 운동시킨다.

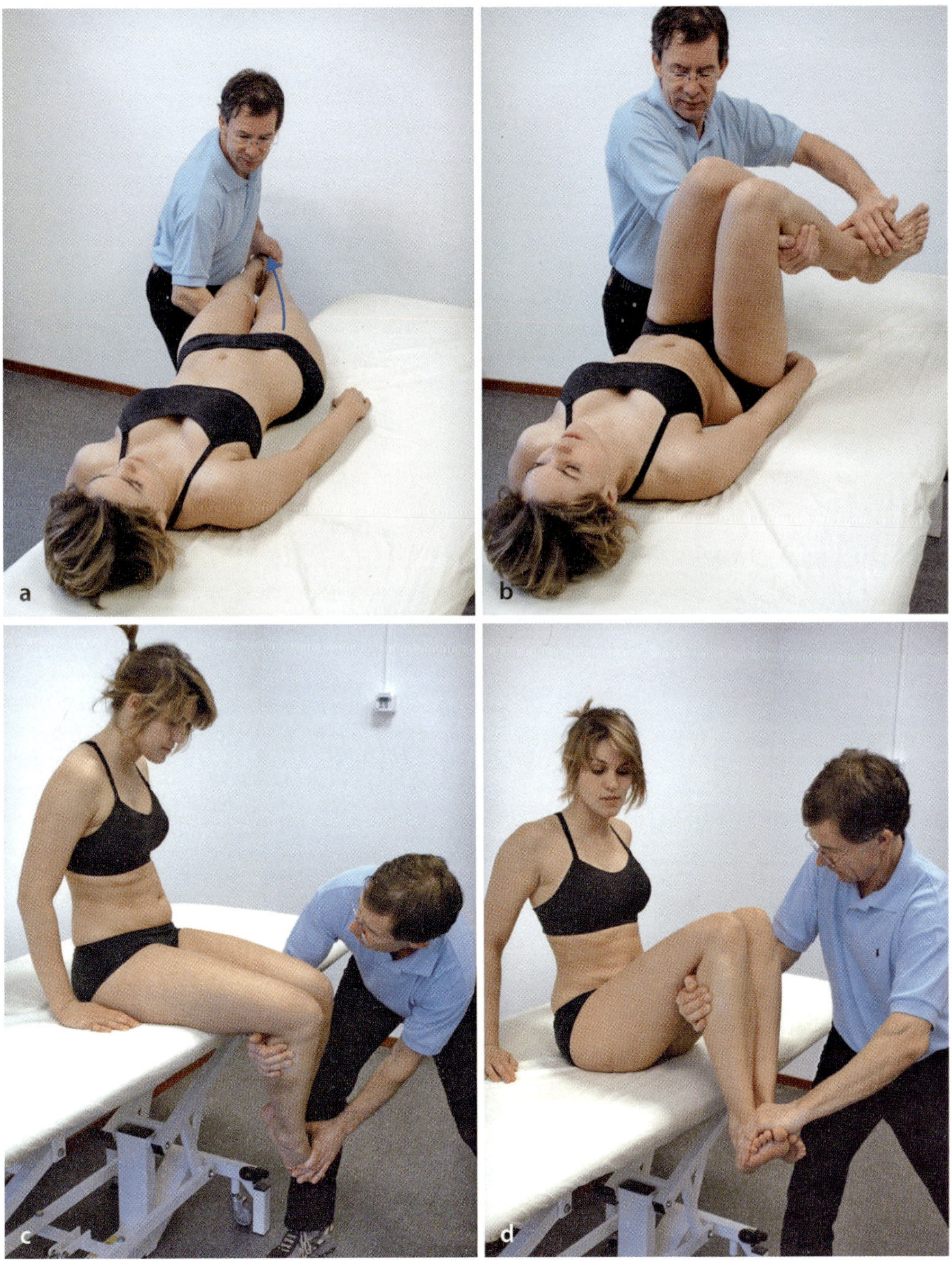

그림 10.4 **a–d**. 몸통의 굽힘을 위해, 무릎 굽힘과 동시에 적용하는 양측성 다리 패턴. **a,b** 바로 누운 자세, **c,d** 앉은 자세

10.4.2 하부 몸통의 폄(왼쪽)을 위한 무릎 폄과 함께 적용하는 양측성 다리 폄 패턴(▣ 그림 10.5)

Bilateral Lower-Extremity Extension, with Knee Extension, for Lower-Trunk Extension (Left)

■ **시작 자세** Position at Start

환자는 테이블의 왼쪽 끝에 눕는다.

■ **치료사의 자세 및 신체 역학** Body Position and Mechanics

치료사는 환자가 움직이는 대각선에 위치한다. 환자의 움직임을 시작하기 전에, 치료사의 몸을 앞쪽으로 기대어 환자의 근육이 늘어나도록 한다. 환자의 다리가 폄의 움직임이 나오면, 치료사는 뒤쪽으로 다리를 이동한다.

10

■ **잡는 방법** Grip

■■ **먼쪽 손** Distal Hand

치료사의 왼쪽 손은 환자의 양쪽 발바닥과 바깥쪽을 잡는다. 만약, 환자의 발이 너무 크다면, 한쪽 발을 반대쪽 발 위로 겹쳐서 잡도록 한다.

■■ **몸쪽 손** Proximal Hand

치료사의 오른쪽 손을 환자의 허벅지 아래쪽으로 둔다. 치료사의 팔(아래팔)을 이용하여, 환자의 양쪽 허벅지의 움직임을 유지한다.

■ **늘어난 (시작) 자세** Elongated Position

환자의 양쪽 다리를 오른쪽으로 굽힘 자세를 취한다. 오른쪽 다리는 무릎 굽힘과 함께 굽힘–벌림–안쪽 돌림을 취하고, 왼쪽 다리는 무릎 굽힘과 함께 굽힘–모음–가쪽 돌림 자세를 취한다. 하부 몸통은 오른쪽 돌림과 오른쪽 가쪽 굽힘과 함께 굽힘 자세를 취한다.

■ **신장** Stretch

환자 몸통의 오른쪽 굽힘을 증가시키기 위해 허벅지 쪽으로 회전과 함께 견인을 적용한다.

■ **구두지시** Command

"발가락 내리고, 발을 저한테 차세요"

■ **움직임** Movement

발목에서 바닥쪽 굽힘의 움직임이 나오는 것과 동시에, 몸통 폄 근육이 수축하기 시작한다. 양쪽 다리는 동시에 폄 움직임이 나오며, 왼쪽 다리는 폄–벌림–안쪽 돌림의 움직임이 나오며, 오른쪽 다리는 폄–모음–가쪽 돌림의 움직임이 나온다. 다리에서의 움직임이 끝 범위에 다다르며, 하부 몸통은 늘어나며, 왼쪽으로 측방 굽힘과 돌림이 함께 나타난다.

■ **저항** Resistance

■■ **먼쪽 손** Distal Hand

몸통과 엉덩관절의 돌림에 대한 저항을 가한다. 무릎에 가해지는 저항은, 한쪽 다리 패턴을 제공하였을 때와 동일하게 저항을 주며, 이는, 환자의 뒤꿈치가 바닥쪽을 향하는 움직임에 대한 저항을 준다. 무릎에 대한 저항은 몸통과 엉덩관절의 과도한 돌림을 방지해 줄 것이다.

만약 무릎을 편 상태로 패턴을 한다면, 환자의 정강뼈 선에 맞추어 압축을 가해준다.

■■ **몸쪽 손** Proximal Hand

엉덩관절과 몸통의 움직임에 따라 치료사의 아래팔로 환자의 허벅지에 대한 저항을 계속 적용한다.

■ **끝 자세** End Position

환자는 왼쪽 다리를 폄–벌림–안쪽 돌림, 오른쪽 다리는 폄–모음–가쪽 돌림의 자세를 취하게 된다. 하부 몸통은 왼쪽으로 돌림과 측방 굽힘의 자세를 취하게 된다.

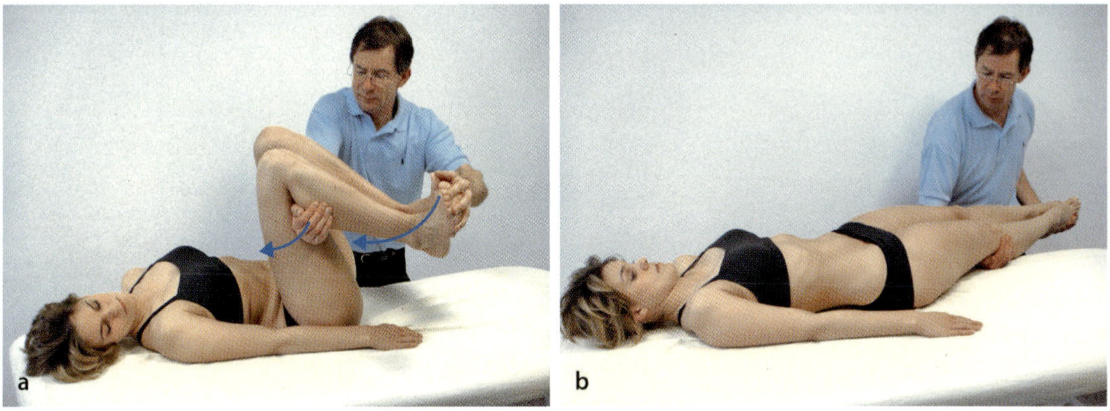

그림 10.5 **a,b** 하부 몸통의 폄을 위한, 무릎 폄과 동시에 적용하는 양측성 다리 폄 패턴

■ 정상 타이밍 Normal Timing

몸통의 폄 근육은 다리의 움직임이 일어나기 전에 수축하기 시작한다. 다리의 움직임이 많이 나타날수록, 몸통은 길어진다.

주의

마지막 자세에서 몸통이 길어진 자세를 가지며 이때, 허리부분에서 과도한 폄이 나타나지 않도록 한다.

■ 강조의 타이밍 Timing for Emphasis

몸과 위쪽 몸통의 폄 근육을 운동시키기 위해서, 양쪽 다리와 아래쪽 몸통을 정적으로 수축시킬 수 있다. 환자의 팔이 너무 약해서 위쪽 몸통을 운동시키기 어려울 때, 양쪽 다리와 아래쪽 몸통을 이용하여 운동시킬 수 있다. 이때, 몸통의 측방 굽힘을 강조할 수 있다(▶단원 10.4.3).

양쪽 다리의 폄을 강조하기 위해 엎드린 자세에서 패턴을 적용할 수 있다. 치료사는 환자 허리부분에 많은 부하가 가지 않도록 주의한다.

■ 다른 자세 Alternative Position

옆으로 누운 자세에서 구르기를 촉진시키거나, 엎드린 자세에서 바로 누운 자세로 자세 변경을 촉진시키기 위해 다리의 혼합된 패턴을 사용할 수 있다.

기억해야 할 사항

- 치료사의 먼쪽 손으로 무릎 폄에 대한 저항을 주어, 몸통 근육의 활성화를 조절한다.
- 몸통이 길어진 자세를 취할 때, 허리부분의 과도한 폄을 주의한다.

10.4.3 몸통의 측방 굽힘 Trunk Lateral Flexion

몸통의 측방 굽힘 패턴은 몸통의 굽힘 또는 폄 패턴을 기본으로 하여 실시할 수 있다. 엉덩관절 돌림과 동반된, 양쪽 다리의 굽힘 또는 폄 패턴을 이용하여 운동시킬 수 있다.

굽힘 움직임을 기본으로 한 왼쪽 측방 굽힘 Left Lateral Flexion with Flexion Bias

양쪽 다리의 왼쪽 굽힘 시작 범위에서 실시한다.

■ 구두지시 Command

"환자분 다리를 왼쪽으로 돌려보세요."
만약, 무릎을 곧게 편 상태로 실시한다면 다음과 같은 구두지시를 한다.
"발뒤꿈치를 저 있는 쪽으로 돌려보세요."

■ 저항 Resistance

몸쪽 손은 허벅지에 견인을 적용하면서 엉덩관절 굽힘을 제한한다. 허벅지 바깥쪽에서 주는 저항은 엉덩관절이 바깥쪽으로 움직이는 것을 조절해 주도록 제공한다. 치료사의 먼쪽 손으로 무릎과 발의 움직임을 제한시켜 주고, 엉덩관절 돌림에 저항을 제공한다.

■ 움직임 Movement

엉덩관절과 무릎은 왼쪽으로 굽히는 움직임을 한다. 엉덩관절이 굽힘 패턴의 선을 따라서 왼쪽으로 돌림 움직임을 하게 되면, 허리부분에서는 왼쪽으로의 측방 굽힘과, 골반이 갈비뼈가 있는 쪽을 향해 위쪽으로 올라오는 움직임이 나타난다.

기억해야 할 사항

- 넙다리뼈의 움직임을 고정시켜 놓음으로써 몸통 굽힘근육에 견인을 적용한다.
- 엉덩관절 돌림은 몸통의 측방 굽힘을 조절한다.

10

폄 움직임을 기본으로 한 오른쪽 측방 굽힘 (그림 10.6)

Right Lateral Flexion with Extension Bias

치료사는 환자의 다리가 신장된 범위에서 운동을 시키거나, 다리 패턴의 짧은 범위에서 적용하여 운동시킬 수 있다.

■ 늘어난 범위에서의 적용 In the Lengthened Range

환자의 양쪽 다리가 왼쪽으로 충분히 굽힘 상태에서 실시한다(양쪽 다리가 오른쪽으로 폄 패턴을 하는 신장된 범위와 동일)(그림 10.6a).

■ 치료사의 자세 및 신체 역학 Body Position and Mechanics

환자의 왼쪽 어깨 쪽으로 선다. 치료사는 체중을 이용하여 다리와 몸통에 저항을 적용한다.

■ 구두지시 Command

"발을 오른쪽으로 돌리고, 다리를 차세요."
환자의 양쪽 다리가 너무 강하다면,
엉덩관절과 무릎의 동적 수축보다 정적 수축을 하도록 한다(그림 10.6).

■ 저항 Resistance

치료사의 몸쪽 손으로 엉덩관절의 폄과 측방 움직임에 저항을 가한다. 치료사의 먼쪽 손으로 무릎과 발의 움직임을 제한시키고, 엉덩관절의 동적 돌림 움직임에 대한 저항을 다해준다.

■ 움직임 Movement

엉덩관절은 오른쪽으로 완전히 돌림운동을 한다. 허리 부위는 폄과 오른쪽 측방 굽힘을 한다 (그림 10.6b).

엉덩관절과 무릎의 오른쪽으로의 폄 움직임은 약간만 허용한다.

■ 짧은 범위에서의 적용 In the Shortened Range

양측 다리가 오른쪽으로 완전히 폄 자세를 취한다(그림 10.6c).

■ 치료사의 자세 및 신체 역학 Body Position and Mechanics

치료사는 환자의 오른쪽에 선다. 치료사의 움직임은 환자의 오른쪽 폄 몸통 패턴을 수행할 때와 같이 적용한다.

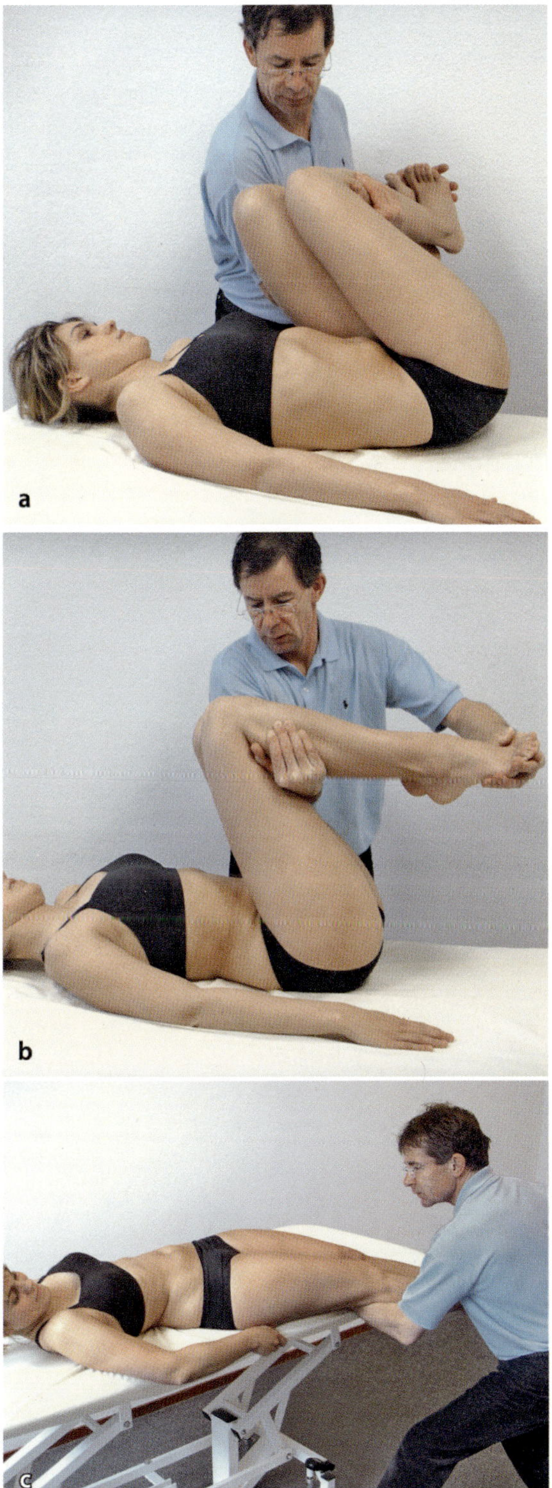

■ 구두지시 Command

"양쪽 다리를 밑으로 밀면서 발꿈치를 저에게 돌리세요."

■ 저항 Resistance

저항은 환자에게 몸통 폄 패턴을 적용할 때와 동일하게 적용한다. 엉덩관절의 돌림운동을 허용하여 준다.

■ 움직임 Movement

환자의 양쪽 다리는 엉덩관절의 완전한 돌림과 함께 오른쪽으로 폄 한다. 허리 부분은 폄과 오른쪽으로 측방 굽힘한다(▣ 그림 10.6).

기억해야 할 사항

- 신장된 범위에서는 넙다리뼈의 움직임을 고정함으로써 몸통 폄 근육에 견인을 적용할 수 있다.
- 엉덩관절의 돌림은 몸통의 측방 굽힘을 조절한다.

▣ 그림 10.6 **a–c**. 폄 움직임을 이용한 오른쪽 가쪽 굽힘 패턴. **a,b** 가쪽 굽힘을 하여, 최대한 늘어난 자세를 취함. 저항은 양측성 비대칭 다리 폄 패턴의 방향과 동일함: 몸통의 가쪽 굽힘과 돌림의 움직임이 나타남. **c**. 짧은 범위에서의 가쪽 굽힘

10.5 몸통을 위한 혼합된 패턴
Combining Patterns for the Trunk

치료사는 환자의 요구에 따라 위쪽 몸통 패턴과 아래쪽 몸통 패턴을 혼합하여 사용할 수 있다. 성인 환자를 치료할 때에는, 혼합된 패턴을 적용할 수 있는 자세를 취하여 실시한다. 치료사는 팔, 다리 각각 패턴의 짧은 범위 안에서 환자의 팔과 다리를 운동시킬 수 있다. 환자의 요구와 근력의 정도에 따라 기법을 선택하여 사용할 수 있다(Johnson and Johnson 2002).

10.5.1 몸통 혼합 패턴
Trunk Combinations

간략히 보기

- 위쪽, 아래쪽 몸통 굽힘
  - 몸통의 상반성 교대 돌림을 함께 적용: 왼쪽으로 내려치기 패턴과, 양쪽 다리의 오른쪽으로 굽힘 패턴 동시 적용 (▫ 그림 10.7)
  - 몸통의 상반성 교대 돌림 없이 적용: 왼쪽으로 내려치기 패턴과 양쪽 다리의 왼쪽으로 굽힘 패턴 동시 적용
- 위쪽 몸통 굽힘과 아래쪽 몸통 폄
  - 몸통의 상반성 교대 돌림을 함께 적용: 왼쪽으로 내려치기와 양쪽 다리의 오른쪽으로 폄 패턴 동시 적용
  - 몸통의 상반성 교대 돌림 없이 적용: 왼쪽으로 내려치기 패턴과 양쪽 다리의 왼쪽으로 폄 패턴 동시 적용
- 위쪽, 아래쪽 몸통의 폄:
  - 몸통의 상반성 교대 돌림을 함께 적용: 오른쪽 들기 패턴과 양쪽 다리 왼쪽으로 폄 패턴 동시 적용

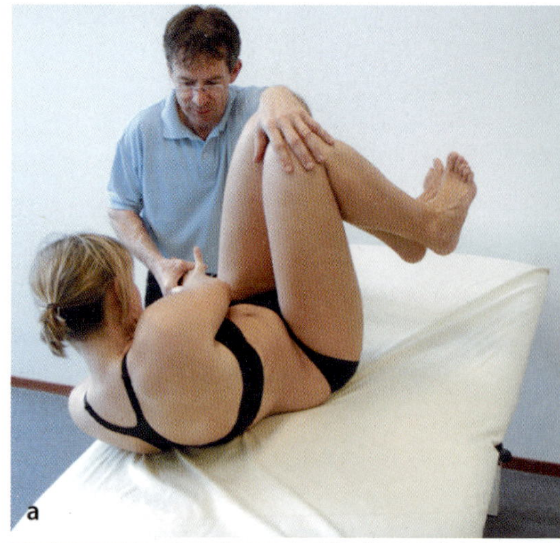

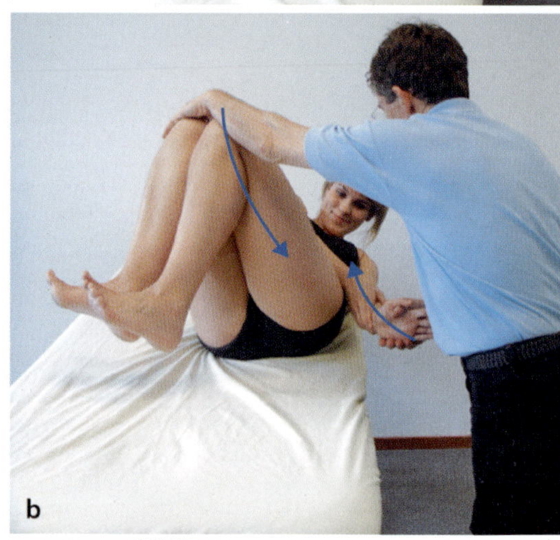

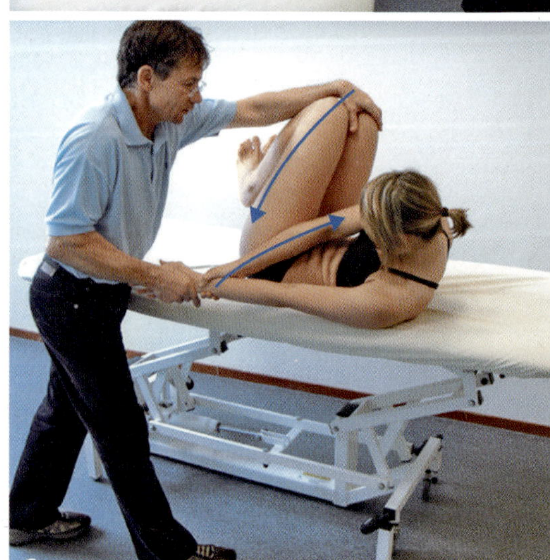

▫ 그림 10.7 a–c. 혼합된 몸통 패턴: 왼쪽으로 내려치기 패턴과 오른쪽으로의 양측성 다리 굽힘 패턴 동시 적용.

양쪽 다리는 굽힘 자세에서 폄 패턴으로 근 수축을 정적으로 적용할 수 있다 (▣ 그림 10.8).

– 몸통의 상반성 교대 돌림 없이 적용: 왼쪽으로 들기 패턴과 양쪽 다리의 왼쪽으로 폄 패턴 동시 적용

▶ 양쪽 다리의 굽힘 자세에서부터 폄 패턴으로 정적 수축을 이용하여 적용.

간략히 보기

아래쪽 몸통의 굽힘 패턴과 위쪽 몸통의 폄 패턴 동시 적용:

- 몸통의 상반성 교대 돌림을 함께 적용: 왼쪽으로 들기 패턴과 양쪽 다리의 오른쪽으로 굽힘 패턴 동시 적용
- 몸통의 상반성 교대 돌림 없이 적용: 왼쪽으로 들기 패턴과 양쪽 다리의 왼쪽으로 굽힘 패턴 동시 적용 (▣ 그림 10.9)

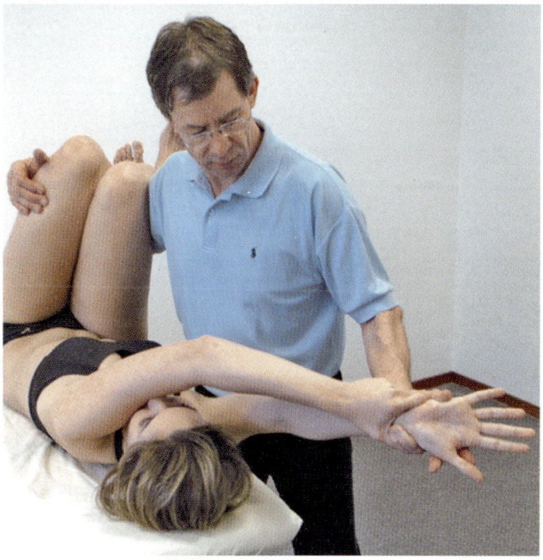

▣ **그림 10.8** 혼합된 몸통 패턴: 오른쪽으로 들기 패턴과 왼쪽으로 양측성 다리 폄 패턴을 이용한 상부와 하부 몸통의 폄 패턴 동시 적용.

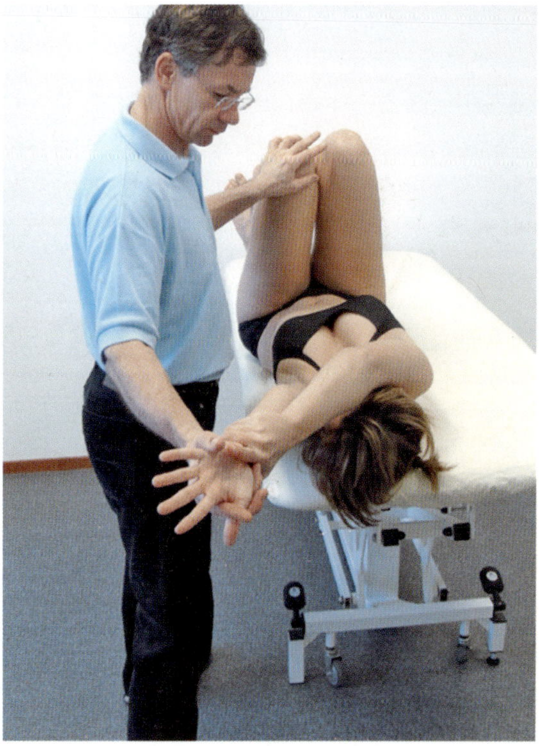

▣ **그림 10.9** 혼합된 몸통 패턴: 왼쪽으로 들기 패턴과 왼쪽으로 양측성 다리 굽힘 패턴 동시 적용.

10.5.2 측만증 치료
Treatment of Scoliosis

Agnieszka Stepien

고유수용성 신경근 촉진법은 척추측만증이 있는 어린이와 청소년의 치료에 유용하다. 특발성 척추측만증의 진행을 예방하거나 제한하기 위한 치료의 첫 번째 단계(Negrini et al. 2012)로 척추측만증 정형계 치료 및 재활치료에 관한 국제 학회(SOSORT)에서 3차원 교정, 일상생활동작 훈련, 안정성 자세 교정, 그리고 환자 교육을 기반으로 하는 개인적 물리치료 운동의 권장과 보조기 사용을 권장하고 있다.

PNF 치료는 이러한 요구 사항의 대부분을 충족한다. 척추, 어깨, 골반의 3차원 교정 운동패턴은 다양한 척추측만증 환자의 다양한 자세에서 이루어진다(◘ 그림 10.10, 10.11, 10.12, 10.13, 10.15).

호흡 자극은 척추의 3차원 교정을 개선하고 호흡 기능 장애를 예방하거나 치료할 수 있는 가능성을 제공한다(◘ 그림 10.13과 10.14).

일부 PNF 기법은 특발성 척추측만증 환자의 치료에 특히 유용하다. 율동적 개시와 복제 기법은 올바른 움직임과 자동적 수정능력을 가르치기 위해 사용한다. 유지-이완과 수축-이완 기법은 척추 통증 증후군을 치료하고, 운동 범위를 늘릴 수 있다. 안정적 반전과 율동적 안정화 기법은 3차원적 교정에서 안정성을 향상시키기 위해 사용한다(◘ 그림 10.15)

등장성 혼합 기법은 일상생활동작을 훈련하는 동안 사용할 수 있다. 보행 패턴에 문제가 있는 경우, 보행의 개별단계를 촉진하기 위해 사용가능하다.

이중(Double) 특발성 척추측만증이 있는 사춘기 소녀의 몸통 돌림 각도와 척추 돌림 가동성에 대한 PNF의 운동성 증가에 즉각적인 효과가 입증되었다(Stępień et al. 2017). PNF 방법의 장기적인 효과는 아직 과학적 연구에서 입증되지 않았다.

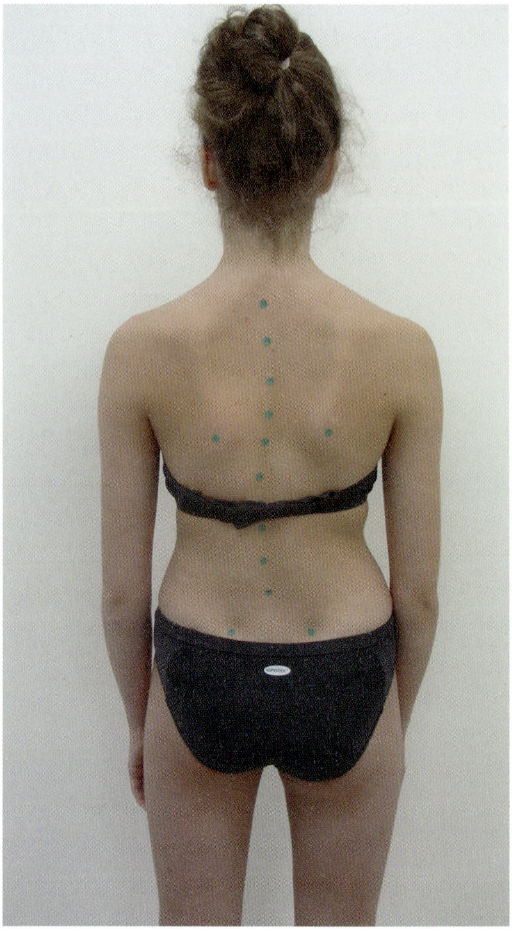

◘ 그림 10.10 이중(double)커브를 가진 측만증 소녀. Cobb 각도: 등뼈 커브 5번째 등뼈-11번째 등뼈각도 22°, 등뼈-허리뼈 커브 12번째 등뼈-4번째 허리뼈 44°를 나타낸다.

특발성 측만증 아동을 위한 치료적 운동 원리

- 측만증 종류를 분석하기
- 3면에서 척추의 변형 패턴을 판단하기
- 통증의 유무를 물어보기
- 다양한 자세에서 교정 운동 적용하기
- 교정된 자세로 일상생활동작 훈련하기
- 치료시간에 호흡을 이용한 자극을 사용하기

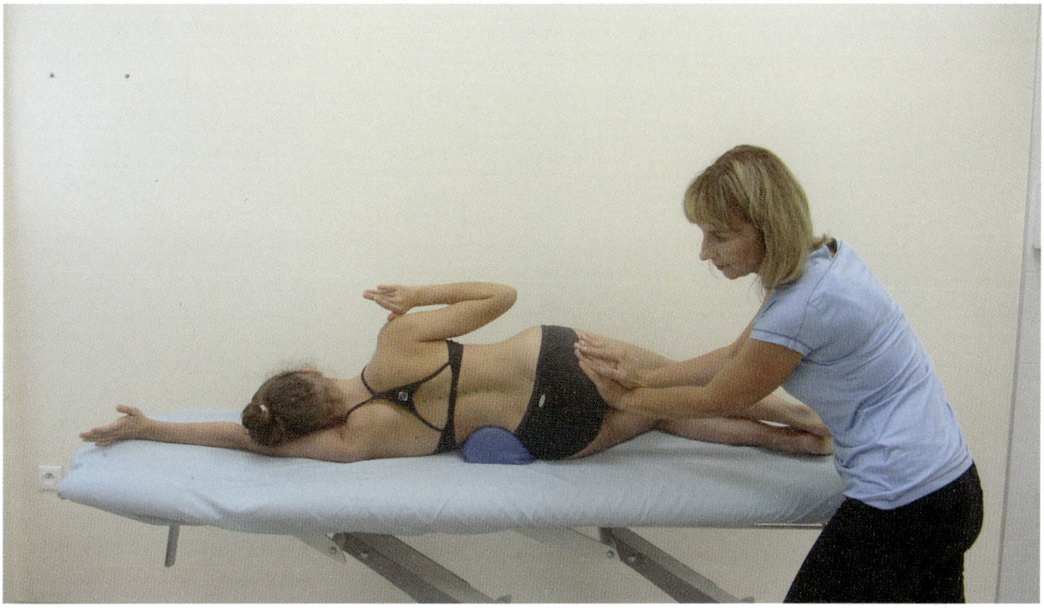

그림 10.11 양측성 팔 패턴: 굽힘/벌림/바깥쪽 돌림 그리고, 팔꿈치 굽힘을 동반한 폄/벌림/안쪽 돌림–등뼈(가슴우리) 척추 교정을 위함. 골반 아래쪽 내림 패턴–허리뼈 척추 교정을 위함.

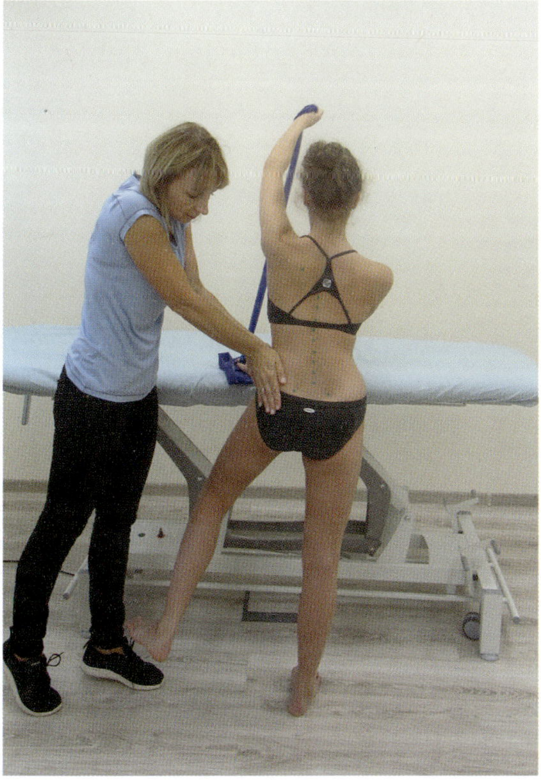

그림 10.12 양측 팔 패턴–굽힘/모음/바깥쪽 돌림 그리고 폄/모음/안쪽 돌림–등뼈 척추 교정을 위함. 옆으로 걷기 초기단계 움직임–허리뼈 척추 교정을 위함.

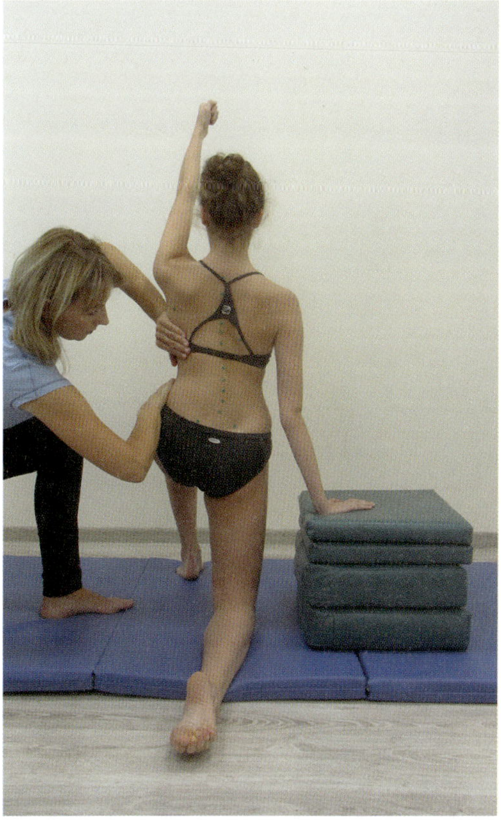

그림 10.13 반 무릎서기 자세에서 교정을 위한 호흡 자극.

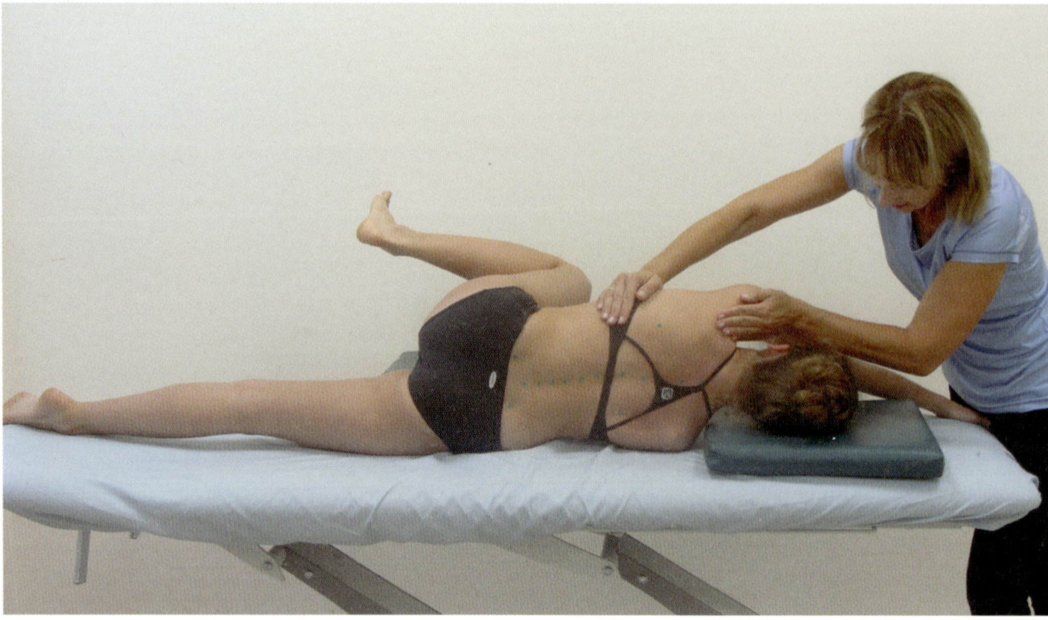

그림 10.14 옆으로 누운 자세에서 교정을 위한 호흡 자극.

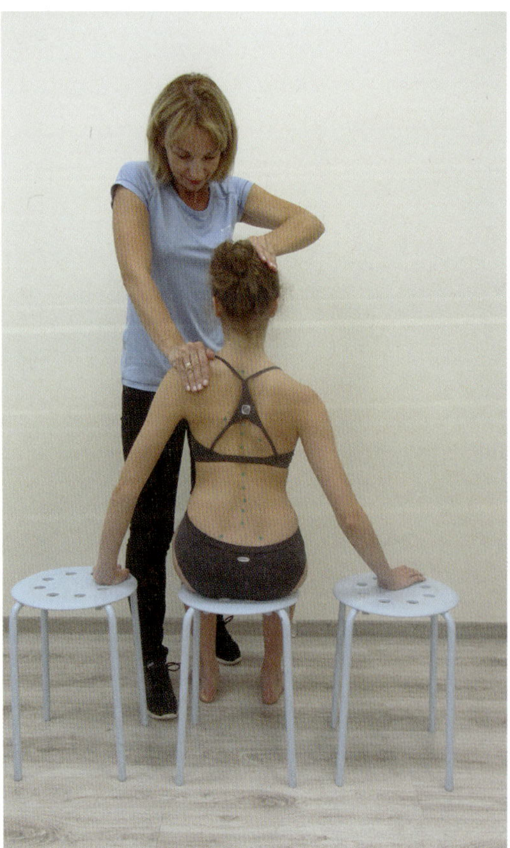

그림 10.15 교정된 앉은 자세에서 안정적 반전 기법 적용.

10

10.6 자가 점검: 질문

Test Your Knowledge: Question

PNF를 이용하여 몸통의 촉진을 위한 여러 가지 방법들이 있다. 7가지를 서술하시오.

참고문헌 References

Angel RW, Eppler WG Jr (1967) Synergy of contralateral muscles in normal subjects and patients with neurologic disease. Arch Phys Med 48:233–239

Davies PM (1995) Steps to follow. A guide to the treatment of adult hemiplegia, Springer, Berlin Heidelberg New York

Dudel JR, Menzel R, Schmidt RF (1996) Neurowissenschaft. Springer, Berlin Heidelberg New York

Johnson GS, Johnson VS (2002) The application of the principles and procedures of PNF for the care of lumbar spinal instabilities. J Man Manip Ther 10(2):83–105

Kendall FP, McCreary EK (2005) Muscles, testing and function. Williams and Wilkins, Baltimore

Negrini S, Aulisa AG, Aulisa L, Circo AB, de Mauroy JC, Durmala JC, Grivas TB, Knott P, Kotwicki T, Maruyama T, Minozzi S, O'Brien JP, Papadopoulos D, Rigo M, Rivard CR, Romano M, Wynne JH, Villagrasa M, Weiss HR, Zaina F (2012) SOSORT guidelines: orthopaedic and rehabilitation treatment of idiopathic scoliosis during growth. Scoliosis 7:3

Stępień A, Fabian K, Graff K, Podgurniak M, Wit A (2017) An immediate effect of PNF specific mobilization on the angle of trunk rotation and the trunk-pelvis-hip angle range of motion in adolescent girls with double idiopathic scoliosis—a pilot study. Scoliosis Spinal Disorders 12:29

추천도서

Bovend'Eerdt TJ, Newman M, Barker K, Dawes H, Minelli C, Wade DT (2008) The effects of stretching in spasticity: a systematic review. Arch Phys Med Rehabil 89:1395–1406

Gontijo LB, Pererla PD, Neves CDC, Santos AP, Castro Dutra Machado D, Vale Bastos, VH (2012) Evaluation of Strength and Irradiated Movement Pattern Resulting from Trunk Motions of the Proprioceptive Neuromuscular Facilitation. Rehabilitation Research and Practice 2012: (Article ID 281937). ▶https://doi.org/10.1155/2012/281937

Hwang YI, Park DJ (2017) Comparison of abdominal muscle activity during abdominal drawing-in manoeuvre combined with irradiation variations. J Exerc Rehabil 13(3):335–339

Hwangbo PN, Kim KD (2016) Effects of proprioceptive neuromuscular facilitation neck pattern exercise on the ability to control the trunk and maintain balance in chronic stroke patients. J Phys Ther Sci 28(3):850–853

Khanal D, Singaravelan M, Khatri KM (2013) Effectiveness of pelvic proprioceptive neuromuscular facilitation technique on facilitation of trunk movement in hemiparetic stroke patients. J Dent Med Sci 3(6):29–37

Kim BR, Lee HJ (2017) Effects of proprioceptive neuromuscular facilitation-based abdominal muscle strengthening training on pulmonary function, pain, and functional disability index in chronic low back pain patients. J Exerc Rehabil 13(4):486–490

Kim JJ, Park SY (2016) Immediate effects of the trunk stabilizing exercise on static balance parameters in double-leg and one-leg stances. J Phys Ther Sci 28(6):1673–1675

Kim JJ, Lee SY, Ha K (2015) The effects of exercise using PNF in patients with a supra spinatus muscle tear. J Phys Ther Sci 27(8):2443–2446

Kofotolis N, Eleftherios K (2006) Effects of two 4-week PNF programs on muscle endurance, flexibility, and functional performance in women with CLBP. Phys Ther 86(7):1001–1012

Mavromoustakos S, Beneka A, Malliou V, Adamidis A, Kellis E, Kagiaoglou A (2015) Effects of a 6-week proprioceptive neuromuscular facilitation intervention on pain and disability in individuals with chronic low back pain. J Phys Activity Nutr Rehabil 1(1):1–13

Park SI, Moon SH (2016) Effects of trunk stability exercises using PNF with change in chair height on the gait of patients who had a stroke. J Phys Ther Sci 28(7):2014–2018

매트 활동
Mat Activities

정강훈 · 김창헌 옮김

목차

11.1 소개: 왜 매트 활동을 하는가?
Introduction: Why Do Mat Activities?

매트 프로그램은 환자의 활동에 운동성과 안정성을 모두 포함시킨다. 매트 활동은 어깨뼈 움직임과 같이 단순한 것에서부터, 무릎으로 걷기, 기기와 같은 안정성과 움직임을 결합한 복잡한 것까지 그 범위가 다양하다. 기능을 위한 매트 활동은 다양한 자세에서 수행할 수 있으며, 반사나 중력의 영향도 고려해야 한다. 치료사 또한 비정상적인 자세를 조절하거나 원하지 않는 움직임을 조절하는데 도움을 주는 자세를 선택한다. 매트치료에는 모든 PNF의 철학이 포함되어 있다. 이러한 상황은, 강하고 통증이 없는 활동과 향상이 필요한 기능들을 개선하는 방향으로의 시작이 쉽다. 매트 활동은 인체의 여러 부위의 움직임을 포함하기 때문에, 강한 부분을 통한 방산을 성취하기 쉽다.
마지막으로 즐겁게 할 수 있다.

11

유아를 치료하는 경우, 개인의 발달 수준에 맞는 활동을 이용하여 치료를 진행시킬 필요가 있다. 성인 환자의 경우는 기본적인 활동 전에 성숙한 또는 고급 활동을 사용할 수 있다. 치료사는 나이가 들수록 신체적 과제를 수행하는 방법의 변화에 유의해야 한다(Van Sant 1991). 기능적 목표는 매트 활동의 방향을 알려준다. 바로누운 자세에서 앉는 자세로 가는 것과 같은 활동들을 세부적이고 부분적으로 할 수 있다. 사람이 어떤 활동을 성취할 수 있는데는 여러 가지 방법들이 있기 때문에 치료는 다양한 활동을 포함해야 한다. 예를 들어, 몸통과 다리의 근력을 강화시키기 위해서 환자는 앉은 자세와 옆으로 앉은 자세에서 저항운동과 함께 치료를 시작할 수도 있다. 그 다음의 치료는 팔다리가 체중지지를 더 많이 받을 수 있도록 진행한다. 환자의 능력이 향상 됐을 때, 교각자세, 네발기기 자세, 무릎서기 자세에서 균형과 움직임을 결합하는 운동이 사용된다. 환자는 모든 기능 활동을 통해 다음을 학습하게 된다.

1. **운동성:** 자세를 취하거나 운동을 시작하는 능력
2. **안정성:** 중력을 견디며 자세를 유지하는 능력
3. **안정성 상태에서의 운동성:** 안정된 자세에서 운동을 조절하는 능력
4. **숙련:** 모든 이동이 가능하며, 모든 신체 부위를 모든 방향으로 이동 및 조절 가능

환자의 상태에 따라 안정성 또는 가동성 활동을 시작한다. 예를 들어, 사지마비 환자는 일어나 앉는 동작(가동성)을 훈련하기 전에 앉은 자세에서
안정성 유지 훈련이 필요하다.

새로운 자세마다 치료목표에 맞는 운동조절 능력을 하나 또는 그 이상을 강조할 수 있다. 이런 목표에 도달하기 위해 PNF의 기본절차와 기법을 이용할 수 있다.

일단 매트활동에 환자가 능숙해지면 독립적으로나 최소한의 감독만으로도 안전하게 연습이 가능하다. 독립적인 활동과 보행에 필요한 기법을 배우고 연습하는 것은 환자들이 안전하고 편안하게 느낄 때 더 쉽게 할 수 있다. 매트활동은 매우 기능적이고 역동적이기 때문에 환자들에게 동기부여의 효과를 줄 수 있다.

매트 활동으로 여러 가지 기능적 치료 목표를 달성할 수 있다.

- 구르기, 자세이동과 같은 기능적 움직임을 교육
- 다른 자세에서의 안정성 훈련
- 협응력 증진
- 기능적 활동 강화
- 관절과 근육에서의 가동성 향상
- 근긴장의 정상화

11.2 기본 절차
Basic Procedures

치료사는 환자가 피로를 최소화하고 효율적으로 일할 수 있는 능력을 높일 수 있도록 모든 기본절차를 적용해야 한다. **압축**은 안정성, 근력, 균형을 촉진 시킨다. **견인**과 **신장**은 환자의 움직이는 능력을 증가시켜준다. 치료사의 정확한 **잡기**와 **적절한 자세**는 환자의 움직임을 유도한다. **저항**은 활동의 학습을 높이고 강화시킬 수 있다. 적절한 단계의 저항은 약한 움직임을 강화시킬 수 있다. 강한 저항은 약한 움직임이나 근육에 방산을 일으킬 수 있다. **강조 타이밍**은 강한 움직임을 이용해 약한 부분을 운동시키기 위해 사용할 수 있다. 기능적 활동의 성능을 개성하기 위해 (평가 과정에서) 적절한 경우 **패턴**을 사용한다. **구두지시**는 명확해야 하고 기능적 목표와 관련이 있어야 한다; 안정성 또는 운동성.

11.3 기법
Techniques

3장에 설명되었던 많은 기법들이 매트 활동을 위해 사용하기에 적합하다:

- **안정성**을 강조하기 위해: 안정적 반전, 율동적 안정
- **가동성**을 강조하기 위해: 등장성 혼합, 율동적 개시, 동적 반전, 반복 신장.
- **숙련**을 강조하기 위해 안정성과 운동성 기법의 결합: 예를 들어, 앉은 자세에서 몸통의 안정성을 위해 안정적 반전을 사용하고, 기능적 움직임 조절을 위해 등장성 혼합을 결합하여 사용한다; 팔 활동, 다리, 머리 또는 이들의 조합.

11.4 매트 활동
Mat Activities

매트 치료에서 엎드린 자세, 바로누운 자세, 더 높은 자세에서의 활동이 있지만, 자세와 활동이 많이 중복될 수 있다. 필요한 경우, 각각의 새로운 위치에서 안정하도록 환자에게 알려준다.

다음의 매트 활동(표 11.1)과 운동의 예시들은 모든 총괄적인 목록이 아니라 오직 예시들일 뿐이다. 환자들에게 적용할 때, 환자들의 목표를 성취하는데 도움이 되는 자세와 활동을 알고 있어야 한다.

표 11.1 매트 활동과 운동의 예

엎드린 자세 활동	바로누운 자세 활동
바로누운 자세에서 엎드린 자세로 구르기	엎드린 자세에서 바로누운 자세로 구르기
엎드린 자세에서 옆으로 구르기	바로누운 자세에서 옆으로 구르기
팔꿈치로 엎드리기	바로누운 자세에서 옆으로 앉기
손으로 지지한 엎드린 자세로	옆으로 앉은 자세에서 이동
네발자세로	옆으로 앉은 자세에서 네발자세로
옆으로 앉기	옆으로 앉은 자세에서 다리뻗고 앉은 자세로
꿇어앉기	다리뻗고 앉은 자세에서 이동
무릎서기	걸터 앉기
반 무릎서기	걸터 앉은 자세에서 이동
손과 발 네발자세 (아치 자세)	일어서기
일어서기	

11.4.1 구르기 Rolling

구르기와 같은 기능적 활동은 동심성, 편심성 요소를 가지고 있다. 바로누운 자세에서 엎드린 자세로 구르는 것을 촉진하고자 한다면, 움직임 초기에 굽힘근 사슬(몸통, 목, 엉덩이 굽힘근; ◘ 그림 11.2a, b)의 동심성 수축이 필요하다. 환자가 중립 자세에서 엎드린 자세로 구를 때(◘ 그림 11.3b), 폄근 사슬(몸통, 목, 엉덩이 폄근)이 편심성으로 작용한다. 편심성 활동을 촉진하기 위해 궁둥뼈결절과 어깨 뒤쪽 위에 손을 놓고 폄근 사슬에 저항을 가한다. 환자에게 천천히 앞쪽으로 밀라고 한다.

구르기는 전신을 위한 기능적 활동과 운동이다. 치료사는 환자의 구르는 모습을 통해 많은 정보를 얻을 수 있다. 어떤 사람들은 구르기를 할 때 굽힘을 사용하고, 다른 사람들은 폄을 사용하기도 하며, 팔과 다리를 미는 동작을 사용하는 사람도 있다. 다른 방향이나 어느 한 자세에서 시작하는 것보다 한 방향으로 구르기가 더 어렵다는 것을 알 수 있다. 이상적인 것은 개인이 어떤 조건에서도 쉽게 돌아누울 수 있도록 해주는 것이다.

11

치료적 목표

구르기(rolling)의 목표

- 몸통근육의 강화
- 구르기 능력의 증진
- 몸통, 어깨뼈, 어깨관절 또는 엉덩관절의 가동성
- 근 긴장도의 정상화

치료사는 원하는 움직임을 강화하고 가장 잘 촉진하기 위해 어깨뼈, 골반, 목 또는 팔다리를 어떤 조합으로든지 사용할 수 있다.

■ 어깨뼈 Scapula

어깨뼈 앞쪽 패턴들에 대한 저항은 앞으로 구르기를 촉진한다. 어깨뼈 뒤쪽 패턴들에 대한 저항은 뒤로 구르기를 촉진한다. 적용할 어깨뼈 패턴에 알맞는 잡기를 사용한다. 촉진을 더 증가시키기 위해, 환자의 머리를 어깨뼈와 같은 방향으로 움직이도록 한다.

구두지시는 방향을 구체적으로 하거나 간단한 행동으로 지시로 할 수 있다. 어깨뼈 앞쪽 내림을 이용한 구르기 시 구체적인 방향지시는 “반대쪽 골반을 향해 어깨를 당겨 내리면서, 머리를 들어 앞으로 구르세요”이다.

같은 움직임을 위한 단순한 행동 지시는: “내리세요”이다. 뒤쪽 올림을 이용한 뒤로 구르기 시 단순한 구두지시는 “뒤로 미세요” 또는 “어깨 으쓱 해보세요”이다. 구두지시는 단순한 것이 좋다. 머리 움직임을 위해 환자에게 어깨뼈가 움직이는 쪽을 보라고 구두지시하는 것이 좋다.

처음 시작 시, 어깨뼈 근육들을 신장시키기 위해, 어깨뼈를 신장된 범위에 위치시킨다. 몸통 근육들을 신장시키기 위해, 근육들이 신장될 때까지 같은 대각선 상에서 어깨뼈를 지속적으로 당긴다. 몸통 근육의 수축이 보이거나 느껴질 때까지 어깨뼈가 움직이지 않도록 충분히 저항을 준다. 몸통 근육이 수축하기 시작하면 어깨뼈와 몸통이 움직이도록 한다. 움직임의 끝 범위에서 견인 또는 압축과 저항을 더 주어 어깨뼈를 고정할 수 있다. 이제 반복적인 몸통근육의 수축으로 몸통근육과 구르기 운동을 한다.

■■ 앞쪽올림 Anterior Elevation

몸통 앞쪽 근육들의 수축으로 몸통을 돌림, 펌하여 앞쪽으로 구른다. 구르는 방향으로 목을 돌림, 폄하여 움직임을 촉진시킨다(◘ 그림 11.1a).

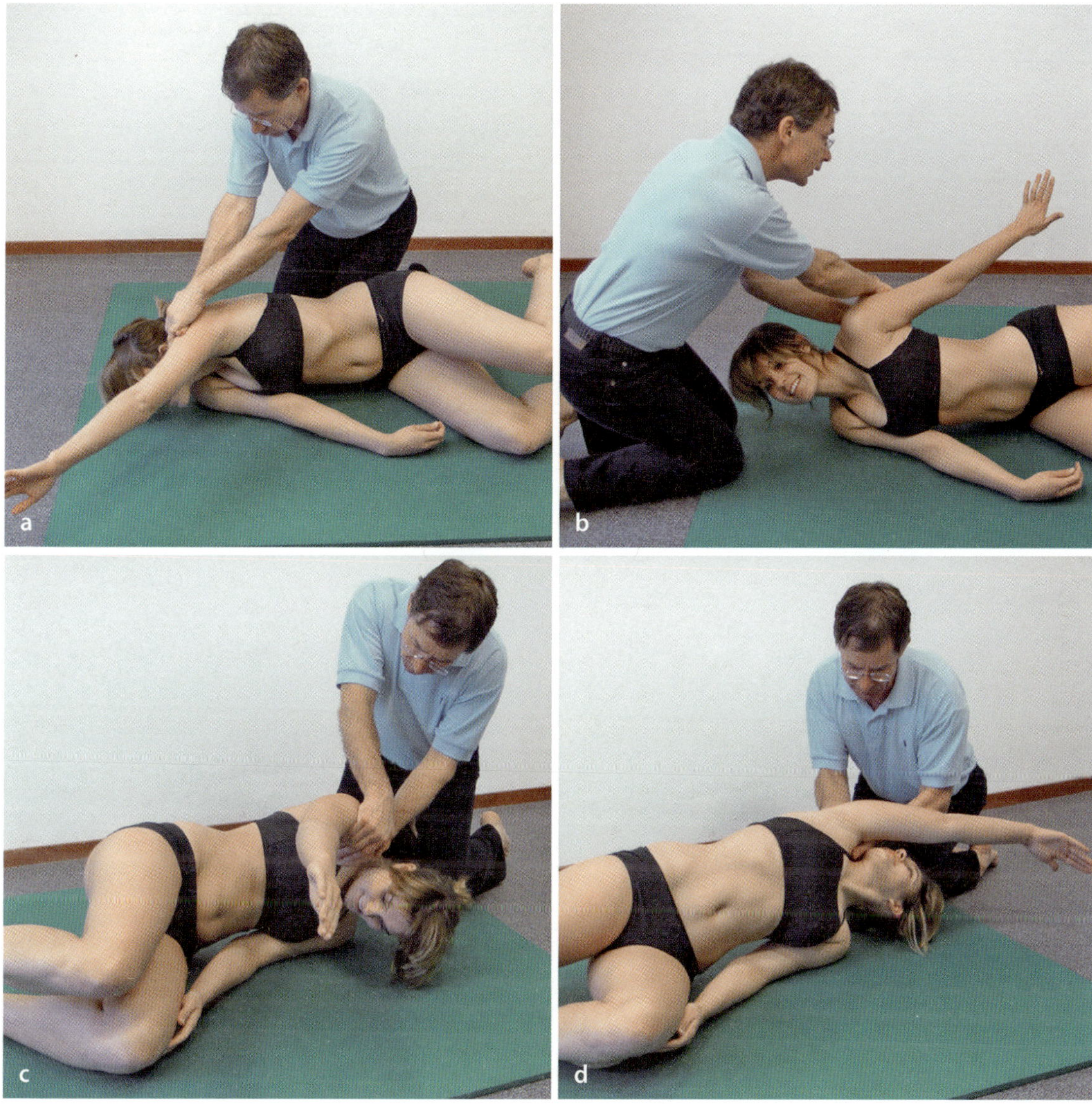

그림 11.1 **a–d** 어깨뼈를 이용한 구르기. **a** 앞쪽 올림을 이용한 앞으로 구르기, **b** 뒤쪽 내림을 이용한 뒤로 구르기, **c** 앞쪽 내림을 이용한 앞으로 구르기, **d** 뒤쪽 올림을 이용한 뒤로 구르기.

뒤쪽내림 Posterior Depression

몸통을 폄, 가쪽굽힘, 돌림하여 뒤로 구른다. 구르는 방향으로 목을 완전히 돌림, 가쪽굽힘하여 움직임을 촉진시킨다(그림 11.1b).

앞쪽내림 Anterior Depression

몸통을 굽힘하여 앞으로 구른다.

구르는 방향으로 목을 굽힘하여 움직임을 촉진시킨다(그림 11.1c)

뒤쪽올림 Posterior Elevation

몸통을 폄하여 뒤로 구른다.

구르는 방향으로 목을 폄하여 움직임을 촉진시킨다(그림 11.1d).

■ 골반 Pelvis

골반 앞쪽 패턴에 대한 저항은 앞으로 구르기를, 뒤쪽 패턴에 대한 저항은 뒤로 구르기를 촉진한다. 적용할 패턴에 맞는 적절한 잡기를 사용한다. 앞으로 구르기를 강화하기 위해 목 굽힘을, 뒤로 구르기를 위해 목을 폄 하도록 한다.

골반 움직임에 대한 구두지시는 어깨뼈에 대한 구두지시와 비슷하다. 앞쪽 올림을 이용한 앞으로 구르기 시 구체적인 구두지시는 "골반을 위로 당기고 앞으로 구르세요"이다. 간단한 지시는 "당기고"이다. 뒤쪽 내림을 이용한 뒤로 구르기 시 구체적인 구두지시는 "제 손에 앉으면서, 뒤로 구르세요"이다. 간단한 지시는 "밀고"이다. 적절한 목 움직임으로 구르기를 촉진시킨다.

처음 시작 시, 골반을 신장된 범위에 위치시킨다. 몸통을 더 신장시키기 위해, 몸통이 완전히 신장될 때까지 같은 대각선상에서 골반을 지속적으로 당긴다. 목표했던 몸통 근육의 수축이 보이거나 느껴질 때까지 골반에 저항을 준다. 그 이후에 골반과 몸통이 움직이도록 한다. 움직임의 끝 범위에서 견인 또는 압축과 더 저항을 주어 골반을 고정할 수 있다. 그리고 나서 반복적인 몸통근육의 수축으로 구르기 운동을 한다.

■■ 앞쪽 올림 Anterior Elevation

몸통 굽힘을 이용한 앞으로 구르기, 목을 굽힘하여 움직임 촉진(◘ 그림 11.2a).

■■ 뒤쪽내림 Posterior Depression

몸통 폄을 이용한 뒤로 구르기, 목을 폄하여 움직임 촉진(◘ 그림 11.2b).

■■ 뒤쪽올림 Posterior Elevation

몸통 가쪽 짧아짐을 이용한 뒤로 구르기, 같은 방향으로의 목 돌림하여 움직임 촉진.

■■ 앞쪽내림 Anterior Depression

몸통 폄과 돌림을 이용한 앞으로 구르기, 같은 방향으로의 목 돌림, 폄하여 움직임 촉진.

- 구르기는 어깨뼈와 골반을 조절하는 활동이다.
- 어깨뼈나 골반 촉진을 통해 구르기가 일어나기 때문이다.

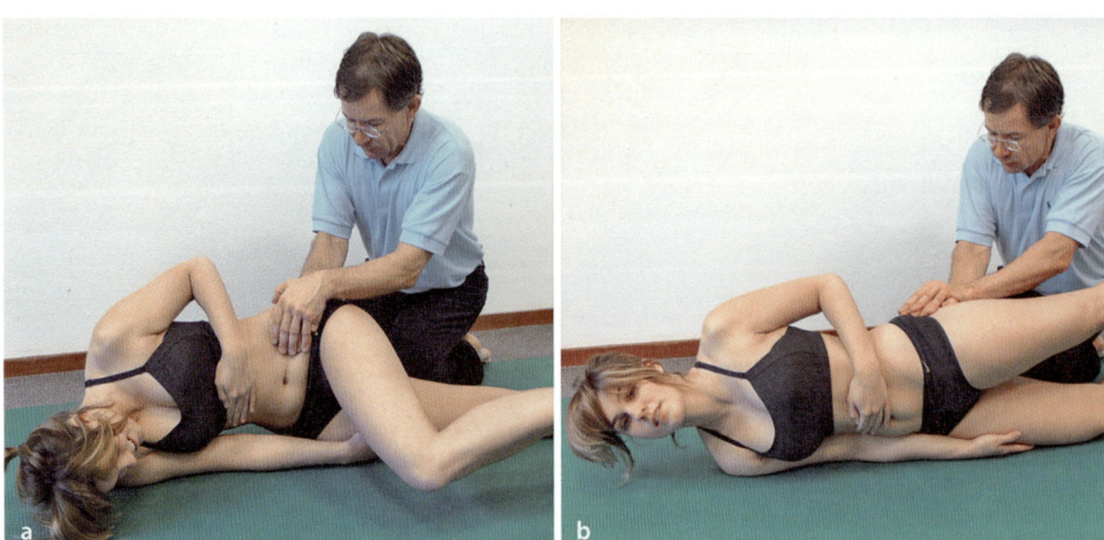

◘ 그림 11.2 **a b** 골반을 이용한 구르기. **a** 앞쪽 올림을 이용한 앞으로 구르기, **b** 뒤쪽 내림을 이용한 뒤로 구르기.

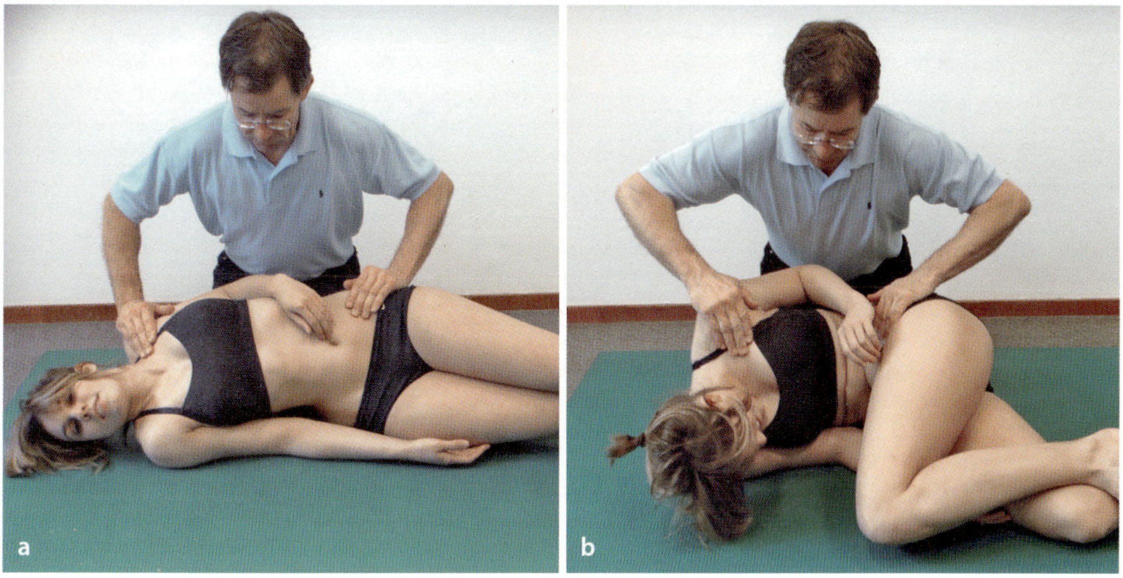

■ **그림 11.3** **a,b** 골반 앞쪽 올림과 어깨뼈 앞쪽 내림을 이용한 앞으로 구르기.

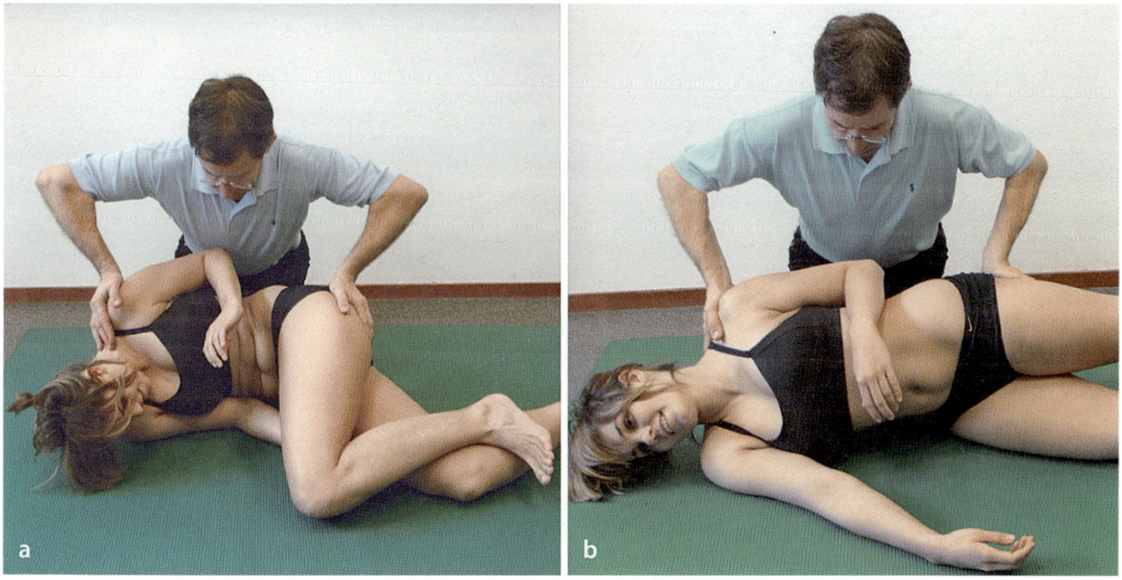

■ **그림 11.4** **a,b** 골반 뒤쪽 내림, 어깨뼈 뒤쪽 올림을 이용한 뒤로 구르기.

■ 어깨뼈와 골반 Scapula and Pelvis

앞으로 구르기 위한 조합: 골반 앞쪽 올림, 어깨뼈 앞쪽 내림(■ 그림 11.3)

뒤로 구르기 위한 조합: 골반 뒤쪽 내림, 어깨뼈 뒤쪽 올림(■ 그림 11.4)

다른 조합: 옆으로 누운 자세에서 앞으로 구르기 위한 어깨뼈와 골반의 앞쪽 올림과 뒤로 구르기 위해 어깨뼈와 골반의 뒤쪽내림, 골반 뒤쪽내림과 어깨뼈 뒤쪽올림을 이용한 뒤로 구르기.

■ 팔 Upper Extremities

환자가 강한 팔을 가지고 어깨뼈와 함께 몸통을 강화하고, 어깨뼈를 단독으로 같은 방법을 사용하여 구르기를 촉진할 수 있다. 모음(앞쪽)패턴은 앞구르기를 촉진한다. 벌림(뒤쪽)패턴은 뒤구르기를 촉진한다. 팔꿉관절은 움직이는 동안 굽힘, 폄 또는 한 자세를 유지한다. 저항은 몸통 근육의 방산을 위해 강한 팔꿉관절 근육에 준다. 환자는 머리를 팔과 함께 움직인다.

먼쪽 잡기는 손 또는 아래팔 먼쪽을 잡고 팔을 조절할 수 있다. 몸쪽 잡기는 다양하다. 잡기는 위나 어깨뼈 근처를 잡는 것이 가장 효과적이다. 몸쪽 손을 사용하여 환자의 머리 움직임을 유도하고 저항도 할 수 있다.

구두지시는 구체적 또는 간단하게 할 수 있다. 앞으로 구르기 위해 폄-모음 패턴을 사용하는 경우 구체적인 구두지시는 "내 손을 잡고 팔을 반대편 엉덩이로 당기고, 머리를 들고 구르세요." 간단한

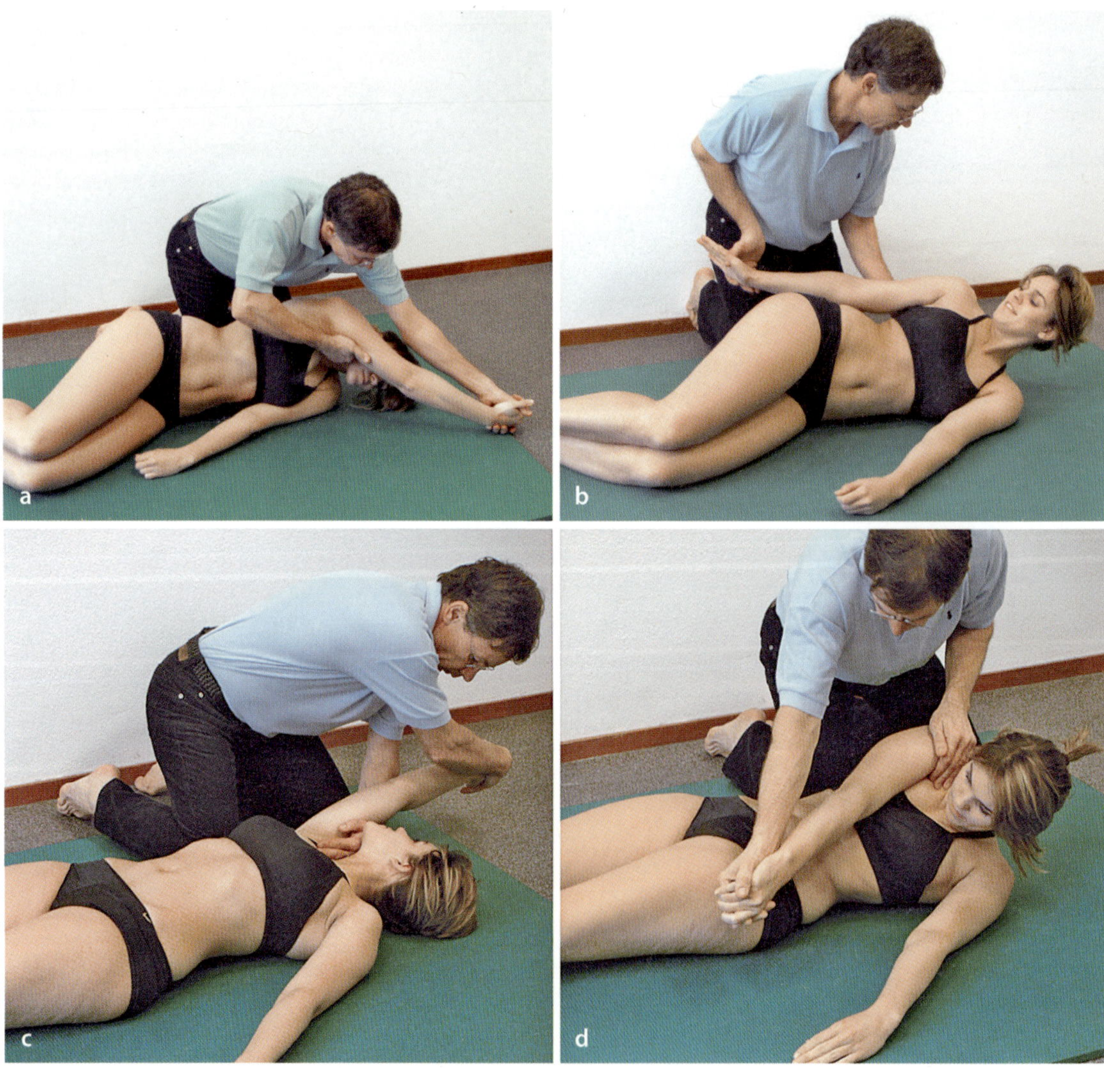

그림 11.5 a–g 구르기 위한 한 팔의 사용.
a 굽힘-모음과 함께 앞으로 구르기, **b** 폄-벌림과 함께 뒤로 구르기, **c, d** 폄-모음과 함께 앞으로 구르기.

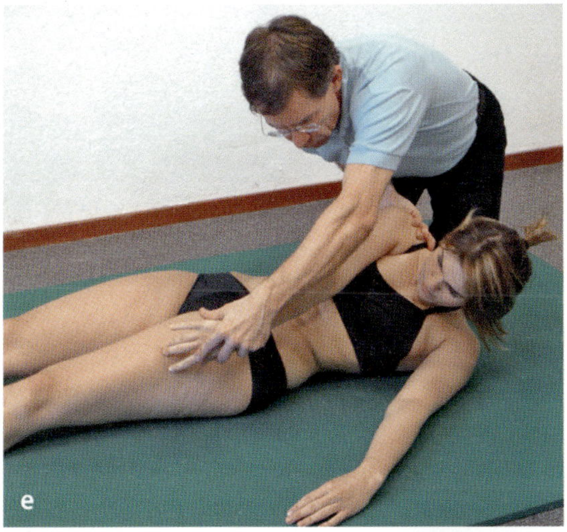

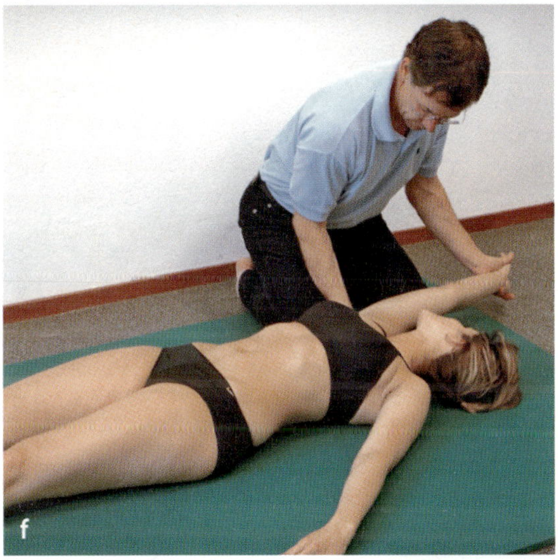

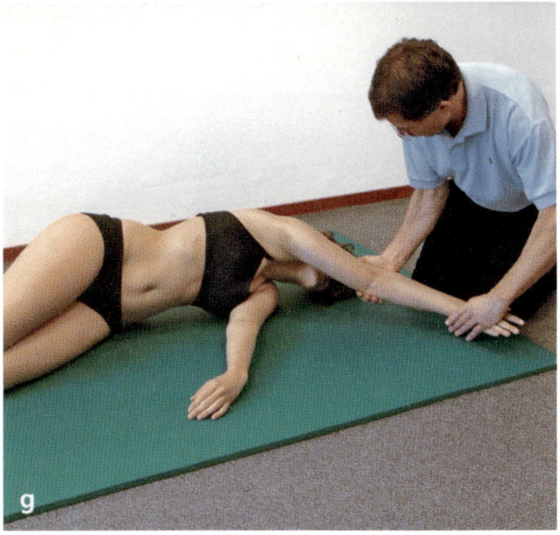

■ 그림 11.5 e, f 굽힘–벌림과 함께 뒤로 구르기, 자뼈 밀기와 함께 앞으로 구르기.

구두지시는 "잡고 당기면서 머리를 드세요." 굽힘–벌림 패턴을 사용하여 뒤로 구를 때 구체적인 구두지시는 "팔을 들어 올리면서 머리와 눈은 손등으로 보고 뒤로 구르세요." 간단한 지시로는 "팔을 들고 손을 보세요."

환자의 팔을 연장된 범위에 가져오고, 팔과 어깨뼈의 근육을 늘리기 위해 견인을 한다. 견인력이 더 연장되면 몸통 근육이 늘어나거나 신장되는 시너지 효과가 일어난다. 환자의 몸통근육이 수축하는 것이 보이거나 느껴질 때까지 초기 팔의 움직임을 억제하고; 그 다음 팔과 몸통의 움직임을 허용한다. 환자의 운동범위 중 어떤 강한 지점에서 팔을 고정시킬 수 있다; 그 다음 반복 수축과 함께 몸통근육과 구르기 움직임 연습을 할 수 있다. **이 연습은 어깨근육을 위한 것이 아니고 몸통근육을 위한 것이다(축의 변화).** 돌림에 대한 저항과 함께 팔에 압축을 통해 가동범위의 마지막에서 팔을 고정시킬 수 있다.

■■ 한팔 사용 Using One Arm

- 몸통 폄, 가쪽굽힘, 그리고 돌림하면서 앞으로 구르기. 목의 폄과 돌림은 구르는 방향으로 촉진해준다.
  - 패턴: 굽힘–모음–바깥돌림(■ 그림 11.5a).
- 자뼈 밀기 패턴의 사용 (■ 그림 11.5g와 ▶단원 7.7.1)
- 몸통 폄, 가쪽굽힘, 그리고 돌림과 함께 뒤로 구르기. 목의 가쪽굽힘과 완전한 돌림은 구르는 방향으로 촉진해준다.
  - 패턴: 폄–벌림–안쪽돌림(■ 그림 11.5b).
- 자뼈밀기 반전패턴을 사용할 수 있다 (▶단원 7.7.1).
- 몸통굽힘과 함께 앞으로 구르기. 목의 굽힘은 구르기 방향으로 촉진해준다.
  - 패턴: 폄–모음–안쪽돌림(■ 그림 11.5c, d).
- 노뼈밀기 패턴 사용(▶단원 7.7.2).

- 몸통 폄과 함께 뒤로 구르기.
  목의 폄은 구르는 방향으로 촉진해준다.
  – 패턴: 굽힘–벌림(◘ 그림 11.5e, f).

■■ 양쪽 팔의 사용 Using Bilateral Combinations

- 몸통의 굽힘과 함께 앞으로 구르기 (◘ 그림 11.6a): 내려치기 또는 들기 반전 (◘ 그림 11.6d).
- 몸통 폄과 함께 앞으로 구르기 (◘ 그림 11.6e) 또는 내려치기의 반전 또는 들기(◘ 그림 11.6b, c)
- 몸통 폄과 함께 뒤로 구르기: 들기 (◘ 그림 11.6c) 또는 내려치기의 반전
- 반전의 사용은 환자의 한손만을 잡을 때 내려치기 또는 들기 반전기법을 사용한다.

기억해야 할 점

- 구르기 활동: 팔이 조절한다.
- 구르기 동작을 위한 기법은 몸통에 적용한다.

11

■■ 다리 Lower Extremities

팔에서와 같은 방법으로 다리를 사용하여 구르기와 몸통근육의 강화를 촉진할 수 있다. 무릎은 굽힘, 폄 또는 한 자세를 유지한다. 팔꿉관절에서와 같이 강한 무릎의 근육의 저항은 구르기를 촉진한다. 굽힘(앞쪽) 패턴은 앞으로 구르기를 촉진하고, 폄(뒤쪽) 패턴은 뒤로 구르기를 촉진한다. 환자의 머리는 굽힘에서는 앞으로 구르기, 폄에서는 뒤로 구르기를 촉진한다.

먼쪽 잡기는 발을 잡으면 다리를 조절할 수 있다. 동작이 잘 일어나게 하기 위해서는 엉덩관절보다는 무릎관절에 주된 저항을 준다. 몸쪽 잡기는 허벅지나 골반을 잡는다.

굽힘–벌림 패턴을 사용할 때는 몸통굽힘을 촉진하기 위해 반대편 골반능선 위를 잡는다.

구두지시는 구체적이거나 간단히 할 수 있다. 구체적인 구두지시는 굽힘–벌림을 사용하여 앞으로 구르기 위해 "발을 올리고, 다리를 위로 당기면서 바깥으로 구르세요." 간단한 구두지시는 "당신의 다리를 올리면서 당기세요." 폄–모음 패턴을 사용하여 뒤로 구르기 위한 구체적인 구두지시는 "당신의 발을 아래로 밀고, 다리를 뒤로 차면서 뒤로 구르세요." 간단한 구두지시는 "뒤로 차세요."

다리와 아래 몸통의 근육 신장을 위해 당김을 사용하여 환자의 다리를 연장된 범위로 가져온다. 몸통과 다리를 움직여 환자가 몸통 근육의 수축이 보이거나 느껴지면 다리의 움직임을 억제한다. 다리의 강한 지점에서 운동을 억제하고 반복수축과 함께 몸통근육과 구르기 움직임을 연습한다.

기억해야 할 점

- 구르기 활동: 다리가 조절한다.
- 구르기 움직임을 위해 몸통에 기법을 적용한다.

■■ 한쪽 다리 사용 Using One Leg

- 굽힘–모음(◘ 그림 11.7a, b): 몸통 굽힘과 함께 앞으로 구르기
- 폄–벌림(◘ 그림 11.7c, d): 몸통의 폄과 연장하면서 뒤로 구르기
- 굽힘–벌림(◘ 그림 11.7e): 몸통의 가쪽굽힘, 굽힘 그리고 돌림과 함께 앞으로 구르기
- 폄–모음(◘ 그림 11.7f): 몸통의 폄, 연장, 그리고 돌림과 함께 뒤로 구르기

■■ 양쪽 결합 Bilateral Combinations

- 다리 굽힘(◘ 그림 11.8a): 몸통 굽힘과 함께 앞으로 구르기

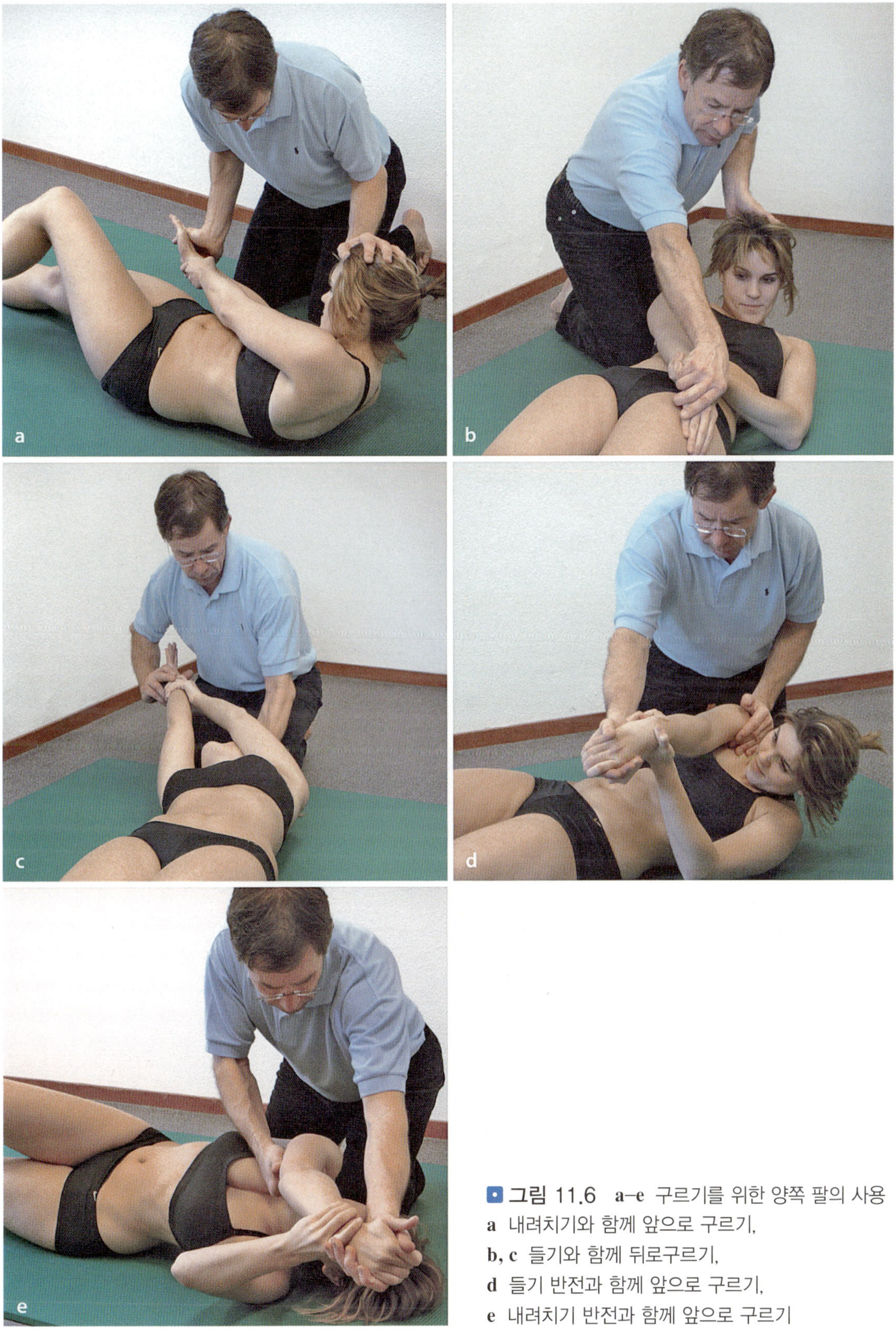

그림 11.6 **a–e** 구르기를 위한 양쪽 팔의 사용
a 내려치기와 함께 앞으로 구르기,
b, c 들기와 함께 뒤로구르기,
d 들기 반전과 함께 앞으로 구르기,
e 내려치기 반전과 함께 앞으로 구르기

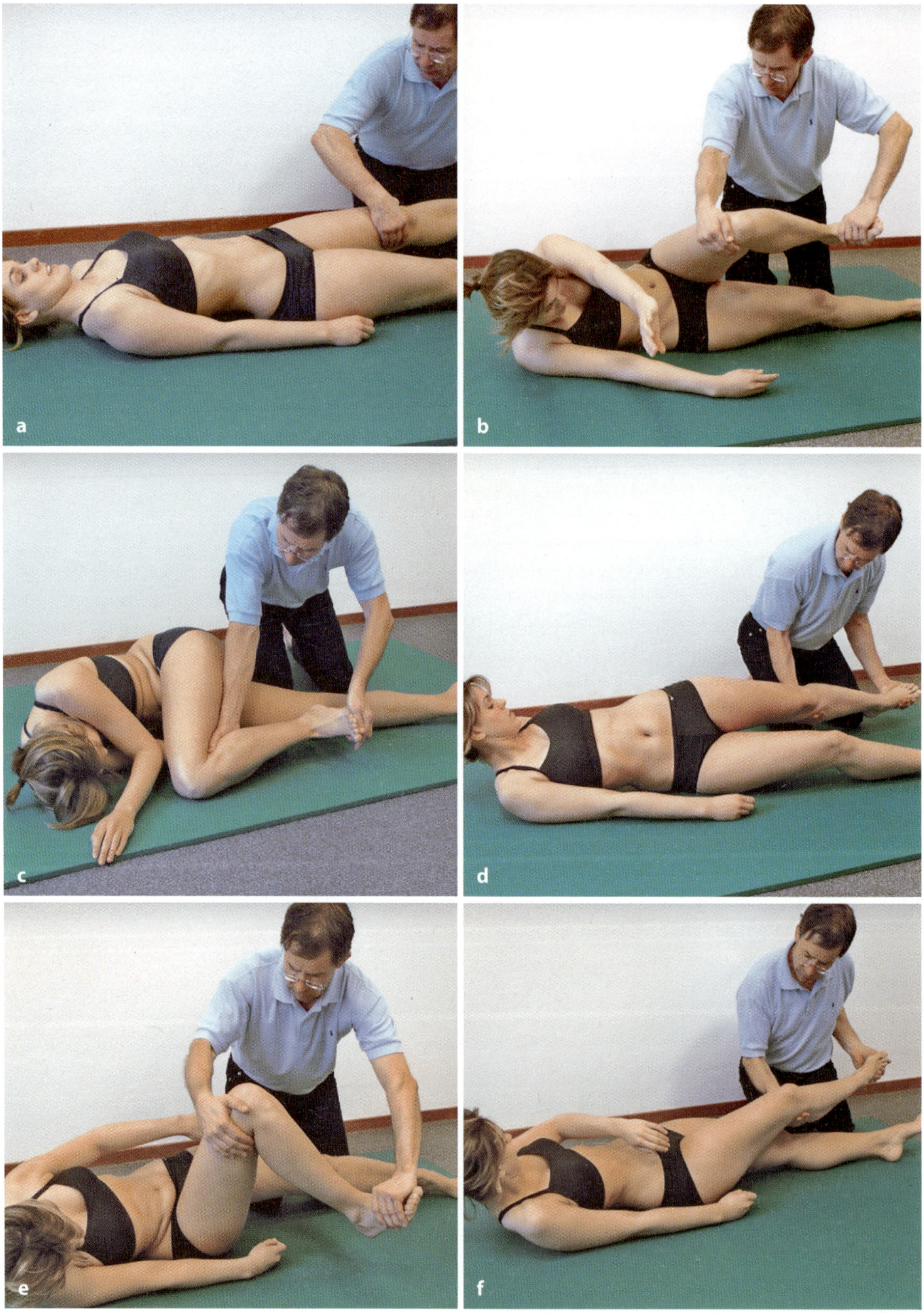

■ 그림 11.7 a–f 구르기를 위한 한쪽다리의 사용. **a, b** 굽힘–모음과 함께 앞으로 구르기, **c, d** 폄–벌림과 함께 뒤로 구르기, **e** 굽힘–벌림과 함께 앞으로 구르기, **f** 폄–모음과 함께 뒤로 구르기.

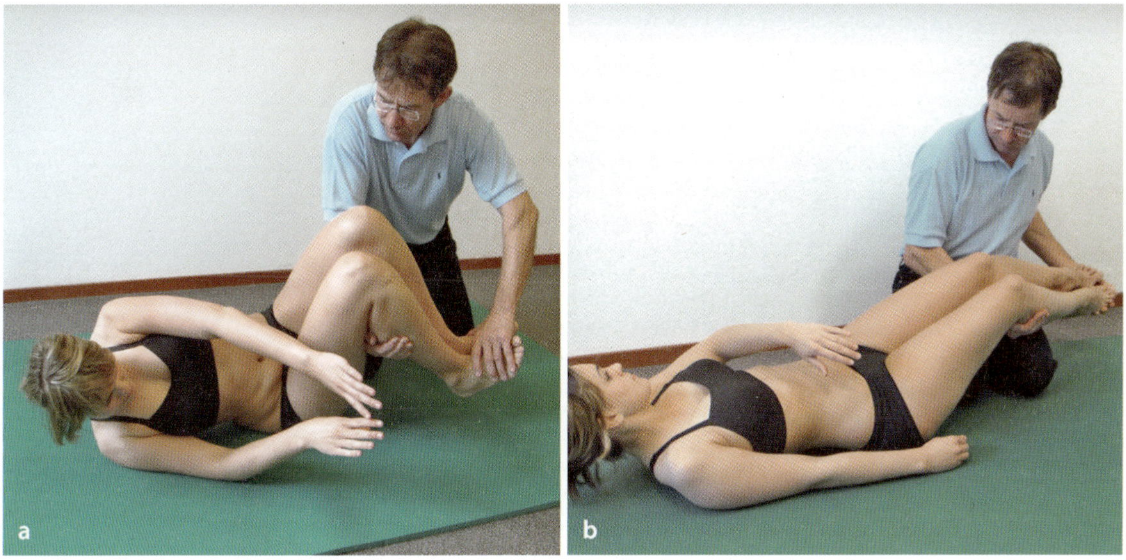

■ 그림 11.8 **a, b** 구르기를 위한 양쪽 다리의 사용. **a** 굽힘과 함께 앞으로 구르기. **b** 폄과 함께 뒤로 구르기.

- 다리 폄(■ 그림 11.8b): 몸통 폄과 함께 뒤로 구르기

■■ 목 패턴 (■ 그림 9.8) Neck Patterns

머리와 목은 모든 구르기 움직임에 함께 움직인다. 만약에 환자가 어깨뼈나 팔의 움직임에 통증이 있거나 강하지 않을 때는 구르기의 촉진을 위해 목만 사용할 필요가 있다.

목의 굽힘을 사용할 때 주된 힘은 견인; 몸의 폄을 위해 적절한 압축을 사용.

- 목의 굽힘: 바로누운 자세에서 옆으로 누운 자세로 앞으로 구르기(■ 그림 9.8a, b)
- 목의 폄: 옆으로 누운자세에서 바로누운 자세로 뒤로 구르기(■ 그림 9.8c)

기억해야 할 점

- 구르기 활동: 목이 조절한다.
- 더 큰 동작을 위해, 목을 더 돌림시킨다.
- 기법은 구르기 동작을 위해 몸통에 적용한다.

11.4.2 팔꿈치로 엎드린 자세 (아래팔 지지)

Prone on Elbows (Forearm Support)

팔꿈치로 엎드린 자세는 머리, 목, 어깨의 안정된 움직임을 위한 이상적인 자세이다. 이 자세에서는 목의 저항운동을 효과적이고 통증 없이 할 수 있다. 팔의 저항 운동은 움직이는 팔 뿐만 아니라 무게를 지지하고 있는 팔의 어깨와 어깨뼈도 강화할 수 있다. 이 자세는 또한 얼굴근육과 삼키기를 운동하기 위한 좋은 자세이다.

■■ 가동성: 자세의 변화(가정) Mobility: Assuming the Position

환자는 많은 자세로부터 팔꿈치로 엎드린 자세를 할 수 있다. 저자는 이 자세를 스스로 할 수 없는 환자에게 촉진할 수 있는 3가지 방법을 제안한다.

- 옆으로 앉은 자세에서
- 바로누운 자세에서 구르기를 통해
- 엎드린 자세에서(■ 그림 11.9a–d)

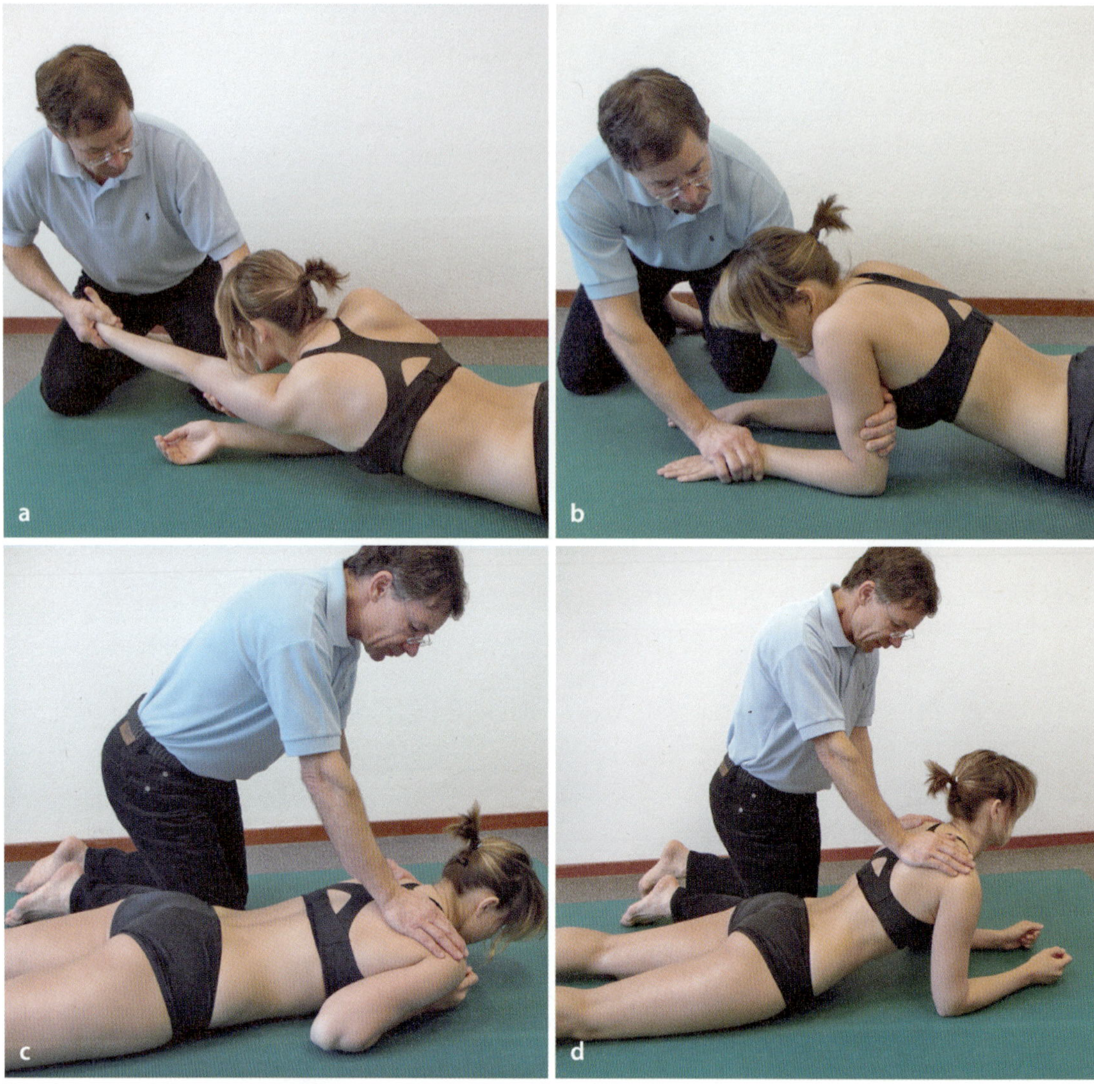

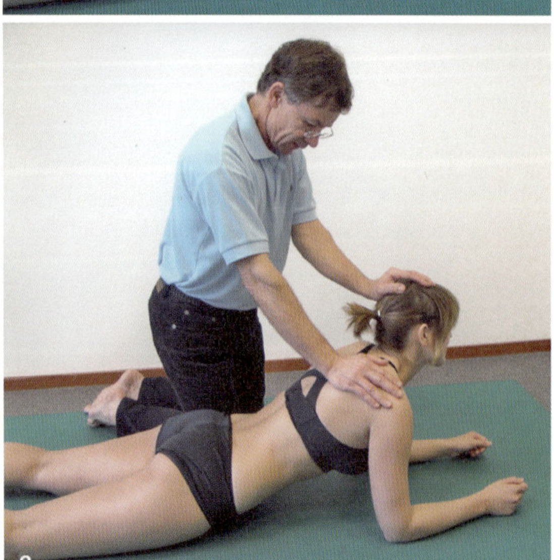

그림 11.9 **a–e** 팔꿈치로 엎드린 자세.
a, b 엎드린 자세에서 팔 패턴에 저항,
c, d 엎드린 자세에서 어깨뼈의 촉진,
e 안정화

만약 이 자세를 위해 중력에 대항할 경우, 동심성 수축에 저항을 준다(예. 엎드린 자세에서 팔꿈치 엎드린 자세로 ◘ 그림 11.9c, d). 이 움직임이 저항을 도와주면 편심성 저항으로 조절한다(예. 옆으로 앉은 자세에서 팔꿈치로 엎드린 자세로 이동).

■ 안정화 Stabilizing

이 자세가 환자에게 안전할 때, 어깨뼈를 통한 압축이나 대각선, 돌림 방향의 저항으로 안정화를 시작한다. 환자는 어깨뼈를 기능적인 자세로 유지하는 것은 중요하다. 몸통이 처지지 않도록 한다. 머리와 목을 몸통과 함께 정렬시키고, 머리의 안정화를 위해 적절한 저항을 준다(◘ 그림 11.9e). 이런 경우 율동적 안정이 적합하다. 등척성 수축을 할 수 없는 환자에게는 안정적 반전을 사용한다.

■ 운동: 조절된 운동성 Motion: Controlled Mobility

팔꿈치로 엎드린 자세에서는 머리, 목, 윗몸통, 그리고 팔을 운동할 수 있다. 몇 가지 운동은 아래에 소개되어 있지만, 스스로 상상하고, 발견할 수 있어야 한다.

- **머리와 목의 운동:** 굽힘, 폄 그리고 돌림에 저항을 줄 수 있다. 동적 반전과 등장성 혼합을 할 수 있다.
- **윗몸통 돌림:** 머리와 목의 돌림을 함께 움직일 수 있다. 어깨뼈 또는 어깨뼈와 머리에 저항을 줄 수 있다(◘ 그림 11.10a, b).
- **체중이동:** 한쪽 팔로 체중을 완전히 이동한다. 등장성 혼합 기법과 동적 반전을 함께 할 수 있다. 다른 가능한 자세는 아래팔과 발로 지지할 수 있다(◘ 그림 11.10e).
- **팔 운동:** 체중이동 후 체중이 가해지지 않은 팔의 패턴에 저항을 준다. 등장성 혼합은 길항근 패턴의 능동적 반전에 이어 실시한다. 체중을 지지한 쪽에는 안정적 반전을 사용한다(◘ 그림 11.10c, d).

> **기억해야 할 점**
>
> - 이것은 활동적인 자세이다. 환자는 어깨가 "움츠리는" 자세가 안되도록 한다.
> - 이 자세가 요통을 일으킨다면 환자의 복부를 받쳐준다.

11.4.3 팔꿈치에 기대고 옆으로 누운 자세와 옆으로 앉은 자세 Side lying Leaning on Elbows and Side Sitting

이 자세는 누운 자세와 앉은 자세의 중간 자세이다. 한쪽의 팔, 다리, 몸통으로 체중을 지지한다. 다른 쪽 팔은 체중을 지지하거나 기능적 활동을 할 수 있다. 기능을 수행하기 위해서 이 자세에서 운동성을 배워야 한다(scooting).

팔꿈치에 기대고 옆으로 누운 자세(◘그림 11.11 b–d)와 **옆으로 앉은 자세**(◘ 그림 11-11e)는 어깨뼈와 골반 패턴을 운동하기에 좋은 자세이다. 어깨뼈와 골반의 상반성 교대 운동은 몸통의 운동성을 촉진한다. 상반성 교대 패턴의 안정적 수축은 몸통의 안정성을 촉진한다.

아래에 일반적인 활동을 소개한다. 여기에 국한하지 말고 스스로 다양한 방법을 개발하도록 노력해야 한다.

- 팔꿈치에 기대고 옆으로 누운 자세와 앉은 자세 취하기: 운동성
  - 옆으로 누운 자세에서
  - 팔꿈치로 엎드린 자세에서(◘ 그림 11.11)
  - 앉은 자세에서
  - 네발기기 자세에서

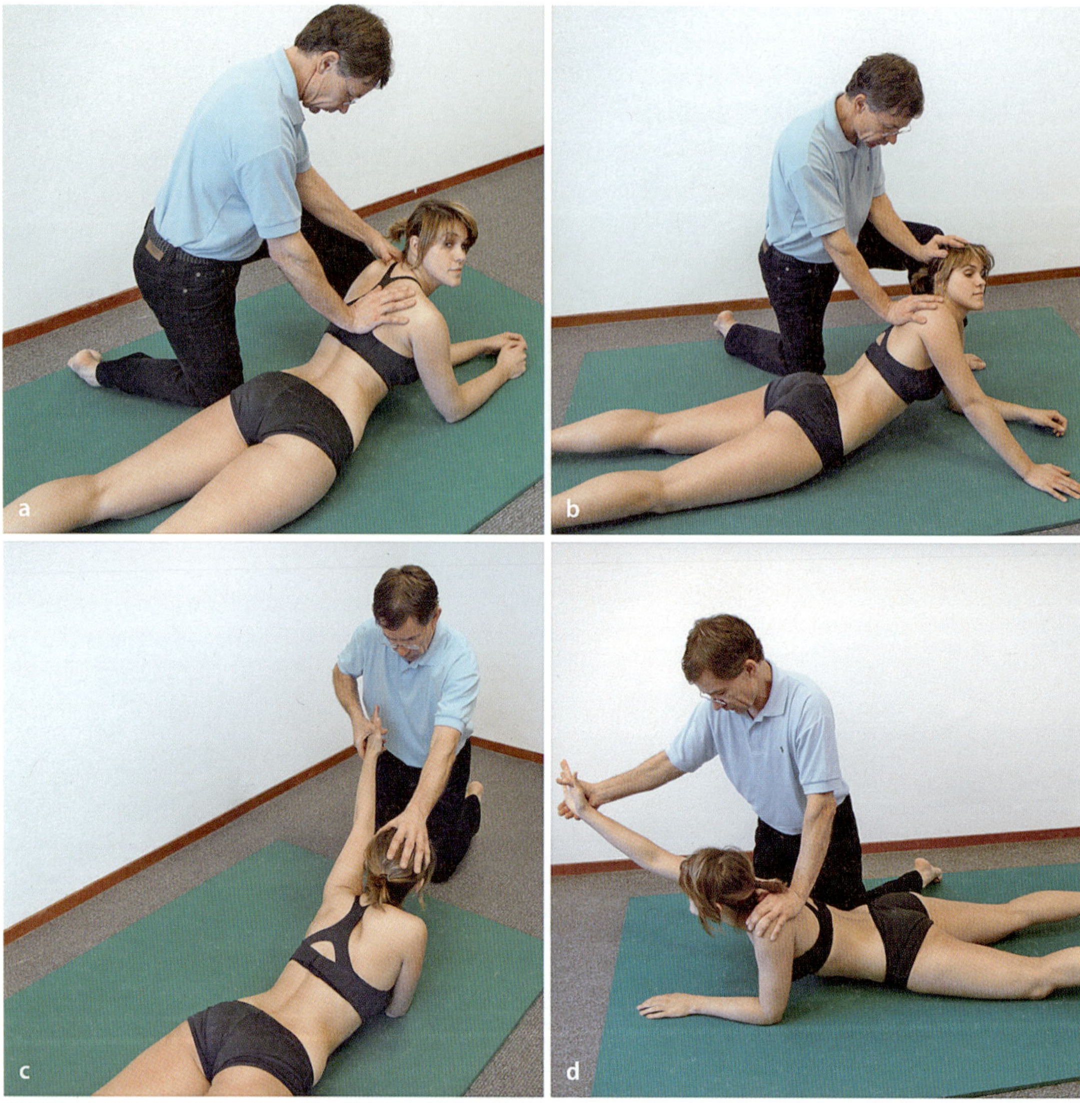

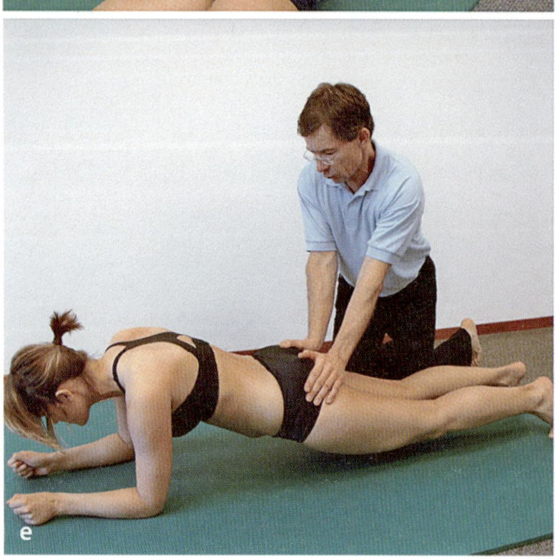

그림 11.10 **a–e** 팔꿈치로 엎드린 자세: 안정성과 가동성.

a 상반성 교대 어깨뼈 패턴,

b 머리와 어깨뼈에 저항,

c 머리와 올린 팔에 저항,

d 올린 팔과 반대쪽 어깨뼈에 저항,

e 아래팔과 발로 지지한 상태에서 골반에 저항

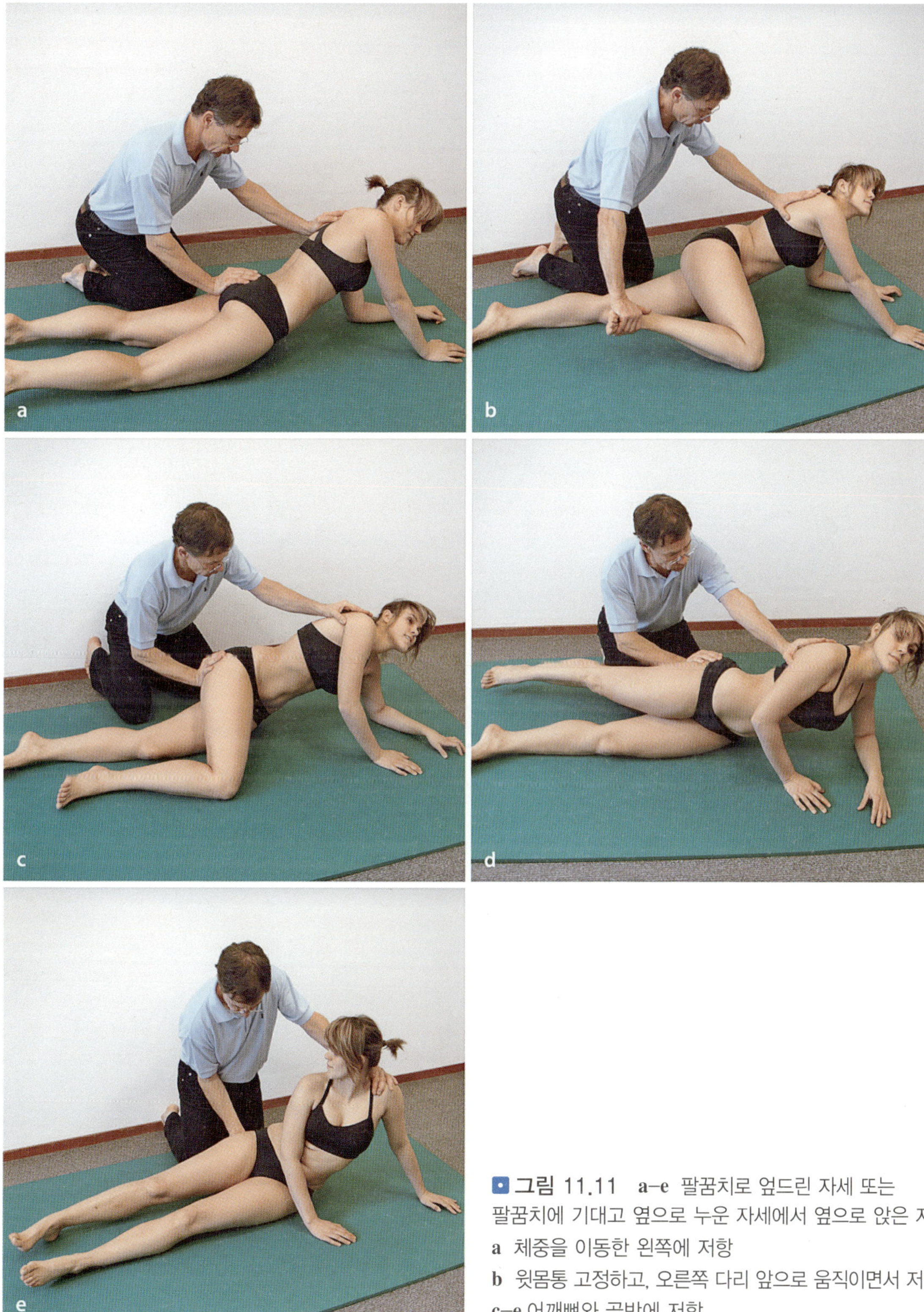

그림 11.11 **a–e** 팔꿈치로 엎드린 자세 또는 팔꿈치에 기대고 옆으로 누운 자세에서 옆으로 앉은 자세.

a 체중을 이동한 왼쪽에 저항

b 윗몸통 고정하고, 오른쪽 다리 앞으로 움직이면서 저항

c–e 어깨뼈와 골반에 저항

- 균형유지: 안정성(stability)
  - 어깨뼈와 골반에 안정적인 저항주기 (▣ 그림 11.12a–d)
- 조절된 운동성(Controlled mobility)
  - 어깨뼈와 골반의 동적 운동 (▣ 그림 11.12a–d)
  - 한쪽 팔의 동적 운동과 다른 쪽 팔다리의 체중지지 하기(▣ 그림 11.12e)
  - 다리 패턴(▣ 그림 11.12f)
  - 스쿠팅(Scooting)(▣ 그림 11.12g, h)
  - 앉은 자세로 이동(▣ 그림 11.12)
  - 팔꿈치로 엎드린 자세로 이동
  - 네발기기 자세로 이동

11

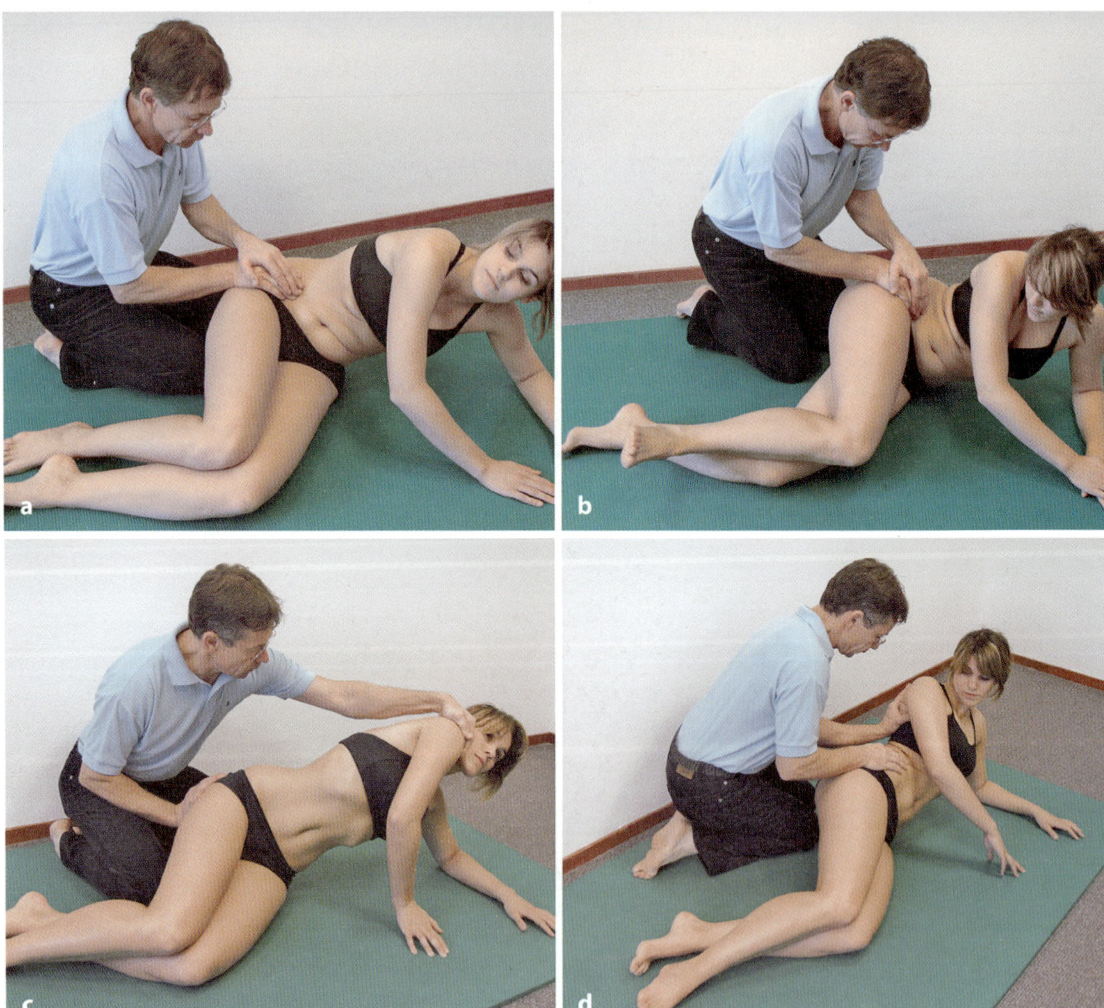

▣ 그림 11.12 **a–h** 옆으로 앉은 자세. **a, b** 골반운동, **c, d** 왼쪽 어깨에 체중지지를 강조한 골반과 어깨뼈의 운동.

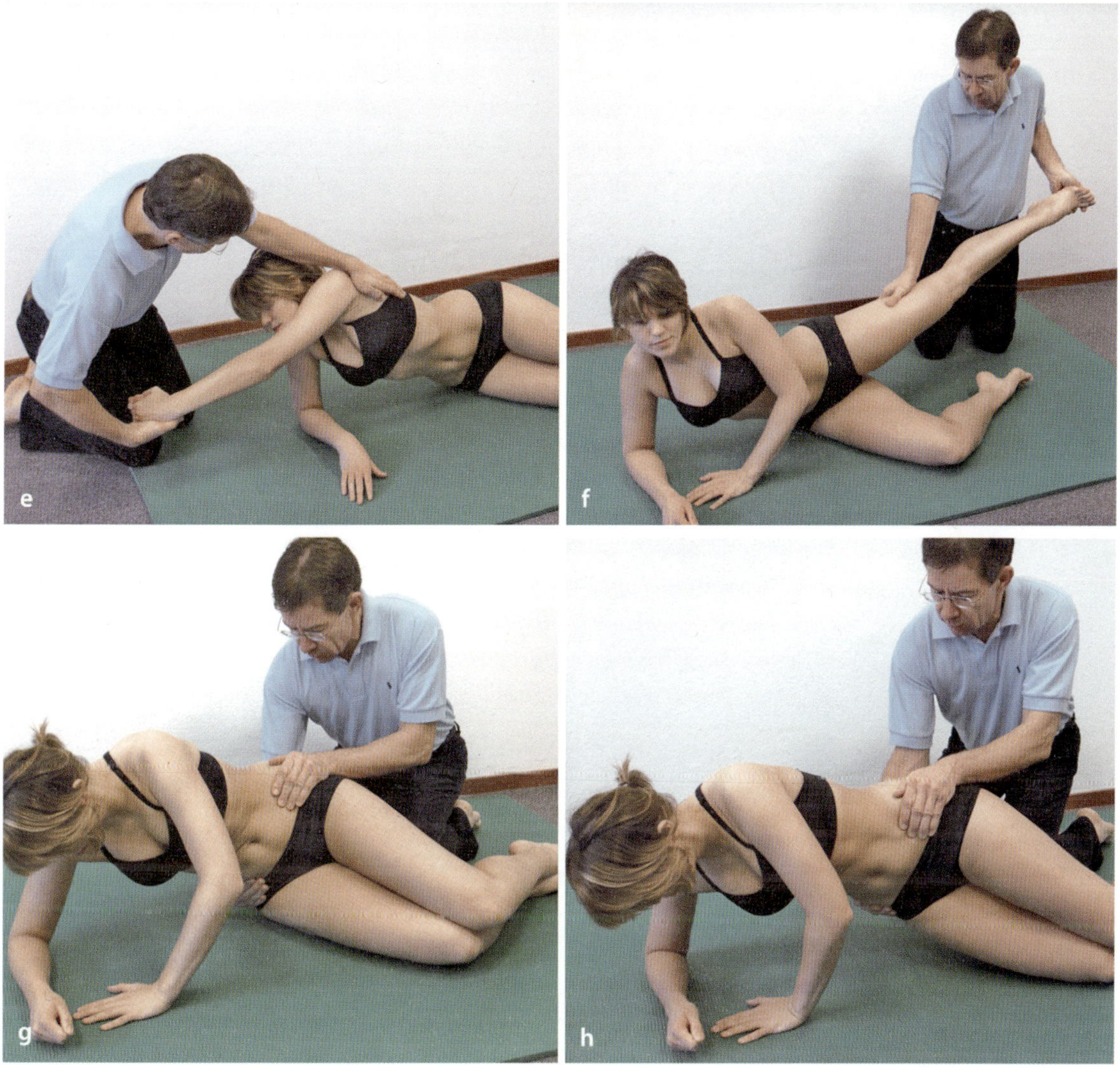

■ **그림 11.12(계속)** **e** 왼쪽 팔 굽힘–모음 패턴과 몸통 왼쪽의 늘어난 부위에 저항, **f** 엉덩관절 폄–벌림 패턴, **g** 옆으로 앉은 자세, **h** 옆으로 앉은 자세에서 앞으로 이동.

11.4.4 네발기기 자세 Quadruped

네발기기 자세에서 환자는 몸통, 엉덩관절, 무릎관절, 어깨관절을 운동할 수 있다. 이 자세에서의 기능적 목표는 환자가 마루에서 이동하는 능력을 향상시키는 것이다. 환자는 다른 방이나 휠체어로 이동하거나 작은 가구를 옮길 수 있게 된다.

어깨뼈 근육은 상체의 무게를 지지할 만큼 충분히 강해야 한다. 무릎 통증도 없어야 한다. 척추가 체중을 받지 않기 때문에 척추에 통증이나 안정이 문제인 경우에 이 자세에서 일을 하는 것은 많은 활동을 가능하게 한다.

몸통과 팔 · 다리 관절의 안정성을 증진하기 위해 안정적 반전과 율동적 안정화를 사용한다. 체중지지 상태에서 팔 · 다리를 운동시키기 위해서는 모든 방향으로 흔들기(rocking) 동작(▣ 그림 11.16 a–c)에 등장성 혼합, 동적 반전(느린 반전), 또는 이런 기법들을 복합적으로 다양하게 사용하면서 저항을 준다. 네발기기에 대한 저항은 안정성을 유지하면서 운동하는 능력을 증가시킨다.

환자가 네발기기 자세를 취하거나 운동할 때 치료사는 어깨뼈, 골반, 머리 또는 이러한 부위에 복합적으로 저항을 준다.

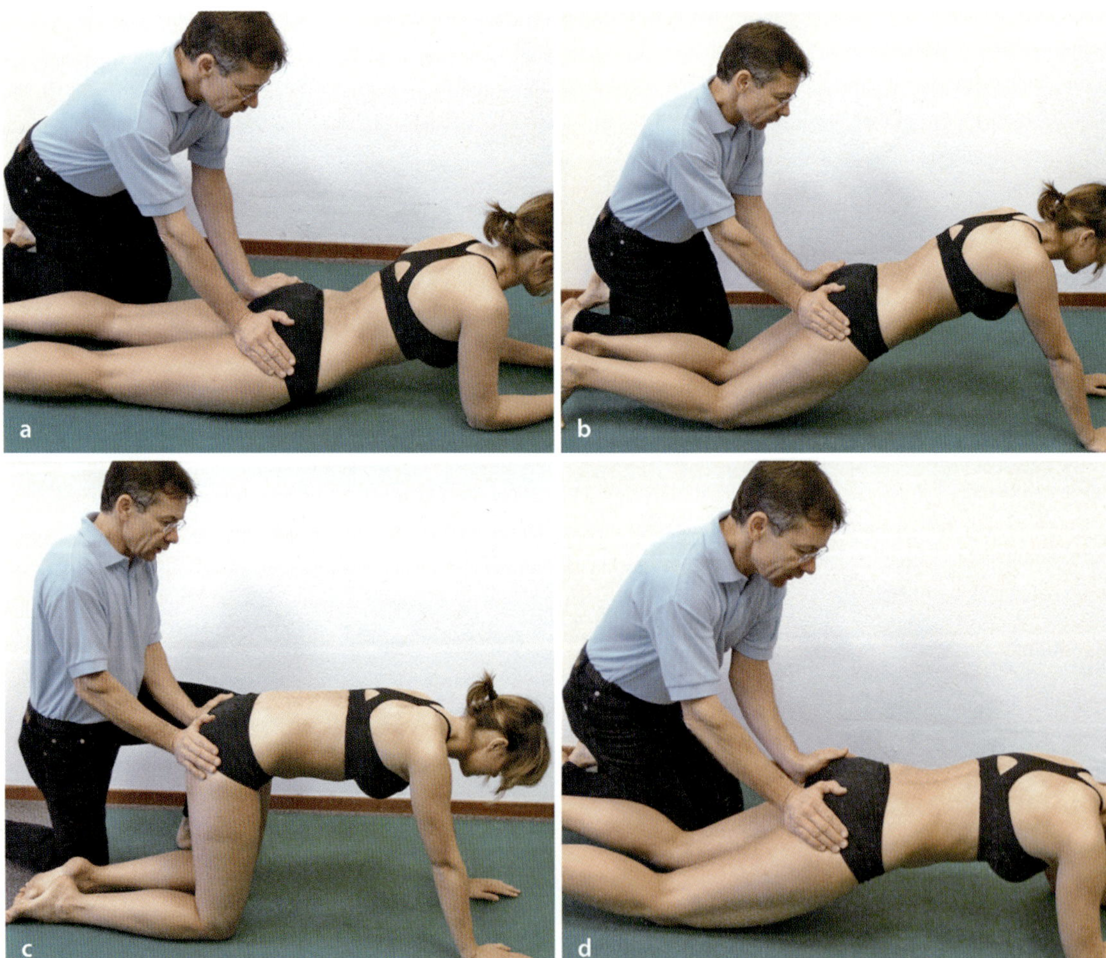

▣ 그림 11.13 **a–g** 네발자세로 이동.
a–c 팔꿈치로 엎드린 자세에서, 골반에 저항, **d** 팔꿈치로 엎드린 자세에서, 중간자세, 골반에 저항.

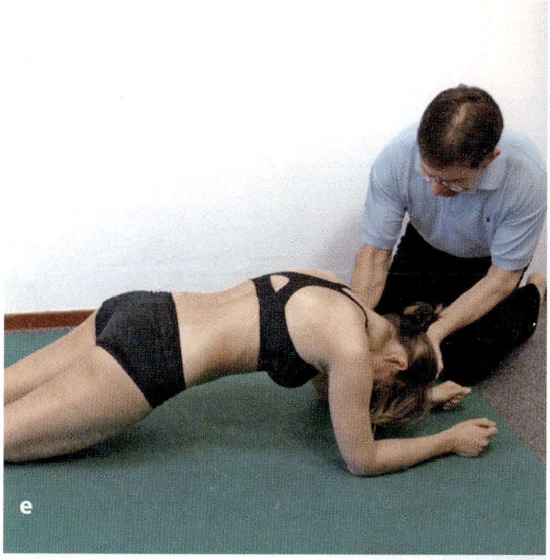

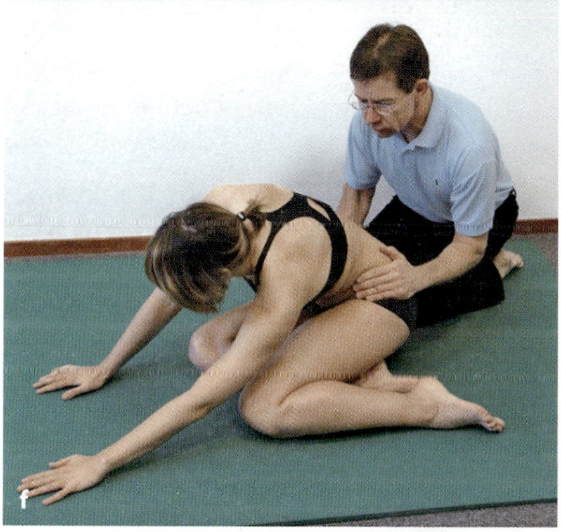

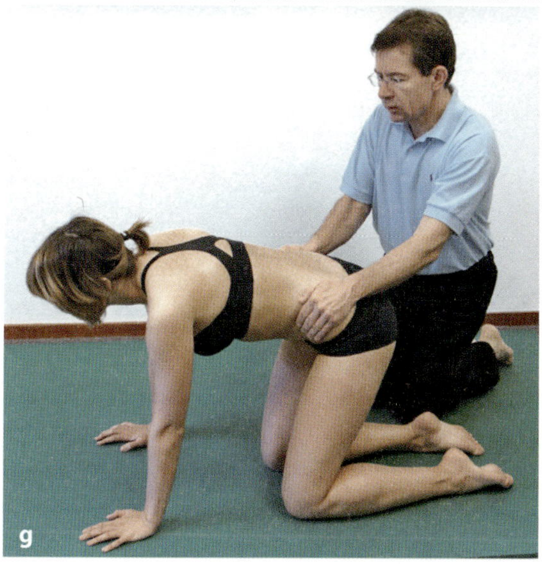

- 운동성: 자세 취하기
  - 팔꿈치로 엎드린 자세에서 (■ 그림 11.13a–e)
  - 옆으로 앉은 자세에서(■ 그림 11.13f, g)
- 안정성: 균형 유지(■ 그림 11.14)
- 몸통 운동(■ 그림 11.15)
- 조절된 운동성(■ 그림 11.16)
- 팔과 다리 운동(■ 그림 11.17)
- 숙련된 기기: 어깨뼈, 골반, 목 이외에도 치료사는 다음에 저항을 줄 수 있다.
  - 다리 움직임(■ 그림 11.18)
  - 팔 움직임

11.4.5 무릎서기 kneeling

무릎서기 자세에서 환자는 팔을 자유롭게 두거나 체중을 지지하면서 몸통, 엉덩관절, 무릎관절을 운동한다. 기능을 촉진하기 위해 환자는 무릎서기 자세에서 서기로 진행하거나 마루에서 소파나 침대로 이동한다. 환자가 무릎통증으로 무릎서기 자세에서 활동을 할 수 없다면 대부분의 무릎서기에서의 활동은 무릎을 꿇어앉은 자세에서 실행할 수 있다.

몸통의 근력, 협응력, 안정을 증진하기 위해 어깨뼈나 골반에 안정적 반전, 율동적 안정을 사용하여 저항을 준다. 엉덩관절과 무릎관절의 근력, 협응력, 운동범위를 증가시키기 위하여 환자는 무릎서기와 옆으로 앉은 자세 사이에서 움직이면서 운동한다. 등장성 혼합은 동심성, 편심성 근 기능을 운동시킬 것이다.

■ **그림 11.13(계속)**
e 목 굽힘에 저항,
f, g 옆으로 앉은 자세에서 이동, 골반에 저항.

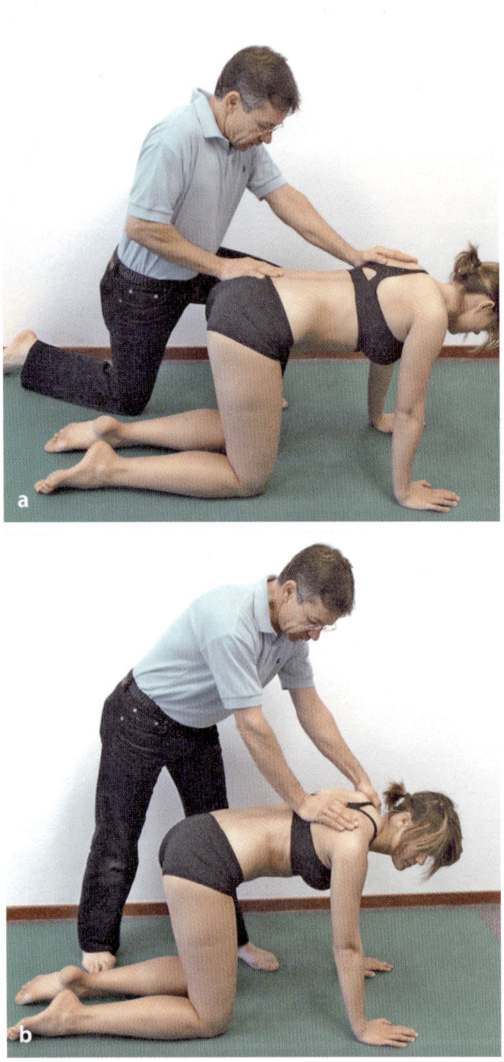

그림 11.14 a,b 네발자세에서 균형 운동

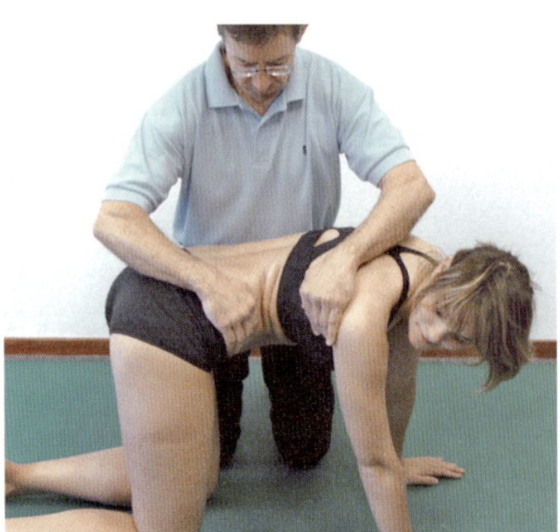

그림 11.15 네발자세에서 몸통 가쪽굽힘

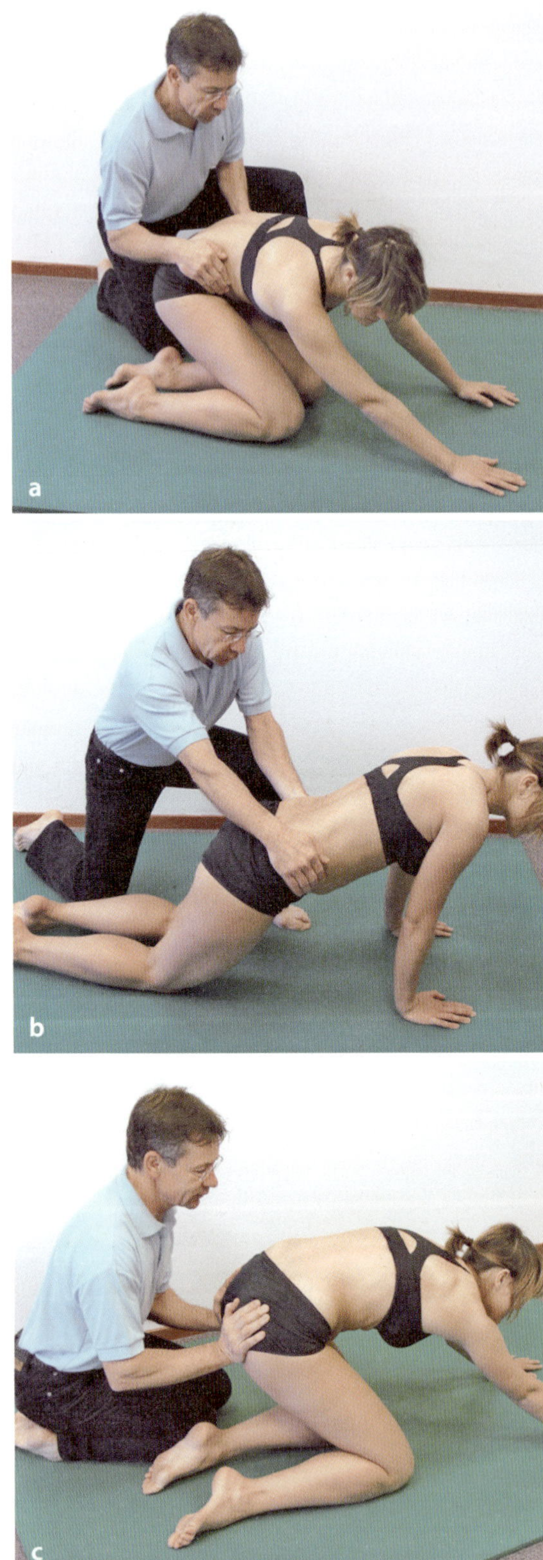

그림 11.16 a–c 네발자세, 앞뒤로 흔들기

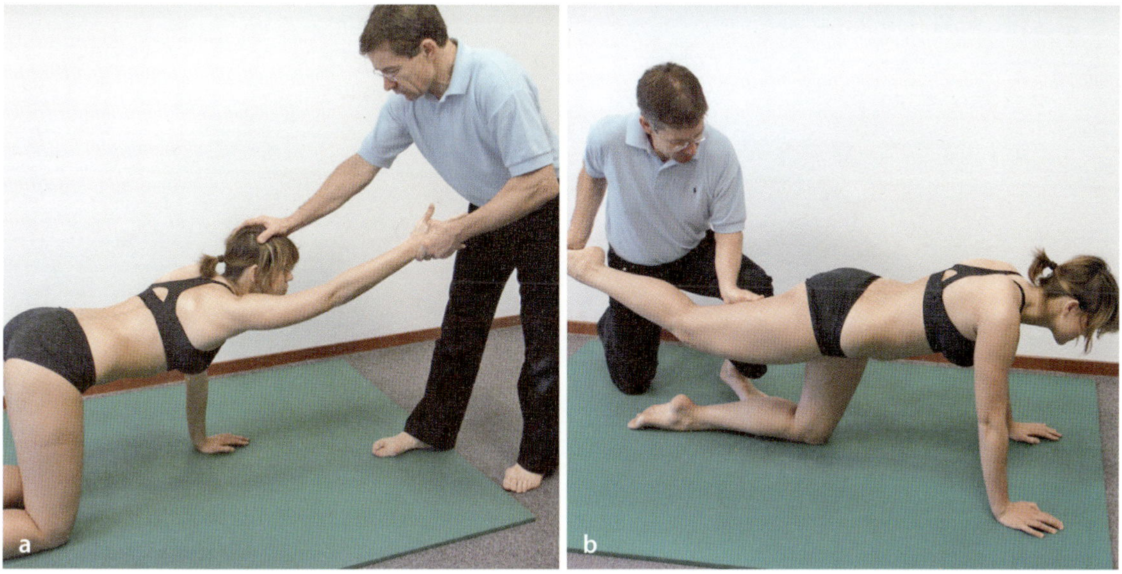

■ 그림 11.7 **a,b** 네발자세, 팔과 다리 운동

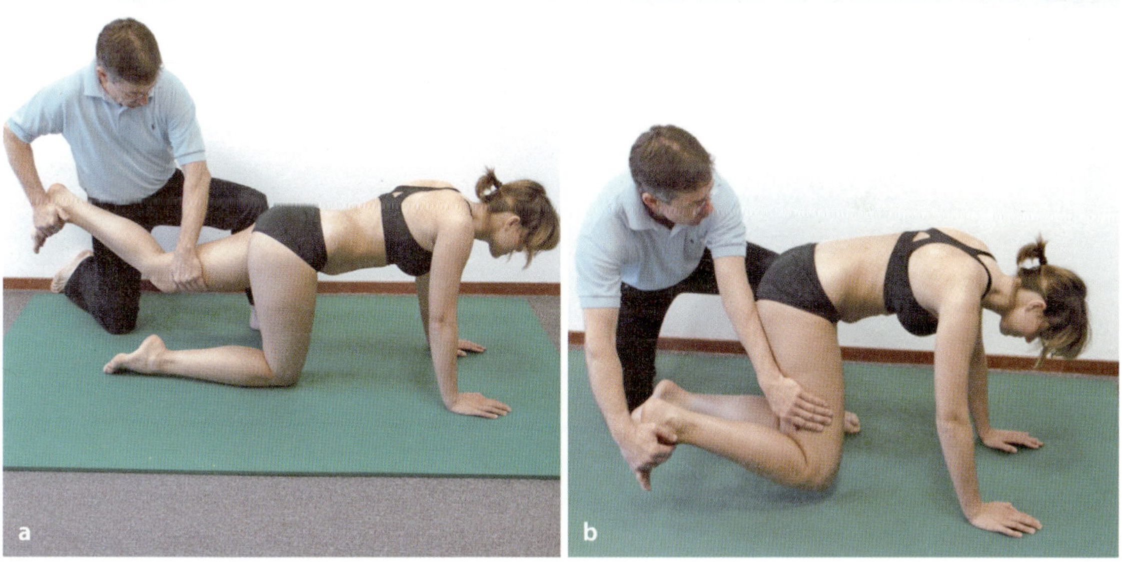

■ 그림 11.18 **a,b** 기기, 다리 움직임에 저항

- **운동성: 자세 취하기**
  - 옆으로 앉은 자세에서(그림 11.19a, b) 또는 무릎 꿇어앉은 자세에서 (발에 앉은 자세)(그림 11.19c–f)
  - 네발기기 자세에서(그림 11.19g, 11.20)
- **안정성: 균형유지**
  - 어깨뼈(그림 11.21a)와 머리에 저항(그림 11.21b)
  - 골반에 저항
  - 골반과 어깨뼈에 저항(그림 11.21c)
  - 몸통과 머리에 저항(그림 11.21d)
  - 뒤꿈치로 앉은 자세에서 팔에 저항 (그림 11.21e,f)
- **무릎서기 기능**
  - 앞으로 이동(그림 11.22a, b)
  - 뒤로 이동(그림 11.22c)
  - 옆으로 이동(그림 11.22d, e)

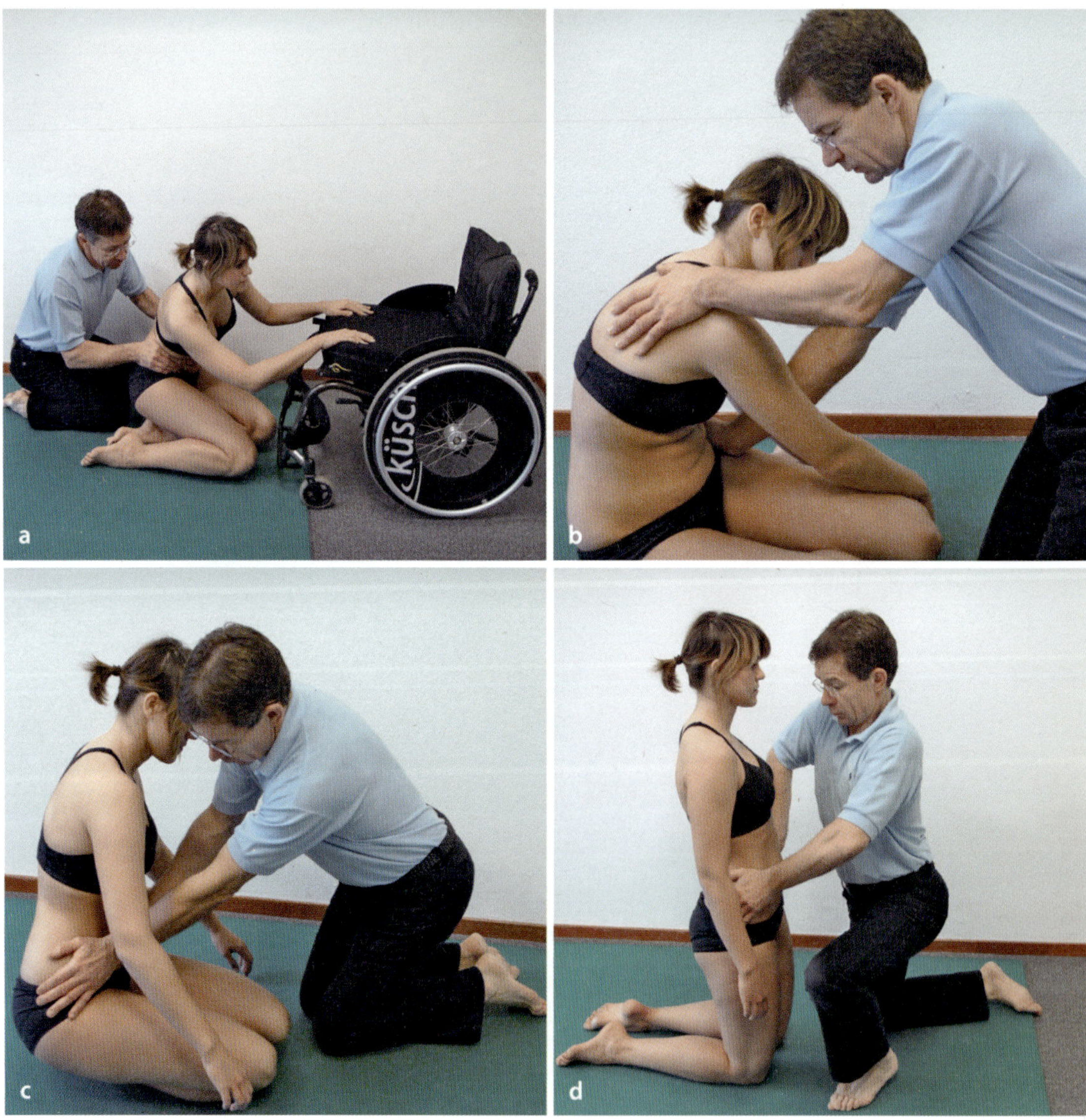

그림 11.19 **a–g** 무릎서기 자세 취하기. **a, b** 옆으로 앉은 자세에서 무릎서기로 이동, **c, d** 꿇어앉은 자세에서 무릎서기로 이동, 골반에 저항

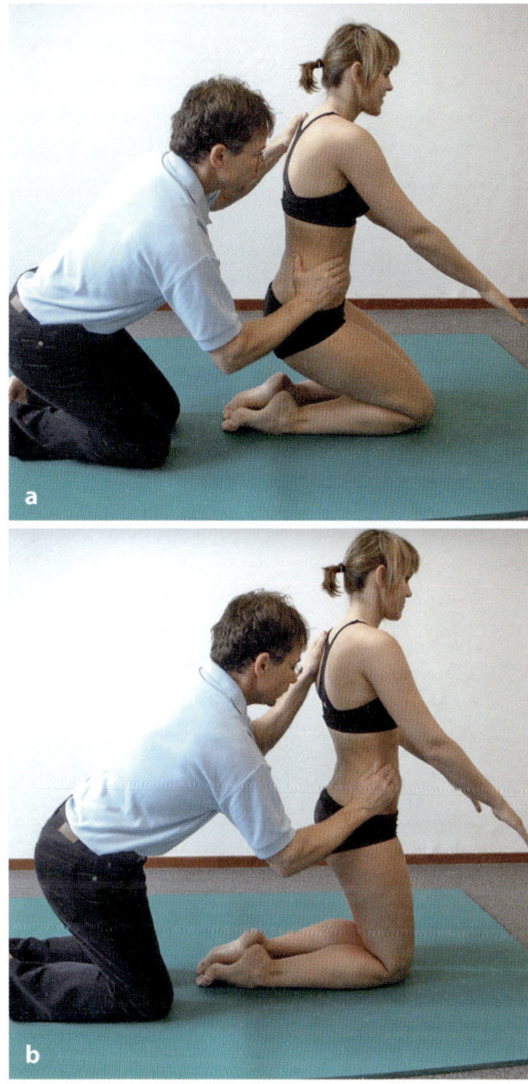

그림 11.20

a,b 네발기기 자세에서 무릎서기로 이동

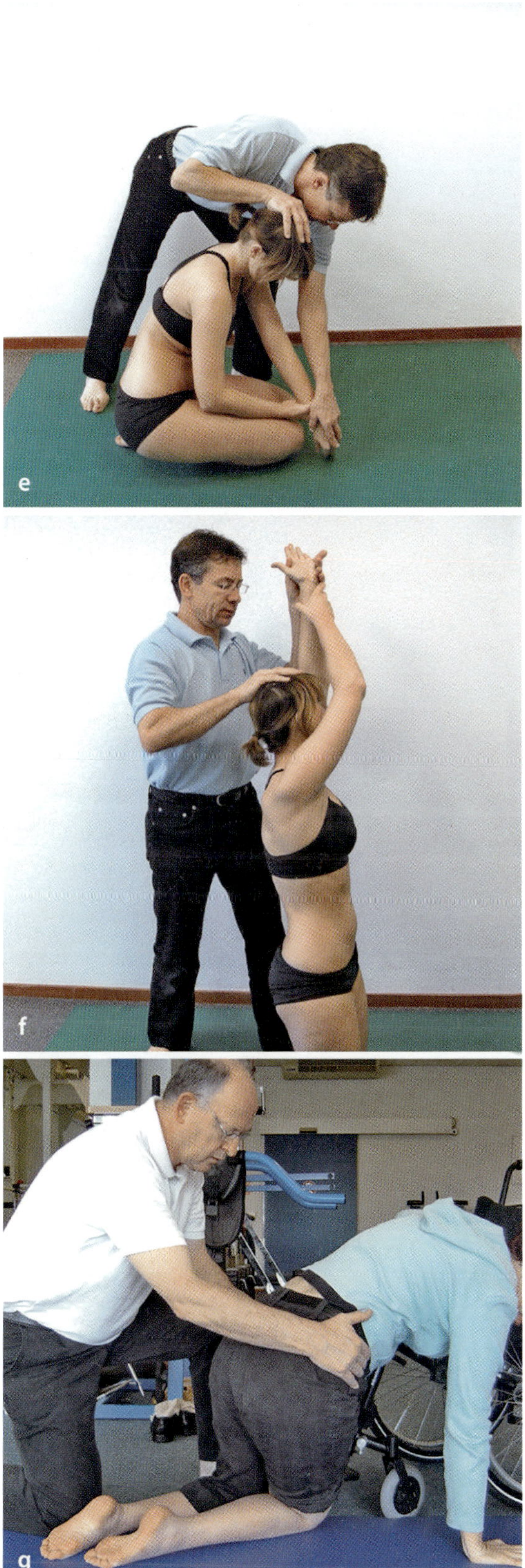

그림 11.19(계속)

e, f 왼쪽으로 들기 패턴에 저항,
g 바닥에서 의자차로 이동하기 위한 무릎서기

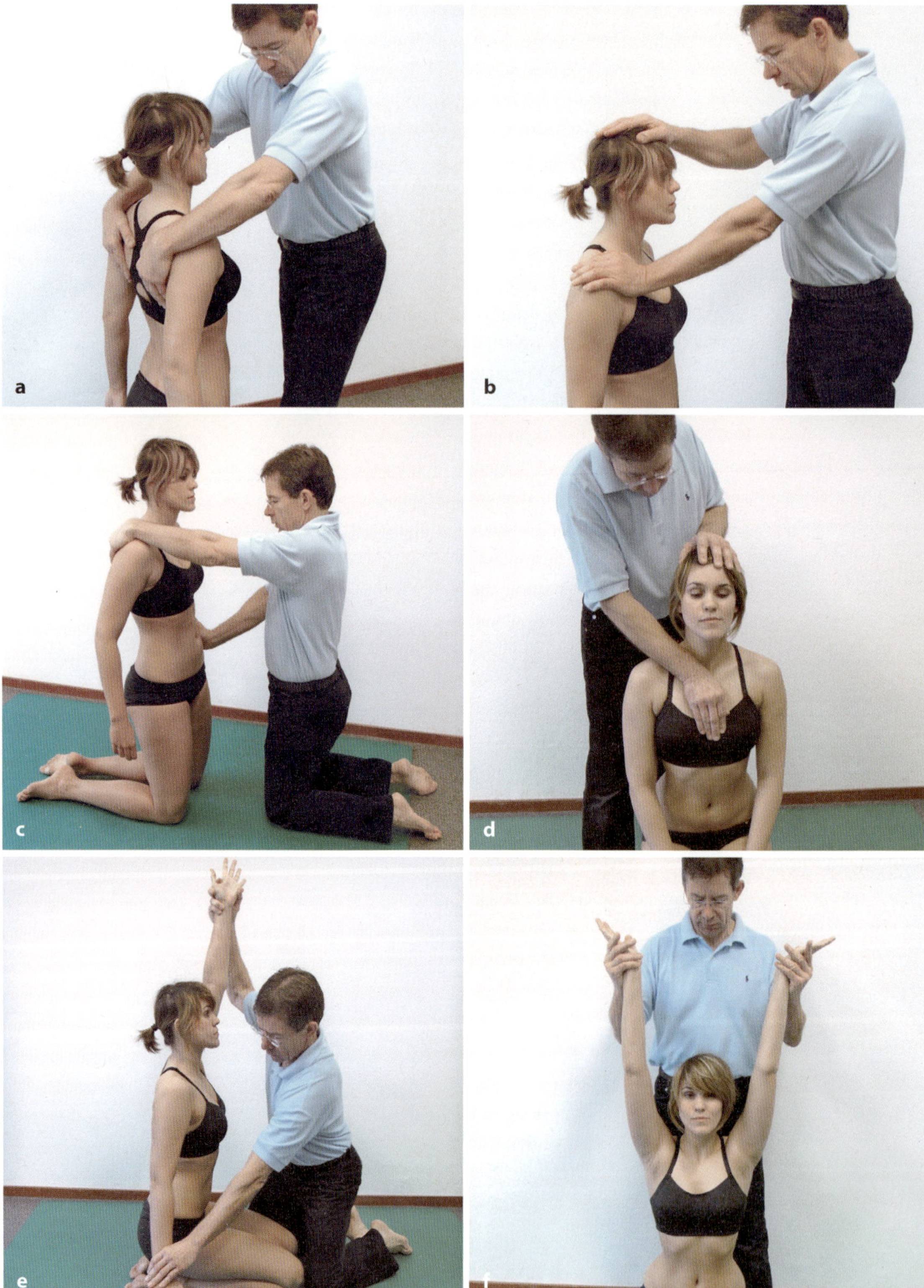

그림 11.21 **a–f** 꿇어앉은 자세와 무릎서기에서 안정성 운동.
a 어깨뼈에 저항, **b** 머리와 어깨뼈에 저항, **c** 어깨뼈와 골반에 저항, **d** 머리와 복장뼈에 저항; 꿇어앉은 자세에서 안정화, **e** 양측 비대칭성 상반성 교대 팔 패턴, **f** 양측 대칭성 팔 패턴

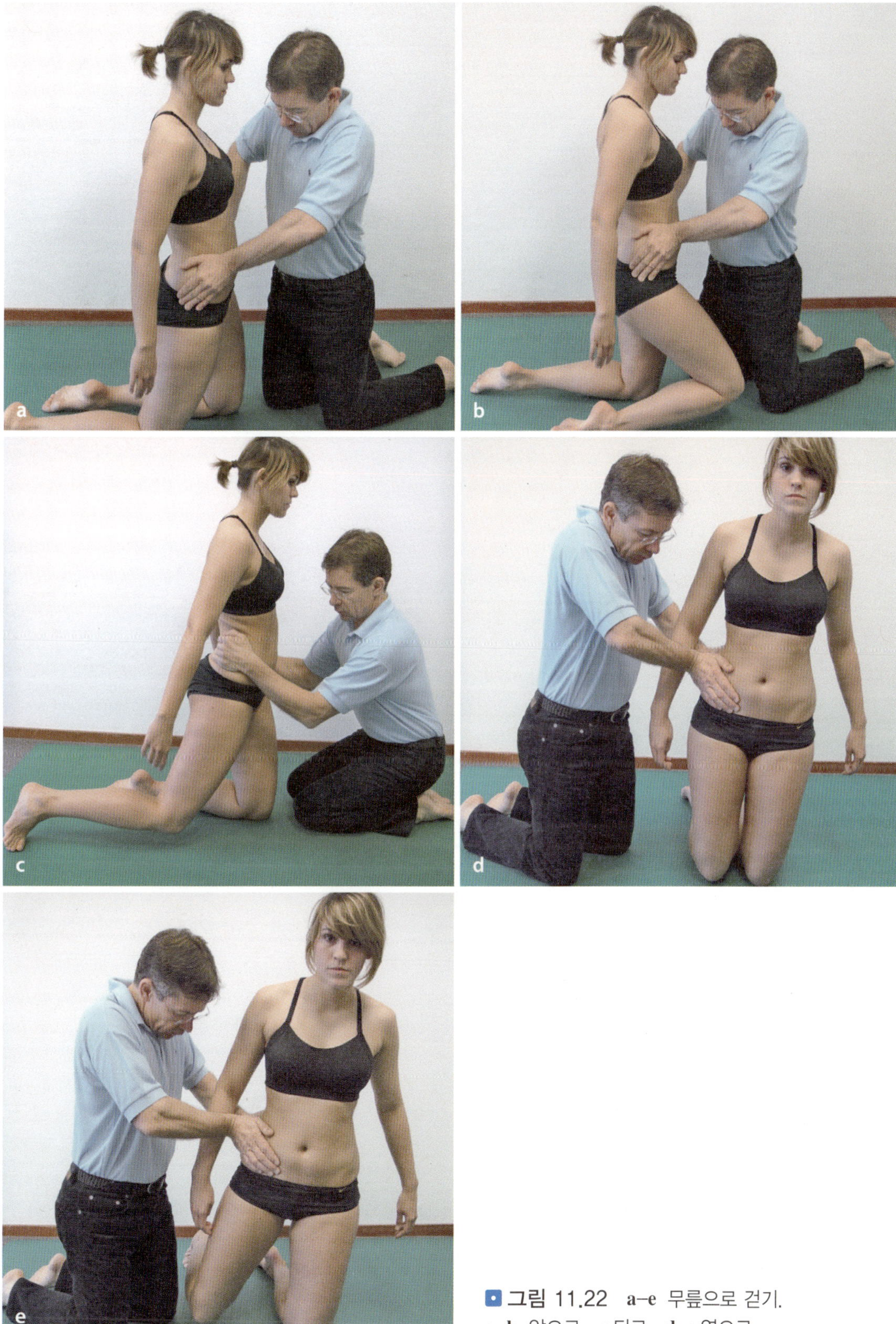

■ 그림 11.22 a–e 무릎으로 걷기.
a, b 앞으로, **c** 뒤로, **d, e** 옆으로

11.4.6 반 무릎서기
Half-Kneeling

이 자세는 무릎서기에서 서기로 가는 자세이다. 이 자세를 취하기 위해서 환자는 어느 한쪽 다리를 앞으로 내딛어야 한다. 무릎서기에서 반 무릎서기로 이동은 두 다리에서 한 다리로의 체중이동과 균형을 유지하면서 체중이 실리지 않은 다리를 이동하는 것이 요구된다.

이 활동을 위해서는 환자의 균형, 협응력, 운동범위, 근력이 요구된다. 몸통과 다리근력을 강화하기 위해서 안정성과 운동성 기법 모두를 사용한다. 앞쪽발로 체중이동을 시키는 것은 발목의 발등굽힘 범위의 증가를 촉진한다.

- 운동성: 자세 취하기
  - 무릎서기에서(■ 그림 11.23)
  - 선 자세에서
- 안정성: 균형유지(■ 그림 11.24a, b)
- 조절된 운동성: 몸통을 늘이면서 뒤에 있는 다리로 체중이동(■ 그림 11.24c)
  - 앞쪽 다리로 체중이동
  - 일어서기(■ 그림 11.25)

11

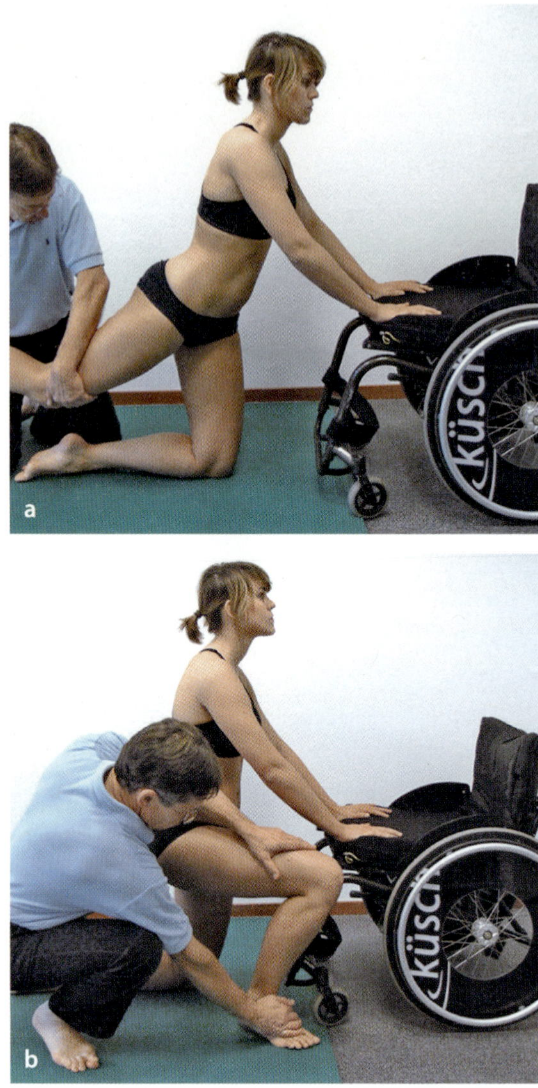

■ 그림 11.23 **a,b** 무릎서기에서 반 무릎서기로 이동

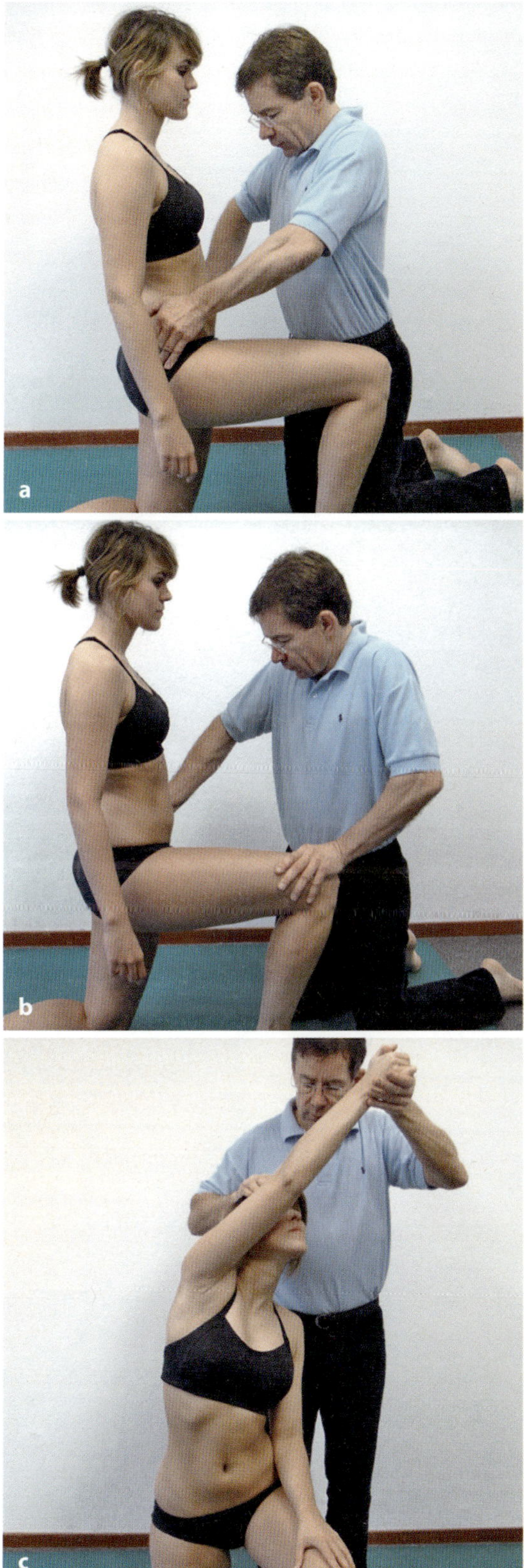

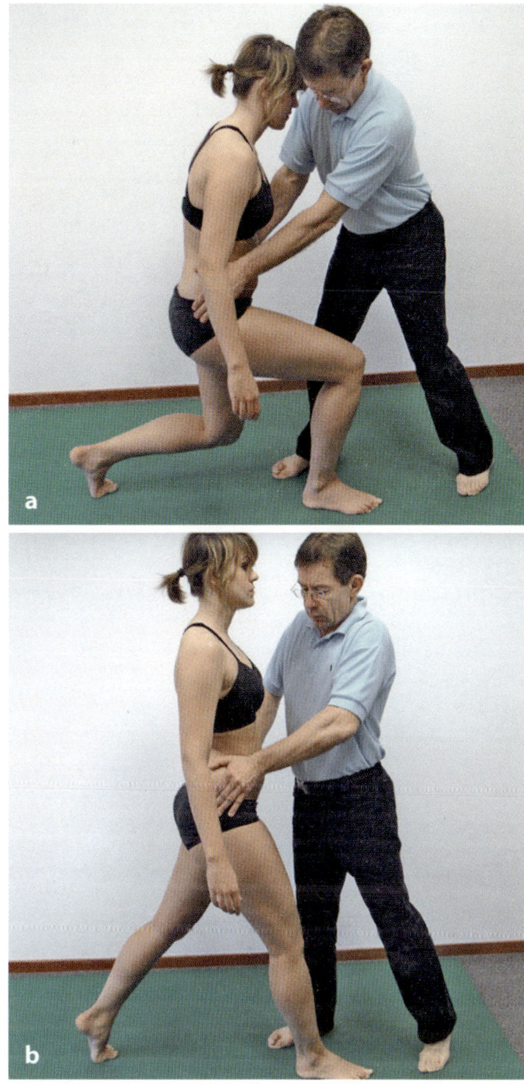

그림 11.25 **a,b** 반 무릎서기에서 서기

그림 11.24

a–c 반 무릎서기에서 체중이동과 균형운동.

a 골반에 저항,

b 골반과 앞쪽 다리에 저항,

c 몸통을 늘이기 위해 팔과 머리에 저항

11.4.7 네발서기에서 서기로, 서기에서 네발서기로(◘ 그림 11.26)

From Hands-and-Feet Position (Arched Position on All Fours) to Standing Position and Back to Hands-and-Feet Position

이 기능의 활동을 사용하는 사람은 대부분 무릎이 폄상태로 유지되는 사람이다. 예를 들어, 양측 장하지 보조기(Knee–ankle–foot orthoses) 또는 양측 넙다리 의지를 착용한 환자가 선 자세에서 바닥으로 가거나 바닥에서 선 자세로 갈 수가 있다. 어린 아이들이나 나이가 많은 사람들은 자주 이 방법을 사용한다. 이 자세를 활용하기 위해서는 충분한 뒤넙다리근의 길이가 필요한다. 치료사는 환자의 뒤에 서서 체중 이동을 촉진한다. 환자가 체중을 양발에 완전히 지지한 후에 손을 바닥에서 떼고 바로 설 수 있다. 손에서 발로의 움직임은 네발서기 자세에서도 훈련될 수 있다.

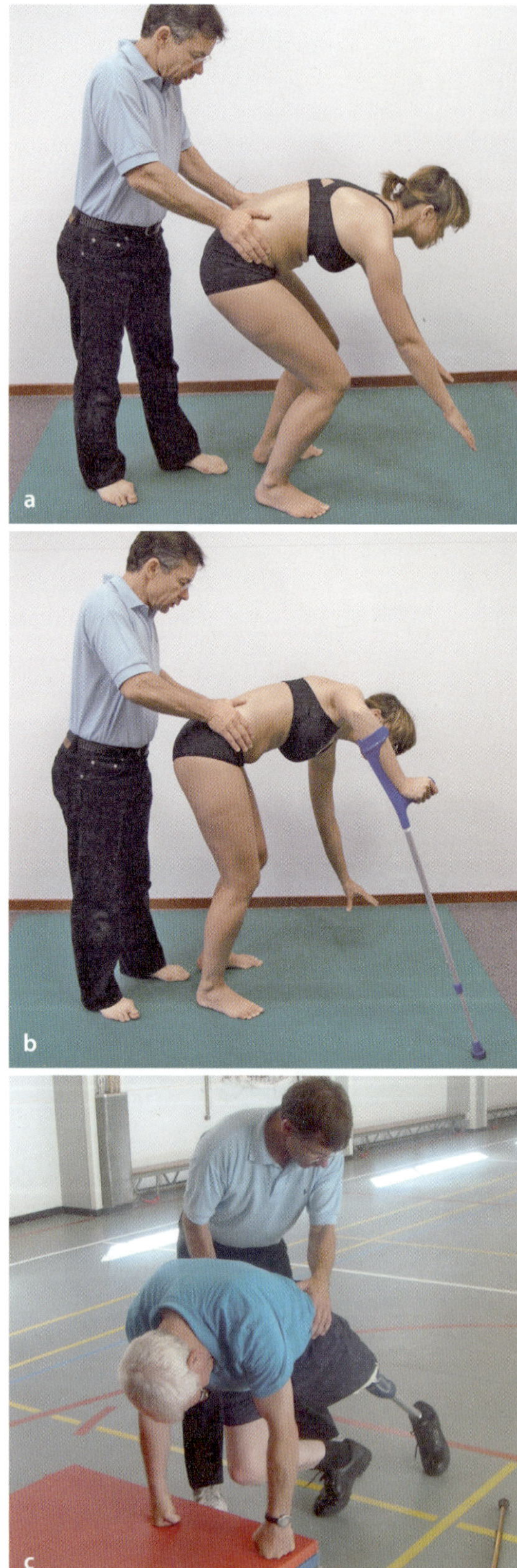

◘ 그림 11.26
a–c 바닥으로 이동, 되돌아오기,
a, b 골반에 저항,
c 골반에서 유도(왼쪽 다리 절단자)

11.4.8 앉은 자세에서의 운동 Exercise in a Sitting Position

■ 다리 펴고 앉기 Long-Sitting

이 자세는 침상에서 음식을 먹거나 옷을 입는 것과 같은 활동에 기능적인 자세이다. 이 자세에서 환자의 균형증가를 위해 모든 안정 기법을 사용한다. 환자가 매트에 앉아 있기 때문에 독립적인 균형 훈련을 할 수 있는 안전한 자세이다. 다리 펴고 앉기 자세는 팔과 몸통 강화를 운동하기 좋은 자세이다. 모든 근력 강화 운동이 여기에 적절하다. 환자는 이동할 때 활용하는 몸통 들기를 훈련할 수 있다.

- **운동성:** 자세 취하기
  - 옆으로 앉은 자세에서
  - 바로누운 자세에서
- **안정성:** 팔로 지지하고, 팔로 지지하지 않고 (▣ 그림 11.27a)
- **조절된 운동성: 몸통 들기 운동**
  - 골반과 어깨에 저항(▣ 그림 11.27b–d)
  - 다리에 저항(▣ 그림 11.27e–h)

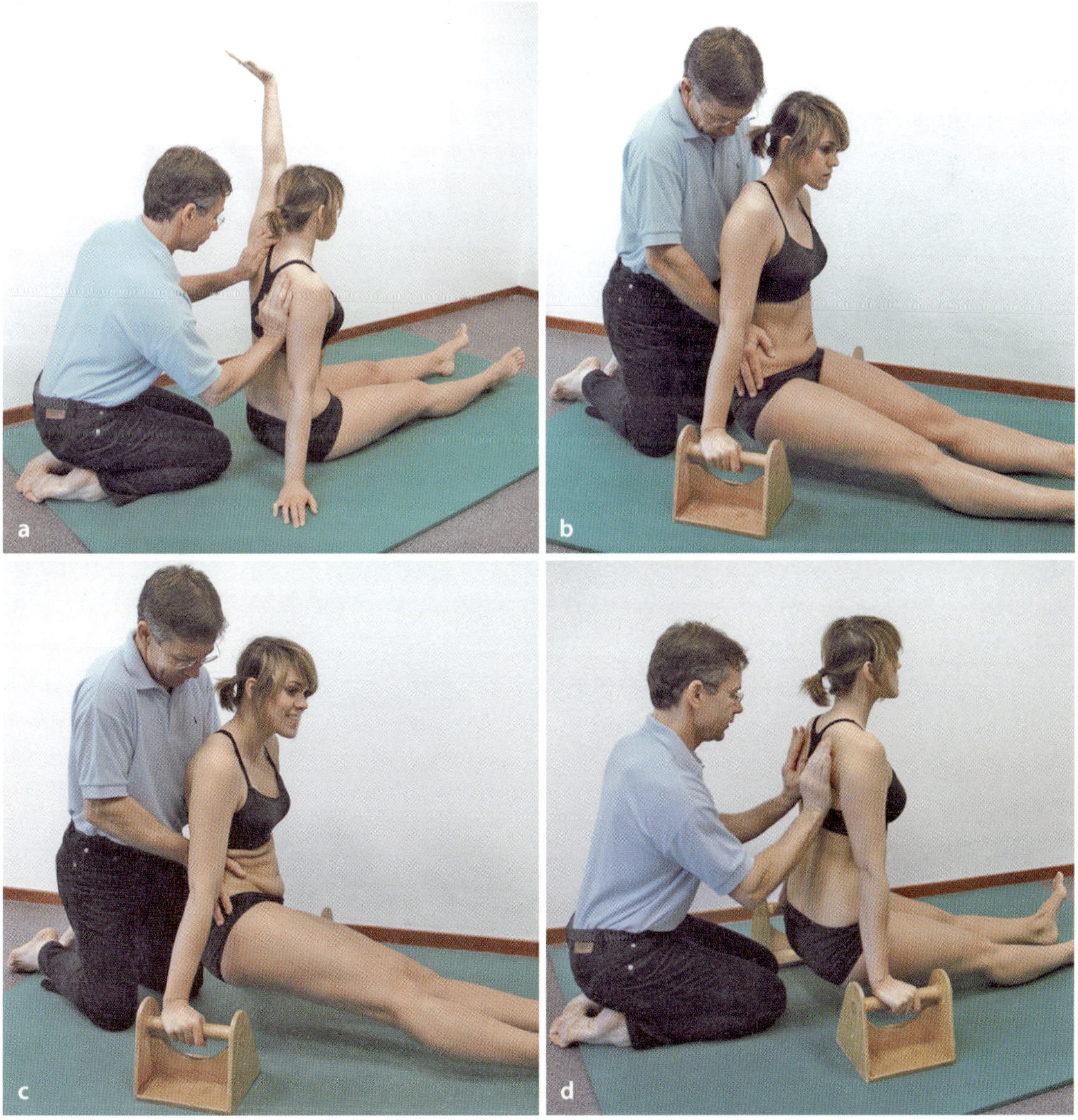

▣ 그림 11.27 **a–i** 무릎 펴고 앉은 자세 운동. **a** 안정화, **b,c** 몸통들기, 골반에 저항, **d** 몸통들기, 어깨뼈에 저항.

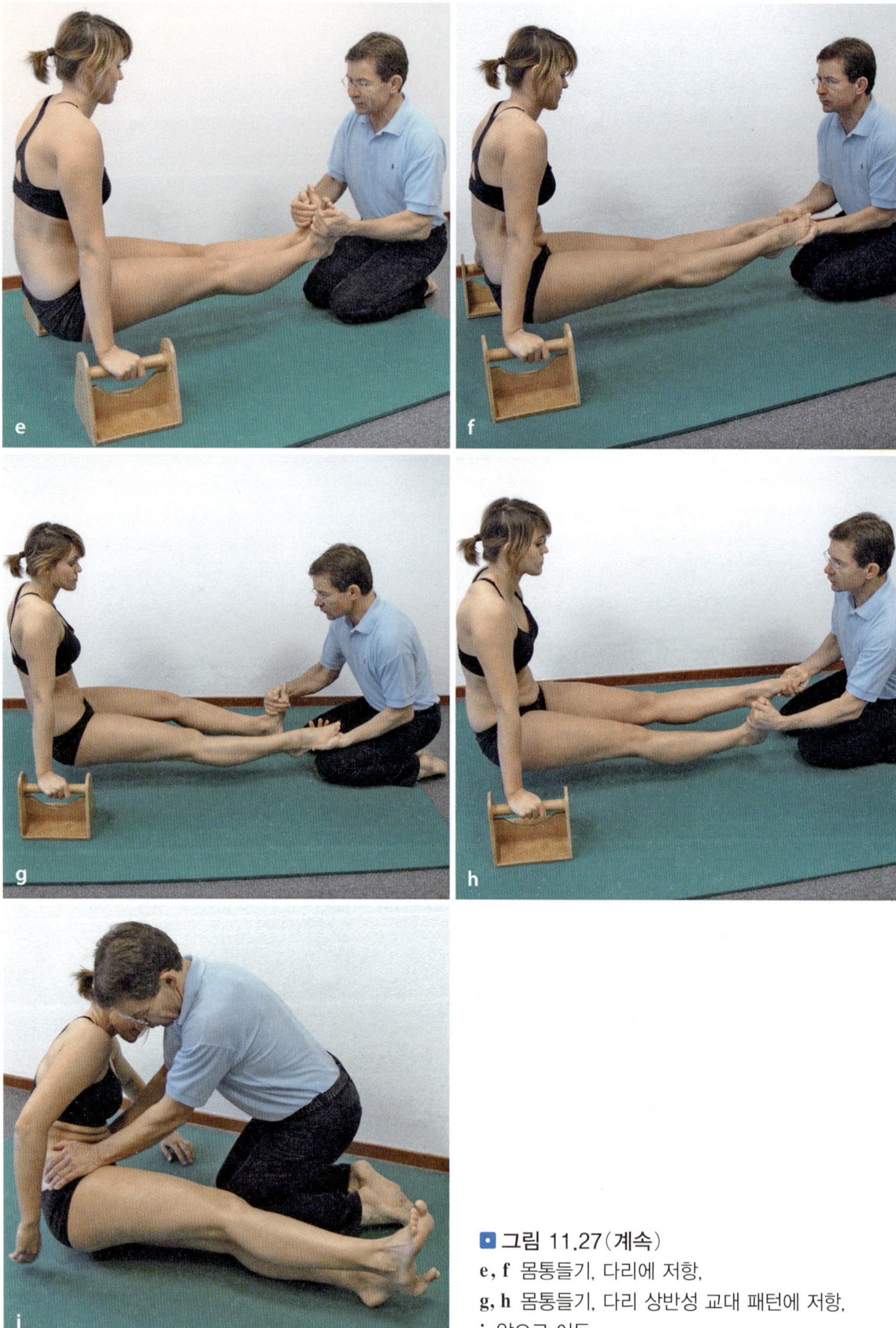

11

그림 11.27(계속)
e, f 몸통들기, 다리에 저항,
g, h 몸통들기, 다리 상반성 교대 패턴에 저항,
i 앞으로 이동

숙련: 앞(■ 그림 11.27i)과 뒤로 이동

■ 걸터앉기 Short Sitting

다른 활동에 팔을 사용하기 위해서는 가능한 많은 몸통조절이 필요하다. 멀리 있는 물체를 닿기 위해서 몸통, 엉덩관절, 팔의 움직임과 몸통의 안정을 필요로 한다. 척추에 문제가 있는 환자는 팔을 뻗을 때 엉덩관절에서 운동이 일어나도 등을 안정시키는 법을 배워야 한다.

환자는 매트나 의자 침상가에 걸터앉아서 운동하는 것이 필요하다. 걸터앉아서 정적운동을 하는 것은 환자의 몸통과 엉덩관절의 안정성을 증가시킨다. 동적운동은 몸통과 엉덩관절의 움직임을 증가시킨다. 환자의 강한 팔에 주는 저항은 약한 몸통과 엉덩관절 근육으로 방산을 일으킨다.

정적, 동적 기법을 혼합하여 사용하면 환자의 균형과 운동능력을 동시에 촉진한다.

운동성: 옆으로 누운 자세에서 자세 취하기 (■ 그림 11.28)

- 앉기로 진행하는 동안 동심성 수축에 저항
- 옆으로 누운 자세로 가는 동안 편심성 조절을 위한 저항

안정성: 균형 유지

몸통의 안정성을 증가시키기 위해 안정적 반전 또는 율동적 안정을 사용한다. 어깨, 골반, 머리에 저항을 준다(■ 그림 11.29).

- 팔로 지지하면서, 지지하지 않으면서
- 다리로 지지하면서, 지지하지 않으면서

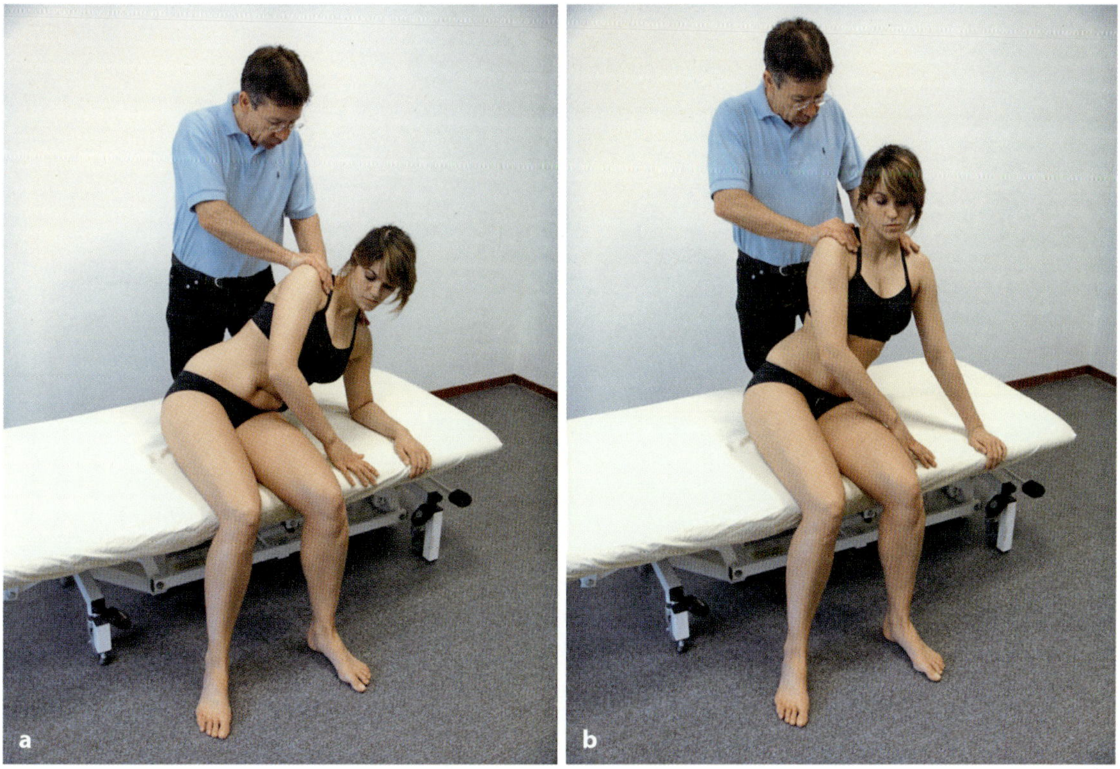

■ 그림 11.28 **a,b** 옆으로 누운 자세에서 걸터앉기로 이동.

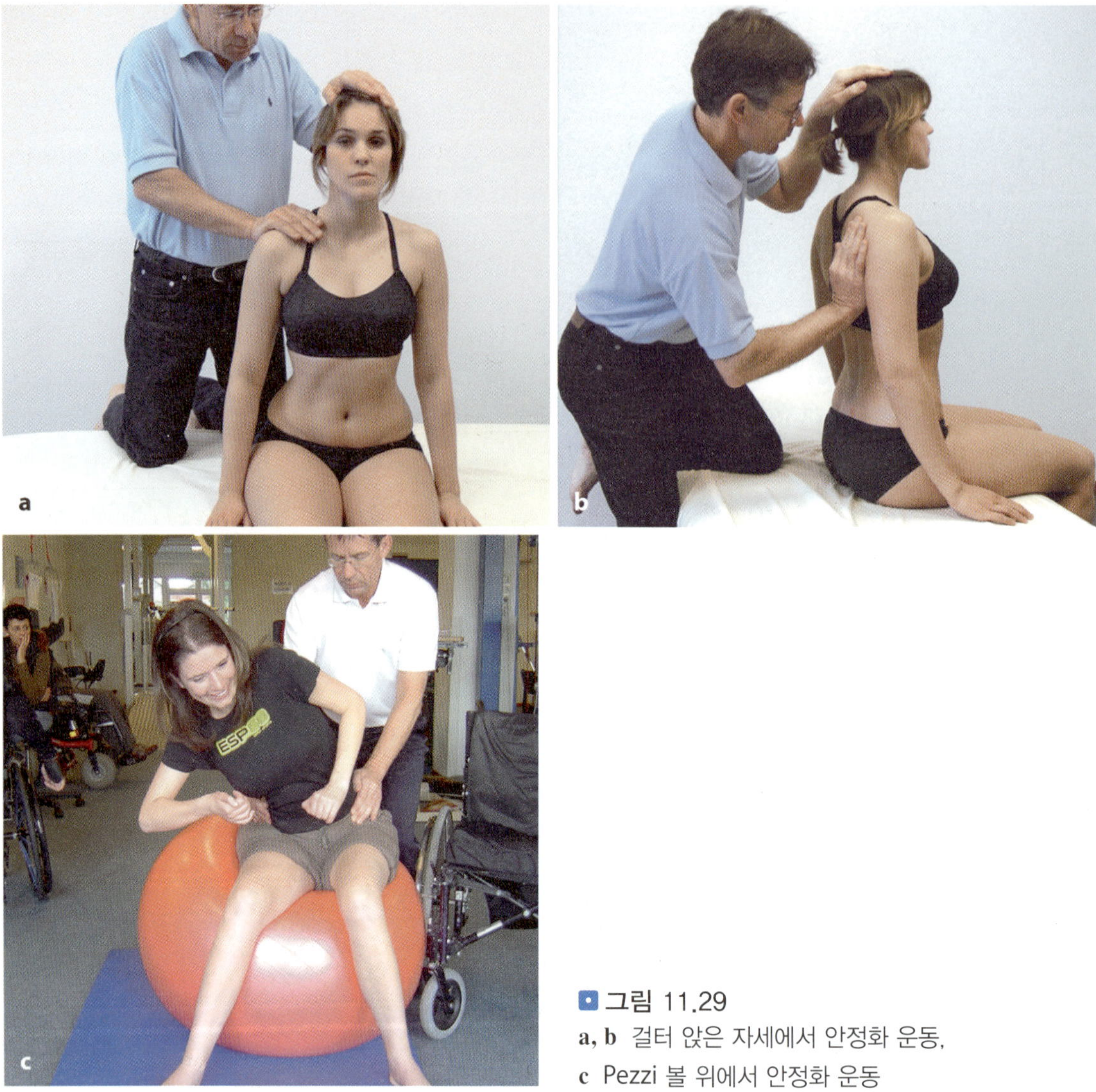

■ 그림 11.29
a, b 걸터 앉은 자세에서 안정화 운동.
c Pezzi 볼 위에서 안정화 운동

─ 조절된 운동성: 몸통운동

몸통강화와 협응력 증진을 위해서 동적 반전(느린 반전)과 등장성 혼합을 사용한다.

방산의 효과를 얻기 위해 어깨뼈에 저항을 주거나(■ 그림 11.30a, b) 또는 내려치기(■ 그림 11.30d)와 들기 패턴을 사용한다.

- 몸통 굽힘(■ 그림 11.30c)과 폄
- 앞과 옆으로 뻗기, 되돌아오기: 이것은 몸통의 안정을 유지하면서 엉덩관절의 굽힘, 폄, 가쪽굽힘, 돌림을 필요로 한다.

■■ 숙련: 움직임 Skill: moving

이런 활동은 앉은 자세에서 운동성을 가르치고 골반과 엉덩관절 근육을 운동시킨다.

- 앞뒤로(■ 그림 11.30e)
- 옆으로

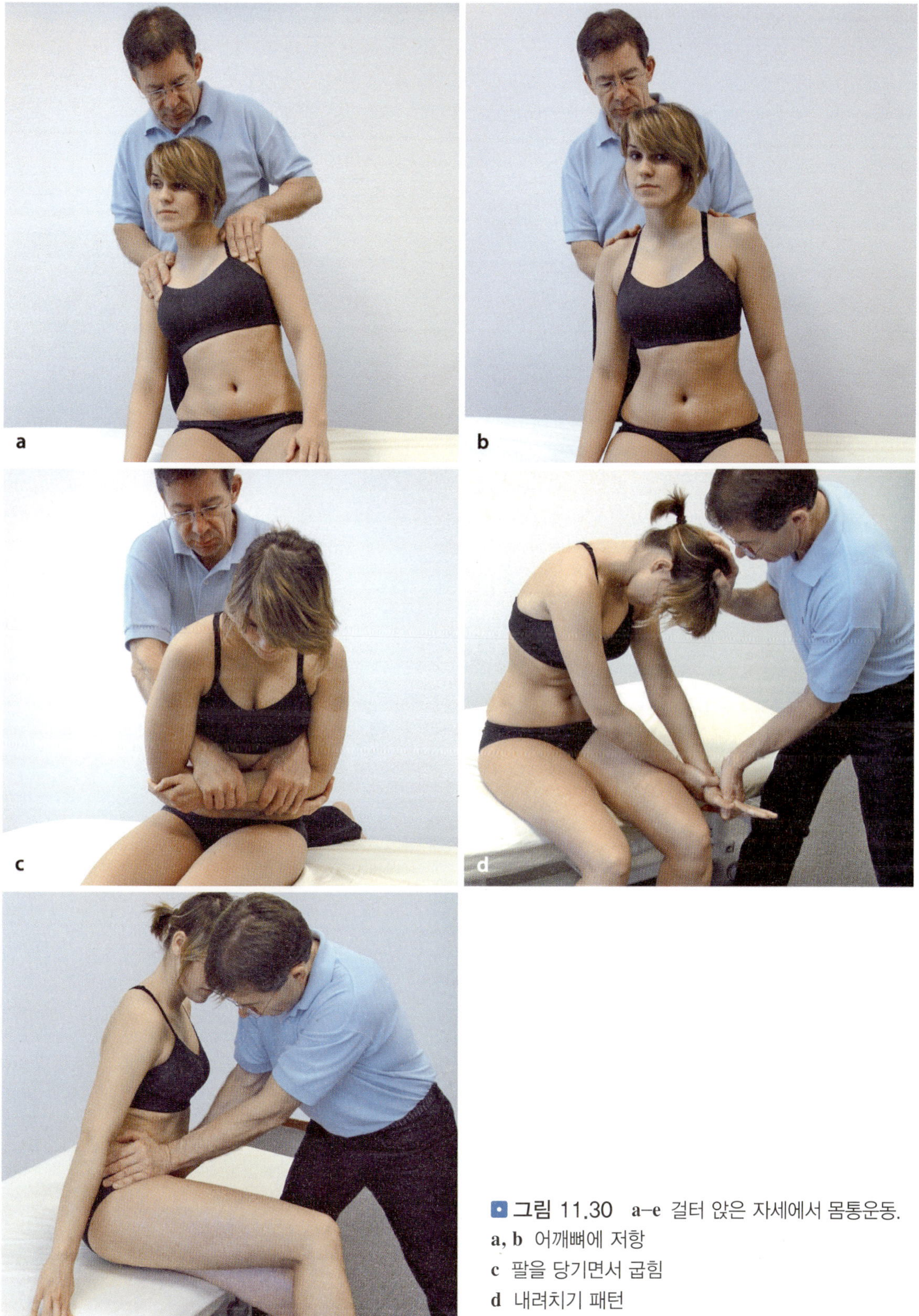

그림 11.30 **a–e** 걸터 앉은 자세에서 몸통운동.
a, b 어깨뼈에 저항
c 팔을 당기면서 굽힘
d 내려치기 패턴
e 골반에 저항을 주면서 앞으로 이동

11.4.9 교각운동 Bridging

무릎 굽혀 누운 자세에서 환자는 떨어질 염려 없이 발로 체중지지를 하면서 운동한다. 지지면에서 골반을 드는 것은 침상에서 이동이나 옷을 입는 것을 보다 쉽게 이루게 한다.

무릎 굽혀 누운 자세에서 움직임은 하부 몸통의 굽힘근과 다리 근육의 선택적 조절을 필요로 한다. 환자는 발로 매트를 누르면서 엉덩이를 드는 동안 무릎을 굽힌 상태로 유지해야 한다. 환자가 팔과 상부 몸통, 목으로 매트를 누를 때 팔 근육이 운동된다. 동심성, 편심성, 안정적 수축에 저항을 주어 몸통과 다리의 안정성과 근력을 증가시킨다.

운동성: 무릎 굽혀 누운 자세 취하기
환자가 스스로 이 자세를 취할 수 없는 경우
- 엉덩관절과 무릎관절을 구부린 옆으로 누운 자세에서 이동. 무릎 골반 또는 양쪽에서 촉진
- 바로누운 자세에서 양측 다리 굽힘 패턴에 저항을 주면서 유도

안정성 (그림 11.31a)
- 무릎에서 골반 쪽으로 안정적 저항이 혼합된 압축하기
- 무릎에서 발 쪽으로 안정적 저항이 혼합된 압축하기
- 압축 없이 안정적 저항하기

다리와 몸통에 안정성을 촉진하기 위해 다리에 압축과 함께 저항을 준다. 저항은 모든 방향으로 가한다. 대각선 저항은 보다 많은 몸통 근육을 동원시킬 것이다. 환자가 근력을 회복함에 따라 압축량을 줄인다. 양쪽 다리에 같은 방향으로, 반대 방향으로 저항을 준다.

조절된 운동성: 무릎 굽혀 누운 자세에서 **아래 몸통돌림**

아래 몸통돌림 동작은 무릎을 매트 쪽으로 내리는 것으로 시작한다. 엉덩관절, 골반, 척추 순으로 돌림이 일어나도록 한다. 복근이 척추 앞굽이를 방지한다. 원래 자세로 돌아오는 역순이다.

11

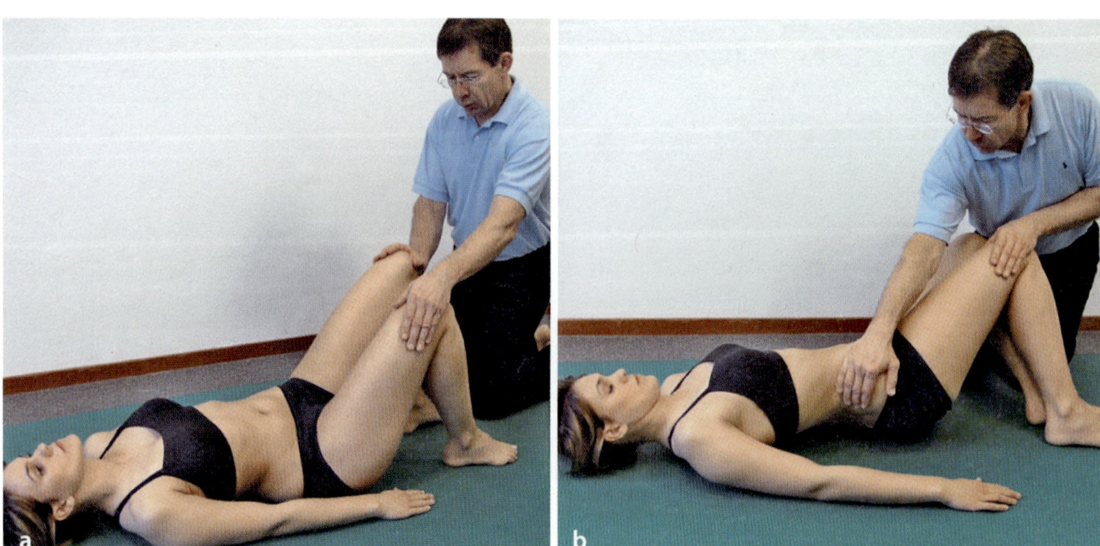

그림 11.31 **a,b** 무릎 굽혀 누운 자세. **a** 안정화, **b** 하부 몸통돌림

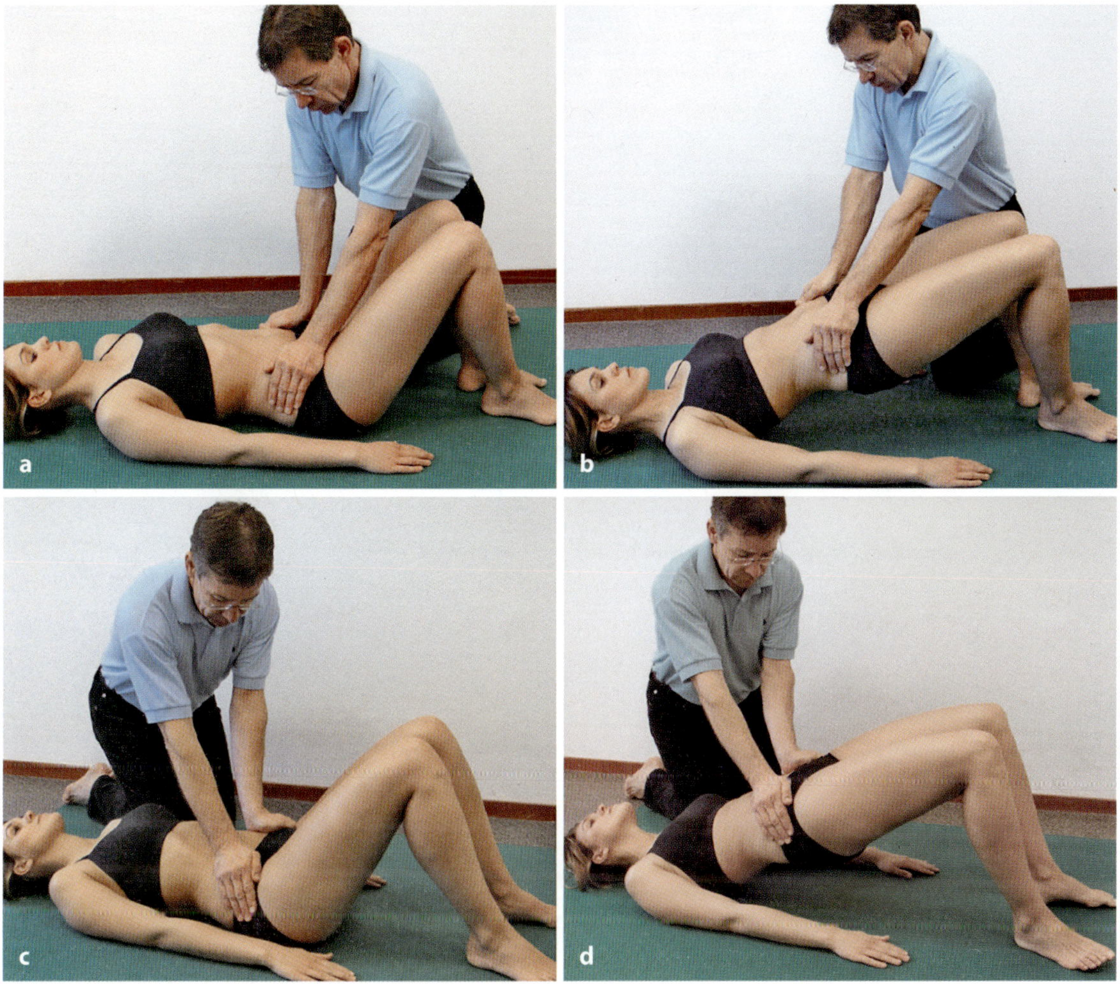

■ 그림 11.32 **a–d** 바로누운 자세에서 두 다리로 교각자세.

즉, 척추-골반-엉덩관절 순이다. 이 활동에서는 정확한 타이밍이 중요하다. 환자의 운동 조절 능력에 따라 다리가 내려가는 정도를 제한한다.

■ 그림 11.31b는 하부 몸통을 오른쪽으로 돌림하면서 원래 자세로 돌아올 때의 저항 주는 것을 보여주고 있다. 이 활동을 강화하고 가르치기 위해 등장성 혼합과 느린(동적) 반전을 사용할 수 있다.

- 교각운동(bridging)
  - 모든 방향으로 저항을 주면서 골반의 안정성을 촉진한다(■ 그림 11.32a, b 아래로부터 저항; ■ 그림 11.32c, d 위로부터 저항)
  - 한쪽 골반으로 운동 유도
  - 골반의 정적, 동적 돌림에 저항
  - 옆에서 옆으로 골반의 이동

환자의 항중력 조절을 강화하기 위해 등장성 혼합 기법을 사용한다.

■■ 주의 Caution

환자가 골반을 들 때 환자의 허리뼈 자세를 조절하고 관찰한다.

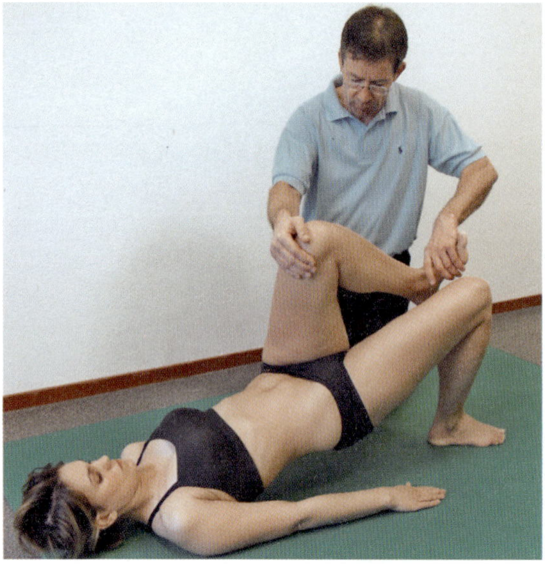

■ 그림 11.33 한 다리로 교각자세.

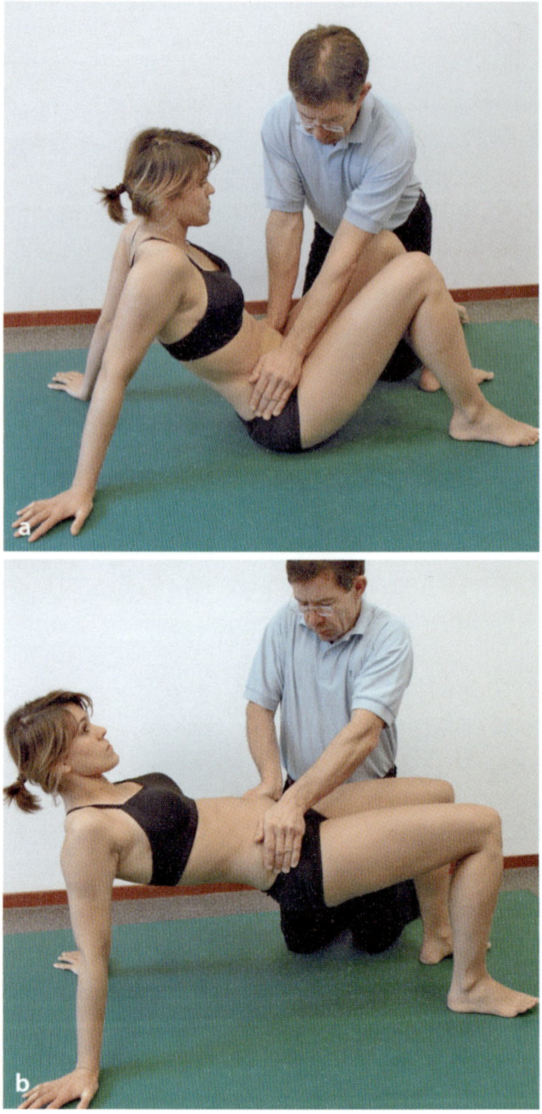

■ 그림 11.34 **a,b** 손을 사용한 교각자세.

- 다른 교각운동(bridging activities)
  - 제자리에서 발 들기
  - **양발로 걷기**: 양발 떼어놓기, 함께 붙이기, 옆으로, 몸통에서(편 쪽으로) 발 떼어 놓기, 원래 자세로 돌아오기
  - 한 다리로 교각자세(■ 그림 11.33). 이 운동은 환자가 체중지지를 발의 앞쪽, 뒤꿈치, 가쪽 어디에 지지하느냐에 따라서 다양하다. 또한 지지면 감소 또는 볼이나 치료용 균형판, 흔들판 같은 불안정한 지지면에 따라 난이도는 증가한다. 복근이 골반의 균형을 유지하고, 지지한 쪽 엉덩관절 근육이 가쪽으로의 흔들림을 방지한다. 들어올린 다리를 펴거나 벌릴수록 지지쪽 근육은 힘들어진다.
  - 팔로 체중을 지지하면서 교각자세(■ 그림 11.34, 11.35, 11.36). 정상적인 교각운동은 바로누운 자세에서 행해진다. 아래팔이나 손에 체중지지를 함으로써 운동의 어려움이 증가한다. 여기에는 다양한 방법이 있을 수 있다. 치료사는 항상 다른 방법을 찾고 시도하여야 한다.

➤ 기술된 자세에서 이미 설명한 것처럼 보다 다양하게 사용할 수 있다. 따라서 치료사는 목적에 맞게 변화를 주고 조절할 수 있다.

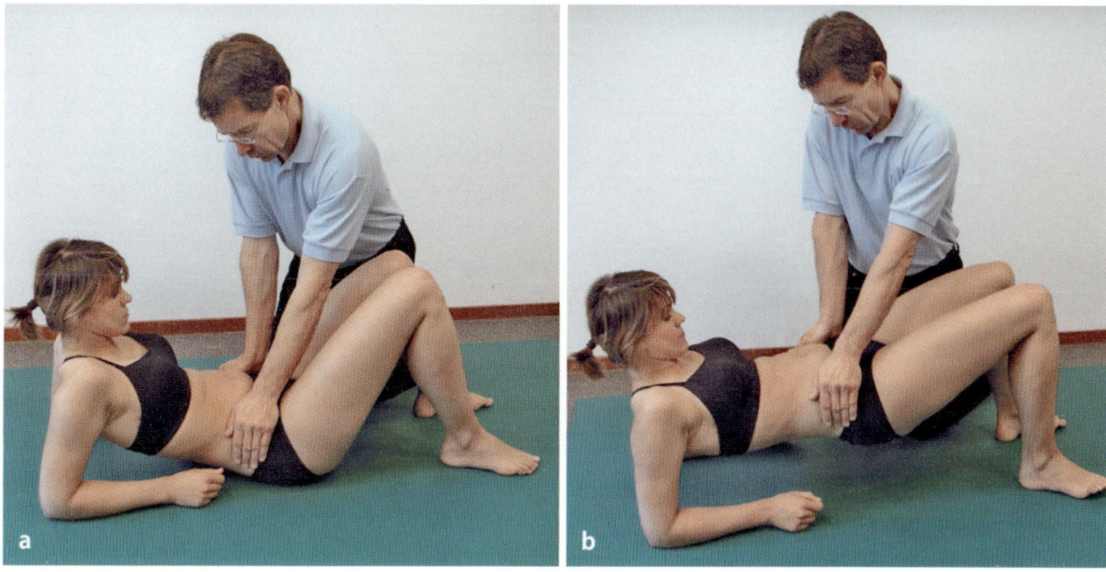

그림 11.35 a,b 팔꿉을 사용한 교각자세.

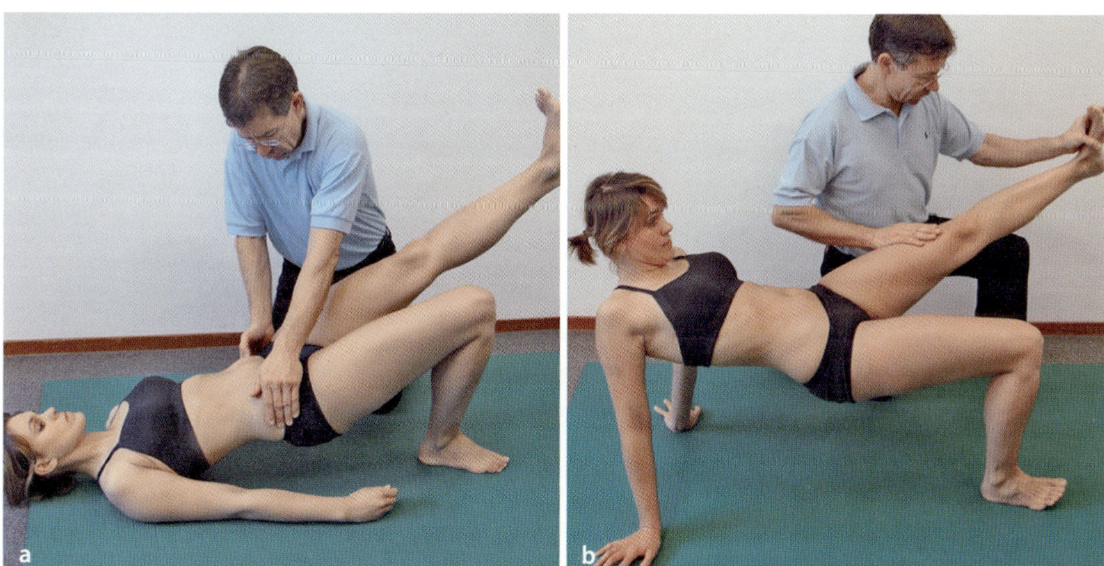

그림 11.36 a,b 팔과 한쪽 다리를 사용한 교각자세.

11.5 소아에 관련한 PNF
PNF in Pediatrics

Agniezka Stepien

고유수용성 신경근 촉진법은 신경계 질환, 근골격계 장애, 일반적인 운동장애가 있는 소아에게 사용될 수 있다. 치료적 절차는 나이에 따라 다르다. 일반적으로 3세 이상의 아동에서 효과적인 협력이 가능하다. 유아기, 소아, 인지장애가 있는 아동의 경우 PNF 개념의 선택된 절차를 적용할 수 있다.

아동과 물리치료를 하기 위해서는 운동발달 기본원리에 대한 지식이 필요로 한다. 아동의 발육은 두부에서 꼬리부(caudal), 근위부에서 원위부로 발생한다(Jacobs 1967).

생의 첫 시기에서 아이의 머리를 움직이는 법을 배운 다음, 상부 몸통을 움직이며, 마지막으로 다리를 움직인다. 머리를 조절하는 정도에 따라 운동발달이 결정된다(Bentzley et al. 2015). 몸통조절의 발달은 팔의 선택적 움직임을 수행하기 위한 기반이다(Rachwani et al. 2015; Moreiar da Silva et al. 2016).

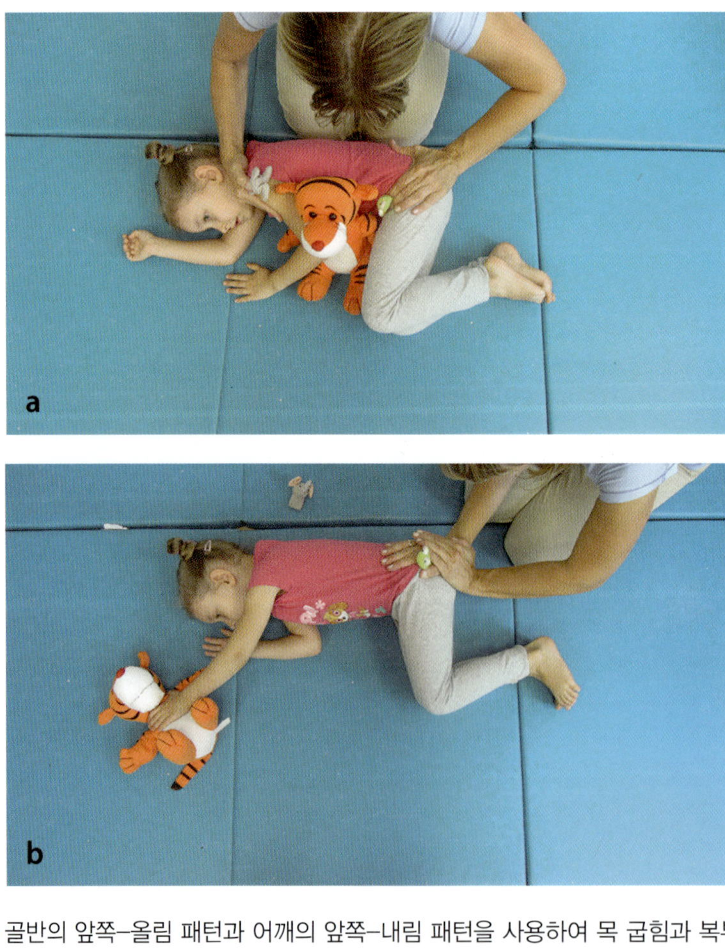

그림 11.37 **a** 골반의 앞쪽–올림 패턴과 어깨의 앞쪽–내림 패턴을 사용하여 목 굽힘과 복부근육 자극. **b** 골반의 뒤쪽–내림 패턴을 사용하여 팔의 굽힘–모음–가쪽돌림 패턴 자극.

따라서 운동발달장애가 있는 아동은 정기적으로 검사하고 치료하는 것이 중요하다. 특히 균형반응과 걷기, 많은 일상 활동을 자연스럽게 준비하기 위해 몸통 돌림을 자극하는 것이 중요하다. 몸통과 팔다리 근육의 자극은 매트 위에서 가장 자주 이루어진다(◘ 그림 11.37a, b, 그림 11.38a, b).

치료는 어린이가 수용하는 자세에서 놀이형태로 수행해야 한다. 눈의 움직임이 목과 몸통 근육의 활동에 영향을 미치기 때문에 치료시 시각적 자극을 사용해야 한다(Lee and Lishman, 1975; shumway-Cook and Horak 1990).

중추신경계의 체계가 형성되지 않은 7세 이하의 아동은 치료시 장난감이나 물건(mascots)을 사용한다. 운동 과제는 아이에게 동기부여를 쉽게 하는 것으로 해야 한다. 부모와의 협조는 치료 과정에서 매우 중요하다.

아동치료 수행 원칙

- 적절한 머리 조절하는 운동
- 돌림이 강조된 몸통자극
- 시각자극 사용
- 매트 활동은 어린이들의 몸통근육과 팔다리를 자극하는 가장 좋은 방법이다.

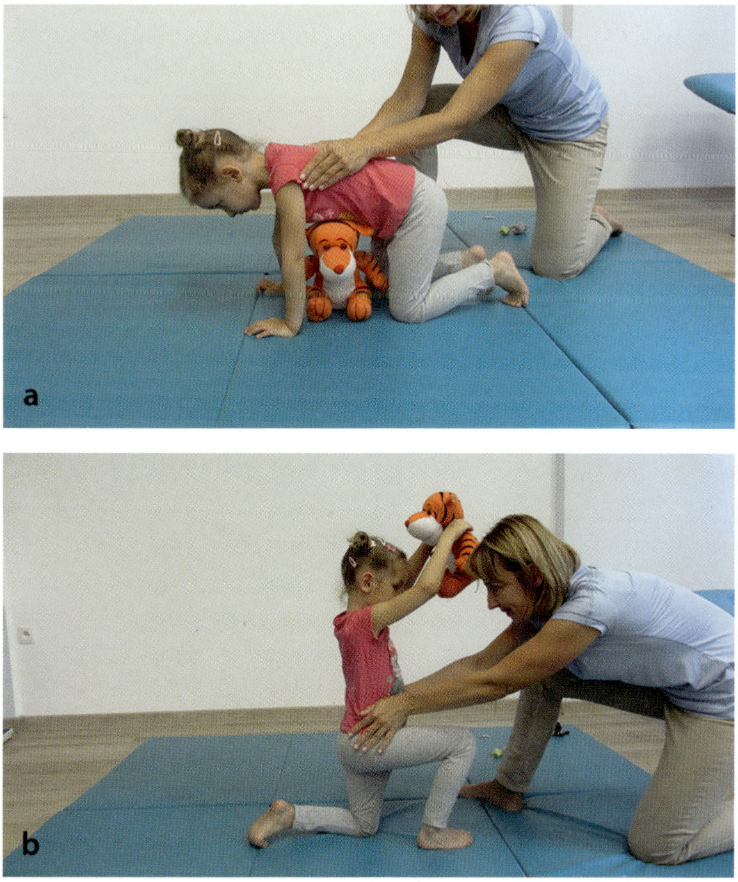

◘ 그림 11.38 **a** 네발자세에서 몸통근육 자극, **b** 반무릎서기 자세에서 엉덩관절 근육 자극.

11.6 매트 활동에서 환자의 사례 Patient Cases in Mat Activities

- 환자 1: 오른쪽 어깨관절 운동제한이 있는 불완전 사지마비(◘ 그림 11.39)
- 환자 2: 급성기가 지난 불완전 하반신 마비 (◘ 그림 11.40)
- 환자 3: 강직성 척추염[1] (◘ 그림 11.41)
- 환자 4: 길렝-바레 증후군 후 팔과 다리의 약증이 있는 불완전 사지마비 (◘ 그림 11.42)

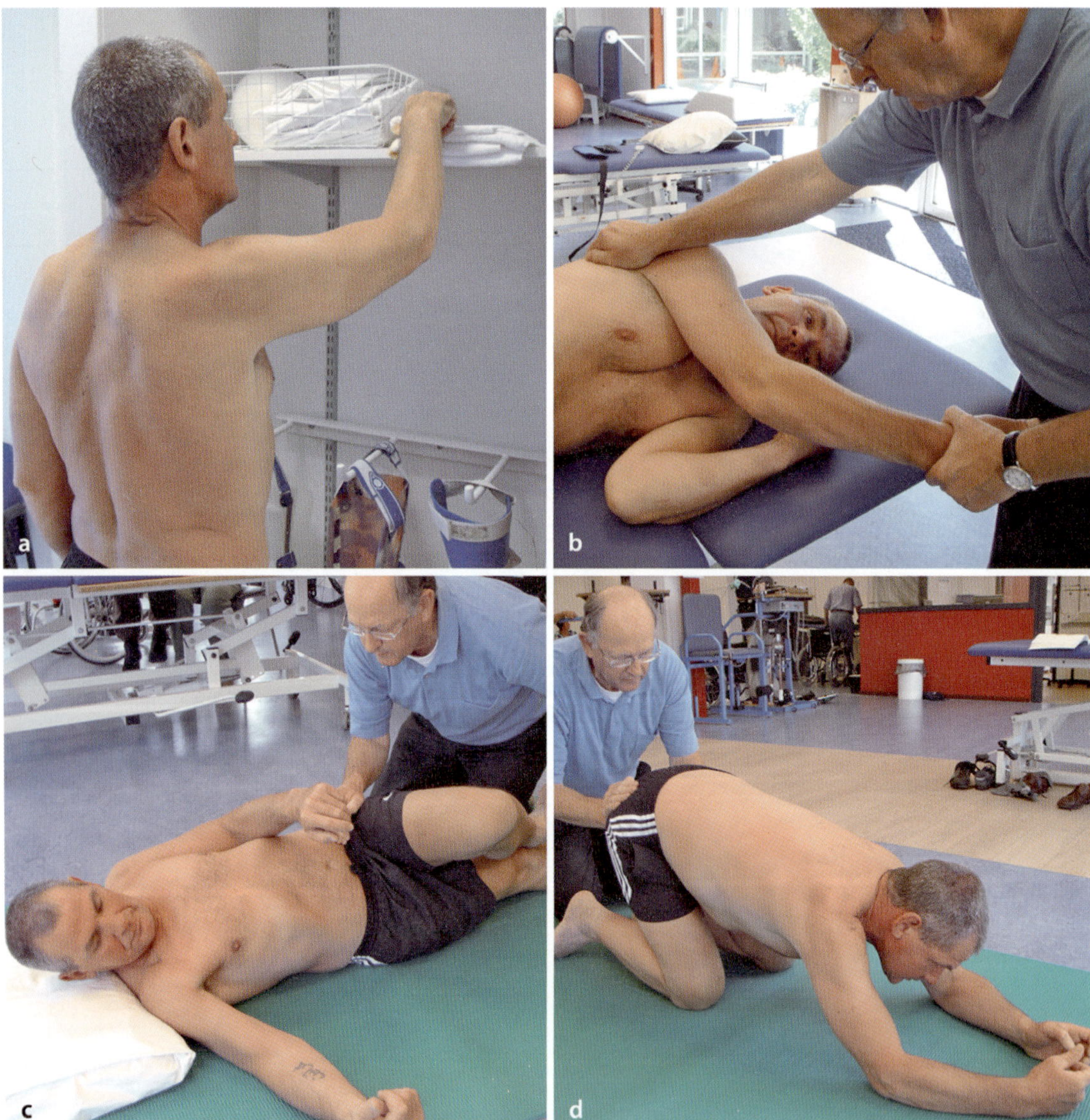

◘ 그림 11.39 **a–g** 불완전 사지마비 환자. **a** 오른쪽 어깨관절 운동 제한이 보임, **b** 어깨관절 짧은폄근과 어깨뼈 뒤당김근에 대한 수축-이완 기법, 어깨뼈를 고정한 팔, 폄-벌림-안쪽돌림 패턴에 저항, **c** 간접적 치료를 사용한 오른쪽 어깨관절의 가동방법, 오른쪽 어깨 고정에 대한 몸통의 움직임, **d** 골반을 위, 아래로 이동함으로써 간접적으로 어깨를 굽힘 쪽으로 움직임

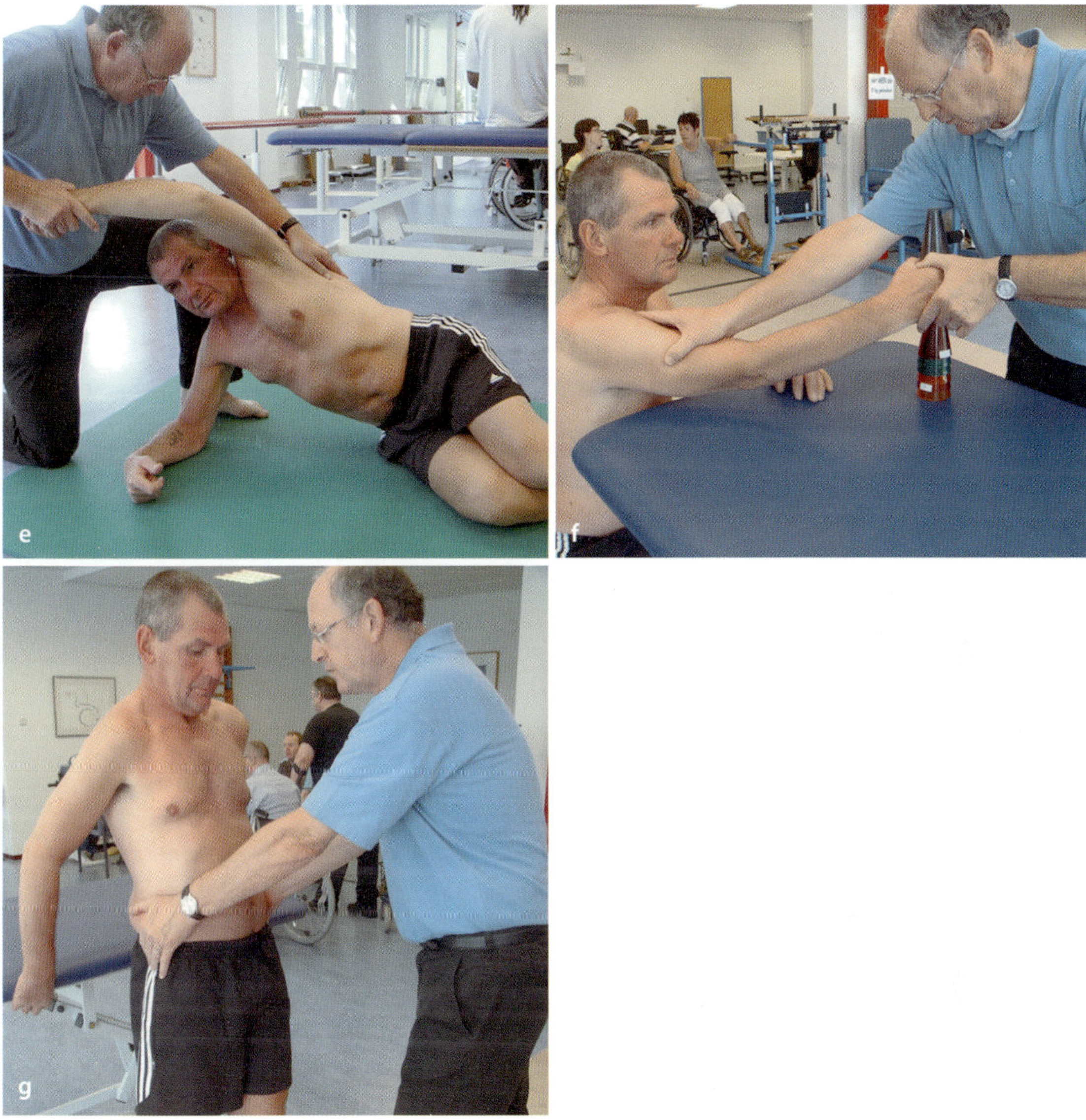

■ **그림 11.39(계속)** **e** 오른쪽 어깨관절의 체중지지 활동: 왼쪽 팔에 대한 저항은 환측의 어깨관절로 방산, **f** 오른쪽 어깨관절의 기능적 사용, **g** 선 자세에서 어깨관절의 폄, 안쪽돌림 방향으로의 가동과 근력강화

---

1) 강직성 척추염: 척추를 침범하는 류마티스 관절염의 일종. 젊은 남성에서 호발하며 엉덩엉치관절(천장관절, sacroiliac), 척추사이관절(intervertebral), 복장갈비관절(늑흉관절, costovertebral joint)에 염증으로 인하여 통증과 강직을 유발. 원인은 불명. On-line Medical Dictionary (OMD), Academic Medical Publishing & Cancer WEB 1997-1998.

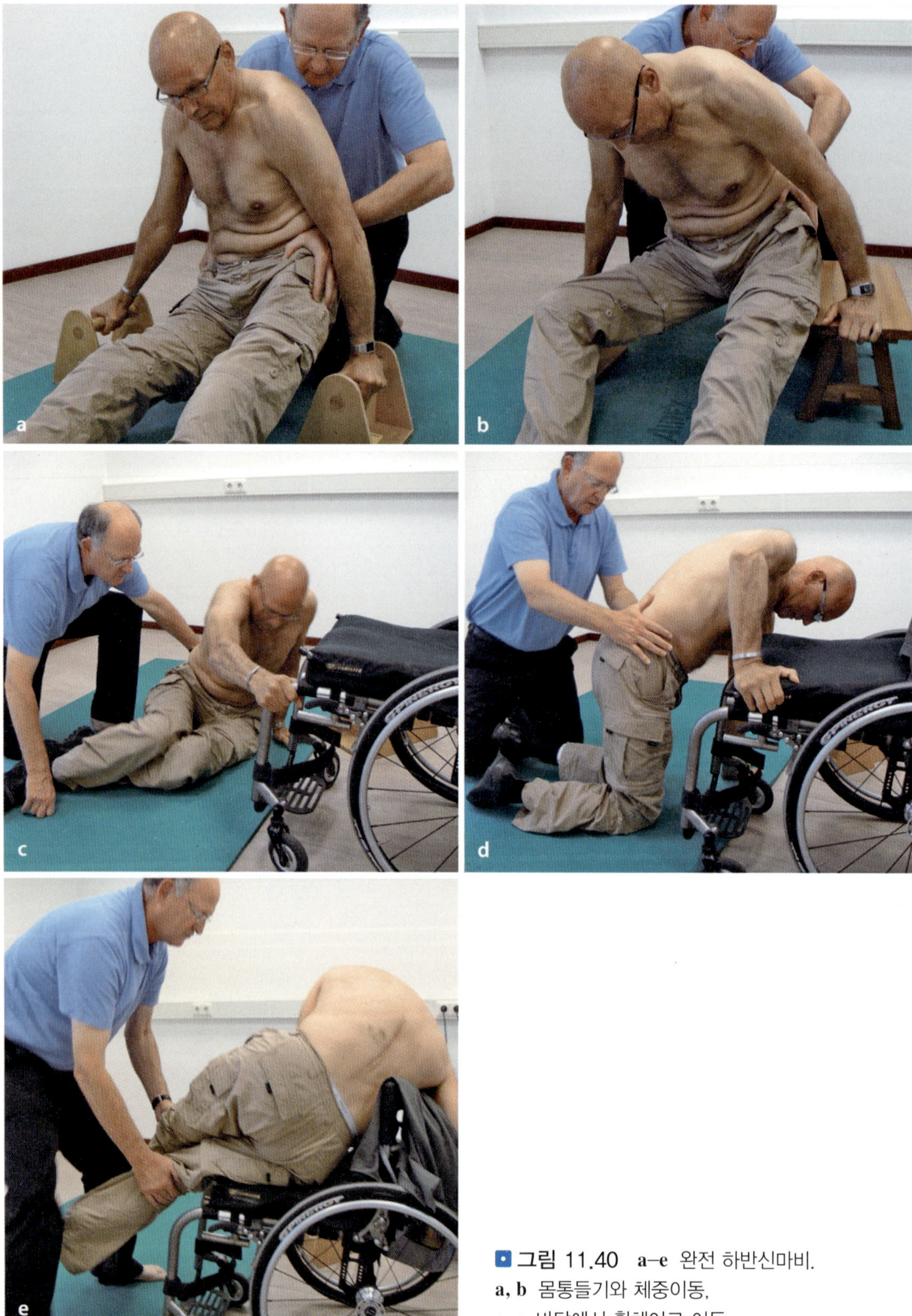

▣ 그림 11.40 **a–e** 완전 하반신마비.
a, b 몸통들기와 체중이동,
c–e 바닥에서 휠체어로 이동

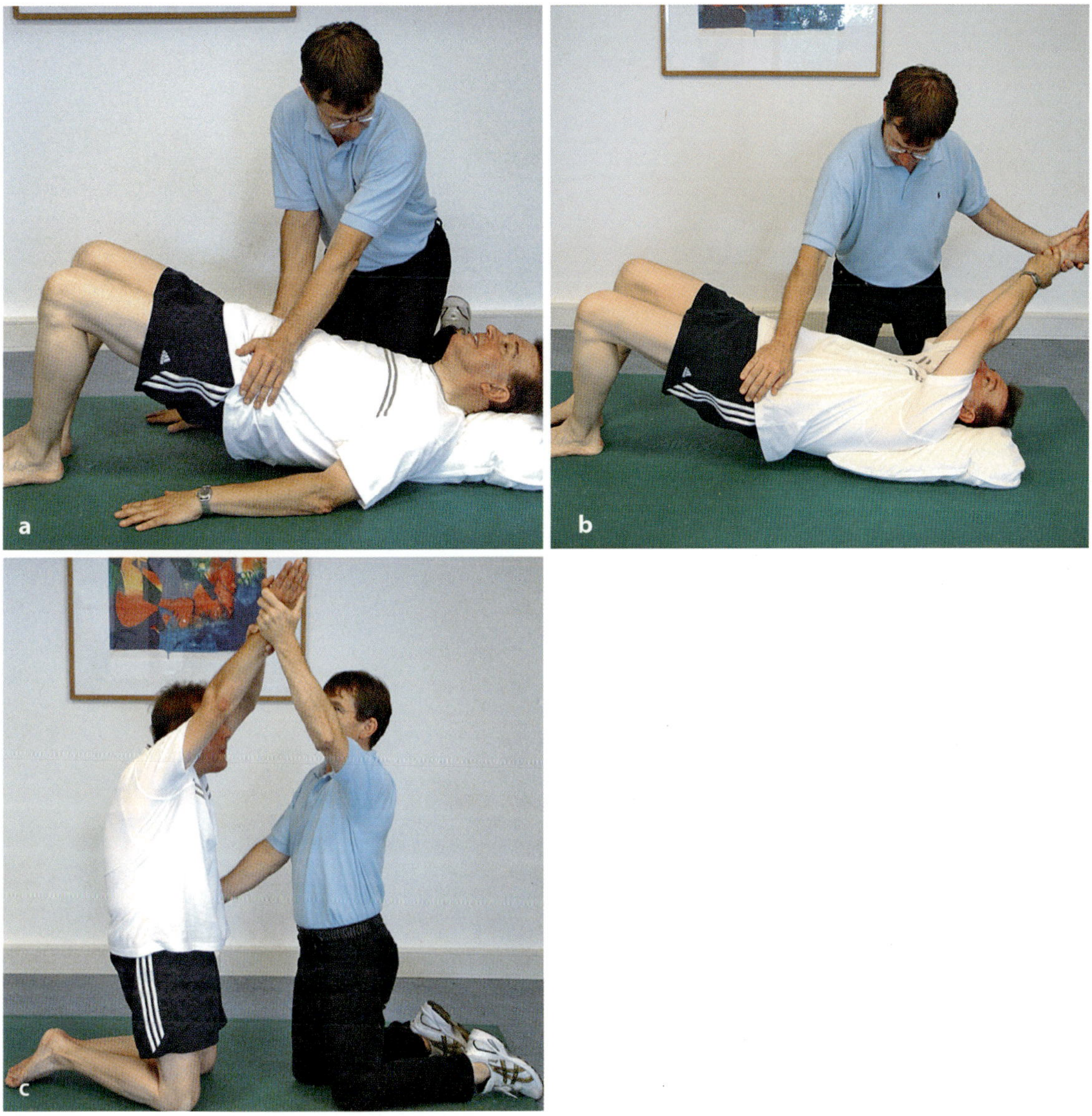

그림 11.41 **a–c** 교각운동, **b** 오른쪽 들기 패턴과 함께 교각운동, **c** 들기 패턴을 사용한 무릎서기

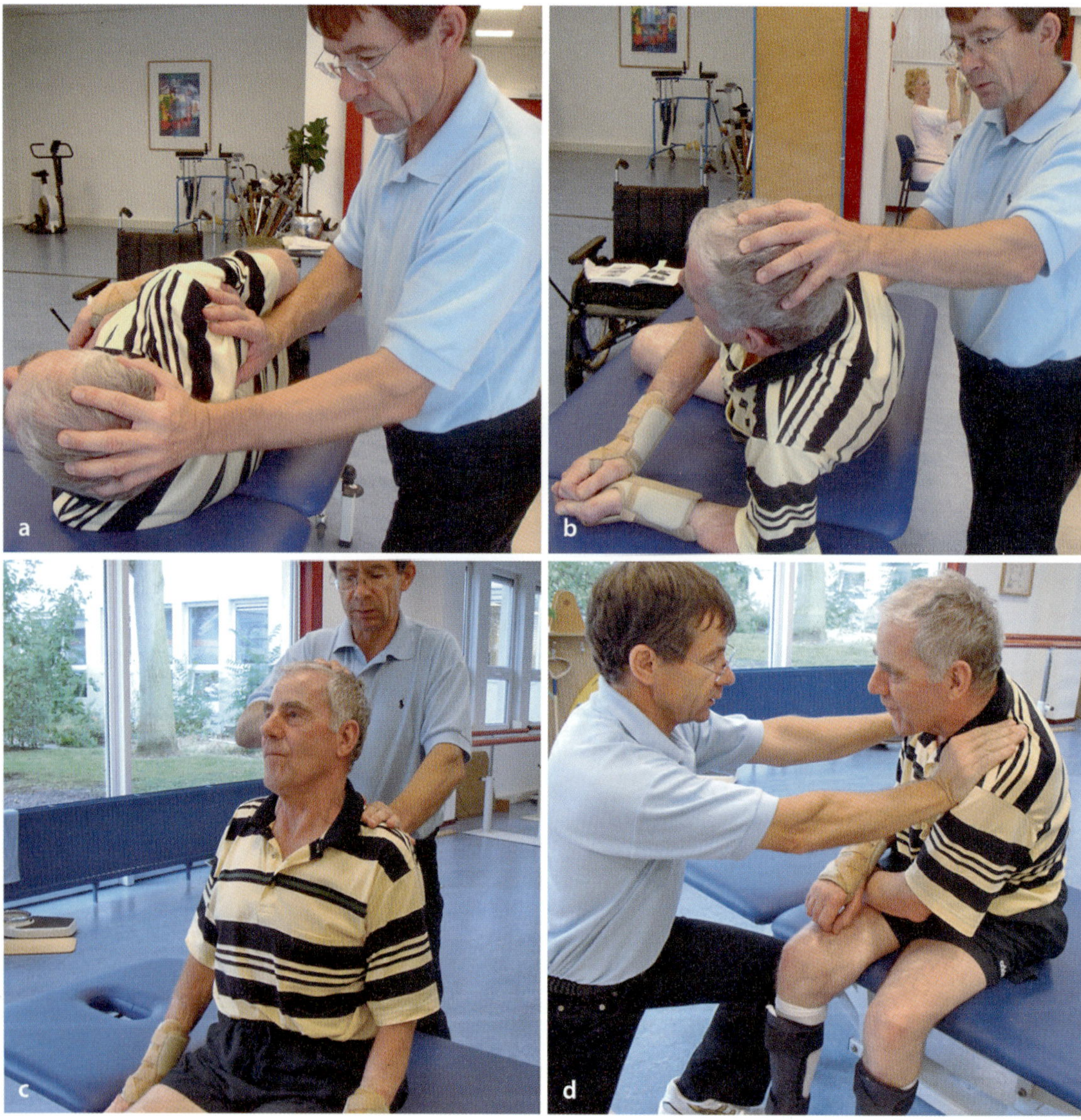

그림 11.42 **a–d** 길렝–바레 증후군 환자.
a, b 옆으로 누운 자세와 옆으로 앉은 자세, **c, d** 앉은 자세에서 몸통안정운동

11.7 치료 적용법
Therapeutic Applications

올바른 패턴과 활동을 선택한다. 모든 패턴과 활동을 다른 기법과 결합할 수 있고 치료사는 다른 치료 개념을 사용할 수도 있다.

구르기, 팔꿈치로 엎드린 자세에서 활동, 팔꿈치에 기대고 옆으로 누운 자세와 옆으로 앉은 자세는 **구조적** 수준에서 작업하기 좋은 자세이다:

- 몸통, 목, 어깨, 팔, 근육 강화를 위해
- 몸통, 목, 어깨, 엉덩관절의 움직임을 위해
- 몸통의 긴장도를 감소, 증가 시키기 위해
- 척추굽은등 또는 척추 옆굽이증을 교정하기 위해
- 모든 위치에서 안정화를 위해
- 몸통과 팔다리 간의 협응력 증진을 위해

또한 기능적 수중에서 이러한 자세는 일상생활 활동(뻗기, 쥐기, 옷입기 또는 옷벗기) 또는 한 자세에서 다른 자세루 이동하는데 매우 유용하다.

네발서기 자세는 위에서 언급한 대부분의 치료 목표에도 유용하다:

- 중력과 같이 또는 중력에 대항하여 다리 근육을 훈련하기 위해
- 체중이 실리지 않는 자세이기 때문에 몸통의 통증을 줄이기 위해

이것은 집에서 운동하거나 야외에서 운동하기에 관련된 자세이다. 휠체어 환자는 이 자세로 이동하거나 바닥에서 휠체어로 이동할 수 있으면 그 반대로 이동할 수 있다.

발뒤꿈치에 앉기, 무릎서기, 반무릎서기는 **구조적 수준**에서 유용하다:

- 균형과 안정성 증진을 위해
- 몸통과 팔다리 근력 강화를 위해
- 엉덩관절, 무릎관절, 발목관절의 운동시키기 위해

기능적으로 이러한 자세는 전에 언급된 활동과도 관련이 있다. 선 자세로 이동하거나 반대로 이동할 때 사용한다.

반 무릎서기 자세도 바닥에서 무언가를 줍는 자세이다.

앉기 자세와 다리 펴고 앉기 자세는 **구조적** 수준에서 유용하다:

- 몸통과 엉덩관절 근육의 안정성을 강화하고 근력을 강화하기 위해
- 균형을 증가하기 위해
- 자세를 바르게 하기 위해
- 안정된 몸통을 유지한 상태에서 팔과 목의 협응력을 높이기 위해

기능적 수준에서 이러한 적용은 매우 다양하기 때문에 일상생활과 직업적인 활동에서 사용한다.

교각운동(Bridging)은 몸통과 팔다리의 근력을 강화하고 활동을 안정시키는데 사용한다.

네발 자세(baer stance)는 주로 어린아이와 노인 환자들을 위해 몸통 및 팔다리 근육을 강화하고 바닥에서 서기자세로 움직이는 **기능적 수준**에서 사용할 수 있다(◘ 그림 12.31f).

11.8 자가 점검: 질문
Test Your Knowledge: Questions

- 다음 설명 중 옳은 것을 고르시오.
  - a. 매트 활동은 항상 정상운동발달에 따라야 한다.
  - b. 구르기는 항상 집단굽힘을 사용하는 것이 중요하다.
  - c. 골반의 뒤쪽내림과 어깨뼈의 앞쪽올림이 일어날 때 구르기를 허용하면 안된다.
  - d. 매트활동에서만 운동조절의 4단계를 사용할 수 있다.

참고문헌 References

Bentzley JP, Coker-Bolt P, Moreau NG, Hope K, Ramakrishnan V, Brown T, Mulvihill D, Jenkins D (2015) Kinematic measurement of 12-week head control correlates with 12-month neurodevelopment in preterm infants. Early Hum Dev 91(2):159-164

Jacobs MJ (1967) Developmental of motor normal behavior. Am J Phys Rehabil 46(1):41-51

Lee DN, Lishman R (1975) Visual peoprioceptive control of stance. J Human Mov Studies 1:87-95

Moreira da Silva ES, Lopes Dos SG, Righetto Greco AL, Tudella E (2016) Infl uence of different sitting positions on healthy infants' reaching movements. J Mot Behav 23:1-8

Rachwani J, Santamaria V, Saavedra SL, Woollacott MH (2015) The development of trunk control and its relation to reaching in infancy: a longitudinal study. Front Hum Neurosci 24(9):94

Shumway-Cook A, Horak FB (1990) Rehabilitation strategies for patients with vestibular defi cits. Neurol Clin 8:441-445

VanSant AF (1991) Life-span motor development. In: Contemporary management of motor control problems Proceedings of the II SEP conference. Foundation for Physical Therapy, Alexandra

11

추천도서

de Barros Ribeiro Cilento M et al (2006) Evaluation of the effi cacy of training protocols of sit-to-stand activity in elderly women. Fisioter Bras 6(6):412-418.

de Britto SVL, Correa R, Vincent MB (2014) Proprioceptive neuromuscular facilitation in HTLV - I - associated myelopathy/tropical spastic paraparesis. Rev Soc Bras Med Trop 47(1):24-29

Hoogenboom BJ, Voight ML (2015) Rolling revisited: using rolling to assess and treat neuromuscular control and coordination of the core and extremities of athletes. Int J Sports Phys Ther 10(6):787-802

Klein DA, Stone WJ et al (2002) PNF training and physical function in assisted living older adults. J Aging Phys Act 10:476-488

Portney LG, Sullivan PE, Schunk MC (1982) The EMG activity of trunk-lower extremity muscles in bilateral-unilateral bridging. Phys Ther 62(5):664

Richter RR, VanSant AF, Newton RA (1989) Description of adult rolling movements and hypothesis of developmental sequences. Phys Ther 69:63-71

Schunk MC (1982) Electromyographic study of the peroneus longus muscle during bridging activities. Phys Ther 62(7):970-975

Sullivan PE, Portney LG, Rich CH, Langham TA (1982a) The EMG activity of trunk and hip musculature during unresisted and resisted bridging. Phys Ther 62(5):662

Sullivan PE, Portney LG, Troy L, Markos PD (1982b) The EMG activity of knee muscles during bridging with resistance applied at three joints. Phys Ther 62(5):648

Teixeira de Carvalho F, de Andrade Mesquita LS, Pereira R, Neto OP, Amaro Zangaro R (2017) Pilates and proprioceptive neuromuscular facilitation methods induce similar strength gains but different neuromuscular adaptations in elderly women. Exp Aging Res 43(5):440-452

Troy L, Markos PD, Sullivan PE, Portney LG (1982) The EMG activity of knee muscles during bilateral-unilateral bridging at three knee angles. Phys Ther 62(5):662

Wong YH, Cheung KW, Ko Y, Tse HC, Law YL, Hwang SS, Ngai PC (2017) Effect of a 4-week Theraband Exercise with PNF Pattern on Improving Mobility, Balance and Fear of Fall in Community-Dwelling Elderly. J Korean Soc Phys Med 12(4):73-82

보행훈련
Gait Training

김지선·우영근 옮김

목차

12.1 개요: 걷기의 중요성 Introduction: The Importance of Walking

걷기는 대부분 환자들에게 중요한 치료목적이 된다. 효율적으로 걷기 위해서는 앞으로 걷기, 뒤로 걷기 그리고 옆으로 걷기뿐 아니라 방향전환 능력 또한 필요하다. 보도블럭의 턱을 오르고 내리기, 계단이나 언덕 올라가기, 문을 열고 닫기가 가능하려면 활동의 유용성이 증가되어야 한다. 이와 같은 활동을 완벽하게 하기 위해서는 지면에 발을 디딘 다음 바로 서는 것이 가능해야 한다.

걷기는 숙련화가 되어야 하는데 숙련화란 걷는 동안 다른 보행자나 차와 같은 주변환경에 대해 주의를 기우릴 수 있을 정도로 **자동화**되는 것을 의미한다. 안전하게 걷기 위해서는 걸을 때 불안하거나 외력에 의해 불안정한 상황이 되었을 때 균형의 회복이 가능해야 한다. 몇 걸음 이상 걷기 위해서는 에너지의 효율성이 필요하다. 집에서 돌아다니는 것은 동일한 시간 동안 슈퍼마켓을 돌아다니거나 길을 건너는 것보다 적은 에너지와 속도를 필요로 한다. 원하는 만큼의 거리를 적절한 속도로 걷기 위해서는 충분한 지구력과 숙련도를 필요로 한다(Lerner-Frankiel 등, 1986).

12

정상보행에 필요한 요소를 이해하는 것은 운동치료의 계획을 수립하거나 병적보행을 분석하는데 도움이 된다.

12.2 정상보행의 기초개념 Basics of Normal Gait

12.2.1 보행주기(◘ 그림 12.1, 12.2) The Gait Cycle

정상보행을 이해하려면, 보행분석과 관련된 기본적인 용어들에 대한 이해가 필요하다. 보행주기는 기본적인 동작들이 연속적으로 반복되는 것이다. 문헌을 통해 7단계의 전형적인 보행주기(Inman, 1981)에 대한 내용을 찾아볼 수 있으나, Rancho Los Amigos 병원 Jacquelin Perry의 8단계 보행주기가 가장 폭넓게 사용되고 있다. 8단계 보행주기는 병적보행의 패턴뿐 아니라 정상보행의 평가를 위한 적절한 개요를 제공해준다(Perry 2010; Kirsten Götz-Neumann 2003)(◘ 그림 12.1, 12.2, 12.3). 이와 같은 동작의 주기 즉 보행주기는 한쪽 다리의 발바닥 디딤기를 시작으로 같은 발이 다시 지면에 닿았을 때 끝나게 된다. 보행주기는 크게 2개의 기간인 디딤기와 흔듦기로 나뉜다. **디딤기(stance phase)**(◘ 그림 12.1a–e, 12.2a–e, 12.3a–e)는 다리가 지면에 닿아 있는 기간으로 보행주기의 60%를 차지한다. **흔듦기(swing phase)**는 다리가 지면에서 떨어져 신체의 앞쪽으로 이동하는 기간으로 보행주기의 나머지 40%를 차지한다.

보행주기의 다른 부분은 양발이 지면에 닿아 있는 양다리지지기와 한발이 지면에 닿아 있는 한다리지지기가 있다. 양다리지지기는 보행주기에서 두 번 나타난다. **첫 번째**는 발꿈치 닿기 직후 나타나며, 두 번째는 발가락 떼기 전에 나타난다. **두 번째** 양다리지지기는 반대편 다리의 발꿈치 닿기와 동시에 나타난다(Perry 2010).

디딤기는 발꿈치가 지면에 닿는 발꿈치 닿기(heel strike: HS)라고도 하는 초기 닿기(initial contact: IC), 부하반응기(loading response: LR), 중간디딤기(mid-stance: Mst), 후기디딤기(terminal stance: Tst), 전흔듦기(pre-swing: Psw)로 다섯 개의 하위단계로 구분된다. 디딤기는 발이 지면에 닿는 초기 닿기(IC)부터 시작된다. 부하반응기(LR)는 발이 지면에 닿은 직후 시작된다. 반대편 다리가 흔듦기를 준비하기 위해 지면에 닿은 발에 체중이동을 시작한다. 이 기간 동안 다리는 체중을 지지하면서 신체가 앞쪽으로 움직이는 것도 유지하여야 한다.

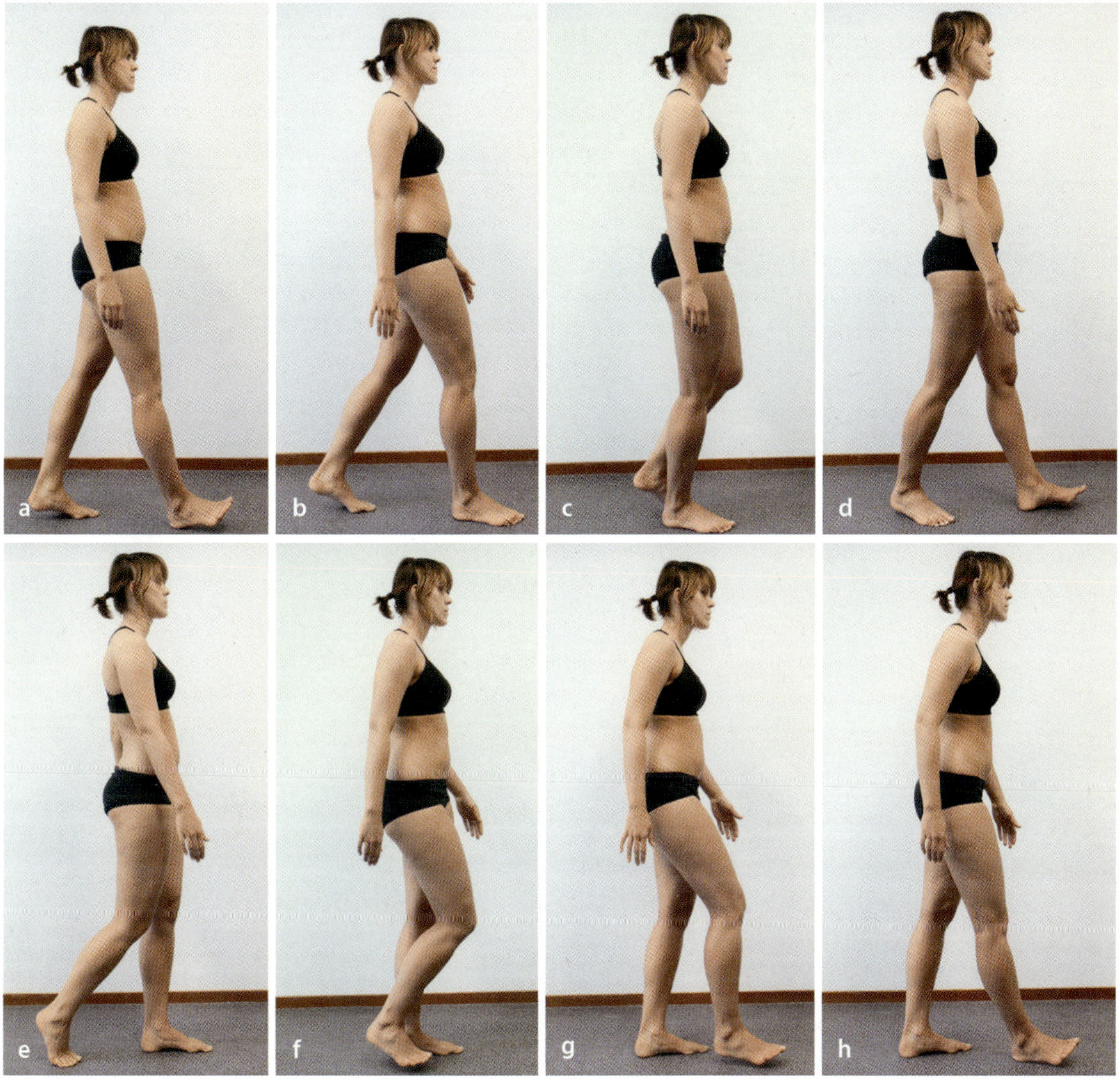

■ 그림 12.1 **a–h** Perry의 보행주기(오른쪽 다리, 가쪽면). **a–e** 디딤기. **f–h** 흔듦기. **a** 발꿈치 닿기 또는 초기 닿기. **b** 부하반응기 또는 발바닥 닿기. **c** 중간디딤기. **d** 후기디딤기. **e** 전흔듦기. **f** 초기흔듦기. **g** 중간흔듦기. **h** 후기 흔듦기(사진은 각 단계의 마지막 자세이다)

다음 디딤기 단계는 한다리지지기에서 나타난다. 중간디딤기(Mst)는 반대편 발이 지면에서 떨어질 때부터 시작하여 디딤기 다리의 앞발(forefoot) 중앙에 체중이 실릴 때까지 계속된다. 후기디딤기(Tst)는 발꿈치를 들어올릴 때 시작하여 반대편 발이 지면에 닿을 때까지 계속된다. 이 기간 동안 체중은 지지하고 있는 발의 앞쪽에 있게 된다.

디딤기의 마지막 단계는 전흔듦기(Psw)이다. 이때 엉덩관절과 무릎관절은 굽힘되어 있고, 발목관절은 발바닥쪽 굽힘, 발가락은 지면에 닿아 있다. 반대편 다리는 지면에 닿아 있고 체중지지를 준비한다.

흔듦기(■ 그림 12.1 f–h, 12.2 f–h, 12.3 f–h)는 초기흔듦기(initial swing: ISw), 중간흔듦기(mid–swing: MSw), 후기흔듦기(terminal swing: TSw)로 구분한다(Perry 2010).

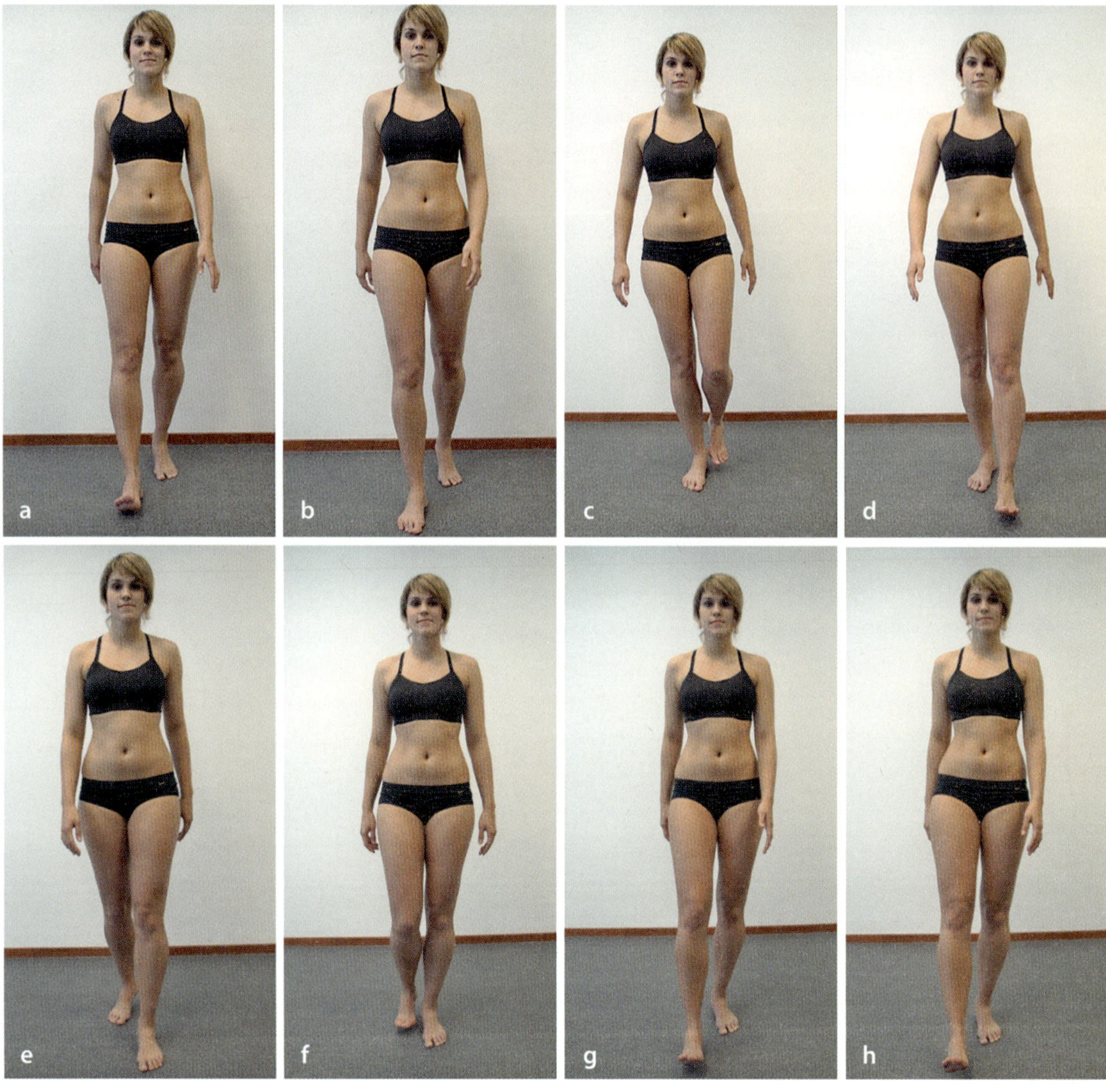

12

■ 그림 12.2 **a–h** Perry의 보행주기(오른쪽 다리, 앞면). **a–e** 디딤기. **f–h** 흔듦기. **a** 발꿈치 닿기 또는 초기 닿기. **b** 부하반응기 또는 발바닥 닿기. **c** 중간디딤기. **d** 후기디딤기. **e** 전흔듦기. **f** 초기흔듦기. **g** 중간흔듦기. **h** 후기흔듦기(사진은 각 단계의 마지막 자세이다.)

초기흔듦기에 흔듦다리의 발은 엉덩관절과 무릎관절의 굽힘과 동시에 지면에서 완전히 들려져 있다. 흔듦다리는 몸 뒤쪽에 있다가 디딤기에 있는 반대편 다리의 위치까지 앞쪽으로 움직인다. 중간흔듦기에 흔듦다리는 반대편 디딤다리 위치에서부터 앞쪽으로 전진한다.

중간흔듦기의 마지막에 무릎관절을 펴기 시작하며, 정강뼈는 지면과 수직이 되고 발목관절은 중립위치로 발등쪽 굽힘된다. 후기흔듦기에 흔듦다리는 무릎을 펴서 앞으로 나가는 동작을 마무리하게 된다. 흔듦기는 발뒤꿈치가 지면에 닿을 때 끝난다.

12.2.2 정상보행에서 몸통과 다리관절 동작 Trunk and Lower-Extremity Joint Motion in Normal Gait

걸을 때 중력중심(center of gravity: CG)은 골반부에 위치하게 된다. 걷는 동안 중력중심은 위, 아래, 오른쪽, 왼쪽으로 움직인다. 중력중심은 중간디딤기 때 위쪽으로 최대 편위가 나타나고 양다리지지기 동안 가장 낮은 위치로 오게 된다. 가쪽 이동은 디딤다리쪽으로 나타난다. 보행 중 에너지 소비는 중력중심 이동량에 따라 부분적으로 조절된다. 가장 효율적인 움직임은 수직과 가쪽으로의 움직임이 10 cm(3인치) 미만일 때이다.

효율적인 보행패턴을 위해 몸통과 골반의 움직임이 매우 중요하다. 흔듦기에 같은쪽 골반은 4° 앞쪽 돌림되고, 초기닿기 직전에 하강한다. 디딤기의 마지막에 같은쪽 골반은 4° 뒤쪽 돌림된다. 어깨의 돌림과 팔 흔들기의 방향은 골반의 돌림 방향과 반대가 된다. 이 반대 방향으로의 돌림을 억제하면 에너지 소비가 증가하고 속도를 증가시킬 수 없다(Inman 등 1981; Perry 2010).

■ 디딤기 Stance (■ 그림 12.1 a-e, 12.2 a-e, 12.3 a-e)

발꿈치 닿기에서 같은쪽 골반은 앞쪽 돌림되고, 엉덩관절은 25–30° 굽힘된다. 이때 무릎관절은 폄되고 발목관절은 중립에 위치하게 된다. 발꿈치 닿기 시 충격흡수를 위해 발등쪽 굽힘근이 편심성 수축(eccentric contraction)하여 앞발(forefoot)을 바닥으로 낮추고 무릎은 15–20° 굽힘한다.

중간디딤기 시에는 엉덩관절, 무릎관절, 발목관절이 중립자세(0°)가 된다. 몸통이 앞쪽으로 전진하고 골반에서 부분적인 뒤쪽 돌림이 나타나 엉덩관절은 상대적으로 15–20° 폄이 된다. **후기디딤기**와 **전흔듦기**에 엉덩관절과 무릎관절은 흔듦기를 준비하기 위해 굽힘된다. 이때 발목관절은 발꿈치 떼기를 시작할 때 발등쪽 굽힘 15°에서부터 발가락 떼기 시 발바닥쪽 굽힘 20°까지 움직인다.

■ 흔듦기 Swing (■ 그림 12.1 e-h, 12.2 e-h, 12.3 e-h)

중간흔듦기 직전에 무릎관절은 65° 최대 굽힘하고, 엉덩관절은 20° 굽힘, 발목관절은 중립에 위치한다. 후기흔듦기 시 다리에서 감속이 일어날 때 골반은 앞쪽으로 돌림되고 하강하면서 엉덩관절이 25° 굽힘하게 된다. 이때 무릎은 완전히 폄되며 발목은 중립에 위치하게 된다.

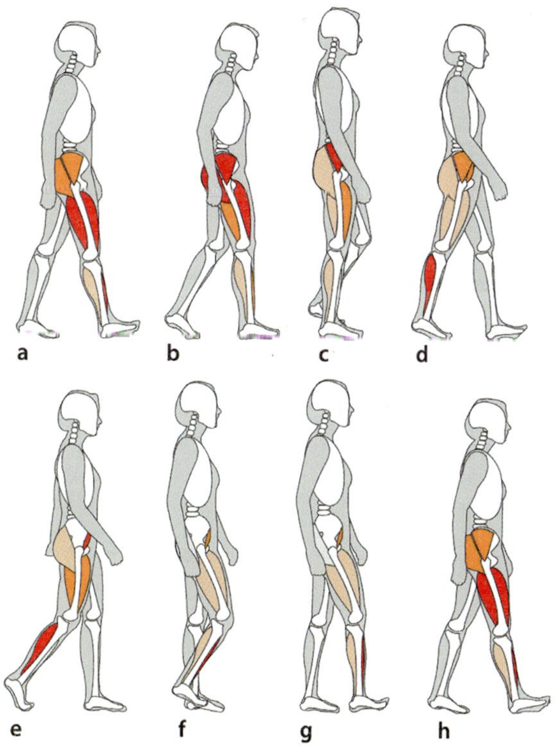

■ 그림 12.3 Perry의 보행주기 시 근육활동.
a–e 디딤기. **e–h** 흔듦기.
a 초기 닿기. **b** 부하반응기. **c** 중간디딤기. **d** 후기디딤기.
e 발가락 떼기까지 전흔듦기. **f** 초기흔듦기.
g 중간흔듦기. **h** 초기 닿기까지 후기흔듦기
(Perry[2010]에 기초한 근육활동, Ben Eisermann, Hoensbroek 그림)(그림은 각 단계의 마지막 자세이다.)

12.2.3 정상보행 시 근육활동 (■ 그림 12.3) Muscle Activity During Normal Gait (Perry 2010)

앞으로 걷는 동안 근육의 활동은 신체 분절에 안정성을 제공하거나 감속 조절을 하는데 주로 작용한다. 신체가 앞쪽으로 움직일 때의 운동량은 운동에 필요한 대부분의 작업을 제공한다.

몸통 굽힘근과 **폄근**은 보행주기 동안 몸통을 안정화하고 엉덩관절 근육에 안정적인 기반을 제공해준다. 배근육과 등폄근육은 몸통의 모든 움직임 면에서 안정성을 제공한다. 등폄근육은 체중을 수용하는 동안 몸통을 안정화하기 위해 발꿈치 닿기 직후 더 활성화된다. 척추세움근은 밀기(push-off) 동안에도 활성화된다. 배근육은 흔들기가 시작될 수 있도록 작용한다.

엉덩관절 폄근은 흔들기 마지막에 가장 활성화되며 움직이는 다리를 감속시킨다. 엉덩관절 폄근은 충격흡수장치로 초기 닿기부터 부하반응기까지 계속해서 작용하게 된다. 고정된 발 위에서 몸통이 움직여 엉덩관절이 폄되기 때문에 중간흔들기에는 근육의 활성화는 나타나지 않는다. 큰볼기근(gluteus maximus)은 발꿈치 닿기 동안 가장 활성화되는데 엉덩관절과 무릎관절의 폄과 가쪽돌림을 조절하면서 충격흡수장치 역할을 하게 된다. 후기 디딤기 시 엉덩관절 폄근은 몸통의 추진을 돕기 위해 다시 활성화된다.

엉덩벌림근은 이마면(frontal plane)에서 골반을 안정화하기 위해 활성화된다(흔들기에 있는 반대편 다리의 과도한 골반하강을 방지한다). 벌림근육군은 주로 발꿈치 닿기와 초기디딤기에 활성화된다. 넙다리근막긴장근은 디딤기의 두 번째 단계에서 더 수축한다.

넙다리네갈래근(quadriceps)과 **뒤넙다리근**(hamstring muscles)은 흔들기가 끝날 때부터 디딤기가 시작될 때까지 대부분에서 활동한다.

뒤넙다리근은 디딤기 마지막에 무릎 굽힘과 흔들기 마지막에 아랫다리(정강이) 감속을 위해 수축한다. 또한 두 근육은 엉덩관절이 폄될 때 큰볼기근과 함께 작용한다. 넙다리네갈래근은 흔들기 마지막과 부하반응기 동안 충격흡수장치로서 활성화되고 부하반응기에 굽힘 토크에 반대작용을 한다. 뒤넙다리근과 넙다리네갈래근은 중간디딤기 동안에는 활성화되지 않는다. 중간디딤기 동안 무릎은 종아리근육군이 조절한다. 넙다리곧은근은 디딤기 마지막에 엉덩허리근과 함께 작용해 다리의 앞쪽 흔들기를 시작하게 한다.

앞정강근육군(발등쪽 굽힘근)은 흔들기 동안 발을 중립위치(0°)로 올리기 위해 작용하고, 발꿈치 닿기 이후 앞발을 바닥으로 내리기 위해 편심성 수축으로 전환하여 작용한다. **발바닥쪽 굽힘근**은 발이 편평해지면 바로 활동을 시작한다.

먼저, 가자미근(soleus)은 정강뼈의 앞쪽 움직임을 조절하기 위해 편심성으로 작용한다. 정강뼈 조절은 수동적으로 무릎 폄을 제공하고 엉덩관절이 폄이 되도록 돕는다. 고정된 발 위에서 몸통이 앞으로 계속 움직일 때 장딴지근(gastrocnemius)과 가자미근은 함께 수축한다. 디딤기 마지막에 모든 발바닥쪽 굽힘근은 발목관절을 안정화시키고 발꿈치를 들어올려준다. 또한 이와 같은 발목관절의 조절은 엉덩관절과 무릎의 굽힘을 돕는다. 발바닥쪽 굽힘근은 밀기 동안 몸이 앞으로 나갈 수 있게 동심성으로 작용한다.

12.3 보행분석: 관찰과 맨손평가 Gait Analysis: Observation and Manual Evaluation

엉덩이, 무릎, 발목의 적절한 **관절가동범위**는 서거나 걷기 위해 필요하다. 관절의 제한이나 보조기에 의해 나타나는 이들 관절운동의 제한은 정상적인 흔들기와 디딤기를 방해하고 보행의 효율성을 감소시킨다(Murray 등, 1964).

외적인 지지없이 일어서거나 걷기 위해서는 발목, 무릎, 엉덩이와 몸통 근육의 **근력**(strength)이 필요하다. 실질적인 균형과 보행을 위해서 이 근육군의 수축과 이완의 정확한 타이밍이 필요하다(Horak과 Nashner 1986; Eberhart 등, 1954). 매트와 치료테이블에서의 운동은 근육이 기능에 필요한 근력 수준으로 도달하는데 사용된다.

보행패턴을 분석하기 위해서는 3개의 모든 움직임 면에서 관찰부터 시작한다. 바로 선 자세에서 머리와 목, 어깨와 위몸통, 허리뼈와 골반, 엉덩이, 무릎, 발의 정렬을 관찰한다(◘ 그림 12.4). 보행 관찰 시 다리의 움직임 뿐만 아니라 다리와 골반 움직임의 대칭성, 위몸통의 돌림과 팔의 흔들기도 집중 관찰해야 한다. 보행기(walker), 지팡이, 보조기, 의지 등과 같은 보행 보조도구를 확인하고 신발의 비정상적인 마모를 관찰한다. 또한 속도와 지구력, 환자의 독립 보행 가능 여부를 관찰한다.

환자의 보행을 앞과 뒤, 양 옆에서 관찰한다. 가능하다면 앞으로 걷는 것뿐 아니라 뒤와 옆으로 걷는 것도 관찰한다.

시상면(sagittal plane)에서 관찰(◘ 그림 12.1):

- 몸통, 엉덩이, 무릎 및 발목의 굽힘과 폄이 과도하거나 감소되었는지
- 오른쪽 다리와 왼쪽 다리의 걸음(step)의 길이와 지속시간이 동일한지 여부

이마면(frontal plane)에서 왼쪽과 오른쪽의 비대칭성 관찰(◘ 그림 12.2):

- 몸통의 가쪽 운동, 골반 기울기 및 처짐
- 위몸통과 아래몸통의 상반성 돌림과 팔 흔들기
- 보행지지면의 넓이
- 엉덩관절의 벌림, 모음 또는 휘돌림
- 무릎관절과 발목관절의 안쪽–가쪽 안정성

보행의 **맨손평가**를 실시하기 위해 치료사의 손을 환자의 골반에 대고 보행을 방해하지 않으면서 움직임을 느낀다. 치료사의 손은 골반 올림(elevation)에 대한 저항을 주듯이 엉덩뼈능선(iliac crest) 위에 둔다. 평가 시 저항을 주거나 누르지 않고 움직임을 느끼면서 필요한 경우 보조해준다(◘ 그림 12.5).

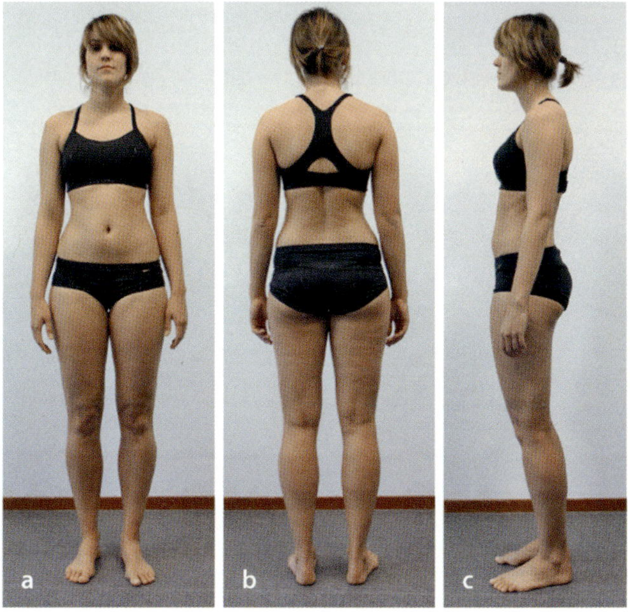

◘ 그림 12.4 **a–c** 바로 선 자세에서 정적 관찰. **a, b** 이마면. **c** 시상면

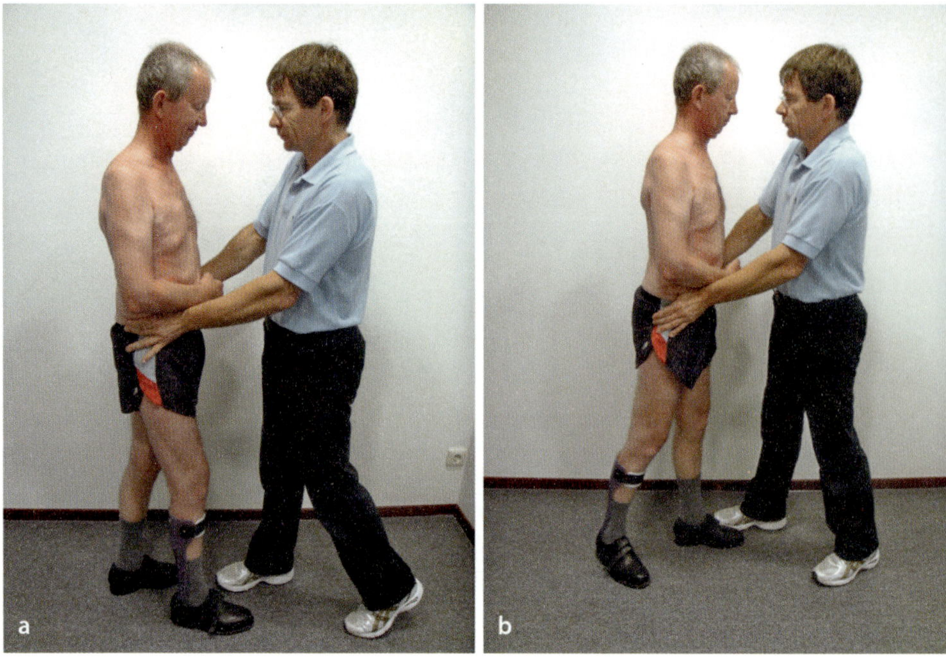

▣ 그림 12.5 **a, b** 저항 또는 압축없이 보행의 맨손평가; 오른쪽 편마비 환자

또한, 골반과 다른 신체 부위의 잡기(grip)는 느끼고, 평가하고, 보조하고, 저항을 주거나 촉진시키는데 매우 유용하게 사용된다(▣ 그림 12.18, 12.29, 12.30, 12.31).

12 보행분석은 평형반응, 넘어짐반응(fall reaction)과 같은 자세조절 평가도 포함한다. 환자의 보행능력이 주변환경에 주의를 기울이고 모든 종류의 이중과제를 수행할 수 있을 만큼 충분히 자동화되어 숙련화된 수준에 도달했는지 항상 확인해야 한다. 보행 시 이중과제를 융합하여 사용하는 것은 훈련의 일부분이다.

12.4 보행훈련의 이론

The Theory of Gait Training

치료사는 환자와 서기나 걷기 훈련을 할 때 모든 기본 절차와 많은 기법을 사용한다. 저항을 적절하게 사용하면 환자의 균형 및 운동 능력을 향상시킨다. 서 있거나 걸을 때 강한 움직임에 대한 저항을 주면 방산으로 약한 몸통과 다리 근육의 수축이 촉진된다. 이 약한 근육은 보조기나 다른 보조장비의 착용 유무와 관계없이 수축된다. 그러나 환자의 의학적 또는 신체적 상태가 저항을 잘 받아들이지 못할 수도 있다. 이러한 경우 치료사는 필요한 모든 **보조방법**(assistance)을 동원하여 효과적으로 구두자극(voice), 도수접촉(manual contact) 및 압축(approximation)과 같은 적절한 기본 절차를 계속해서 사용한다.

환자의 능력이 향상되면 가능한 독립적으로 서고 걸을 수 있도록 하고 격려해야 한다. 이와 같은 훈련기간 동안에는 구두지시나 신체적 지시를 주지 않고 안전상 필요한 도움만 제공한다. 환자 스스로 문제를 해결하고 실수를 수정할 수 있도록 한다. 치료기간 동안 독립적인 걷기와 함께 교대로 저항을 주는 보행훈련을 실시한다. 보행이 숙달되면 저항운동은 근력증가를 위해 사용한다.

저항이 가해지는 보행활동은 팔과 다리의 특정

관절 및 근육의 기능장애 치료를 위해 사용할 수 있다. 예를 들어, 옆으로 걷기에 대한 저항은 발목의 가쪽과 안쪽 근육을 운동시킬 수 있다. 환자가 평행봉을 잡은 상태에서 균형을 잡거나 저항에 대해 움직일 때 어깨, 팔꿈치, 손목 및 손이 촉진된다.

PNF **기법**(PNF techniques)은 환자와 함께 보행훈련을 할 때 유용하게 사용할 수 있다. 율동적 개시, 복제, 등장성 혼합은 환자가 새로운 동작이나 자세 이동을 학습하는데 도움이 된다. 안정적 반전과 율동적 안정화는 안정성을 촉진시킨다. 동적 반전은 피로도 감소와 협응력 향상을 위해 사용한다. 이완기법은 기능적인 움직임 증진을 위해 사용한다.

12.5 보행훈련의 절차
The Procedures of Gait Training

보행훈련에서 가장 중점을 둬야 하는 것은 환자의 몸통이다. 디딤기 시 골반에 압축과 흔듦기 시 골반에 신장반사를 적용하면 다리와 몸통의 근육이 촉진된다(Adler, 미간행 1976). 적절한 곳에 치료사의 손이 위치하고 있을 때 환자 골반의 위치 조정이 가능하고 필요에 따라 앞쪽 또는 뒤쪽으로 골반 기울기 조절을 할 수 있다. 골반의 움직임과 안정성이 촉진되면 다리의 기능은 더 효율적이 된다. 치료사의 손은 몸통 돌림을 안정화시키거나 촉진하기 위해 어깨나 머리 위에 둘 수 있다.

균형과 움직임에 대한 **저항**은 대각선 방향에서 주어질 때 가장 효과적이다. 치료사는 선택한 대각선 상에 서서 저항의 방향을 조절한다. 치료사의 위치(body position)는 체중을 이용해 압축과 저항을 적용할 수 있도록 한다.

저항이 가해지는 보행 활동은 정상적인 동작보다 **과장**(exaggeration)되어 나타난다. 큰 크기의 신체 움직임은 체중이동 시 저항을 받게 된다. 걷는 동안 골반의 움직임은 더 커지고 걸음(step)은 더 높아진다. 큰 움직임에 대한 저항은 환자가 기능적으로 서고 걸을 때 필요한 근력과 기술을 학습하는데 도움이 된다.

12.5.1 압축과 신장
Approximation and Stretch

압축은 다리 **폄근**(extensor muscles)의 수축과 몸통의 안정성을 촉진한다. 디딤기 시 압축의 정확한 타이밍이 중요하다.

첫 번째 압축의 타이밍은 체중 수용을 촉진하기 위해 발꿈치 닿기 또는 그 직후에 나타난다.
디딤기시에는 적절한 체중지지를 유지하기 위해 압축 적용을 언제든 반복 사용할 수 있다.

압축을 적용할 때 손의 뒤꿈치(손목 능선)를 엉덩뼈의 앞쪽 능선과 위앞엉덩뼈가시(anterior superior iliac spine: ASIS) 위에 위치하도록 한다. 치료사의 손가락 끝은 아래와 뒤쪽으로 향하게 하여 힘의 방향선상에 위치하도록 한다. 환자는 골반을 약간 뒤쪽으로 기울임해서 유지한다. 압축의 힘 방향은 엉덩뼈결절을 거쳐 환자의 발뒤꿈치를 향하게 한다. 압축은 민첩하게 적용하고 저항을 추가하면서 유지한다.

압축 적용 시 주의사항

- 손목의 부상 방지를 위해 손목은 중립에서 약간만 폄한다.
- 피로와 어깨 통증 방지를 위해 압축의 힘은 치료사의 체중을 이용한다. 치료사의 팔을 통해 체중이 내려갈 수 있도록 팔꿈치는 폄에 가깝게 유지한다(◘ 그림 12.6a).
- 배와 위앞엉덩뼈가시(ASIS) 주변 조직(tissue)에 통증과 타박상 방지를 위해 치료사의 손은 엉덩뼈 능선에 위치하도록 한다.

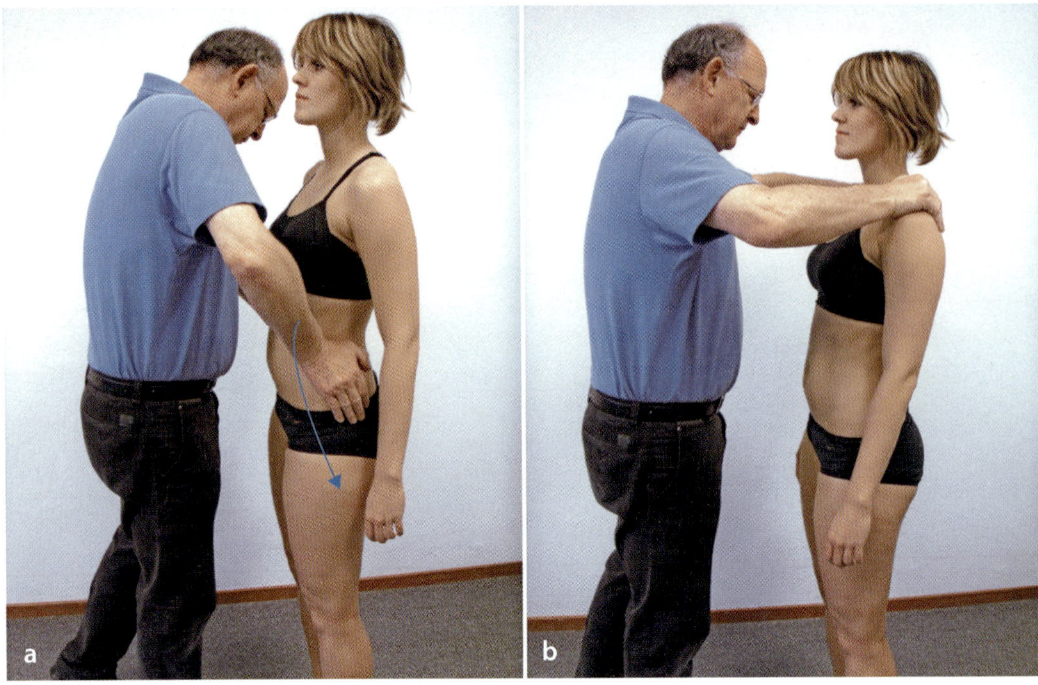

■ 그림 12.6 **a** 골반 압축. **b** 어깨 압축

신장반응(stretch response)은 흔들기 다리의 굽힘근과 배근육의 수축을 촉진한다. 신장의 정확한 타이밍은 모든 체중이 발에서 떨어질 때(발가락 떼기, toe-off)이다.

12 골반에 신장반사를 적용할 때 압축 적용 시와 동일한 잡기를 사용한다. 환자의 발에 체중이 실리지 않은 상태에서 골반을 아래와 뒤쪽으로 신장시킨다. 신장의 방향은 골반의 앞쪽올림 패턴과 동일한 방향이다.

신장 적용 시 주의사항

- 치료사의 손은 엉덩뼈 능선에 위치하게 하고 위앞엉덩뼈가시(ASIS)로 미끄러지지 않도록 한다.
- 신장은 골반을 아래와 뒤쪽으로 움직이게 한다. 지지하고 있는 발을 중심으로 환자 몸에서 돌림이 나타나지 않도록 한다 (■ 그림 12.21).

12.5.2 압축과 신장반사의 사용 Using Approximation and Stretch Reflex

■ 서기 Standing

압축은 균형과 체중지지를 촉진하기 위해 사용한다. 저항을 주면 즉각적으로 근수축이 나타난다. 저항의 방향은 어떠한 근육을 강조할지에 따라 결정된다.

- 뒤쪽 대각선 방향으로 향하는 저항은 앞쪽 몸통과 팔다리 근육의 근력을 증가시키고 촉진한다.
- 앞쪽 대각선 방향으로 향하는 저항은 뒤쪽 몸통과 팔다리 근육의 근력을 증가시키고 촉진한다.
- 돌림 저항은 돌림구성요소를 강조하여 모든 몸통과 팔다리 근육의 근력을 증가시키고 촉진한다.

어깨이음부(shoulder girdle)에 저항과 함께 압축을 적용하면 위몸통 근육에서 더 많은 수축이 발생한다. 치료사는 손을 어깨이음부 위에 올리고 압축을 적용한다. 아래방향으로 압력을 주기 전 환자의 척추 정렬이 올바른지 확인한다(◘ 그림 12.6b).

■ 걷기 Walking

앞으로 걷기를 연습하기 위해 치료사는 환자 앞에 서는데 이는 다른 걷기에 모두 동일하게 적용한다. 환자가 뒤로 걷거나 옆으로 걸을 때 동일한 원칙이 적용된다. 환자가 뒤로 걸을 때 치료사는 환자 뒤에 서서 아래와 앞쪽 방향으로 압축을 준다. 옆으로 균형을 잡거나 걸을 때 치료사는 환자의 옆에 서서 아래와 가쪽 방향으로 압축을 준다.

■ 흔듦기 다리 Swing Leg

골반의 위쪽과 앞쪽 움직임에 대한 신장과 저항은 흔듦기 시 필요한 골반 움직임과 엉덩관절 굽힘을 촉진시킨다. 강조의 타이밍(timing for emphasis)을 이용해 엉덩관절 굽힘을 더 촉진할 수 있다.

엉덩관절이 굽힘을 시작하고 다리가 앞쪽으로 흔듦기를 시작할 때까지 골반의 움직임을 차단하여 강조의 타이밍을 적용할 수 있다.

정상보행 시 흔듦기의 첫 단계에서 골반 기울기는 작게 일어나지만 정상적인 다리의 흔듦기를 조절하기 위해서는 몸통과 배에 충분한 근 긴장도가 필요하다.

■ 디딤기 다리 Stance Leg

골반의 앞쪽 움직임에 저항이 결합된 압축을 적용하면 폄근육을 촉진하고 강화시킬 수 있다. 발꿈치 닿기 직후 체중을 수용하기 위해 디딤기 다리에 아래쪽과 뒤쪽 방향으로 압축을 적용한다. 적절한 체중지지를 유지하기 위해 압축은 디딤기 언제든 다시 적용할 수 있다.

12.6 실질적인 보행훈련
Practical Gait Training

12.6.1 앉은 자세에서 준비 단계
Preparatory Phase in Sitting

환자의 보행훈련에서 필요한 부분은 휠체어를 다루는 것을 학습하는 것이다. 이러한 활동은 걸음과 일상 생활 훈련에서 한 부분이 된다. 이러한 활동의 숙련성을 얻기 위해 모든 기본 절차가 도움이 된다. 저항과 함께 반복적인 훈련은 환자가 짧은 기간에 이러한 활동을 가능하게 할 수 있다.

■ 휠체어 다루기 Managing the Wheelchair

일반적인 활동은 다음과 같다:

- 휠체어 바퀴 구르기
  - 팔에 저항을 적용하여 앞으로 (◘ 그림 12.7a, b) 그리고 뒤로 (◘ 그림 12.7c, d) 구르기
  - 다리에 저항을 적용하여 앞으로 (◘ 그림 12.7e, f) 이동하기
- 제동장치(브레이크) 잠그고 풀기 (◘ 그림 12.8)
- 팔 걸이 제거하고 다시 위치하기 (◘ 그림 12.9a, b)
- 발 판 다루기(◘ 그림 12.10)

■ 앉은 자세 Sitting

환자는 **바로 앉은 자세**(upright)를 취할 수 있어야 하고 의자에서 움직일 수 있어야 한다. 골반에 신장과 저항을 적용하여 적절한 바로 앉은 자세로 유도하여 궁둥부위(ischial)의 체중지지할 수 있도록 한다. 머리와 어깨뼈 부위에 적용한 저항과 압축으로 몸통 안정성을 알려주고 강화할 수 있다.

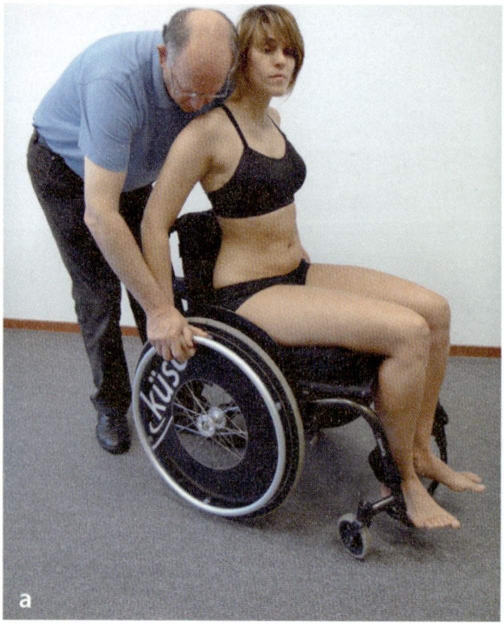

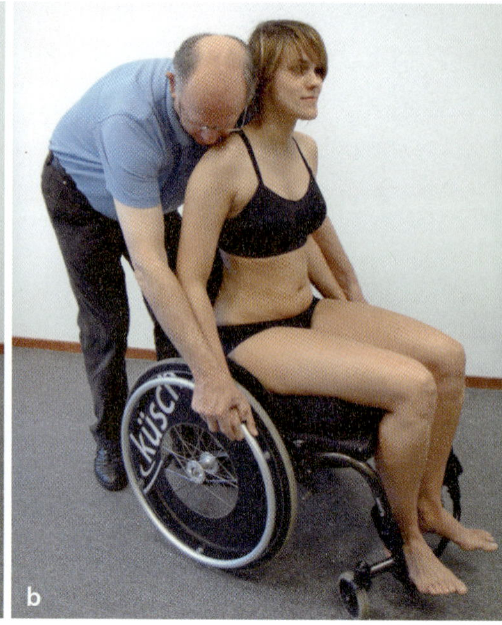

■ 그림 12.7 **a–f** 휠체어 다루기. **a, b** 앞으로 구르기

골반 움직임에 대한 적절한 저항과 신장 반사의 사용으로 환자를 의자에서 앞으로 그리고 뒤로 움직이게 할 수 있다. 이러한 활동 동안 환자의 강점과 움직임을 평가한다. 기능에 방해되는 문제점을 치료하고 치료 후에는 앉은 자세에서 재평가를 한다.

12

▶ 예

환자의 골반이 적절한 궁둥부위의 체중지지 위치를 할 수 없을 경우, 골반 움직임 범위에서 제한이 있는지를 평가해야 한다.

- 매트에서 환자의 골반 가동성이 있는지를 골반 패턴을 이용하여 평가한다.
- 골반과 어깨뼈 패턴의 운동 또는 관절과 연부 조직 가동술을 조합하여 제한된 범위를 치료하고 강화한다.
- 치료 후에 환자를 다시 휠체어에 위치하게 하고 앉은 자세에서 골반 위치를 재평가한다.

■ 앉은 자세 활동 Sitting Activities

■■ 바로 앉은 자세 만들기 Getting into the Upright Sitting Position

- 몸통 윗부분을 바로 앉은 자세로 만들기 위해 머리와 어깨에 저항과 함께 등장성 혼합 기법을 사용한다(■ 그림 12.11)
- 골반의 앞쪽 기울임(anterior tilt)을 만들기 위해 골반에 율동적 개시와 신장을 사용한다.

■■ 바로 앉은 위치에서 안정화하기 Stabilizing in the Upright Position

안정적 반전의 사용(■ 그림 12.12a, b)

- 머리 적용
- 어깨 적용
- 골반 적용
- 위의 모든 부위의 조합으로 적용

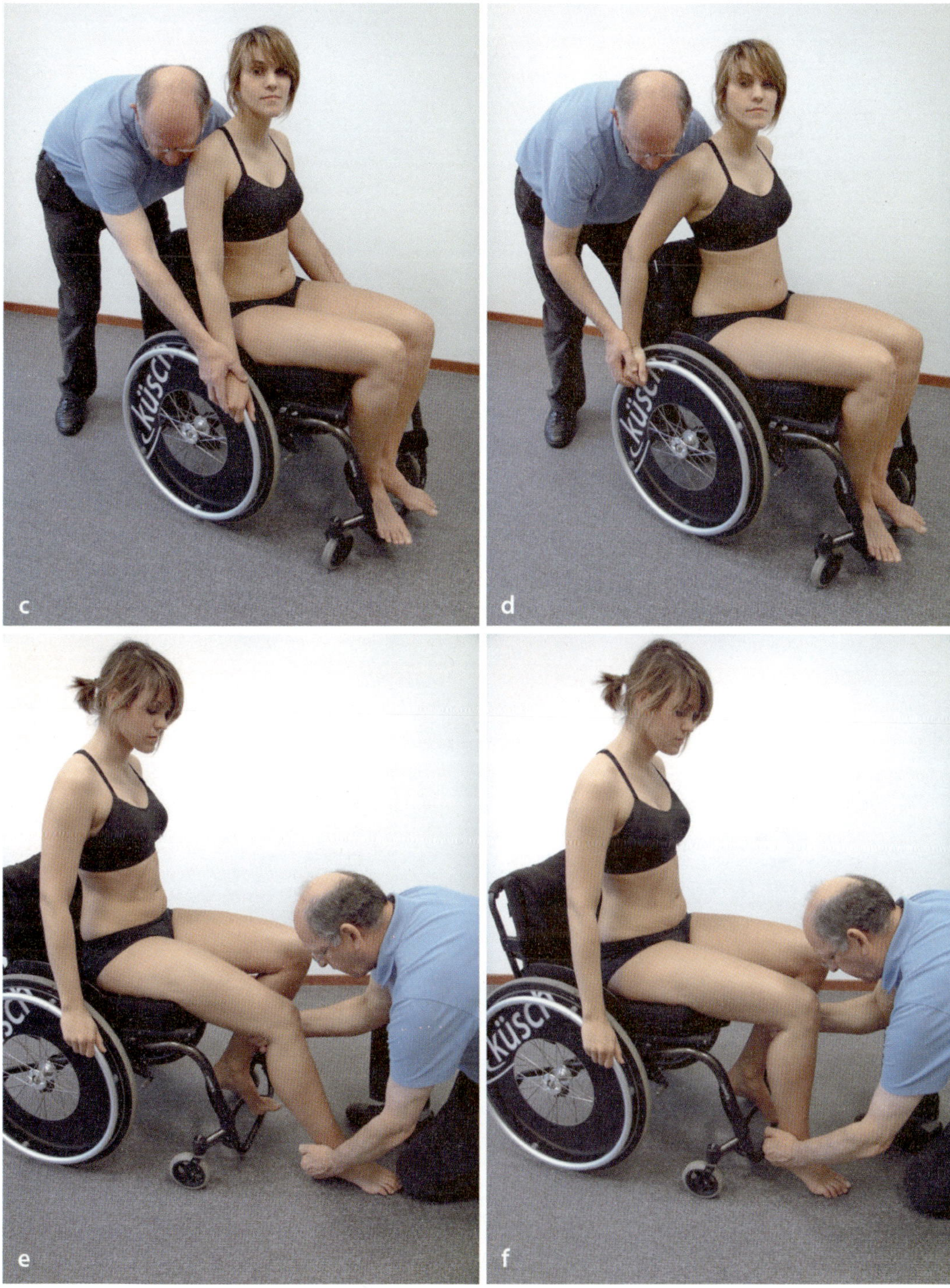

그림 12.7 **c,d** 뒤로 구르기. **e,f** 다리에 저항을 적용하여 앞으로 구르기

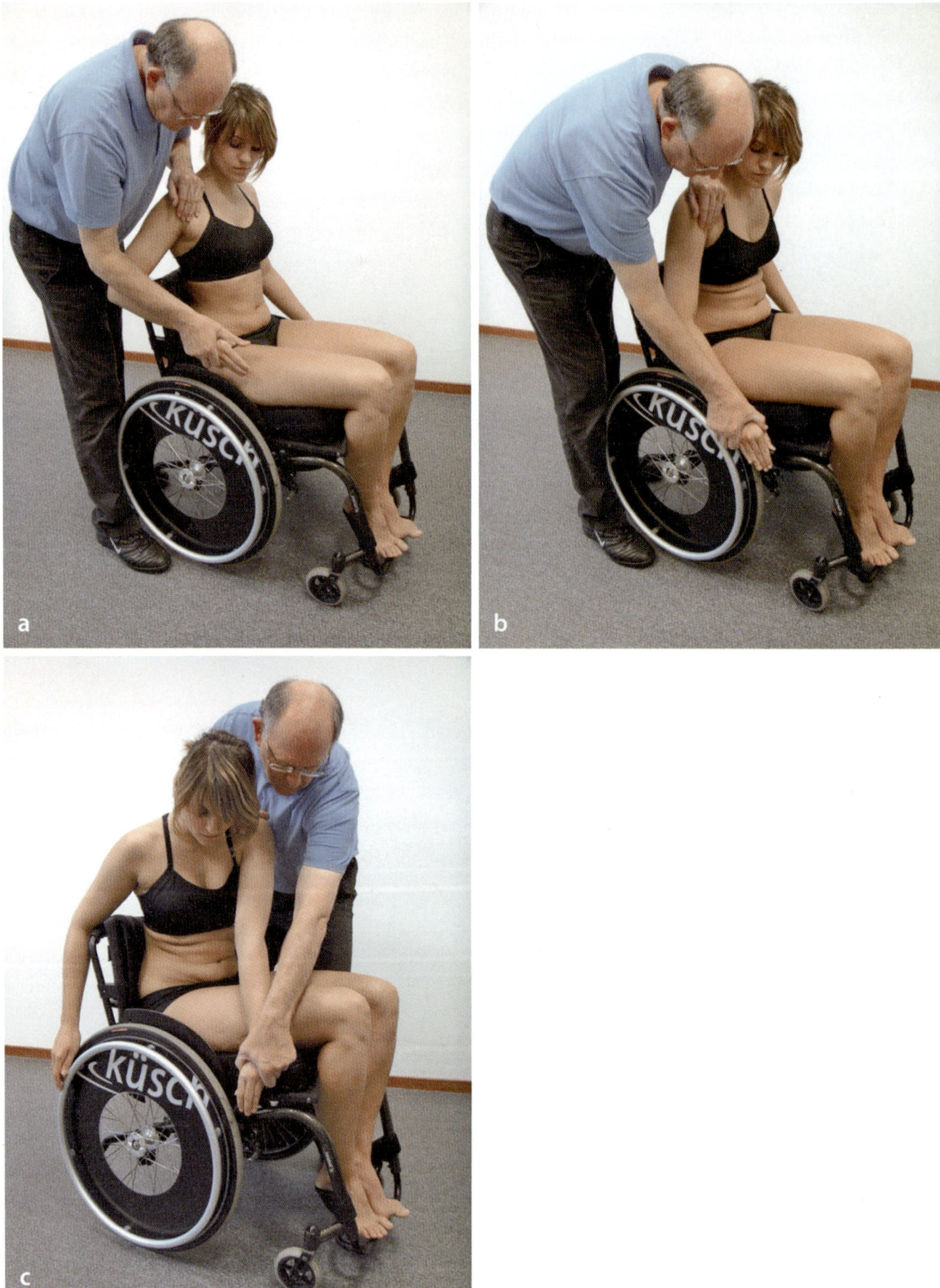

■ **그림 12.8** **a–c** 제동장치 다루기

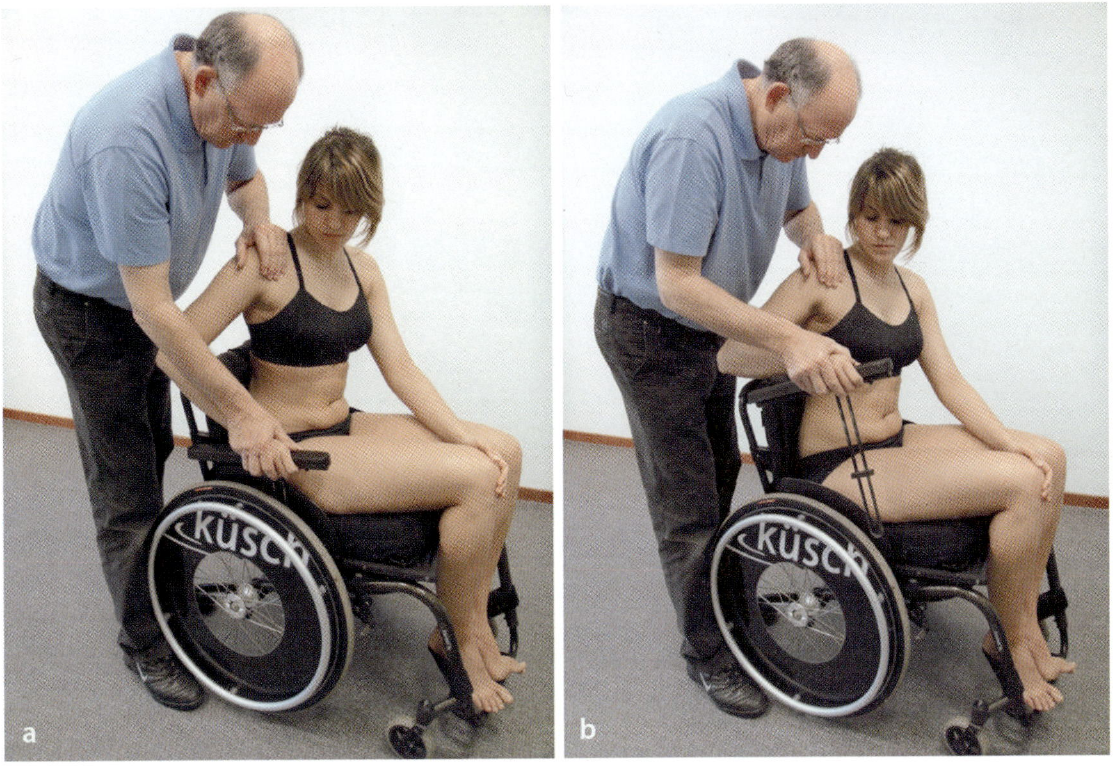

그림 12.9 **a,b** 팔 걸이 다루기

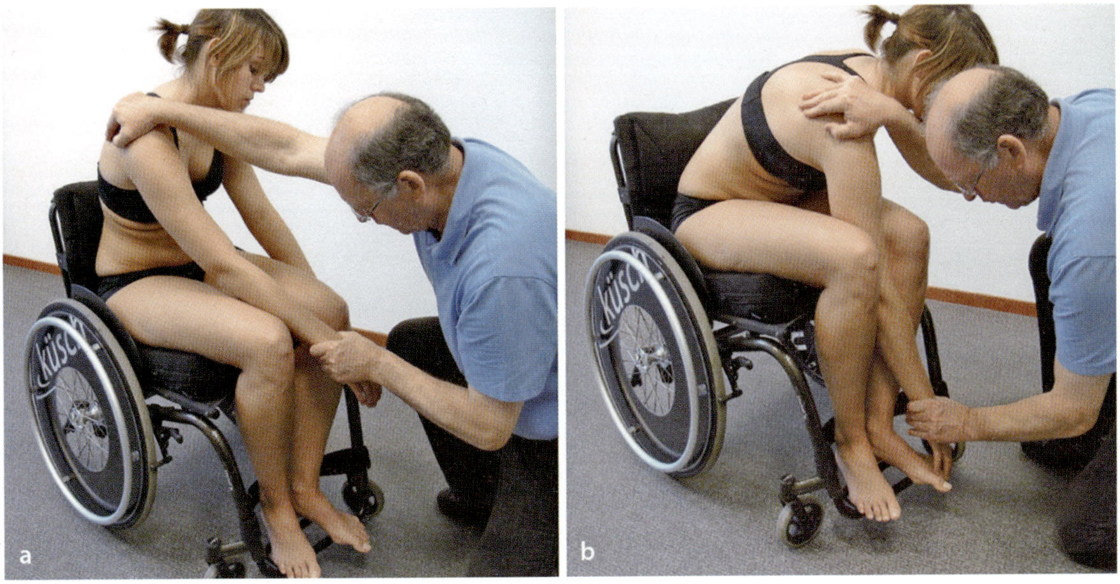

그림 12.10 **a,b** 다리, 발과 발판 다루기

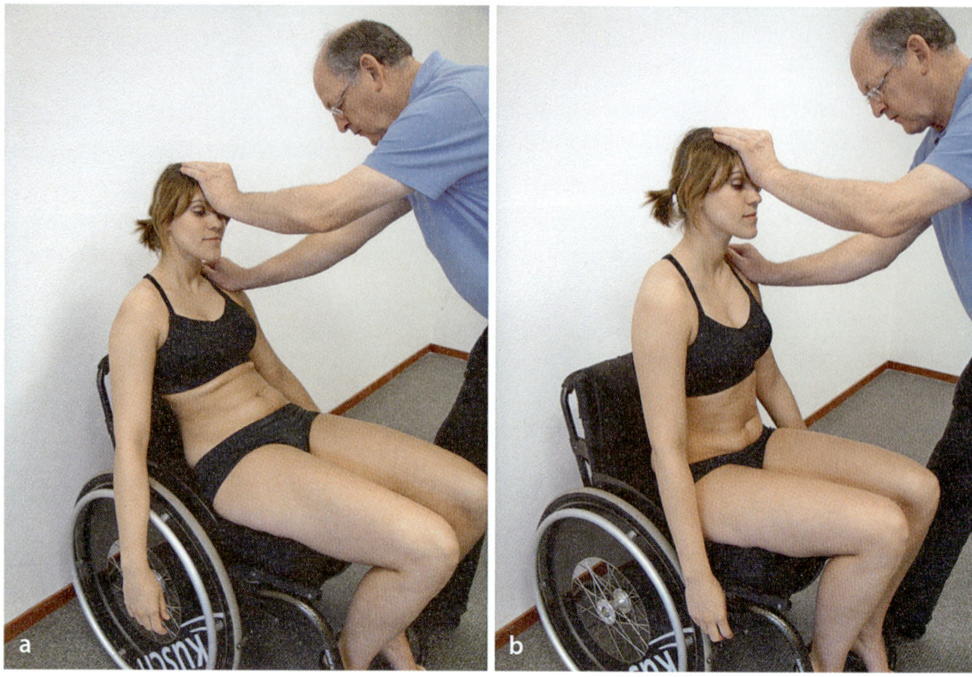

■ 그림 12.11 **a,b** 바로 앉은 자세 만들기

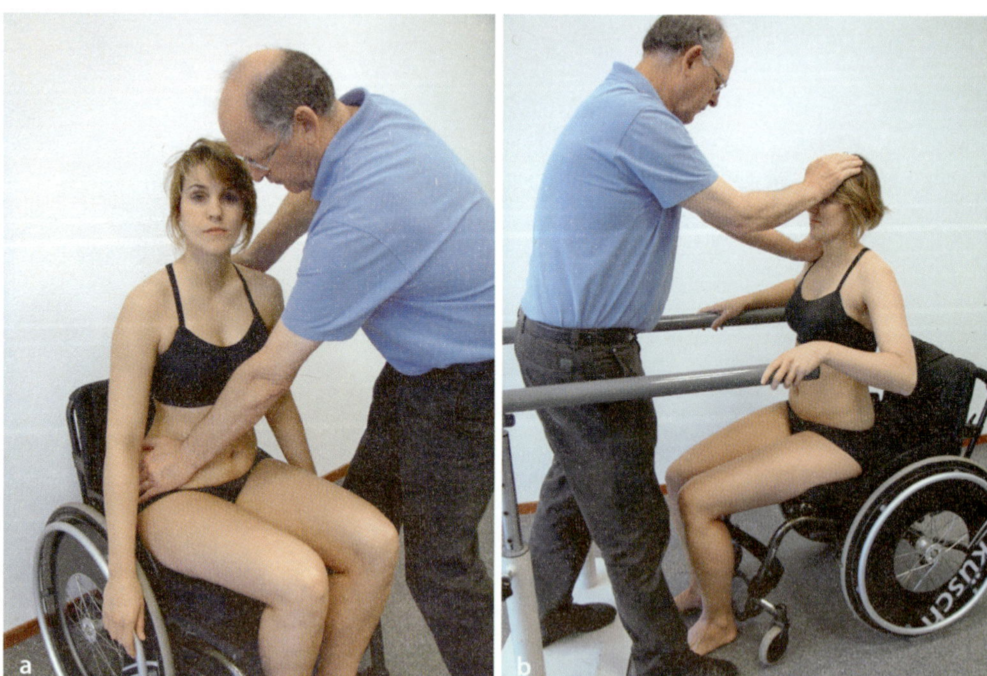

■ 그림 12.12 **a,b** 앉은 자세에서 안정화하기. **a** 골반과 어깨뼈에 저항 적용. **b** 머리와 어깨뼈에 저항 적용

■■ 의자에서 움직이기 Moving in the Chair

반복 신장, 율동적 개시와 동적 반전의 사용

- 앞으로 이동하기 위한 골반의 앞쪽 올림 (◘ 그림 12.13).
- 뒤로 이동하기 위한 골반의 뒤쪽 올림 (◘ 그림 12.14)

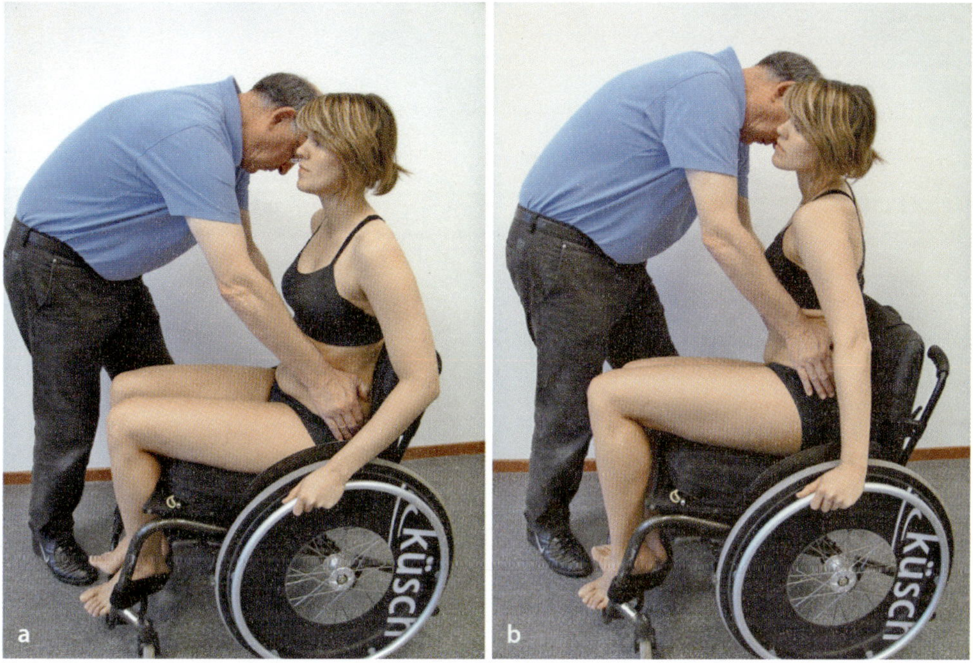

◘ 그림 12.13 **a,b** 의자에서 앞으로 움직이기

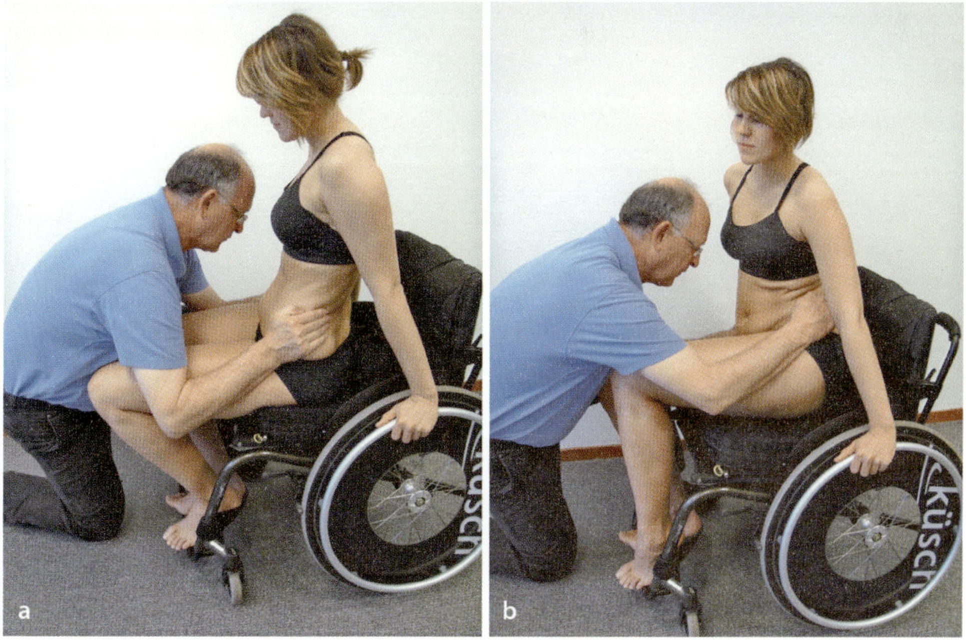

◘ 그림 12.14 **a,b** 의자에서 뒤로 움직이기

12.6.2 일어서기와 앉기 Standing Up and Sitting Down

여기서 소개하는 활동은 인위적으로 구성하였다. 실제로 기능적 진행에서 모든 활동의 치료는 부드럽게 진행해야 한다. 환자는 의자에서 앞쪽으로 움직이고, 일어선 다음 균형을 잡고 걷게 된다. 치료사는 이러한 활동을 기능적이거나 부드럽게 진행을 못할 경우, 필요에 따라 세분화하여 적용한다. 일어서기는 기능적 활동과 걷기에서 첫 번째 단계이다. "일어서서 걷기(stand up and go)" 검사 시간은 환자의 기능적 진행을 평가하는데 있어 완벽한 검사도구이다(Podsiadlo 1991). 사람은 서로 다른 높이의 지면에서 앉거나 서기가 가능해야 한다. 비록 모든 사람들이 앉기에서 일어나는 방식은 다양하지만, 일반적인 동작은 다음과 같이 요약할 수 있다(Nuzik 등. 1986):

- 활동의 첫 번째 파트(■ 그림 12.15 a–c):
  - 머리, 목과 몸통의 굽힘으로 움직임
  - 골반은 상대적으로 앞쪽 기울임 (anterior tilt)
  - 무릎은 펴기 시작하고 지지면 앞쪽으로 움직임
- 마지막 부분(■ 그림 12.15d)
  - 머리, 목과 몸통은 수직 위치가 될 수 있게 뒤로 폄
  - 골반은 앞쪽에서 뒤쪽 기울임
  - 무릎은 계속해서 펴고 몸통이 지지면 위에 놓일 수 있도록 뒤로 움직임

12

다른 정보의 연구를 인용하지 않은 상황에서 앉기는 이 동작의 반대로 움직인다고 가정한다. 그리고 서기 시 사용한 근육의 편심성(eccentric) 수축을 이용하여 조절한다.

환자의 서기 능력을 증가시키기 위해 치료사의 손은 환자의 엉덩뼈 능선(iliac crest)에 위치하고 (■ 그림 12.16a), 골반을 뒤쪽 기울임 방향으로 흔들거나 신장하고 앞쪽 기울림 방향으로 저항 또는 보조를 한다. 이러한 활동은 율동적 개시로 쉽게 촉진할 수 있다. 이 동작은 3번 반복으로 충분하며, 세 번째 반복에서 일어서기에 대한 구두지시를 적용한다. 환자가 서기로 움직일 때 골반을 앞쪽 기울임으로 유도하고 골반이 바로 위치하게 촉진한다. 필요하다면 동작에 대한 보조를 하지만, 도움 없이 할 수 있는 경우는 환자에게 저항을 적용한다. 환자가 바로 선 자세를 취하게 되면 골반을 뒤쪽 기울림의 적절한 동작을 취하게 한다. 체중지지를 촉진하기 위해 골반에 압축을 적용한다.

■ 일어서기 Getting to Standing

- 의자에서 앞으로 움직이기: 앉은 자세에서 같음
- 손의 위치: 환자 손의 위치를 알려주기 위해 율동적 개시를 사용한다. 팔을 어떻게 사용하는지에 대한 것을 알려주기 위하여 등장성 혼합 기법과 안정적 수축을 사용한다.
  - 평행봉(parallel)에서 이용하기
  - 의자의 팔걸이 이용하기
- 골반 흔들기: 골반의 앞쪽 기울임을 촉진하기 위해 율동적 개시와 신장을 사용한다 (■ 그림 12.16a).
- 서기로 진행하기: 골반에 저항을 적용하여 (■ 그림 12.16과 12.17) 유도한다. 몸통 위쪽에서 적절한 정렬을 유지할 수 없는 경우에는 어깨에서 유도하고 저항을 적용한다.

■ 앉기 Sitting Down

- 보조를 위한 손의 위치: 환자 손의 위치를 서기와 같은 기법을 사용하여 알려준다.
- 앉기: 편심성 조절을 위하여 골반과 어깨 또는 골반에 저항을 사용한다. 환자가 가능하다면 앉기 도중 멈추고 다시 일어서기를 함으로써 등장성 혼합 기법을 사용한다.

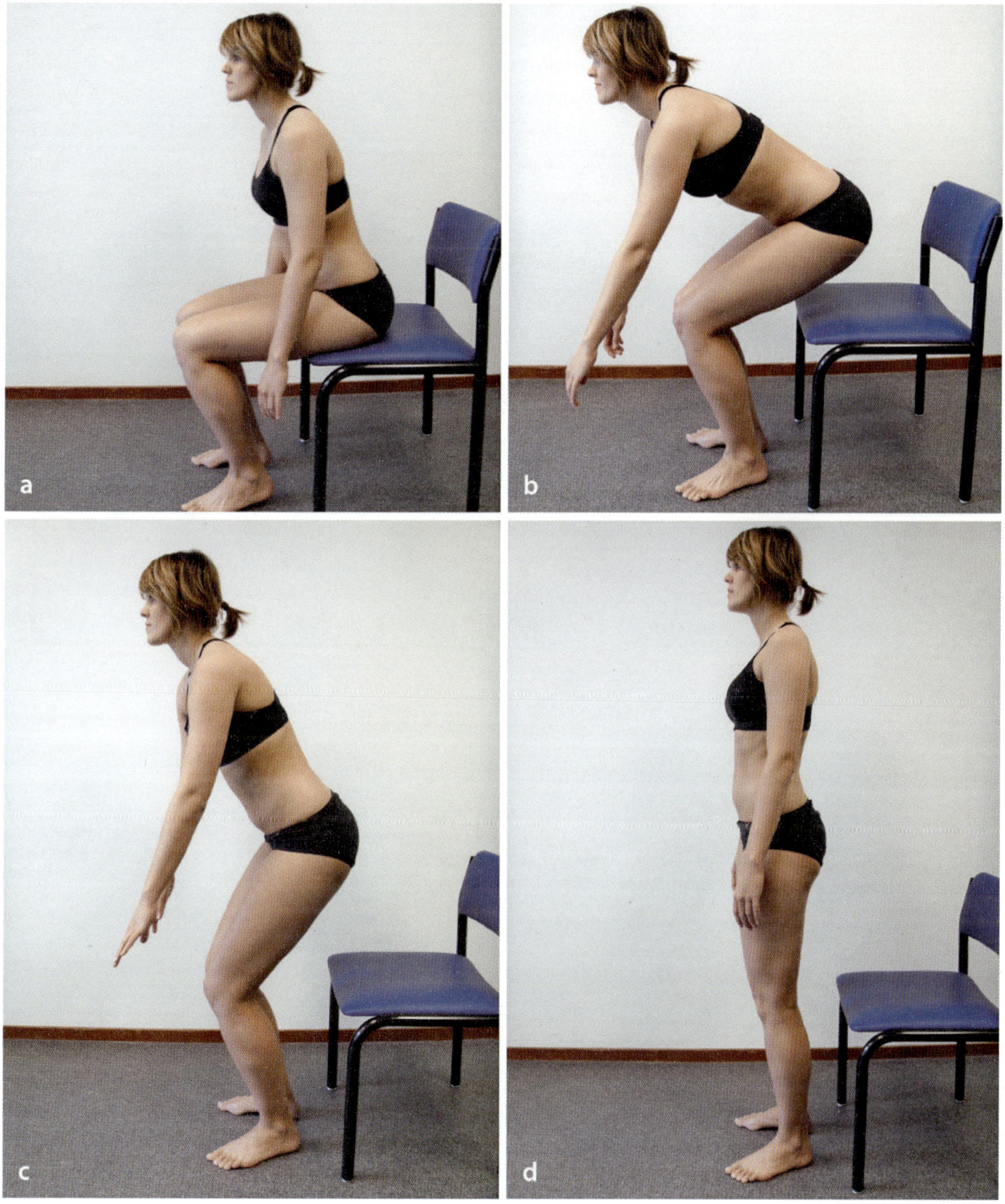

그림 12.15 **a–d** 의자에서 일어서기

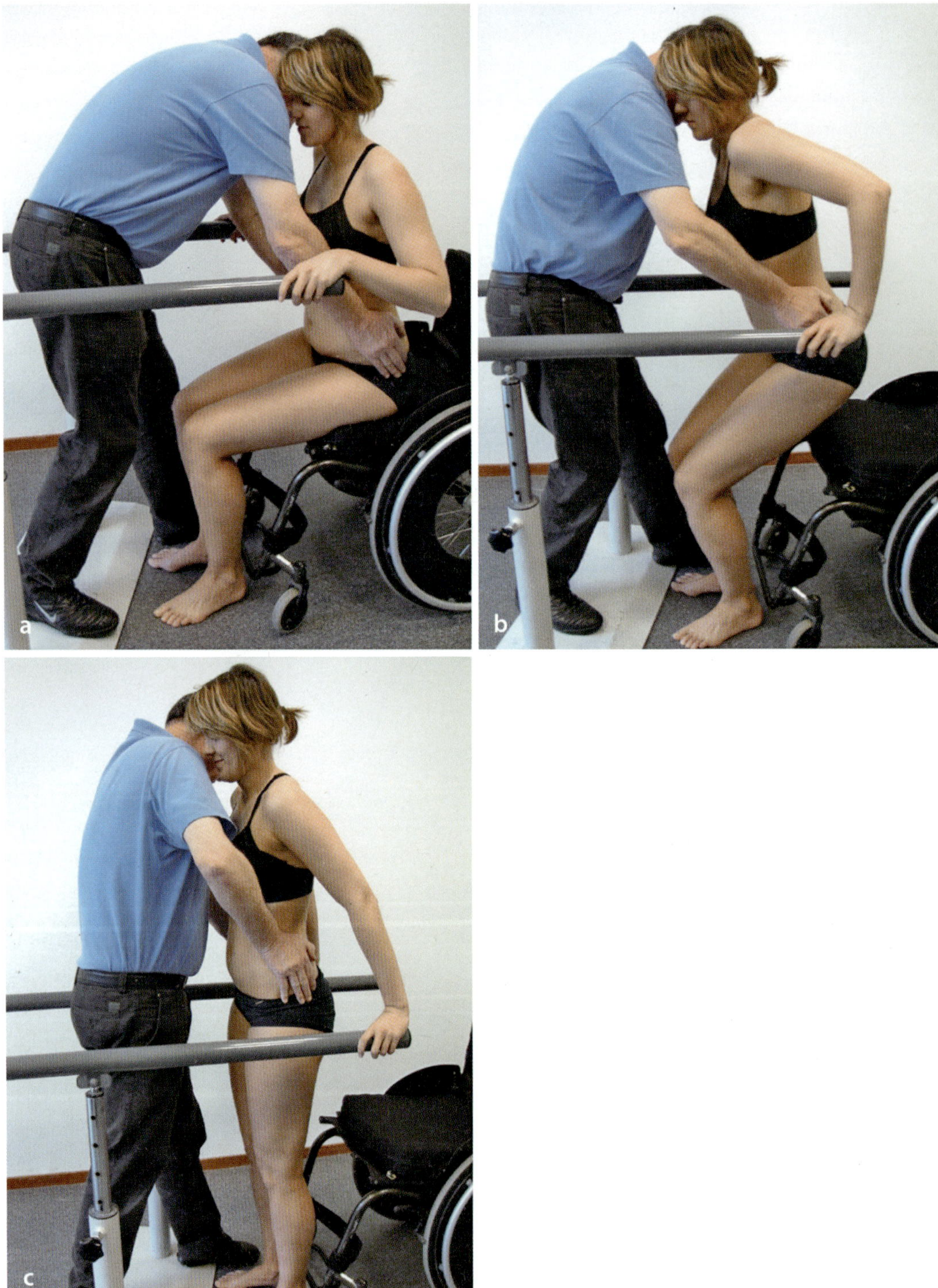

■ 그림 12.16 a–c 평행봉에서 일어서기

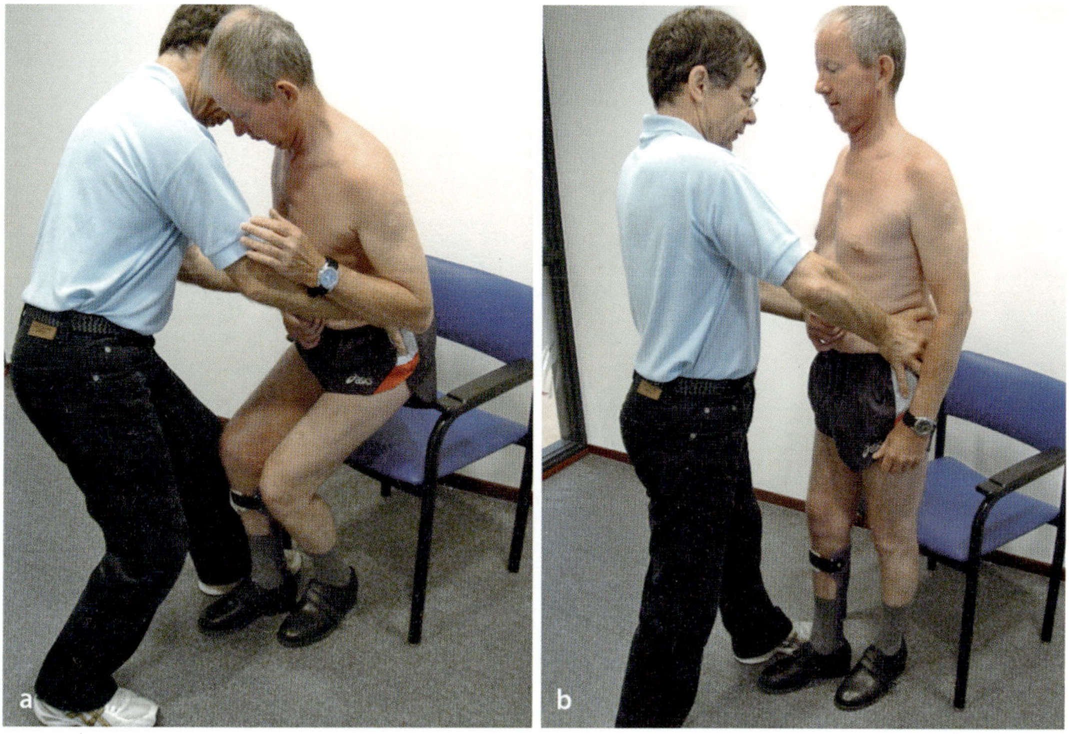

그림 12.17 **a,b** 일어서기: 오른쪽 편마비 환지

12.6.3 선 자세 Standing

처음 환자의 체중이 실릴 수 있도록 다리 앞쪽 대각선상에 치료사는 선 자세로 위치한다. 환자를 한쪽으로 유도하고 압축과 안정적 저항을 골반에 적용하여 다리쪽으로 체중지지를 촉진한다(◘ 그림 12.16c와 12.17b). 만약 체중을 양쪽 다리에 동등하게 지지할 수 있으면 치료사는 환자 바로 앞에 선 자세로 위치한다.

■ 체중 수용기 Weight Acceptance

- 강한 쪽 골반을 통하여 안정적 저항과 함께 압축을 결합한다.
- 약한 쪽(필요하다면 무릎을 막는다) 골반을 통하여 안정적 저항과 함께 압축을 결합한다.

■ 안정화 Stabilization

- 아래쪽 몸통과 다리를 위하여 골반에 안정적 반전과 압축을 결합한다(◘ 그림 12.18a).
- 위쪽 몸통과 아래쪽 몸통을 위하여 어깨에 안정적 반전과 압축을 결합한다 (◘ 그림 12.18b).
- 모든 방향의 균형을 촉진하기 위해 작은 동작으로 등장성 혼합 기법 또는 안정적 반전을 사용한다. 이러한 기법을 머리, 어깨, 골반과 이 부위들을 결합하여 사용한다 (◘ 그림 12.18c, d).

12

■ 한 발 서기 One-Leg Stadning

이 활동은 디딤기에서 체중 지지를 촉진하고 흔듦기에서 골반과 엉덩관절의 동작을 촉진한다. 환자는 한 다리로 서고, 다른 쪽 다리의 엉덩관절은 굽힌다. 가능하다면 엉덩관절 굽힘은 90° 이상 굽힘을 하여 다른 쪽 다리의 엉덩관절 폄을 촉진한다. 만약 환자가 다리의 굽힘을 유지할 수 없다면 환자의 무릎을 치료사의 골반에 위치하게 보조하고 다리를 유지할 수 있는 압박의 힘을 적용한다 (◘ 그림 12.19b). 체중지지 다리를 자주 교대하여 피로를 피하도록 한다. 한 다리 서기 시간의 측정은 좋은 기능적 균형 검사로서 환자의 진행을 위한 평가로 사용할 수 있다.

■■ 디딤기 다리 강조 Emphasis on the Stance Leg

- 체중 지지를 강조하기 위해 골반에 압축을 적용한다(◘ 그림 12.19a)
- 모든 방향의 균형을 촉진하기 위해 작은 동작으로 등장성 혼합 기법 또는 안정적 반전을 사용한다.

■■ 흔듦기 다리 강조 Emphasis on the Swing Leg

- 강조하려는 다리 쪽 골반의 앞쪽 올림을 촉진하기 위해 저항과 함께 반복적 신장을 사용한다(그림 12.19b.c).
- 엉덩관절 굽힘을 촉진하기 위해 등장성 혼합을 사용한다.

■■ 체중 이동 Weight Shifting

이 활동은 다리에서 특정한 동작의 운동과 발 떼기의 준비 운동으로 사용한다. 앞쪽 또는 가쪽으로 과장된 체중 이동 운동으로 엉덩관절의 젖힘과 가쪽 동작, 무릎의 안정성과 발목 동작을 촉진한다.

환자가 한 다리로 선 자세에서 안정화된 상태로 체중 이동 활동을 시작한다. 그런 다음 다른 쪽 다리로 체중을 이동할 때 저항을 적용한다. 환자의 새로운 자세에서 압축과 저항을 사용하여 안정화를 촉진한다. **치료사는 이 운동을 다음의 두 가지 방법 중 하나로 마무리할 수 있다:**

- 편심성 수축의 저항을 사용하여 치료사는 환자를 다리 뒤쪽으로 천천히 뒤로 민다.
- 환자가 능동적으로 체중 이동을 하는 동안

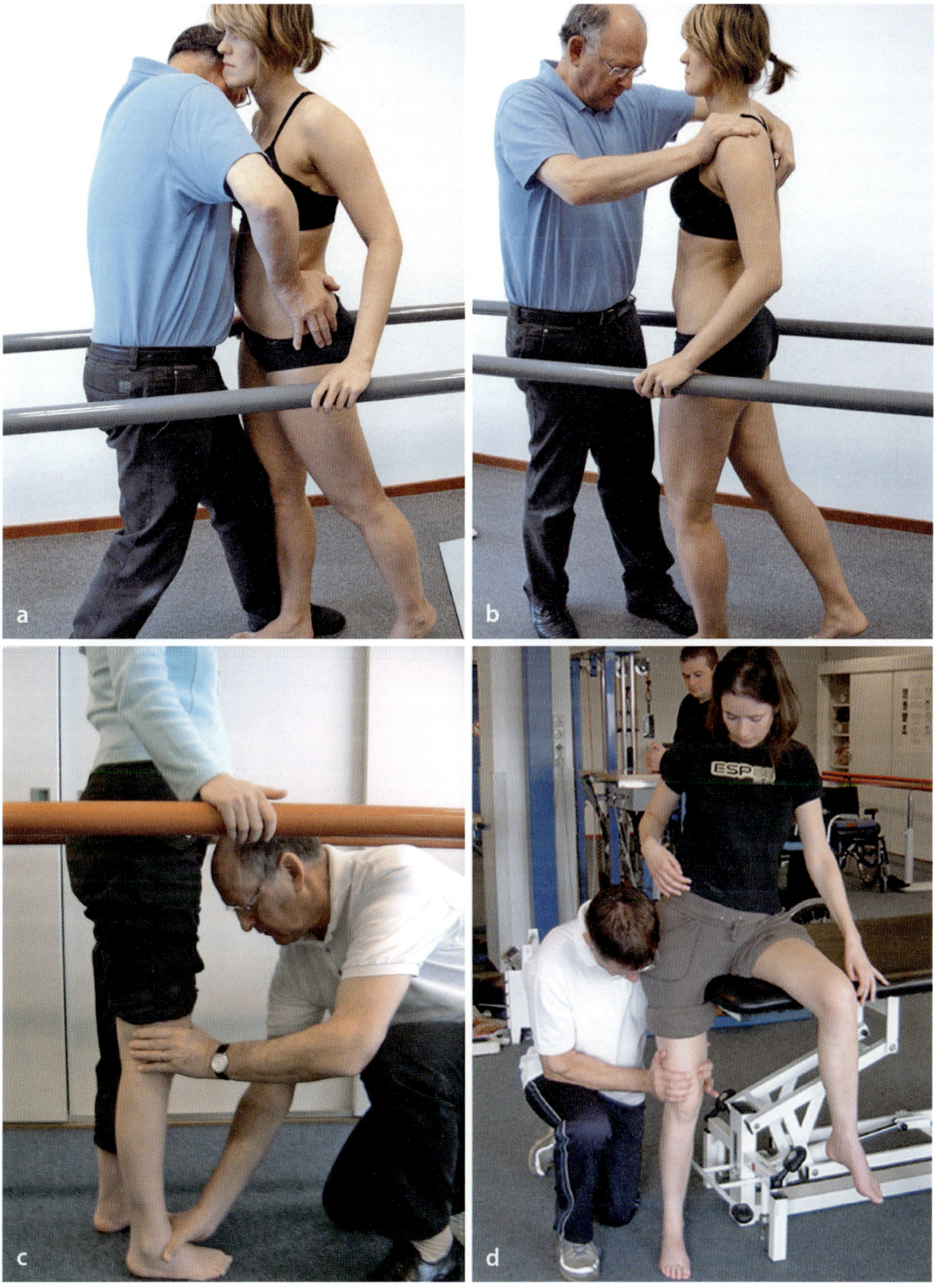

■ 그림 12.18 **a,b** 골반과 어깨에서 안정화. **c,d** 바로 선 자세(upright)에서 무릎의 안정화

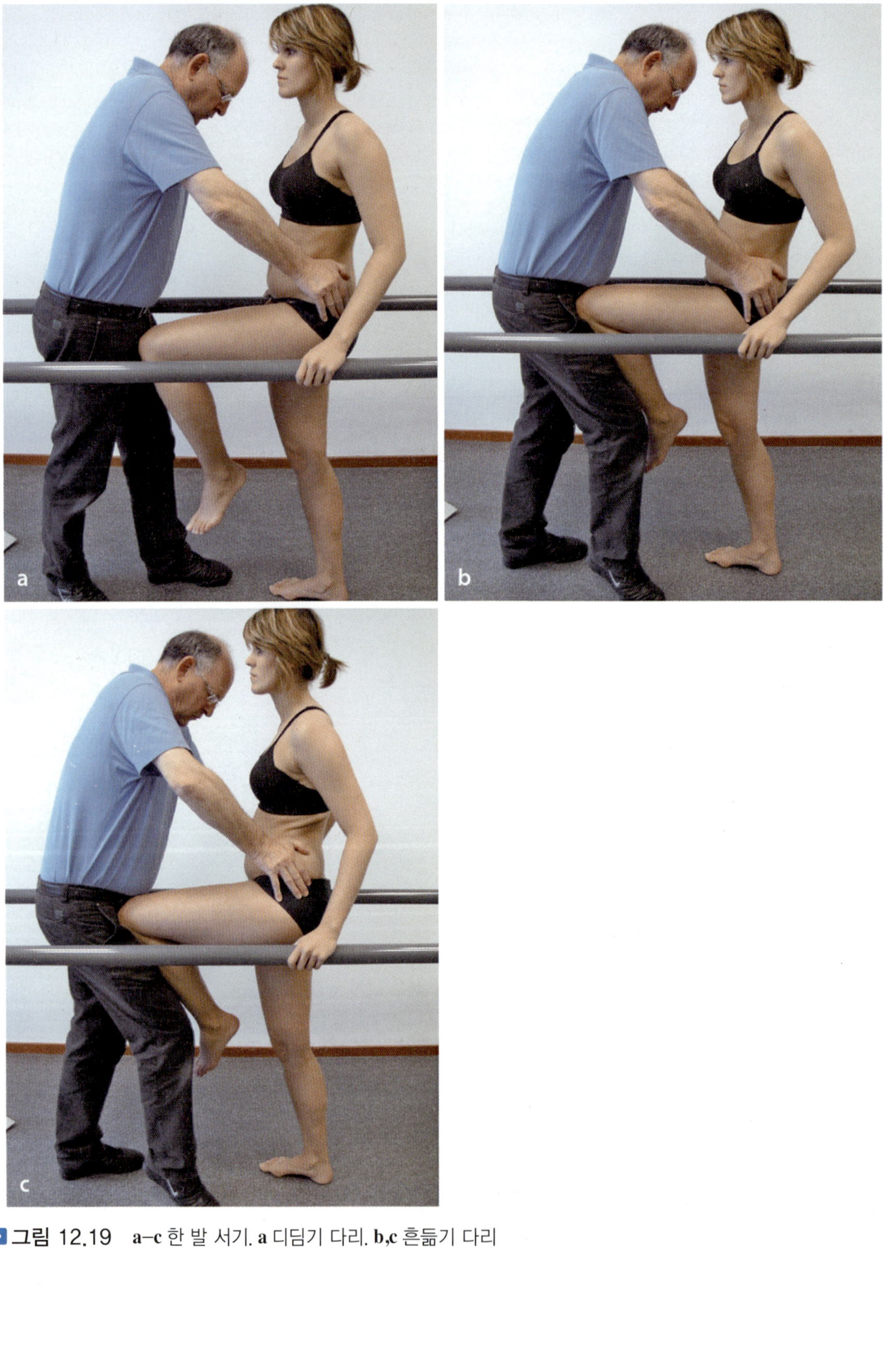

■ 그림 12.19 **a–c** 한 발 서기. **a** 디딤기 다리. **b,c** 흔듦기 다리

동심성 수축에 저항을 준다. 이 경우, 치료사의 손도 움직여서 동작에 대한 저항을 적용한다.

- 체중 이동을 하는 다른 방법:
  - 옆에서 옆
  - 앞과 뒤
  - 반복적 발 디딤(stepping)

■■ 옆에서 옆으로 체중 이동
Weight Shift from Side to Side

- 양쪽 다리에 체중이 실리도록 안정적 저항을 준다.
- 옆쪽으로 체중 이동 시 저항을 준다.
- 체중지지 측에 압축과 저항을 준다.
- 되돌아 오는 동작에 편심성 또는 동심성 저항을 준다:
  - 편심성: 체중 지지의 처음 방향으로 저항을 주고 치료사의 손은 유지한다.
  - 동심성: 치료사의 손은 골반 반대측으로 움직이게 하고; 체중지지 반대방향으로 저항을 준다.

■ 앞과 뒤 체중 이동(한걸음 위치)
Weight Shift Forward and Backward (Stride Position) (◘ 그림 12.20)

이 활동을 촉진할 때 환자의 골반과 몸통이 같이 앞과 뒤쪽으로 이동하게 하는 것이 중요하다. 환자가 옆쪽위치에서 앞으로 오게 해서는 안된다.
치료사는 앞쪽 체중지지를 강조하기 위해서 앞에 서고, 뒤쪽 체중 지지를 강조하기 위해서 뒤에 위치한다. 항상 환자의 움직인 선상에 선다. 여기 소개하는 예는 앞쪽 체중 지지이다; 뒤쪽 체중지지는 반대 방향으로 적용한다.

앞쪽과 뒤쪽 체중 지지의 예

환자는 오른쪽 다리에 체중을 실고 왼쪽 다리를 앞으로 내민 상태로 선다.

치료사는 환자의 왼쪽 다리 앞쪽에서 대각선 위치로 한걸음 자세를 취한다. 치료사의 왼쪽 발은 환자의 뒤쪽 발 바로 앞에 위치한다. 치료사의 체중은 앞쪽 발에 걸리도록 한다.

- 안정화: 환자의 뒤쪽 발에 저항과 압축을 사용한다(◘ 그림 12.20a).
- 저항: 환자의 체중 이동에 대한 대각선 방향의 저항을 뒤쪽에서 앞쪽 다리로 준다.
  환자가 치료사의 뒤쪽 다리까지 밀고 움직이게 한다(◘ 그림 12.20b).
- 안정화: 환자의 앞쪽 다리를 안정화 하기 위해 양쪽 저항과 함께 왼쪽(앞쪽) 다리에 압축을 준다.
- 저항: 환자의 뒤쪽 다리에 체중이 걸리게 대각선 방향의 편심성 또는 동심성 저항을 적용한다:
  - 편심성: 치료사의 손은 위앞엉덩뼈가시(anterior superior iliac crest)에 유지한다.
  - 동심성: 치료사의 손은 뒤앞엉덩뼈가시(posterior superior iliac crest)로 움직인다.

■ 반복적 발 디딤(앞과 뒤쪽 방향)
Repeated Stepping (Forward and Backward) (◘ 그림 12.20c, d)

이 활동은 체중 지지와 함께 한다. 치료사는 발 디딤을 하기 전에 환자의 체중을 세 번 또는 네 번 정도 이동하게 하거나 각각의 체중 이동에 따른 발 디딤을 하도록 한다. 환자가 발 디딤을 하면 치료사는 새로운 디딤기 발 쪽의 움직임 선상으로 치료사는 이동한다. 필요에 따라 이 활동은 디딤기 또는 흔듦기의 특정 부분에서 사용할 수 있다. 또한, 치료사는 이 활동을 옆쪽 방향으로 반복적 발 디딤 활동으로 수정하여 사용할 수 있다.

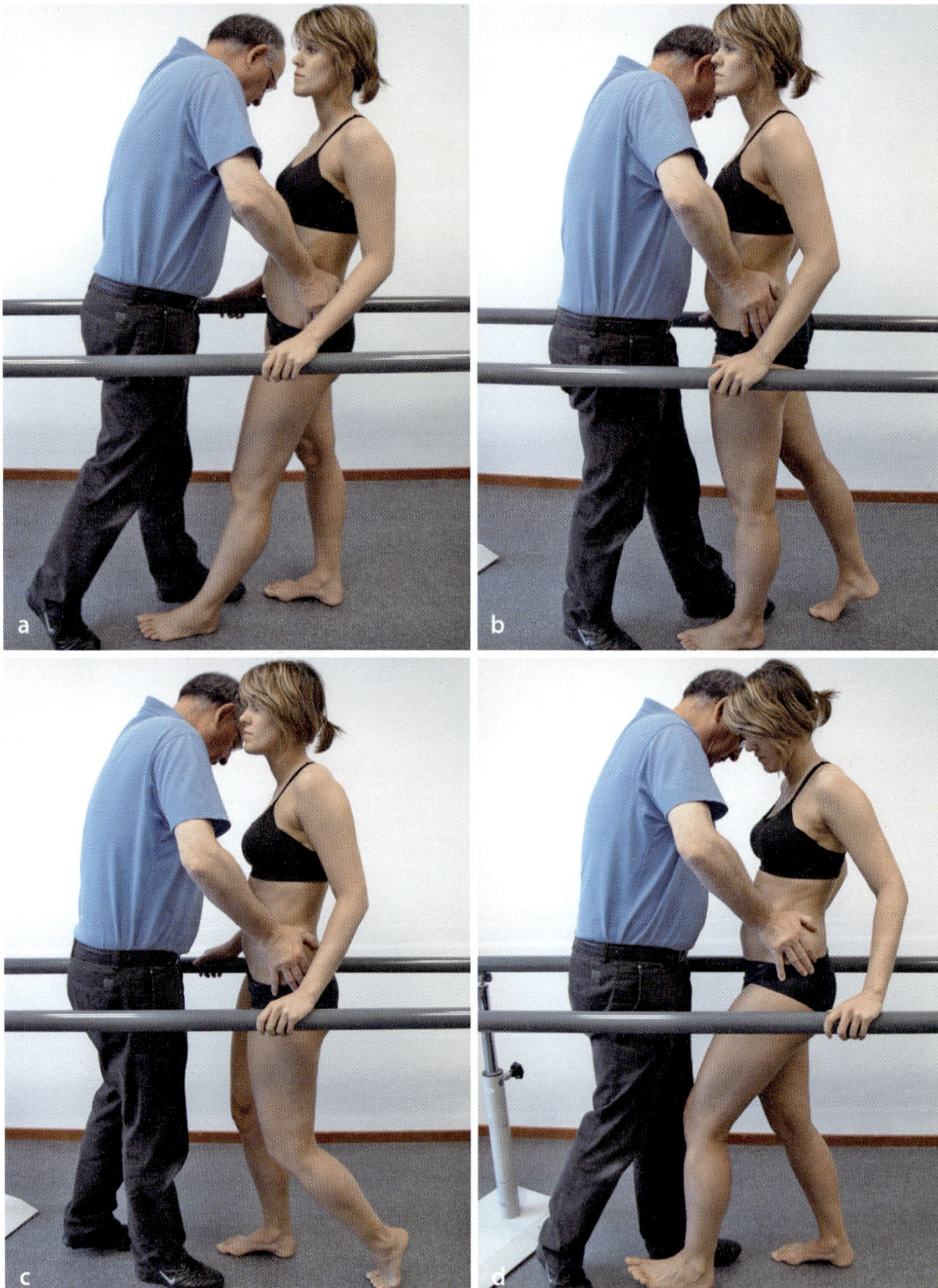

12

■ 그림 12.20 **a,b** 앞으로 체중 이동하기. **c,d** 앞으로 발 디딤

■ ■ 반복적 발 디딤의 예 Example of Repeated Stepping

- 오른쪽 다리로 앞과 뒤쪽으로 반복적 발 디딤
  - 뒤쪽(오른쪽) 다리에 안정화를 한다.
  - 앞쪽(왼쪽)다리로 체중 이동에 저항을 준다.
  - 앞쪽 다리에 안정화를 한다.
  - **신장과 저항**: 환자의 체중이 왼쪽에 걸리도록 하고, 골반의 오른쪽 부분에 아래와 뒤쪽으로 신장을 적용한다. 오른쪽 다리의 앞쪽 발 디딤을 촉진하기 위하여 골반의 위쪽과 앞쪽 움직임에 저항을 준다. 환자의 오른쪽 다리가 발 디딤을 하게 되면 치료사의 왼쪽 다리는 뒤쪽으로 디딤을 한다.
  - 앞쪽 다리에 안정화를 한다.
- 왼쪽 다리에 뒤쪽 체중 이동에 대한 저항을 준다:
  - **편심성**: 왼쪽 다리쪽으로 천천히 뒤로 움직이게 하면서 같은 잡기 방식을 한다.
  - **동심성**: 왼쪽 다리 뒤쪽으로 체중이 이동할 수 있도록 골반 뒤(posterior pelvic crest)에 손을 위치하여 왼쪽다리 뒤쪽으로 저항을 준다.
- 오른쪽 다리로 뒤쪽 발 디딤에 저항을 준다:
  - **편심성**: 치료사의 같은 잡기 방식을 유지하고 골반과 다리를 뒤쪽으로 빠르게 미는 동작 동안 발 디딤을 뒤쪽으로 천천히 하도록 말한다.
  - **동심성**: 골반 뒤(posterior pelvic crest) 쪽에 치료사의 손을 위치한 다음 오른쪽 다리의 뒤쪽 발 디딤을 촉진하기 위하여 골반의 위쪽과 뒤쪽으로 신장과 저항을 준다.

12.6.4 걷기 Walking

체중 이동과 반복적 발 디딤 훈련 후에 이러한 모든 부분을 통합하여 환자가 걸을 수 있도록 훈련해야 한다. 걷기의 목적을 평가 또는 기능이라고 한다면 안전성 유지를 위한 충분한 지지를 환자에게 제공해야 한다. 걷기의 목적이 강화나 재교육이라면 체중 이동과 반복적 발 디딤 시 압축, 신장과 저항을 사용한다.

주의

걷기에 대한 저항은 환자의 운동량(momentum)과 협응성을 방해하고 속도를 감소시킬 수 있다.

■ 앞으로 걷기 Forward

■ ■ 환자 앞에 선 자세 Standing in Front of the Patient

환자 발 디딤을 따라 한다. 환자의 발 디딤을 오른쪽 다리를 앞으로 하면 치료사의 왼쪽 발은 뒤로 발 디딤을 한다. 반복적인 발 디딤을 위해 같은 절차와 기법을 사용한다(■ 그림 12.21a, b).

■ ■ 환자 뒤에 선 자세(■ 그림 12.21c–e) Standing Behind the Patient

치료사와 환자의 발 디딤은 같은 쪽에서 이루어진다. 치료사가 뒤에 서있는 경우, 치료사의 손가락은 엉덩뼈 가시(iliac crest)에 위치한다. 치료사의 손과 아래팔은 궁둥뼈 결절(ischial tuberosity) 방향으로 환자의 뒤꿈치를 향하도록 한다. 치료사의 아래팔은 환자의 엉덩근육에 압박을 하도록 한다(■ 그림 12.21c).

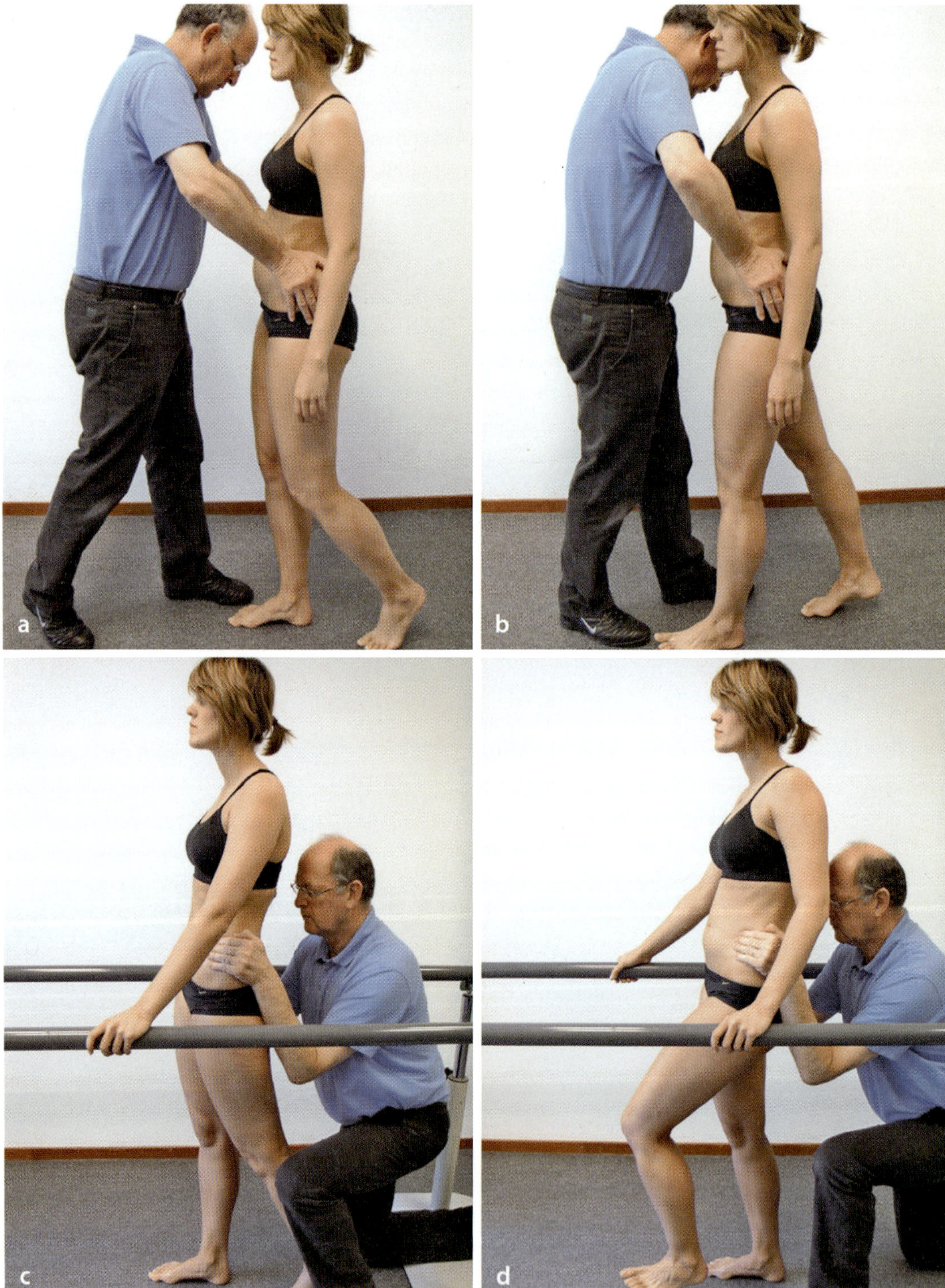

그림 12.21 **a–e** 앞으로 걷기. **a,b** 치료사가 환자 앞에 선 자세. **c,d** 치료사가 환자 뒤에 위치한 자세. **e** 치료사가 환자 뒤에 위치한 자세.

12

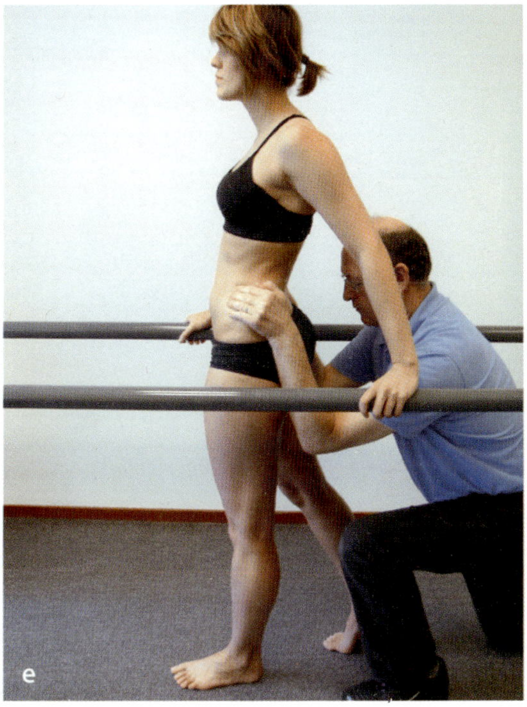

■ 그림 12.21(계속)

환자 뒤에 선 자세의 장점은 다음과 같다:

- 환자가 치료사보다 키가 큰 경우: 치료사가 웅크린 사세(squatting) 또는 낮게 선지세로 치료사의 체중을 이용하여 골반에 압박, 신장과 저항을 아래쪽과 뒤쪽으로 당기는데 사용할 수 있다.
- 치료사가 환자의 앞쪽 시야를 방해하지 않도록 하고자 할 때 사용한다.
- 환자가 워커 또는 다른 보행 보조 도구를 이용할 경우 사용한다.

▪ 뒤로 걷기(■ 그림 12.22)
Backward

뒤로 걷기는 기능적 보행에서 필요한 부분이다. 뒤로 걷기는 몸통 조절과 흔듦기에서 엉덩관절의 젖힘 운동이 필요하다. 또한, 뒤로 걷기는 길항근 반전 기법의 활동으로 앞으로 걷기를 촉진하는데 도움이 된다.

- 환자 뒤에 선 자세. 치료사의 손바닥 끝부분은 뒤앞엉덩뼈가시(posterior superior iliac crest)에 위치하고 아래쪽과 앞쪽으로 압축을 준다.
- 환자는 뒤로 걷기를 하는 동안 몸통의 바로 선 자세를 유지해야 한다.

▪ 옆으로 걷기(■ 그림 12.23과 12.24)
Sideways

옆으로 걷기 능력은 좁은 길을 지나갈 때 필요한 방법이다. 옆으로 걷기 운동은 몸통과 다리의 측면 근육을 훈련시킨다: 환자가 걷는 방향에 치료사가 위치하는 것이 좋다. 골반을 통해 압축, 신장과 저항을 준다. 만약 몸통 윗부분에서 안정화가 필요하다면, 치료사의 한 손은 어깨 측면에 위치한다. 만약 엉덩관절 벌림근의 촉진이 필요하면, 치료사의 한 손은 넙다리뼈에 위치한다.

12.6.5 다른 활동들
Other Activities

환자가 숙달된 활동을 할 수 있는 중요한 다른 활동이 있다. 치료사는 각 상황에서 절차와 기법을 적절히 사용한다(Horst 2005).

- 평행봉 밖에서 걷기(■ 그림 12.25).
- 목발로 걷기(■ 그림 12.26).
- 계단 오르고 내리기(■ 그림 12.27).
- 연석(curb) 오르고 내리기(■ 그림 12.28). 연석은 난간이 없는 하나의 계단이다.
- 바닥에서 일어나고 앉기
(이 활동은 ▶11장에서 설명하였지만, 걷기에서도 중요한 부분으로 훈련한다).

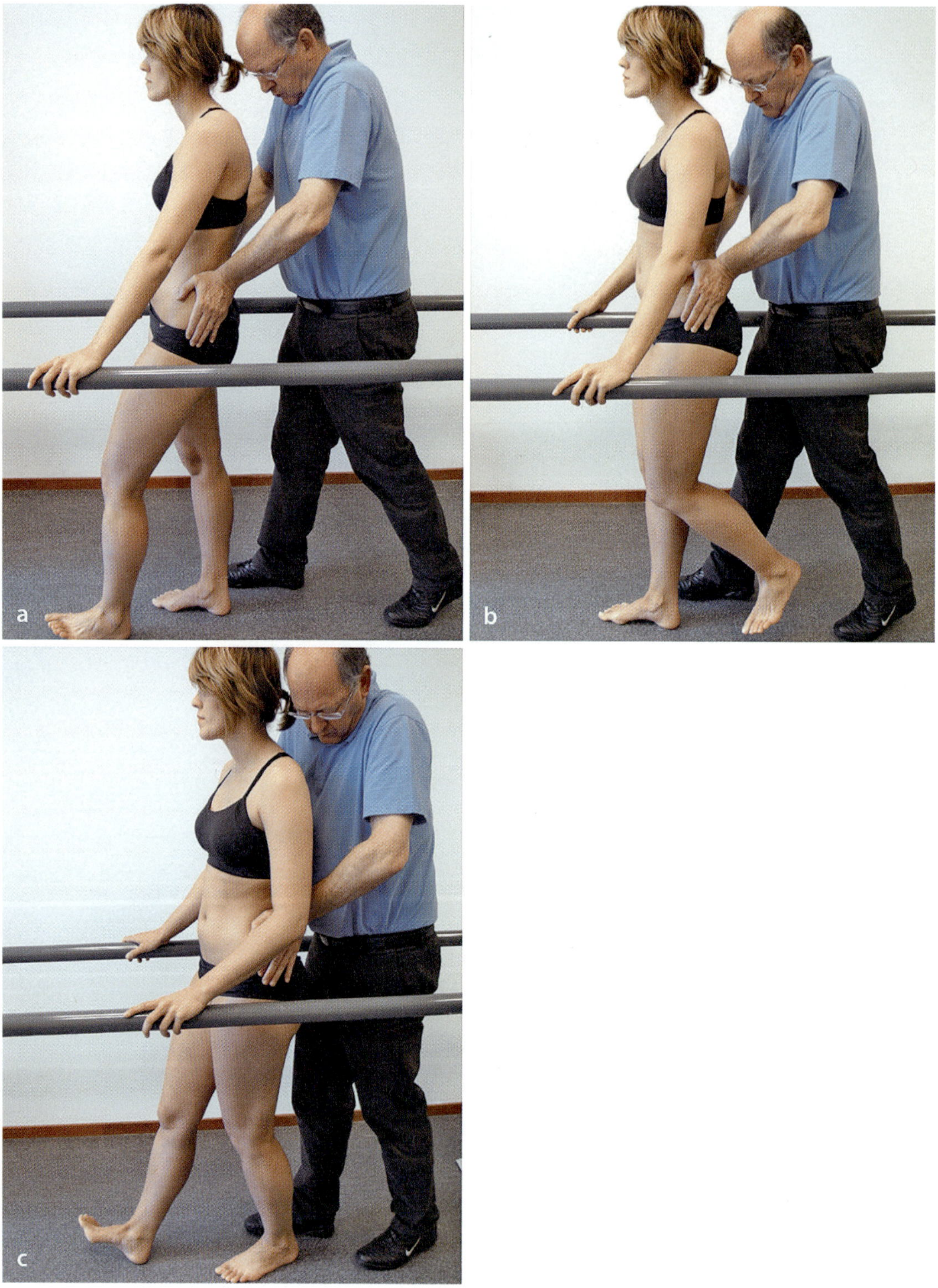

■ 그림 12.22 a–c 앞으로 걷기

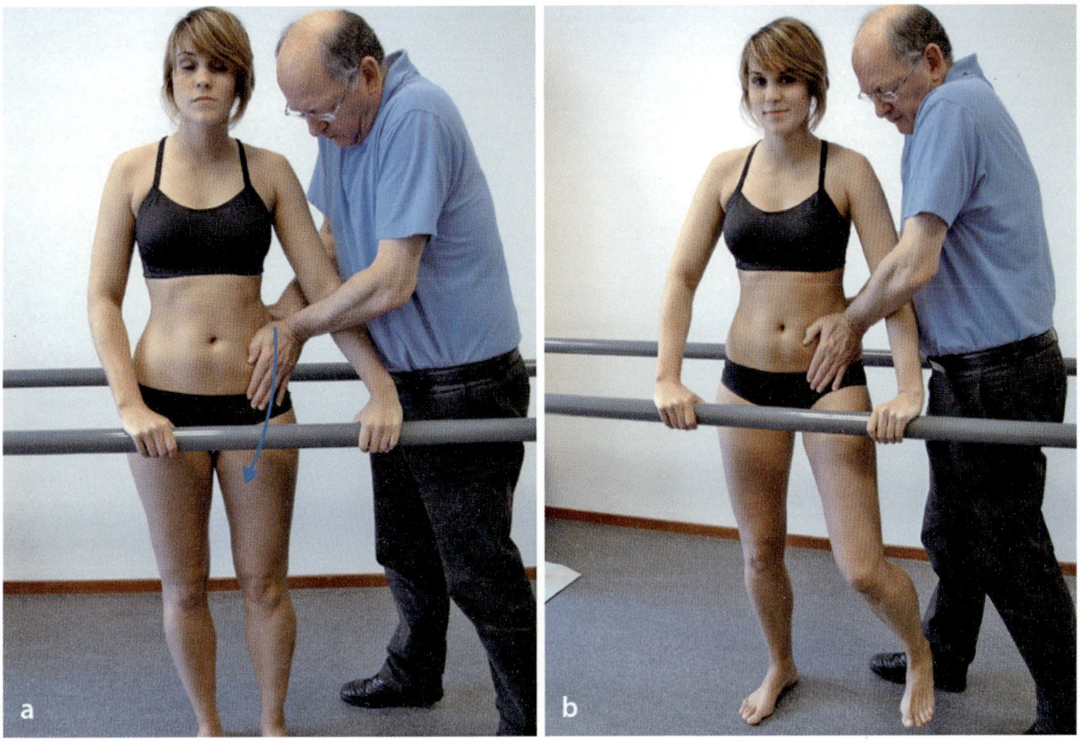

■ 그림 12.23 **a,b** 옆으로 걷기

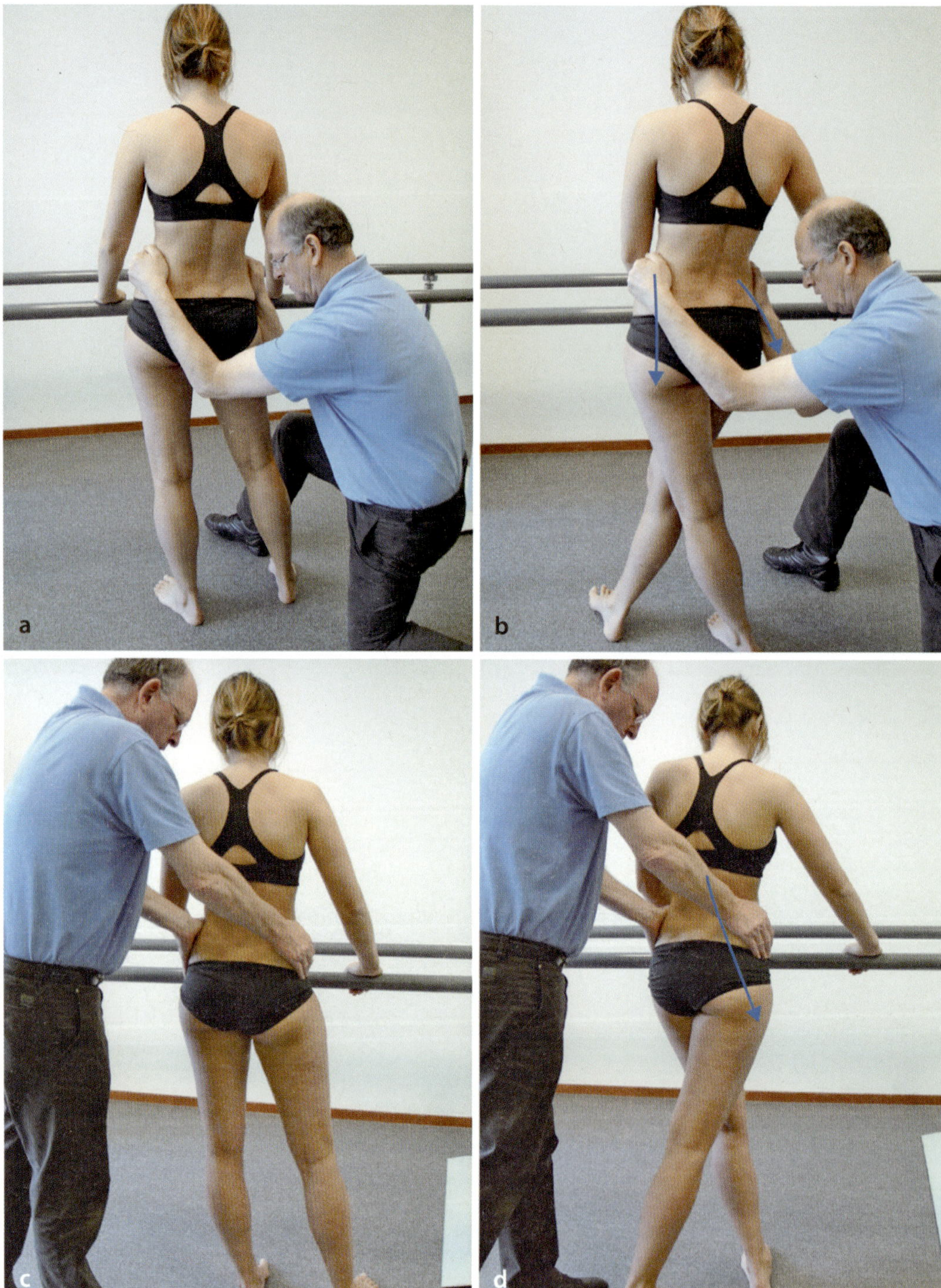

■ **그림 12.24** **a–d** 꼬아서 걷기. **a,b** 오른쪽 다리를 왼쪽 다리 앞으로 꼬아서 걷기. **c,d** 오른쪽 다리를 왼쪽 다리 뒤로 꼬아서 걷기

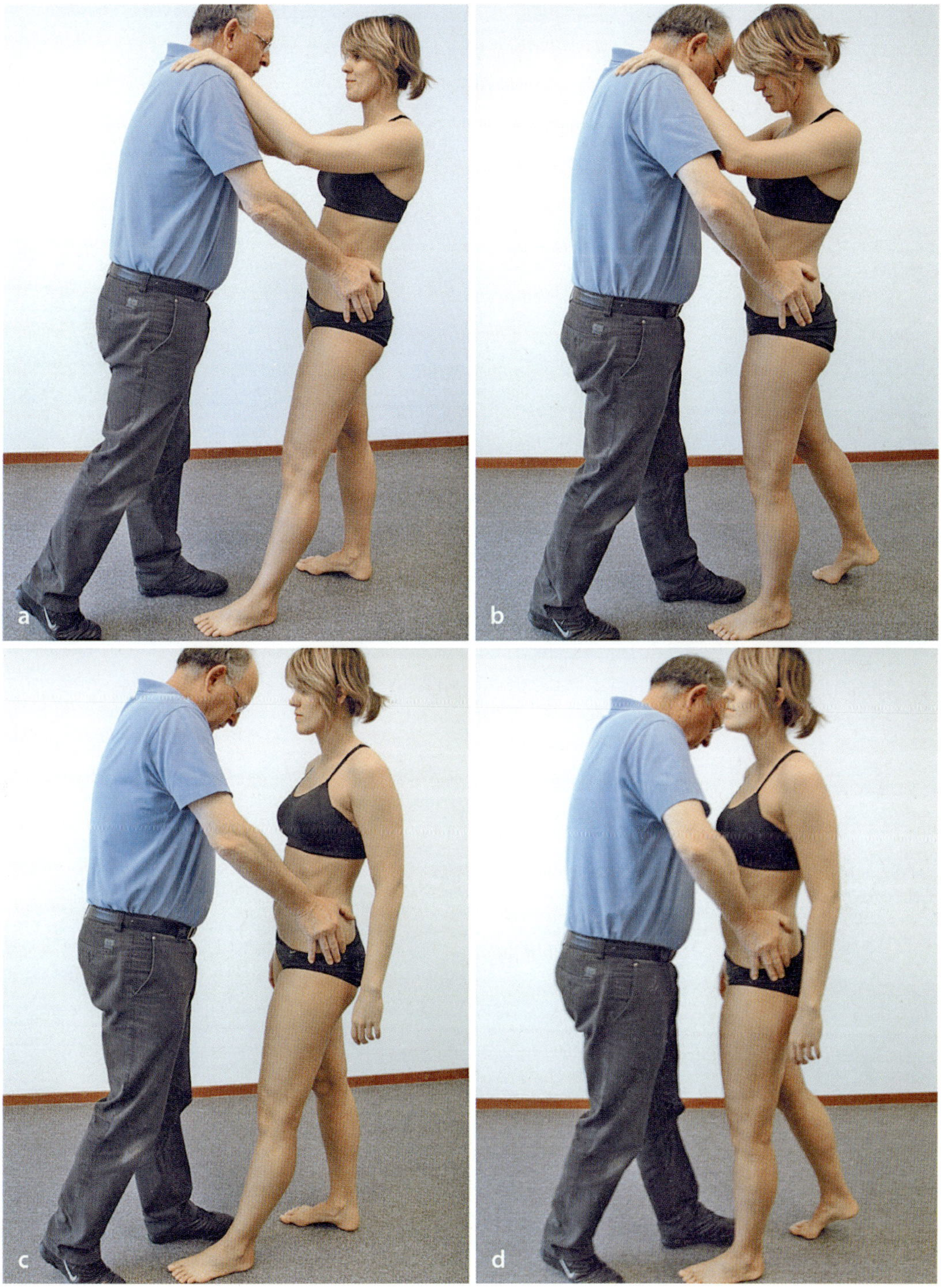

그림 12.25 **a–d** 평행봉 밖에서 걷기

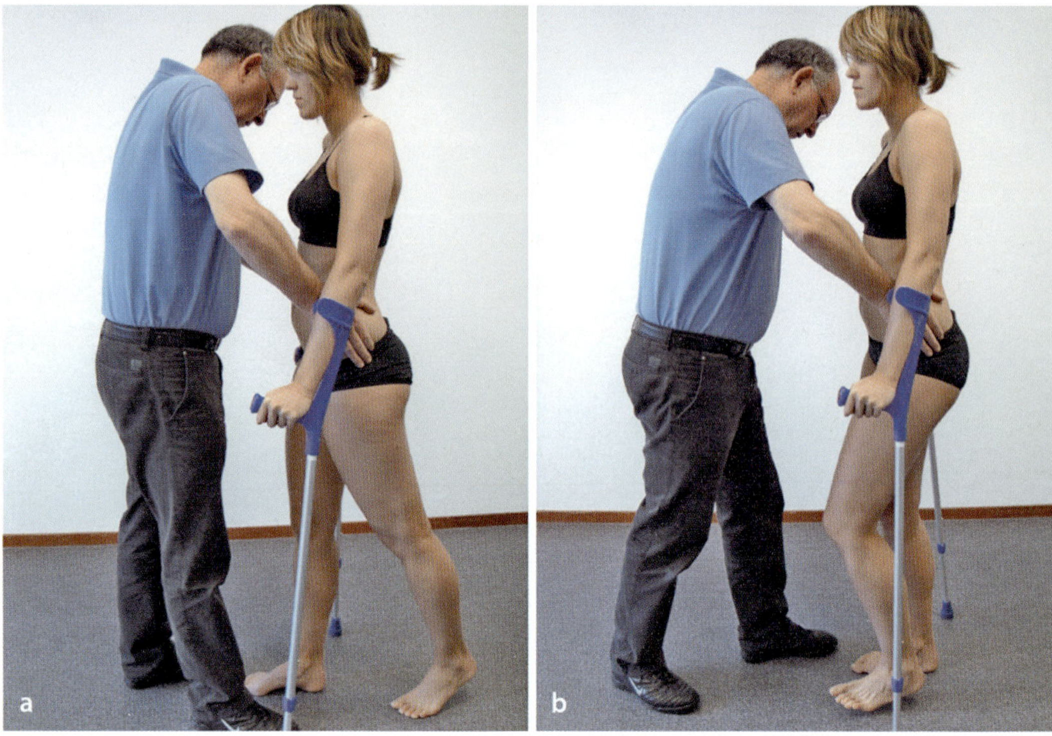

■ 그림 12.26 **a,b** 목발로 걷기

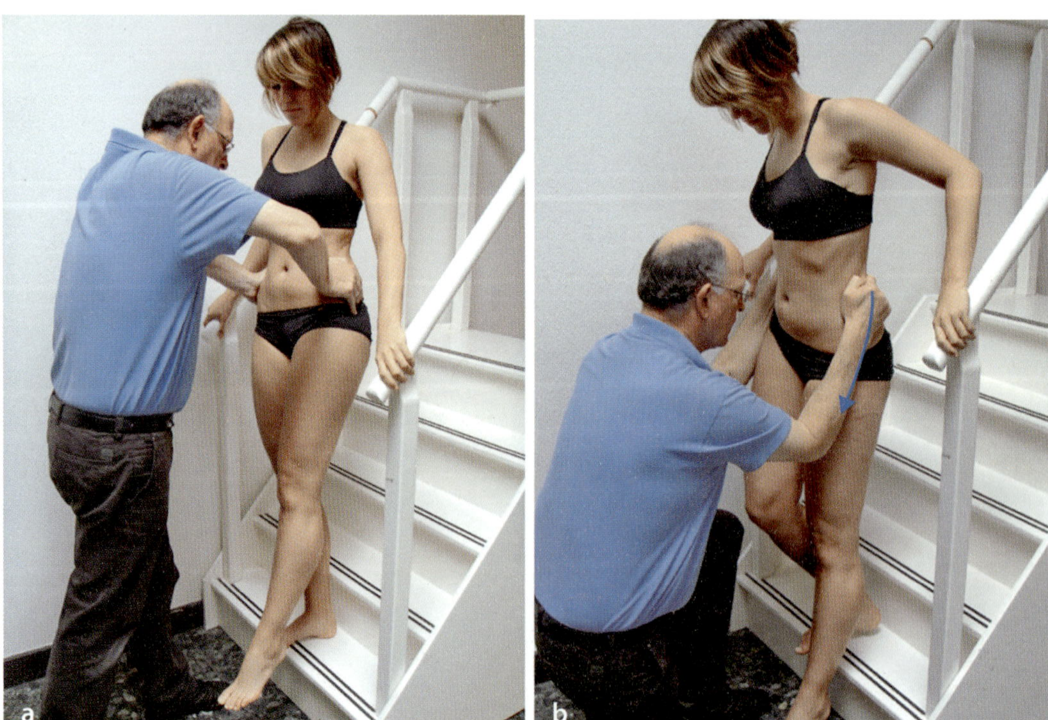

■ 그림 12.27 **a**–c. 계단. **a,b** 내려오기. **c**–**d** 불완전 마비 환자. **e** 올라가기

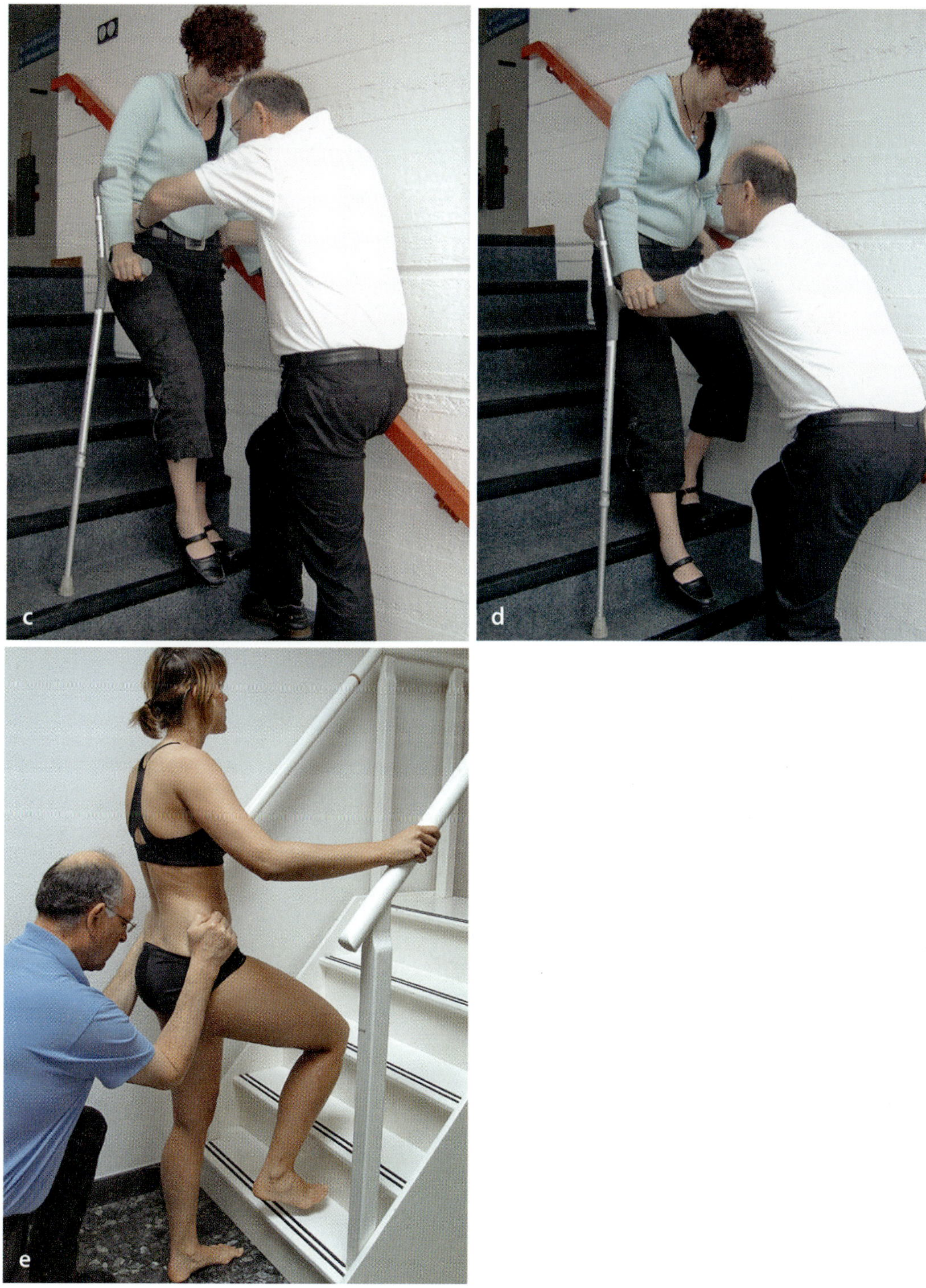

■ 그림 12.27(계속)

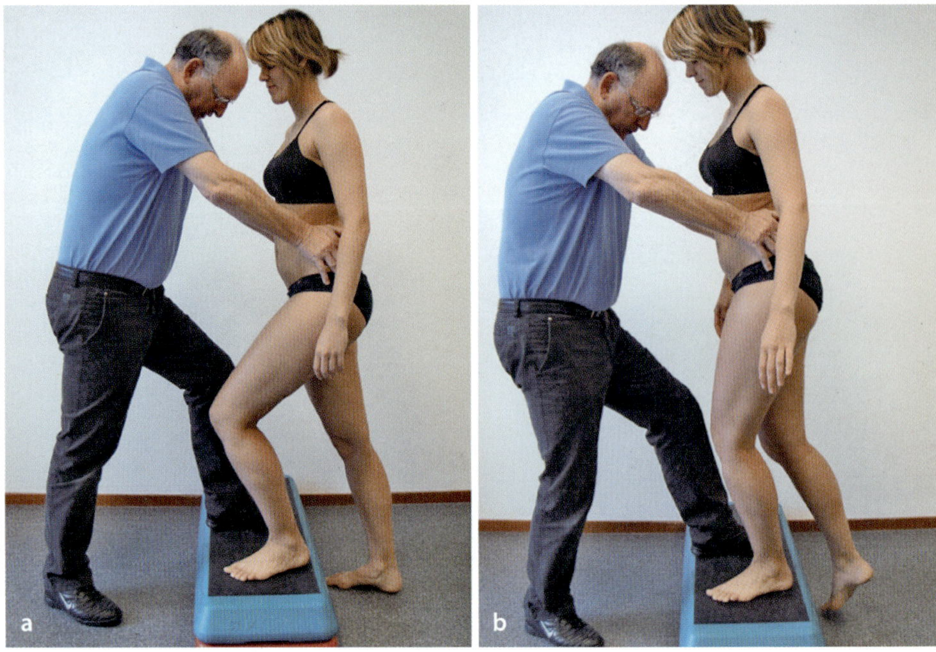

그림 12.28 **a,b** 연석(curb) 오르기

12.7 보행훈련의 환자 사례
Patient Cases in Gait Training

■ 환자 I: 오른쪽 편마비 환자(그림 12.29a–f) Patient I: patient with right hemiplegia

12

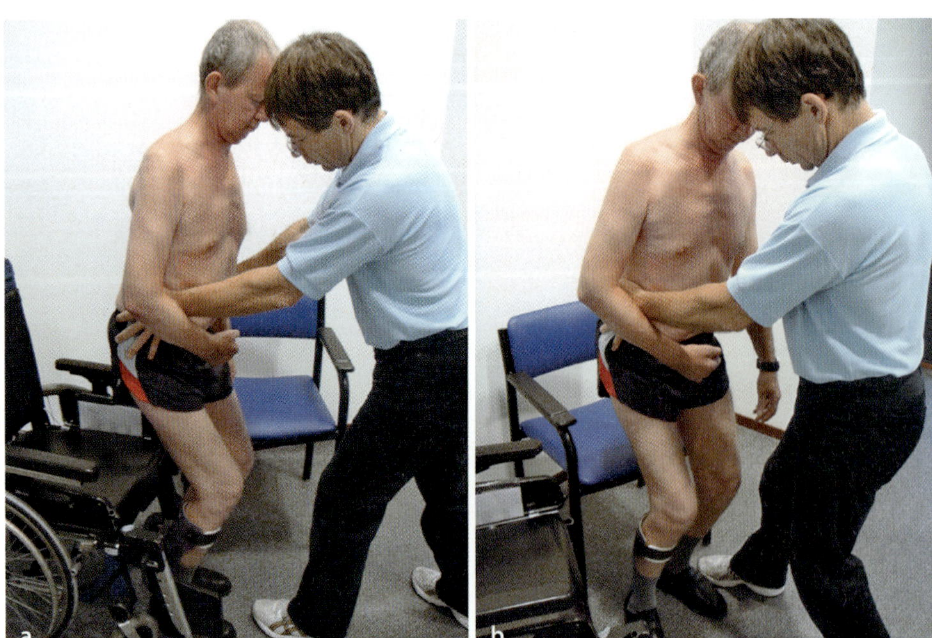

그림 12.29 편마비 환자. **a** 일어서기. **b** 휠체어에서 의자로 이동하기.

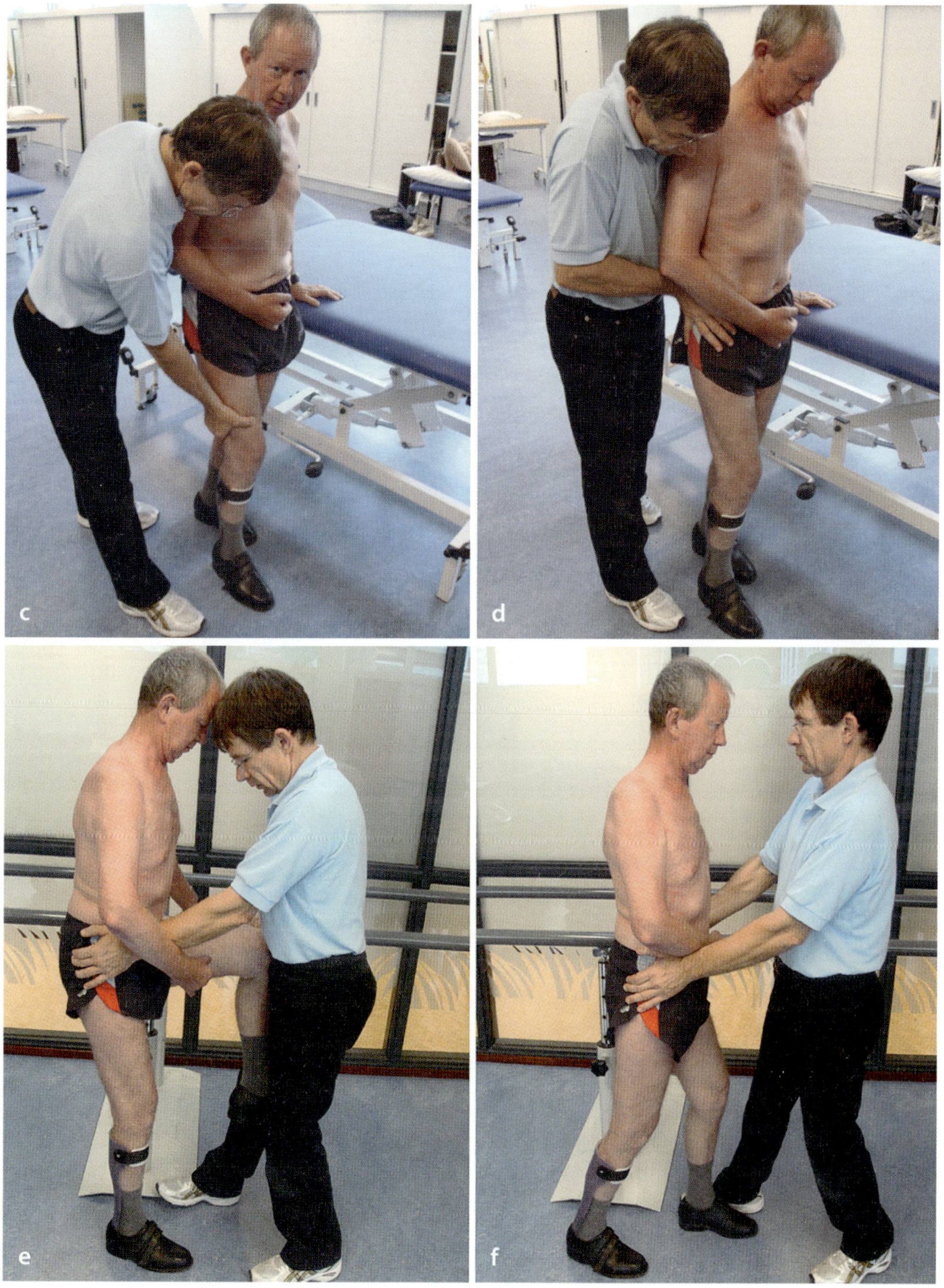

■ 그림 12.29 **c,d** 편마비 측 다리의 디딤기 촉진. **e,f** 디딤기에서 손상 측 다리의 엉덩관절 폄과 무릎 조절의 강조

■ 환자 II: 강직성 척추염 환자(◘ 그림 12.30a–c)
Patient II: ankylosing spondylitis

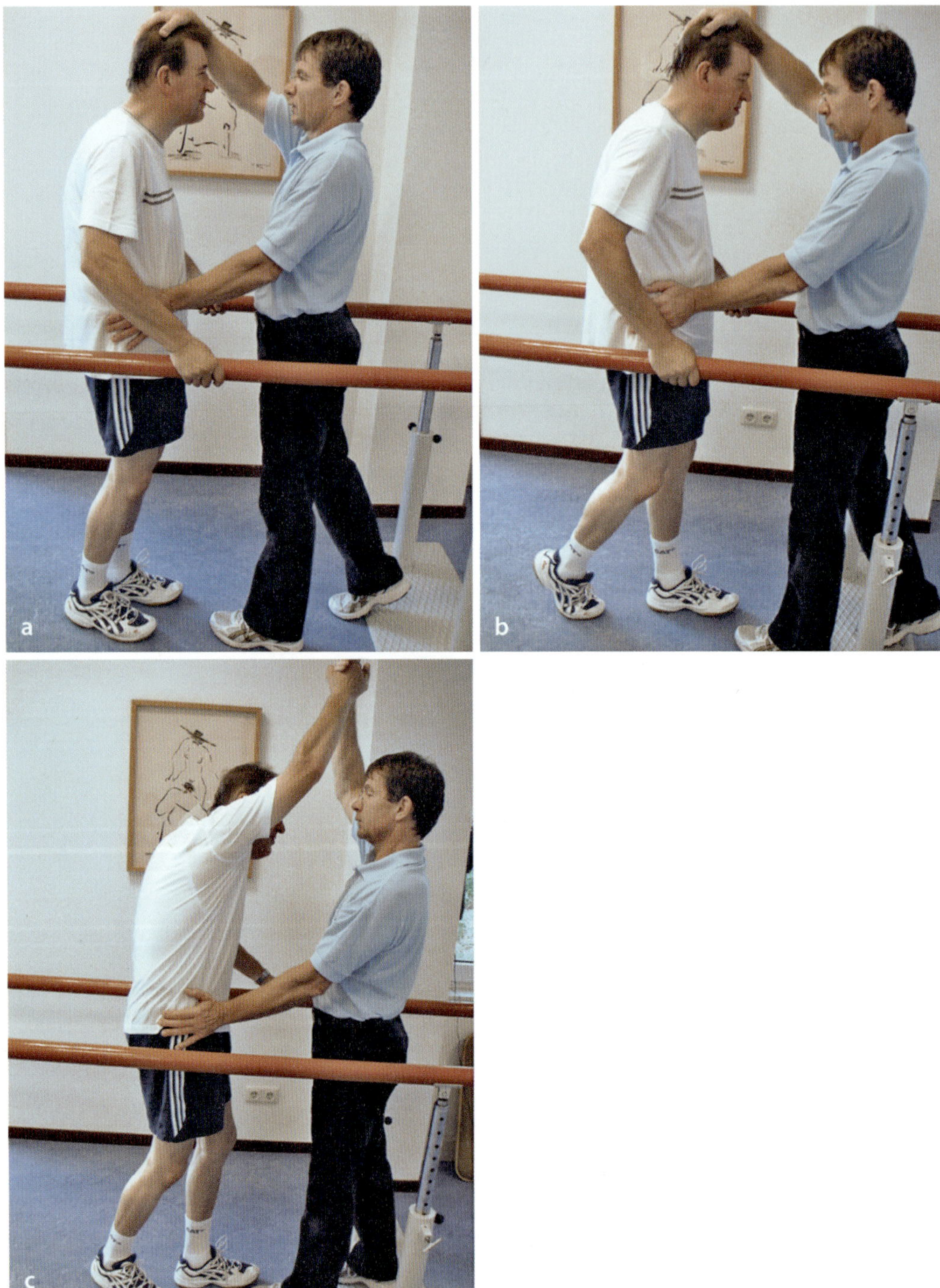

◘ 그림 12.30 a–c 목, 몸통과 엉덩관절의 전체적인 폄의 강조

▪ 환자 III: 왼쪽 넙다리뼈 절단 환자(◘ 그림 12.31a–f)

Patient III: patient with amputation through left femur

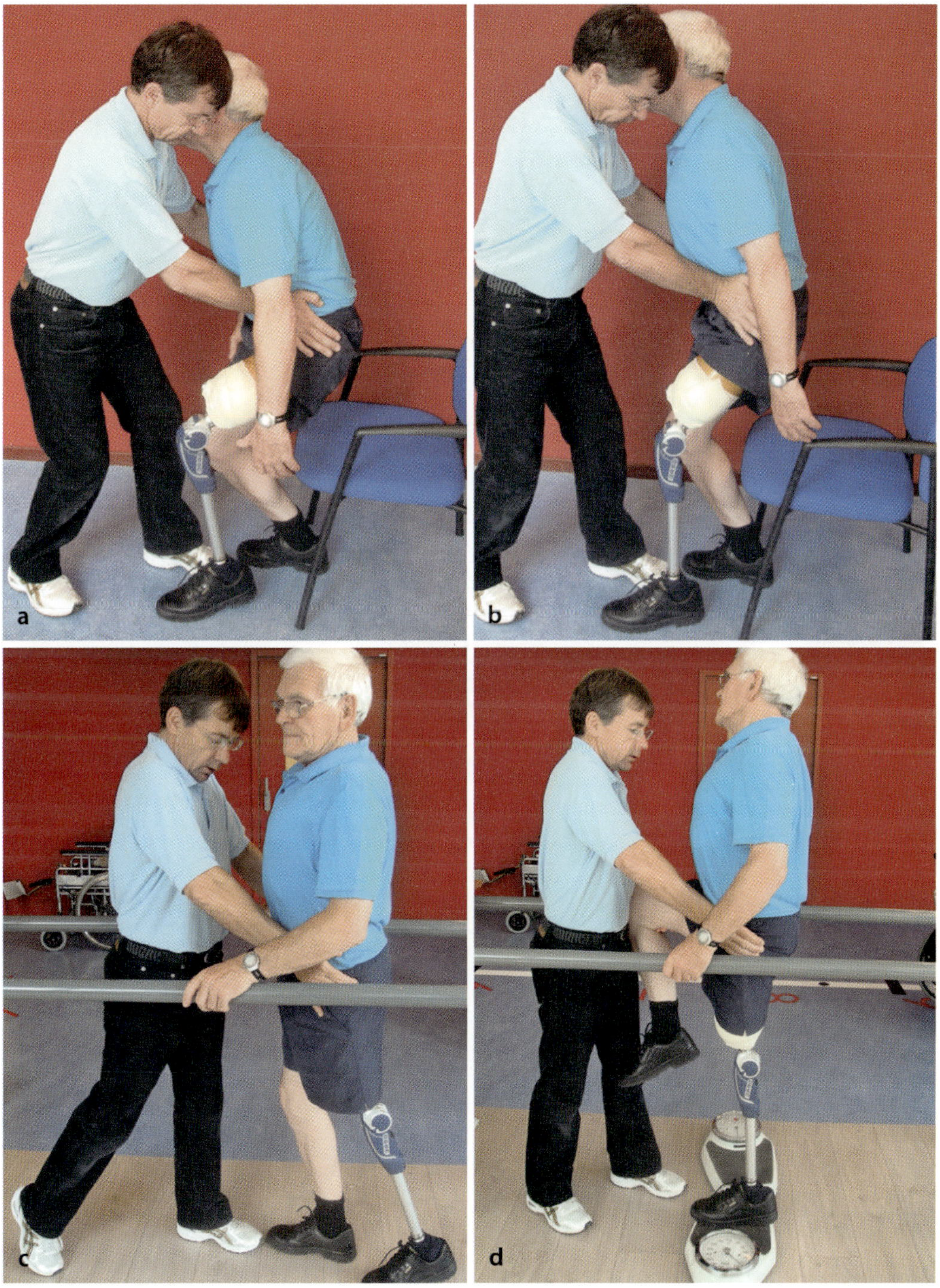

◘ **그림 12.31** **a,b** 일어서기. **c** 엉덩관절 폄의 강조. **d** 디딤기에서 무릎 조절. **e** 뒤로 걸음. **f** 넘어짐 훈련과 바닥에서 일어서기

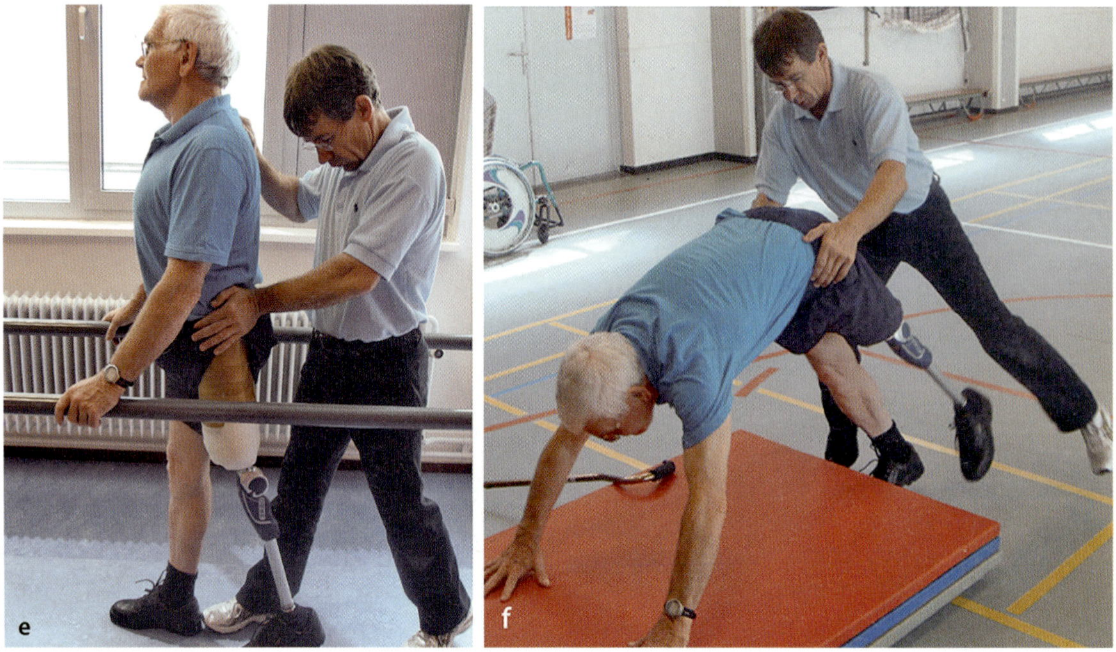

■ 그림 12.31(계속)

■ 환자 Ⅳ: 불완전 마비 환자와 왼쪽 무릎 아래 절단 환자(■ 그림 12.32a–e)
Patient IV: patient with incomplete paraplegia and left below-knee amputation

12

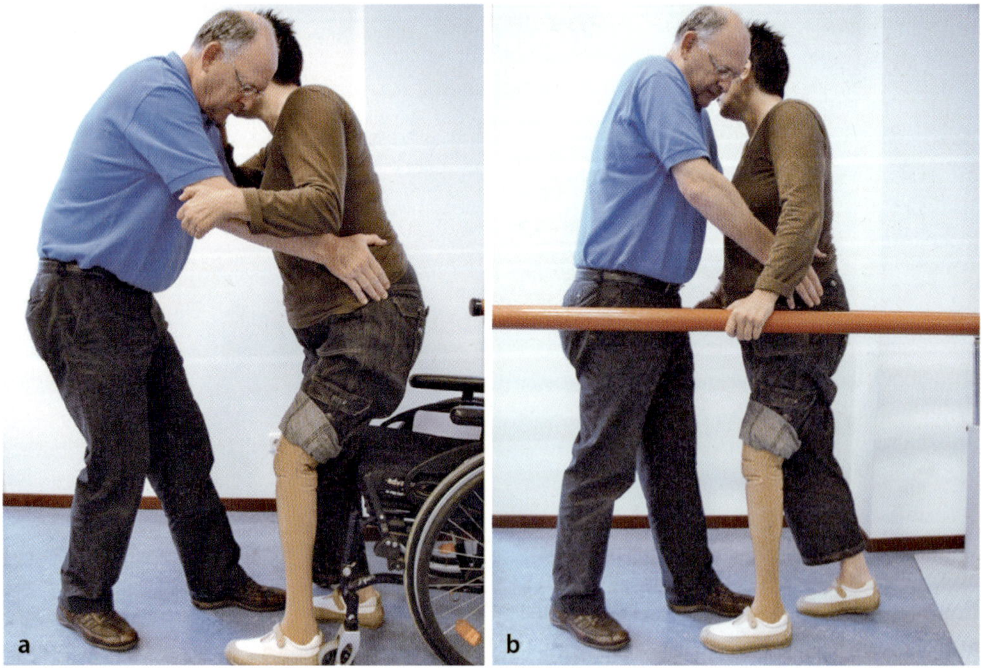

■ **그림** 12.32 **a** 일어서기. **b** 무릎 조절을 하면서 의지(prosthesis)로 체중 이동하기. **c** 디딤기 동안 엉덩관절과 무릎의 폄을 강조하기 위해 의지 측 다리로 서기. **d** 의지 측 다리를 조절하면서 계단 오르기. **e** 의지 측 다리를 조절하면서 계단 내려오기

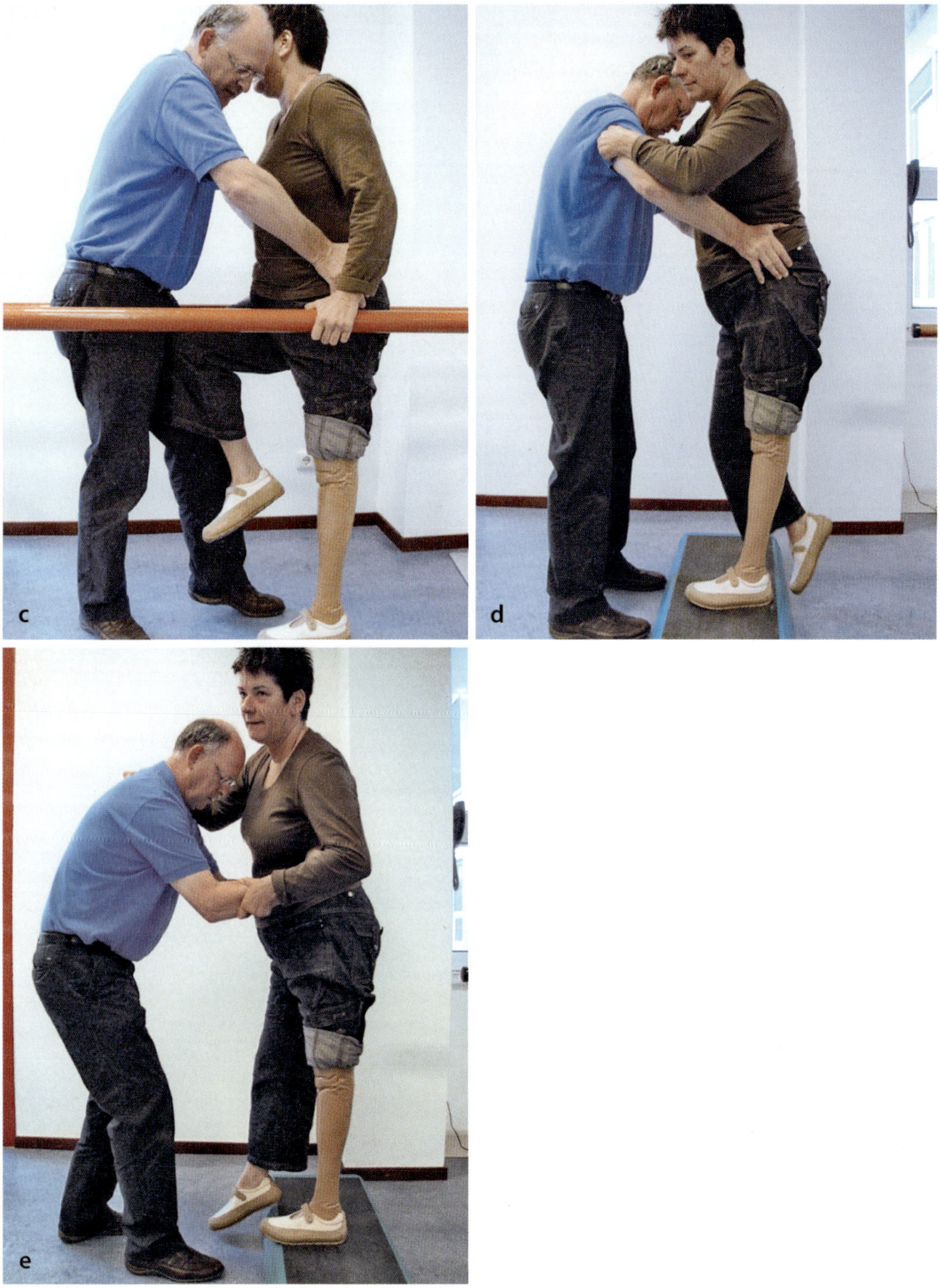

c d e

■ 그림 12.32(계속)

12.8 자가 점검: 질문
Test Your Knowledge: Questions

- 부하 반응기 동안 편심성으로 작용하는 근육은 무엇인가?
- PNF 보행훈련에서 과장된 운동을 사용하는 이유는 무엇인가?
- 보행 또는 매트 활동에서 서로 다른 기법을 어떻게 사용하는지에 대한 5가지 예를 제시하시오.

참고문헌 References

Adler SS (1976) Influence of »Joint Approximation« on lower extremity extensor muscles: an EMG study (Unpublished thesis presented at APTA annual conference, New Orleans)

Eberhart HD, Inman VT, Bresler B (1954) The principal elements in human locomotion. In: Klopteg PE, Wilson PD (Hrsg) Human limbs and their substitutes. McGraw-Hill, New York

Götz-Neumann K (2003) Gehen verstehen – Ganganalyse in der Physiotherapie. Thieme, Stuttgart

Horak FB, Nashner LM (1986) Central programming of postural movements: adaptation to altered support-surface configurations. J Neurophysiol 55(6):1381

Horst R (2005) Motorisches Strategietraining und PNF. Thieme, Stuttgart

Inman VT, Ralston HJ, Todd F (1991) Human walking. Williams & Wilkins, Baltimore

Lerner-Frankiel MB, Vargas S, Brown M, Krusell L (1986) Functional community ambulation: What are your criteria? Clin Manag 6(2):12–15

Murray MP, Drought AB, Kory RC (1964) Walking patterns of normal men. J Bone Joint Surg A46:335–360

Nuzik S, Lamb R, VanSant A, Hirt S (1986) Sit-to stand movement pattern, a kinematic study. Phys Ther 66(11):1708–1713

Perry J (1967) The mechanics of walking, a clinical interpretation. In: Perry J, Hislop HJ (Hrsg) Principles of lower extremity bracing. American Physical Therapy Association, Washington, D.C.

Perry J (2010) Gait analysis, normal and pathological function. Slack, Thorofare

Podsiadlo D (1991) The timed "Up and go": a test of basic functional mobility for elderly persons. Am Geriatr Soc 39:142–148

12

추천도서 – PNF와 보행

Anjum H, Amjad I, Malik AN (2016) Effectiveness of PNF techniques as compared to traditional strength training in gait training among transtibial amputees. J Coll Physicians Surg Pakistan 26(6):503–506

Caplan N, Rogers R, Parr MK, Hayes PR (2009) The effect of PNF and static stretch training on running mechanics. J Strength Cond Res 23(4):1175–1180

Choi YK, Nam CW, Lee JH, Park YH (2015) The effects of taping prior to PNF treatment on lower extremity proprioception of hemiplegic patients. J Phys Ther Sci 25:1119–1122

De Almeida PM et al (2015) Hands-on physiotherapy interventions and stroke and ICF outcomes, a systematic review. Eur J Physiother 17:100–115

de Barros Ribeiro Cilento M, et al (2006) Evaluation of the efficacy of training protocols of sit-to-stand activity in elderly women. Fisioter Bras 6(6):412–418

Kumar S, Kumar A, Kaur J (2012) Effect of PNF technique on gait parameters and functional mobility in hemiparetic patients. J Exerc Sci Physiother 8(2):67–73

Lacquaniti F, Ivanenko YP, Zago M (2012) Patterned control of human locomotion. J Physiol 590(10):2189–2199

Mirek E et al (2015) The effects of physiotherapy with PNF concept on gait and balance of patients with Huntington's disease – pilot study. Neurol Neurochir Pol 49(6):354–357

Ribeiro T, Britto H, Oliveira D, Silva E, Galvio E, Lindquist A (2012) Effects of treadmill training with partial body weight support and the proprioceptive neuromuscular facilitation method on hemiparetic gait: a comparative study. Eur J Phys Rehabil Med 48:1–11

Ribeiro TS et al (2014) Effects of training program based on the PNF method on post stroke motor recovery – a preliminary study. J Bodyw Mov Ther 18:526–532

Sahay P et al (2013) Efficacy of proprioceptive neuromuscular facilitation techniques versus traditional prosthetic training for improving ambulatory function in transtibial amputees. Physiotherapy Journal, Hong Kong

Stephenson JB, Maitland ME, Beckstead JW, Anemeat WK (2014) Locomotor training on a treadmill compared with PNF in chronic stroke. Technol Innov 15:325–332

Sylos-Labini F, Lacquaniti F, Ivanenko YP (2014) Human locomotion under reduced gravity conditions: biomechanical and neurophysiological considerations. Biomed Res Int 2014 (Article ID 547242) ▶ https://doi.org/10.1155/2014/547242

Wong YH et al (2017) Effect of a 4-week Theraband exercise with PNF pattern on improving mobility, balance and fear of fall in community-dwelling elderly. J Korean Soc Phys Med 12(4):73–82

Yigiter K, Sener G, Erbahceci F, Bayar K, Ülger ÖG, Akodogan S (2002) A comparison of traditional prosthetic training versus PNF resistive gait training with trans-femoral amputees. Prosthet Orthot Int 26(3):213–217

추천도서 – 자세 조절과 움직임

Further Reading – Postural control and movement

Finley FR, Cody KA (1969) Locomotive characteristics of urban pedestrians. Arch Phys Med Rehab 51:423–426

Gahery Y, Massion J (1981) Co-ordination between posture and movement. Trends Neurosci 4:199–202

Murray MP, Kory RC, Sepic SB (1970) Walking patterns of normal women. Arch Phys Med Rehab 51(11):637–650

Nashner LM (1980) Balance adjustments of human movement perturbed while walking. J Neurophysiol 44(4):650–664

Nashner LM (1982) Adaptation of human movement to altered environments. Trends Neurosci 5:358–361

Nashner LM, Woollacott M (1979) The organization of rapid postural adjustments of standing humans: an experimental-conceptual model. In: Talbott RE, Humphrey DR (Hrsg) Posture and movement. Raven Press, New York

Woollacott MH, Shumway-Cook A (1990) Changes in posture control across the life span – a systems approach. Phys Ther 70(12):799–807

추천도서 – 보행 훈련

Beckers D, Deckers J (1997) Ganganalyse und Gangschulung. Springer, Berlin, Heidelberg, New York

Inman VT, Ralston HJ, Todd F (1981) Human walking. Williams and Wilkins, Baltimore

Kettelkamp DB, Johnson RJ, Schmidt GL (1970) An electrogoniometric study of knee motion in normal gait. J Bone Jt Surg A52:775–790

Lehmann JF (1990a) Gait analysis, diagnosis and management. In: Krusens handbook of physical medicine and rehabilitation. Saunders, Philadelphia, S 108–125

Lehmann JF (1990b) Lower extremity orthotics. In: Krusens handbook of physical medicine and rehabilitation. Saunders, Philadelphia, S 602–646

Mann RA, Hagy JL, White V, Liddell D (1979) The initiation of gait. J Bone Jt Surg A61:232–239

McFadyen BJ, Winter DA (1988) An integrated biomechanical analysis of normal stair ascent and descent. J Biomech 21(9):733–744

Murray MP, Drought AB, Kory RC (1964b) Walking patterns of normal men. J Bone Jt Surg A46:335–360

Nashner LM (1976) Adapting reflexes controlling the human posture. Exp Brain Res 26:59–72

Pohl M, Mehrholz J, Ritschel C, Rückriem S (2002) Speed dependent treadmill training in ambulatory hemiparetic stroke patients: a RCT. Stroke 33(2):553–558

Smidt G (1990) Gait in rehabilitation. Churchill Livingstone, New York

Sutherland DH (1966) An electromyographic study of the plantar flexors of the ankle in normal walking on the level. J Bone Jt Surg A48:66–71

Sutherland DH, Cooper L, Daniel D (1980) The role of the ankle plantar flexors in normal walking. J Bone Jt Surg A62:354–363

Sutherland DH, Olshen R, Cooper L, Woo SLY (1980) The development of mature gait. J Bone Jt Surg A62:336–353

Wang RY (1994) The effect of proprioceptive neuromuscular facilitation in case of patients with hemiplegia of long and short duration. Phys Ther 74(12):25–32

Winter D (1989) The biomechanics and motor control of human gait. University of Waterloo Press, Waterloo

Wittle M (1991) Gait analysis: an introduction. Butterworth-Heinemann, Oxford

생명유지 기능
Vital Functions

채정병 옮김

목차

13.1 소개
Introduction

생명 유지 기능을 위한 치료는 얼굴, 혀 호흡 및 삼키기 운동을 포함한다. 이러한 영역의 치료는 얼굴 근육의 약화와 삼키기 및 호흡의 어려움이 있을 때 특히 중요하다. 호흡운동과 얼굴 근육 운동은 시간에 구애받지 않고 할 수 있다. 특히 호흡운동은 환자가 다른 활동으로 피로해졌을 때 능동적 피로회복에 유용하며, 또한 긴장되어 있거나 통증이 있는 환자의 이완에 유용하다(Horst 2005).

13.2 자극과 촉진
Stimulation and Facilitation

호흡, 삼키기 및 얼굴 운동의 문제를 치료할 때는 몸의 다른 부분을 치료할 때와 같이 동일한 절차와 기법이 사용된다. 신장 반사와 저항은 근육의 움직임과 근력 그리고 협응성을 향상 시킨다. 적절한 잡기와 압축은 움직임을 안내하고 촉진할 것이다. 그러나 환자의 진단에 따라 우리는 기본원리와 기법을 적용해야 할 것이다. 저긴장성 또는 이완성 마비가 있을 때, 얼음을 사용함으로 부가적인 촉진이 달성될 수 있다. 근육 위의 피부, 혀, 입 내부에 얼음으로 빠르고 짧은 두드림(stroke)을 두 번 또는 세 번 정도 이용한다. 만약 환자의 손상 측이 이미 과긴장이라면(또한 말초 병변 후에), 얼음을 사용하지 말아야 한다.

13

얼굴 운동을 할 때는 양측을 함께 이용한다. 치료적 목표는 얼굴에 좀 더 대칭성을 갖는 것이어야 한다. 더 강하거나 또는 좀 더 움직임이 있는 근육들의 수축은 손상 측의 움직임을 촉진 시키고 강화시킬 것이다. 강한 쪽의 전체 움직임을 막음에 의한 강조의 타이밍은 더 약한 근육에서의 활동을 더욱 더 증가시킬 것이다. 그러나 많은 환자들은 보상작용으로 손상받지 않은 쪽에 과활동을 가지고 있다. 강조의 타이밍 이용은 두 부분의 불균형을 증가시킬 수 있다. 율동적 개시, 복제, 등장성 혼합, 이완 기법은 치료에서 매우 유용할 수 있다.

말초성 얼굴마비 환자에서, 우리는 병적 움직임인 공동운동(synkinesis)을 종종 본다. 공동운동은 이야기하고 먹는 동안 매우 성가시게 하는데 이러한 것은 결코 나타나지 말아야 한다. 공동운동은 얼굴마비 후에 잘못된 발아(sprouting)에 의해 발생된다. 적절한 잡기와 압축은 움직임을 안내하고 촉진할 것이다. 신장, 저항, 그리고 방산은 근육 활동과 근력을 증진시킬 수 있으나, 또한 공동운동을 증가시킨다. 강한 저항 대신에 안내하는 저항을 사용하고 이미 공동운동이 있을 때에는 신장을 사용하지 않는다.

항상 집단 움직임(mass movement)은 피하고 선택적인 움직임(selective movement)을 촉진한다. 또한 손상 받지 않은 부분의 과긴장을 만들 수 있는 너무 많은 활동은 막아야 한다. 공동운동 반대쪽에 저항과 동시에 원하는 방향으로 주어진 저항은 좋은 문제-지향적 치료이다(◘ 그림 13.16을 참조). 각각의 활동 후에 환자는 도수 접촉 없이 활동을 반복하여야 한다: (Schmidt and Lee 1999; Shumway-Cook and Woollacott 2001) 치료를 하는 동안 거울 사용(Lee and Young 1985)은 필요한 피드백을 환자에게 주고, 구두 명령은 항상 기능적 명령이어야 한다: "나쁜 냄새를 맡은 것처럼 해보세요."

13.3 얼굴 근육
Facial Muscles

얼굴의 근육들은 표정, 삼키기, 눈의 보호, 말하기 등을 포함하는 많은 기능을 가지고 있다(◘ 그림 13.1). 얼굴 근육의 특별한 활동들은 근육검사에

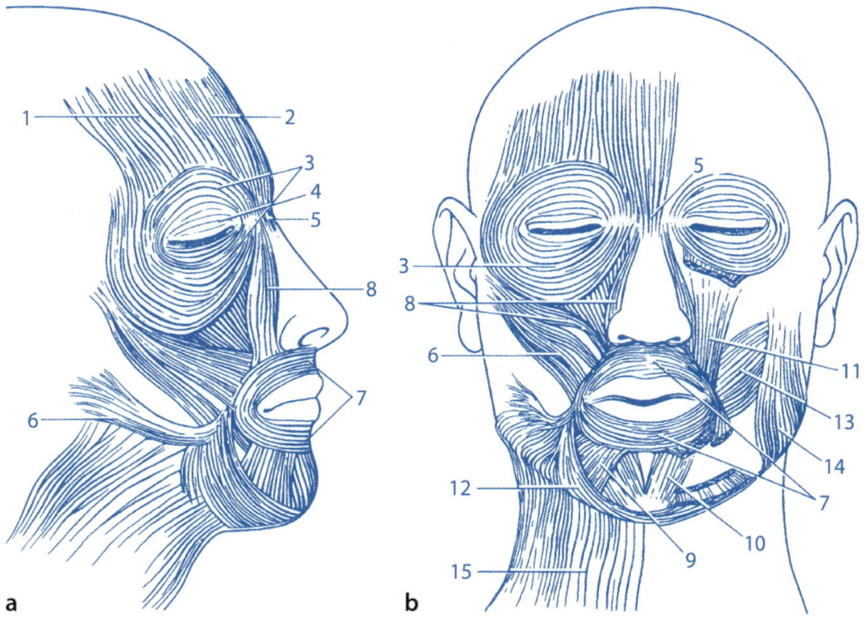

■ 그림 13.1 **a, b** 얼굴 근육. 각 번호는 다음 페이지의 근육과 관련이 있다.

1. 이마근; *2.* 눈썹 주름근; *3.* 눈 둘레근; *4.* 눈꺼풀 올림근; *5.* 눈살근; *6.* 입꼬리 당김근과 큰광대근; *7.* 입둘레근; *8.* 윗입술 올림근; *9.* 아랫입술 내림근; *10.* 턱끝근; *11.* 입꼬리 올림근; *12.* 입꼬리 내림근; *13.* 볼근; *14.* 깨물근, 관자근; *15.* 넓은목근, 목뿔 아래근과 목뿔 위근

관한 책에 충분하게 나와 있기 때문에 여기서 기술하지 않겠다. 만약 언어치료사와 협력하여 치료가 가능하다면 추천한다(Beurskens 2003; Beurskens 2005; Manni et al. 2001).

얼굴 치료의 일반적인 원칙:

- 얼굴 움직임은 기능적 과제와 함께 운동이 된다: "나쁜 냄새를 맡은 것처럼 놀라게 보이게 하라." 대각선 움직임이 첫 번째 목표가 아니다.
- 큰 움직임은 대단위(mass) 열기와 대단위(mass) 닫기이다.
- 일반적으로 양쪽 얼굴 부위, 눈과 이마, 그리고 입과 턱이 있다. 코는 양쪽 일반적 부위와 함께 작용한다.
- 얼굴 근육은 대각선 패턴으로 운동되어 진다.
- 얼굴은 양측성으로 치료되어져야 한다: 먼저 좀 더 대칭적으로 발생시켜야 한다. 몇몇 경우에, 더 강한 쪽은 좀 더 약한 쪽의 움직임을 강화시킬 수 있다.
- 몸의 다른 부위에서 강한 움직임은 얼굴 근육을 강화시킬 것이다. 얼굴의 비대칭성이 증가되지 않고 손상 받지 않은 쪽 긴장도가 증가되거나 공동운동이 증가된다면, 이것을 이용하여야 한다. 이것은 우리의 매일의 생활에서 나타난다. 예를 들어, 병을 열려고 노력할 때, 당신의 얼굴 근육은 무의식적으로 수축될 것이다.
- 기능적으로, 얼굴 근육은 중력에 대항하여 작용하여야 한다; 이것은 치료 위치를 선택할 때 고려해야 한다.
- 거울은 환자의 얼굴 움직임을 조절하는데 도와줄 수 있다(■ 그림 13.2).

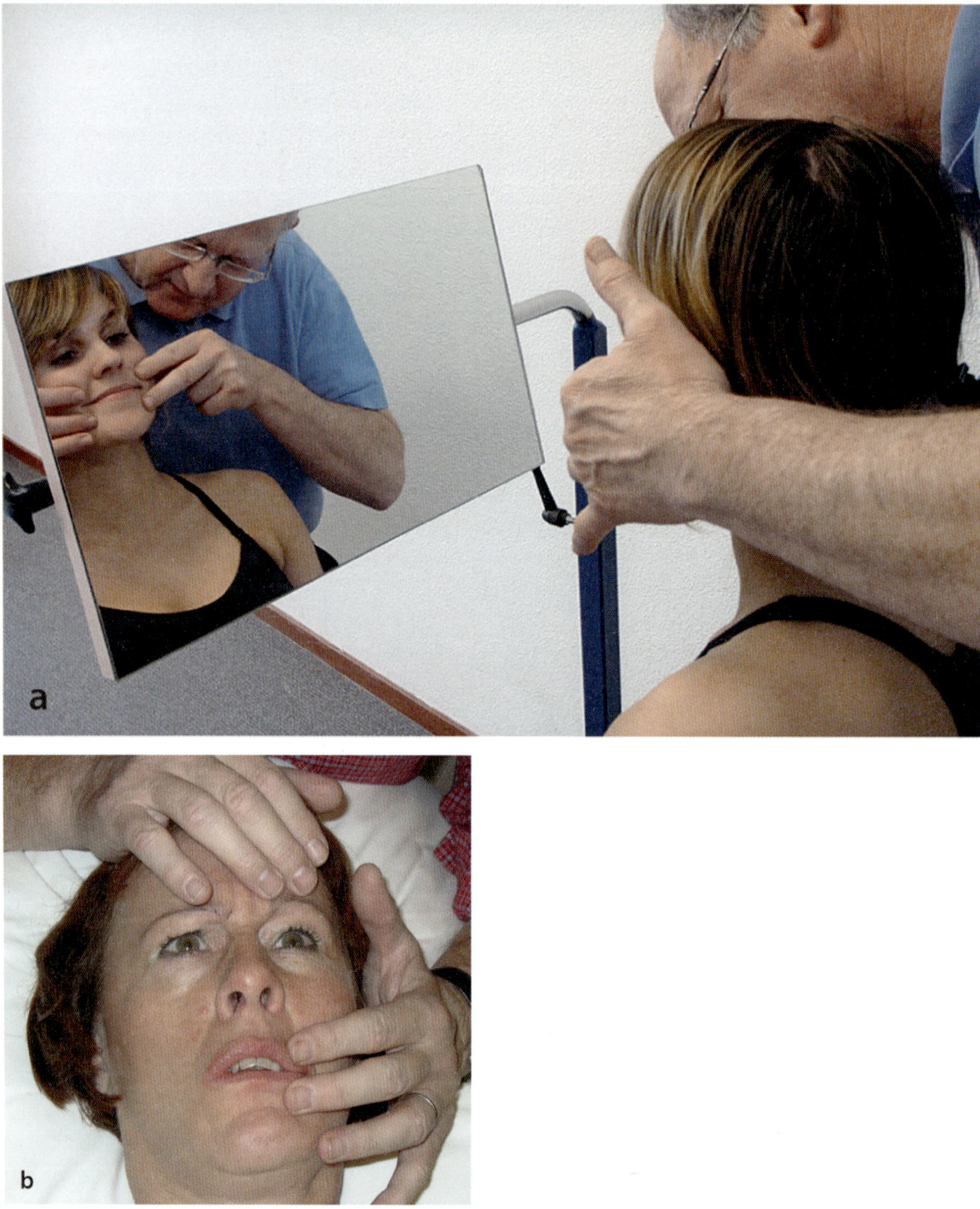

■ **그림 13.2** **a** 거울은 환자 자신이 얼굴 움직임을 조절하는데 도움을 줄 수 있다. **b** 두 손 촉진: 눈썹 주름근의 자극 촉진과 키스를 하는 동작(입둘레근)을 통해 입의 공동운동이 발생하지 않는 느낌으로 → 놀란 듯이

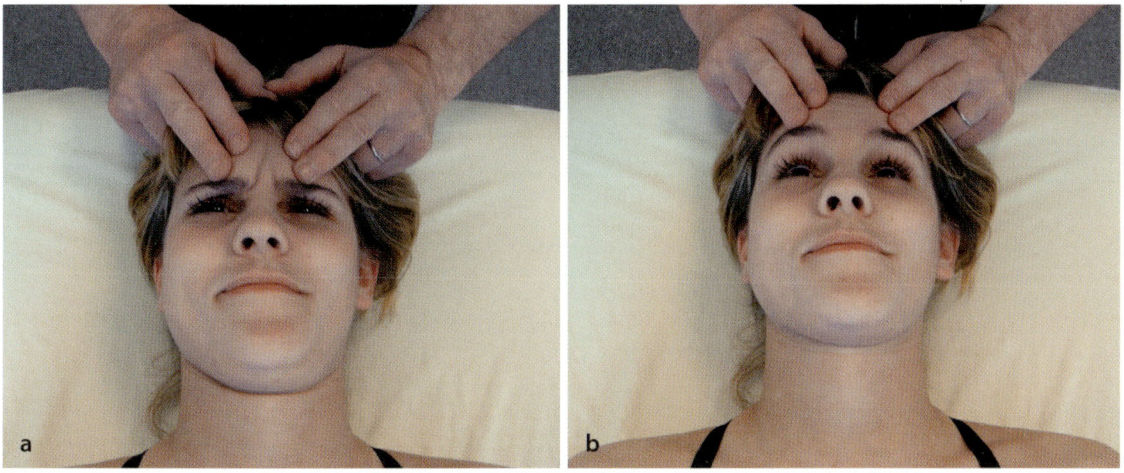

■ 그림 13.3 **a, b** 이마근의 촉진 → "놀란 듯이"

■ 이마근(■ 그림 13.3, *1*)
Epicranius (Frontalis)

■■ 구두지시 Command

"눈썹을 위로 올려 놀란 것처럼 보이게 하고 이마에 주름을 잡으세요."

이마에 저항을 꼬리 쪽(caudally), 안쪽으로 가한다. 이 동작은 눈 뜨기와 함께 작용한다.

이 동작은 목 폄이 함께 강화된다.

■ 눈썹 주름근(■ 그림 13.4, *2*)
Corrugator

■■ 구두지시 Command

"눈살을 찌푸리고 화난 표정, 걱정스런 표정을 지으세요. 눈썹을 아래로 당기세요."

눈썹 바로 위에 머리 쪽(cranial), 가쪽(lateral), 그리고 사선으로 저항을 가한다.

이 동작은 눈 감기와 함께 작용한다.

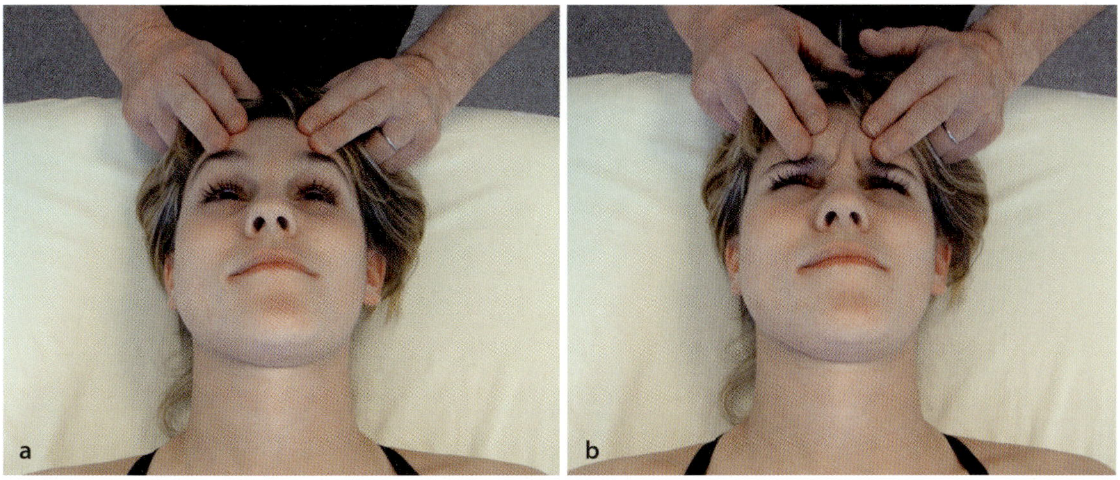

■ 그림 13.4 **a, b** 눈썹 주름근의 촉진 → "화난 듯이"

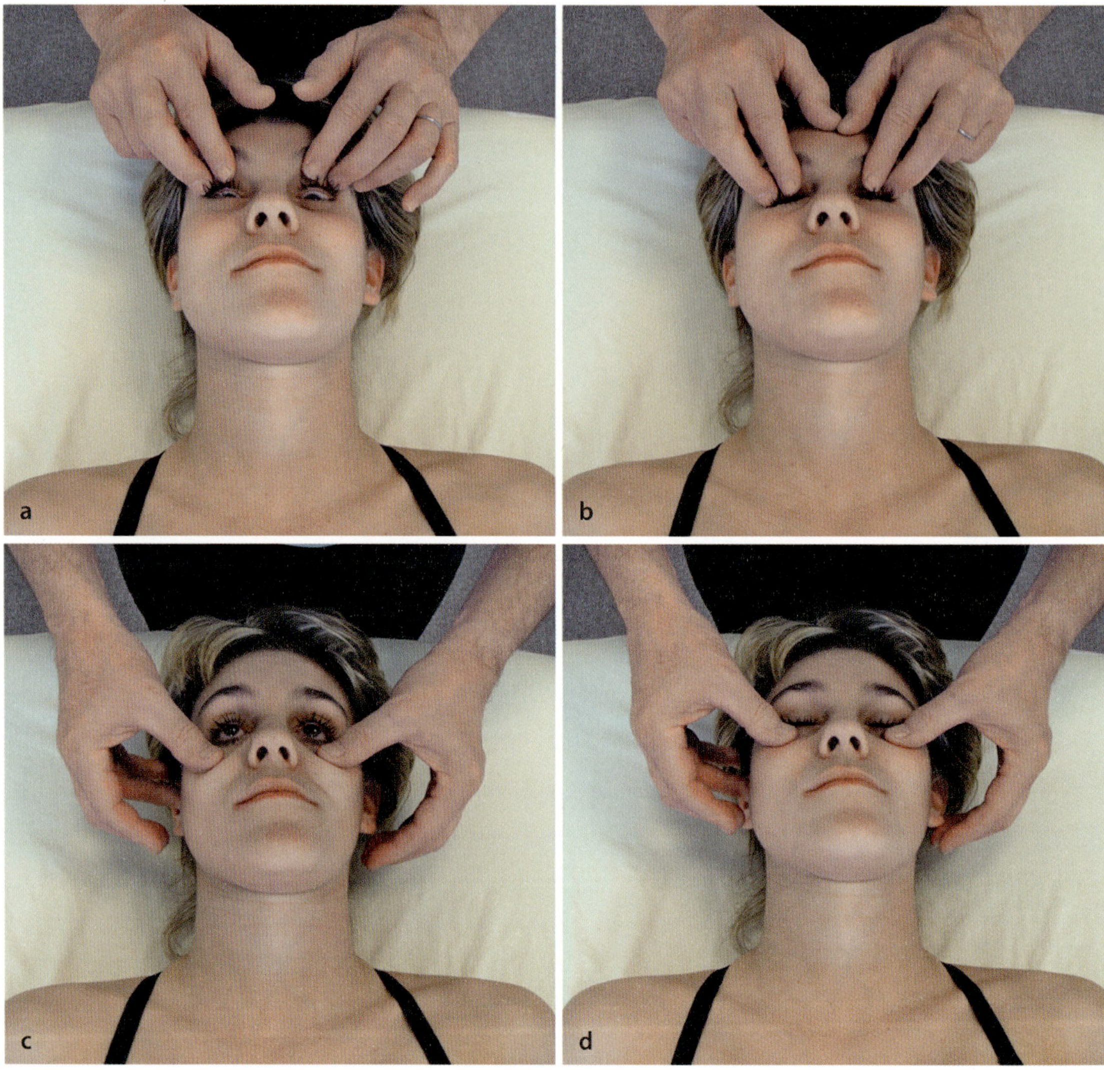

그림 13.5 a–d 눈둘레근의 촉진 → 눈을 감듯이

13

■ 눈 둘레근(그림 13.5, *3*)
Orbicularis Oculi

■■ 구두지시 Command

"눈을 감으세요."

위, 아래 눈꺼풀(eyelids)을 분리하여 운동시킨다. 눈꺼풀 위에 사선 방향으로 부드럽게 저항을 가한다. 눈알(eyeballs)을 누르는 압박은 피한다.

앞서 두 움직임은 목 굽힘에 의해 촉진된다.

■ 눈꺼풀 올림근(그림 13.6, *4*)
Levator Palpebrae Superioris

■■ 구두지시 Command

"눈을 뜨고 위를 보세요."

위 눈꺼풀(eyelids)에 저항을 가한다.

눈썹 올리기에 대한 저항은 이 동작을 강화할 것이다.

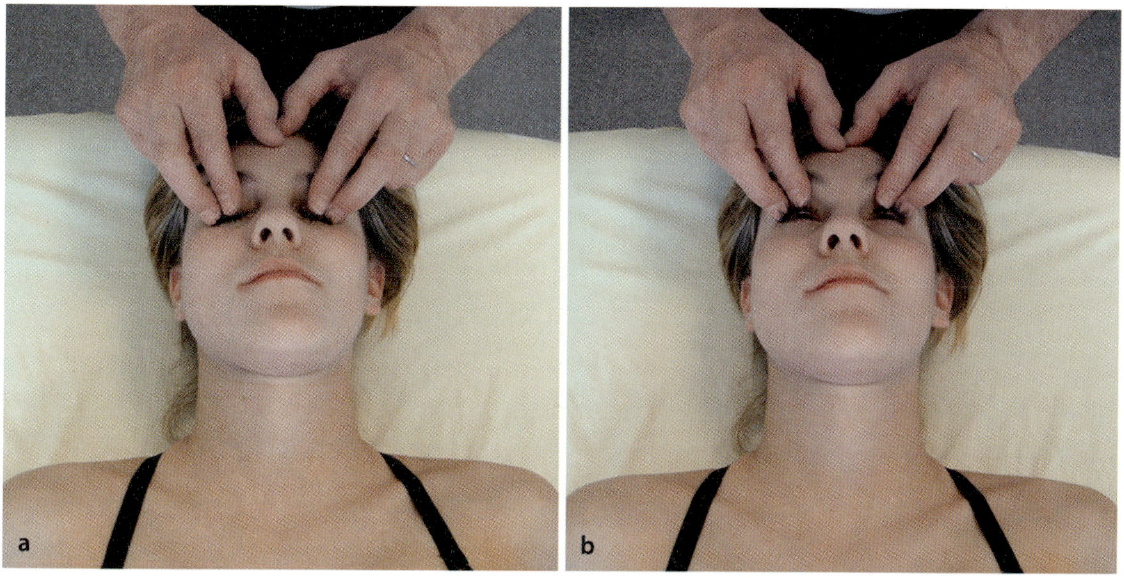

그림 13.6 **a, b** 눈꺼풀 올림근의 촉진 → 눈을 뜨게 하고

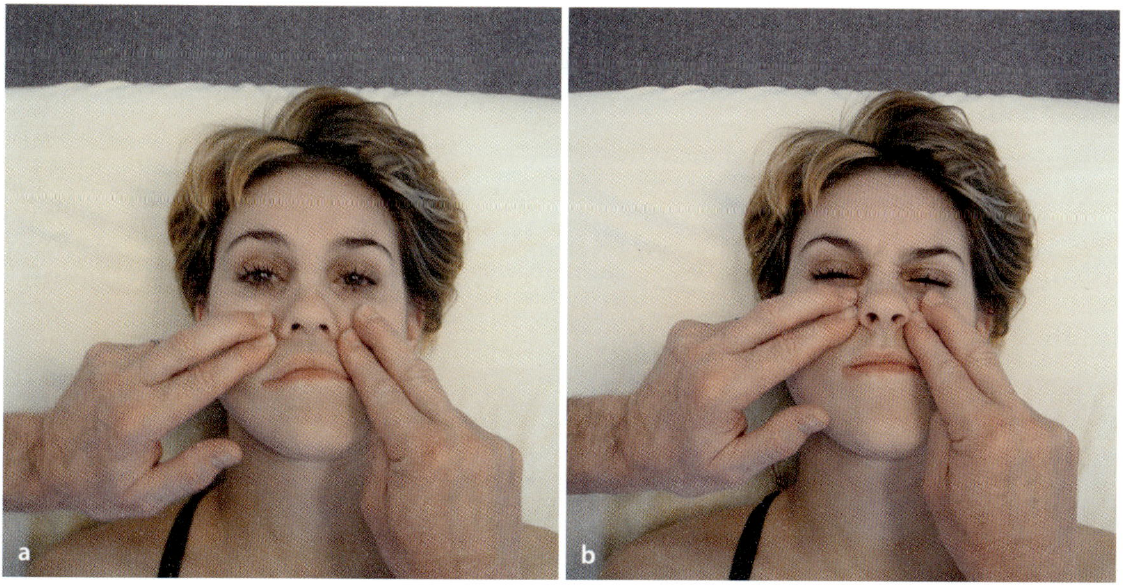

그림 13.7 **a, b** 눈살근의 촉진 → 나쁜 냄새를 맡듯이

■ 눈살근(그림 13.7, *5*) Procerus

■■ 구두지시 Command

"코에 주름을 잡으세요. 나쁜 냄새를 맡은 것처럼 하세요."

코 가쪽(lateral)에서 사선으로 가쪽, 아래로 저항을 가한다.

눈살근은 눈썹 주름근과 함께 작용하며, 눈 감기와 같이 작용한다.

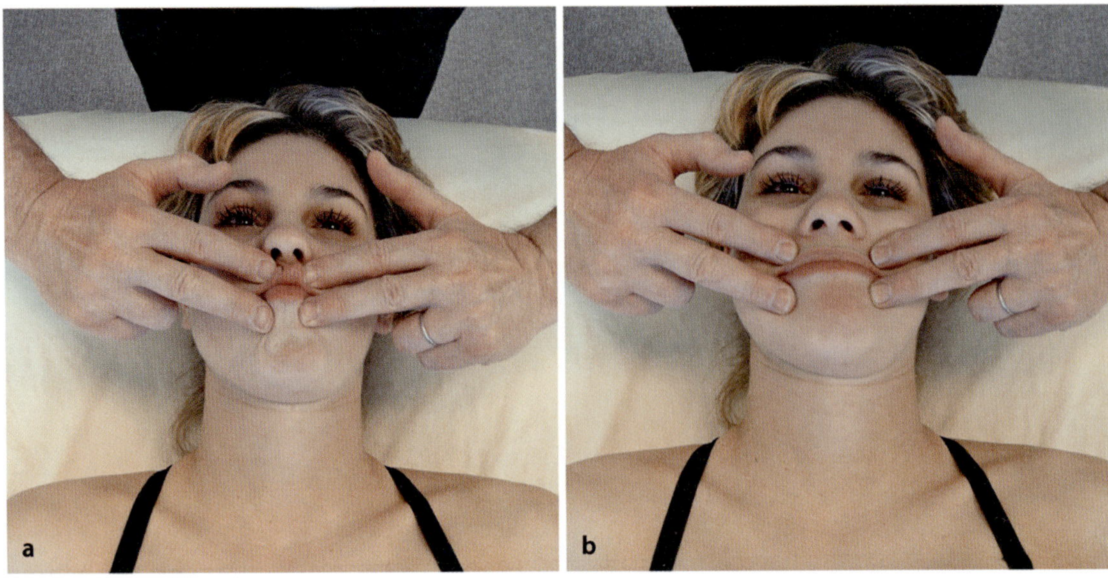

■ 그림 13.8 **a, b** 입꼬리 당김근과 큰광대근의 촉진 → 미소를 짓듯이

■ 입꼬리 당김근과 큰광대근(■ 그림 13.8, *6*)
Risorius and Zygomaticus Major

■■ 구두지시 Command

"미소를 지으세요."

입 꼬리의 아래쪽, 약간 아래 방향으로 저항을 가한다.

■ 입둘레근(■ 그림 13.9, *7*)
Orbicularis Oris

■■ 구두지시 Command

"입술을 좁히고, 휘파람을 불듯이, '프룬(prunes)'이라고 발음하고, 키스하는 것처럼 하세요."

윗입술에는 가쪽(lateral), 윗방향으로, 아랫입술에는 가쪽(lateral), 아래 방향으로 저항을 가한다.

■ 윗입술 올림근(■ 그림 13.10, *8*)
Evator Labii Superioris

■■ 구두지시 Command

"윗 치아를 보이세요."

윗입술의 안쪽, 아래 방향으로 저항을 가한다.

■ 아랫입술 내림근(*9*)
Depressor Labii Inferioris

■■ 구두지시 Command

"아래 치아를 나에게 보이세요."

아랫 입술에 안쪽, 윗방향으로 저항을 가한다.

이 근육과 넓은목근이 함께 작용한다.

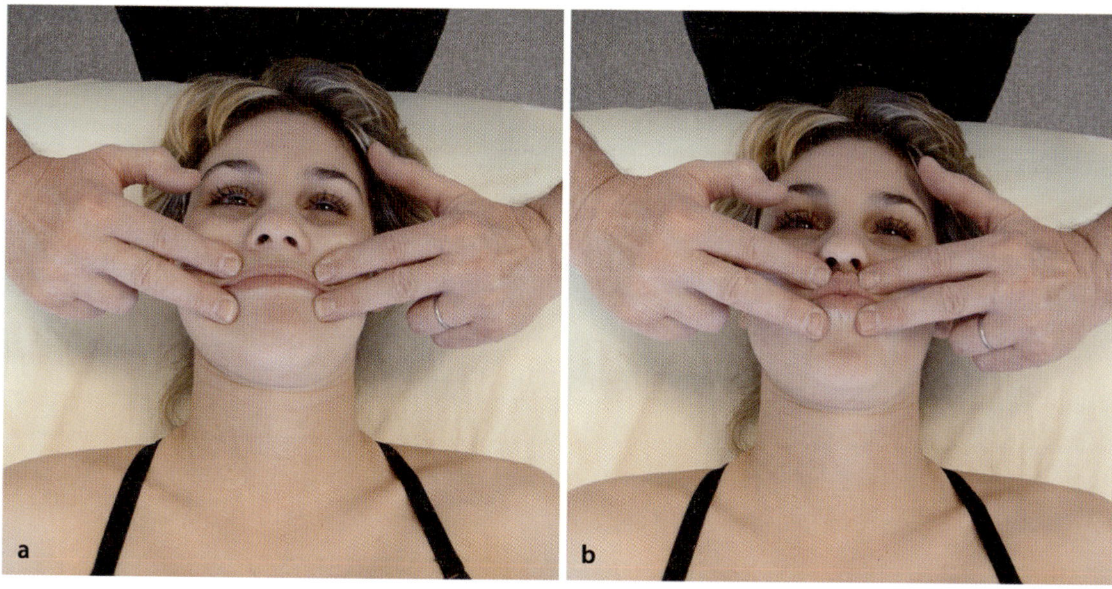

그림 13.9 **a, b** 입둘레근의 촉진 → 키스를 하듯 입술을 내밀며

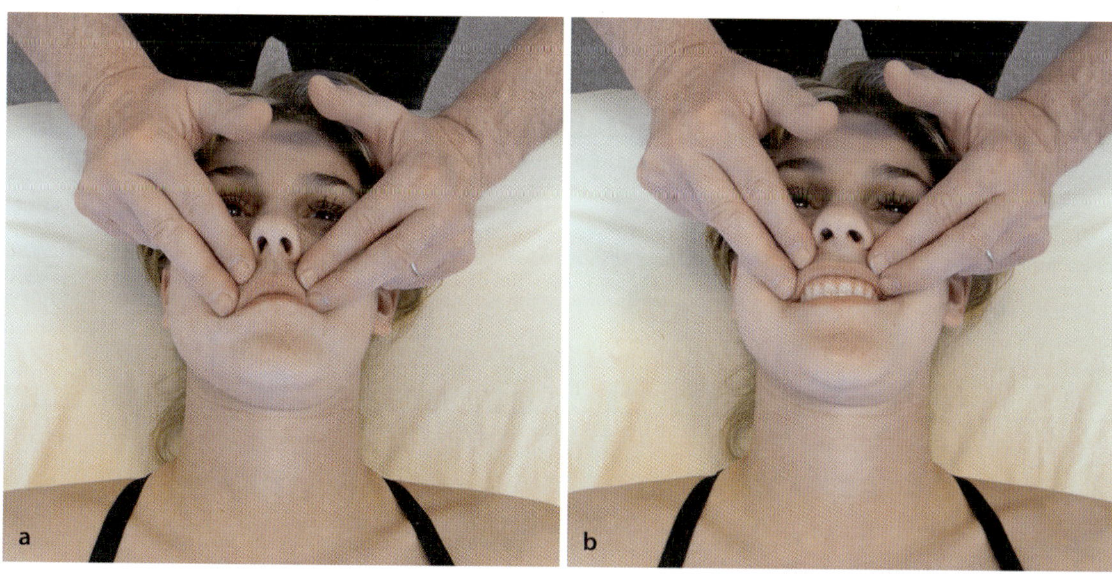

그림 13.10 **a, b** 윗입술 올림근의 촉진 → 당신의 윗 치아를 보이세요.

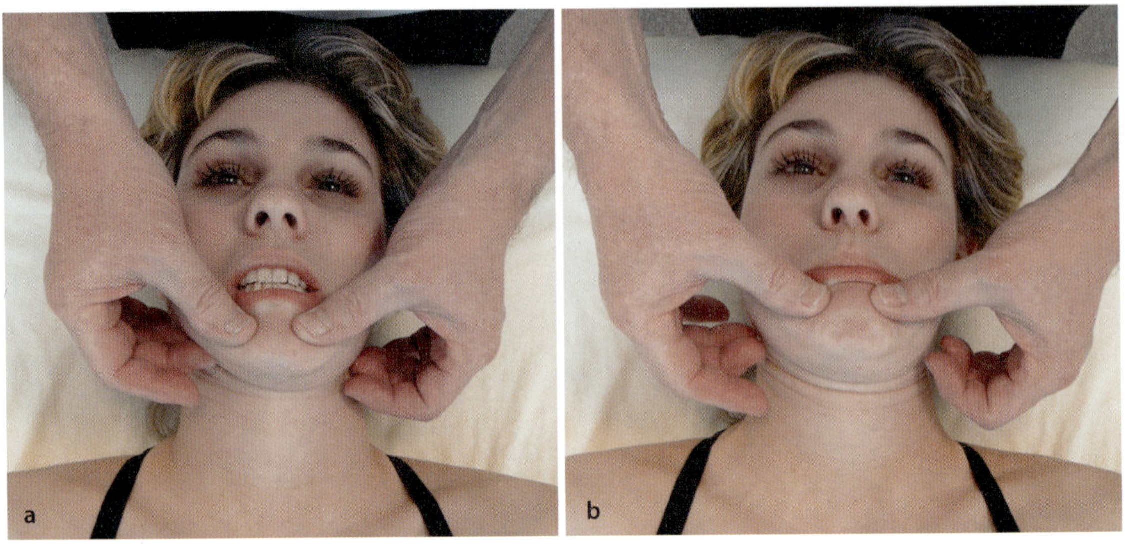

■ 그림 13.11 **a, b** 턱끝근의 촉진 → 입을 삐죽거리듯이

■ 턱끝근(■ 그림 13.11, *10*)
Mentalis

■■ 구두지시 Command

"턱에 주름을 잡으세요."

턱의 가쪽(lateral), 아래 방향으로 저항을 가한다.

■ 입꼬리 올림근(■ 그림 13.12, *11*)
Levator Anguli Oris

■■ 구두지시 Command

"입꼬리를 올려 냉소하는 표정을 지으세요."

입꼬리 안쪽으로, 아래 방향으로 저항을 가한다.

■ 입꼬리 내림근(■ 그림 13.13, *12*)
Depressor Anguli Oris

■■ 구두지시 Command

"입꼬리를 아래로 잡아당기고 슬픈 표정을 지으세요."

입꼬리에서 안쪽으로, 윗방향으로 저항을 가한다.

13

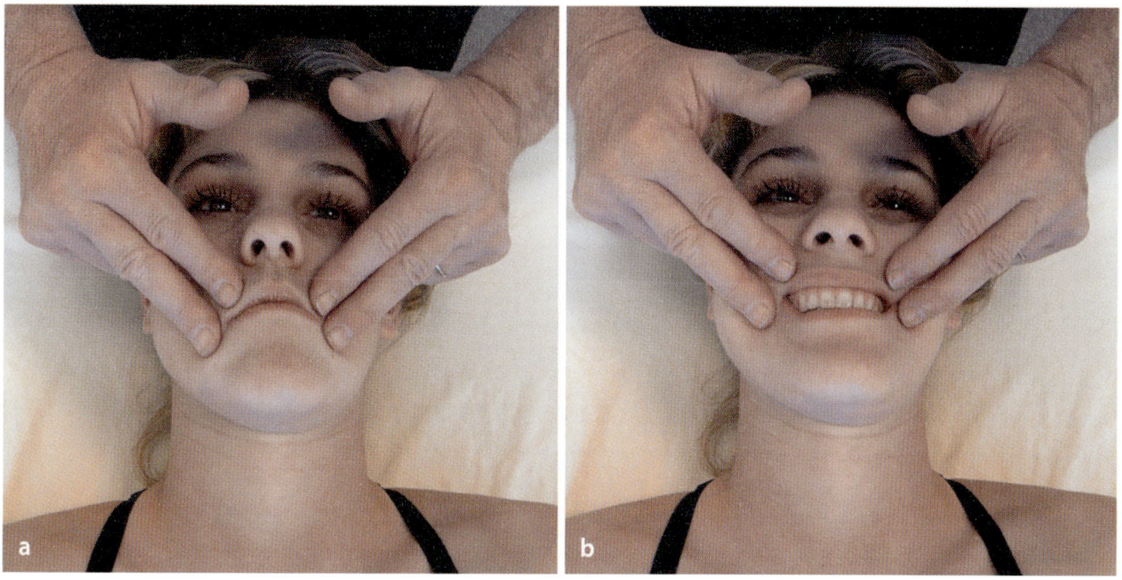

그림 13.12 **a, b** 입꼬리 올림근의 촉진 → 웃음 짓듯이

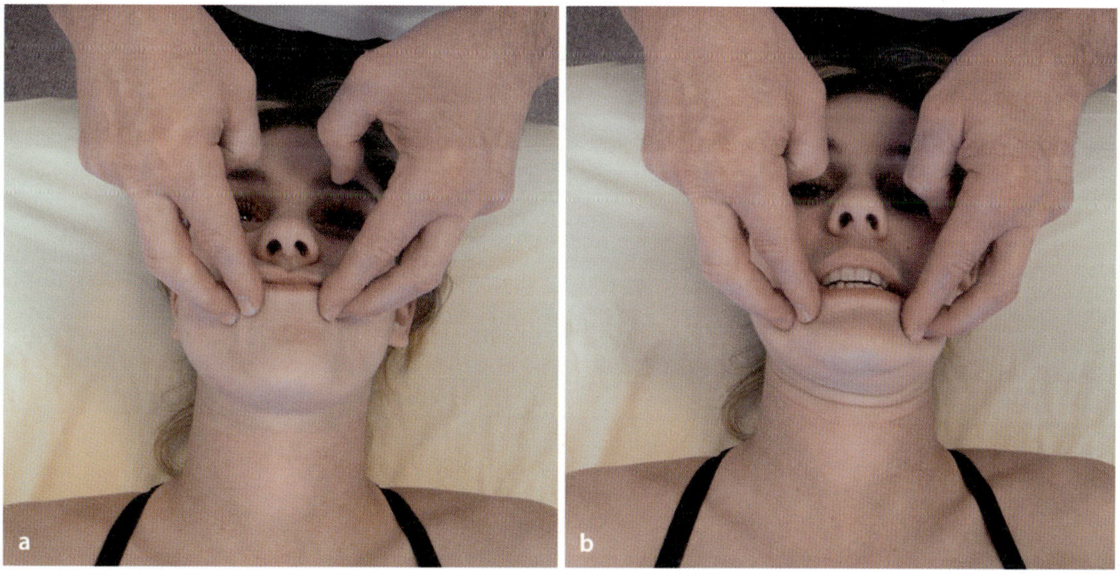

그림 13.13 **a, b** 입꼬리 내림근의 촉진 → 당신의 아래 이(teeth)를 보여 주세요.

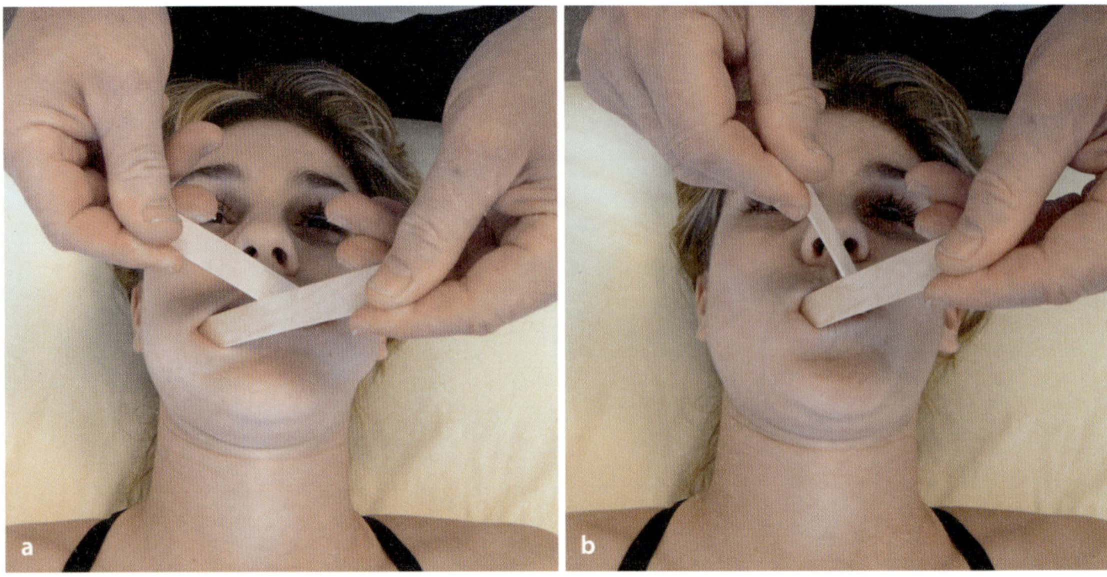

■ 그림 13.14 a, b 볼근의 촉진

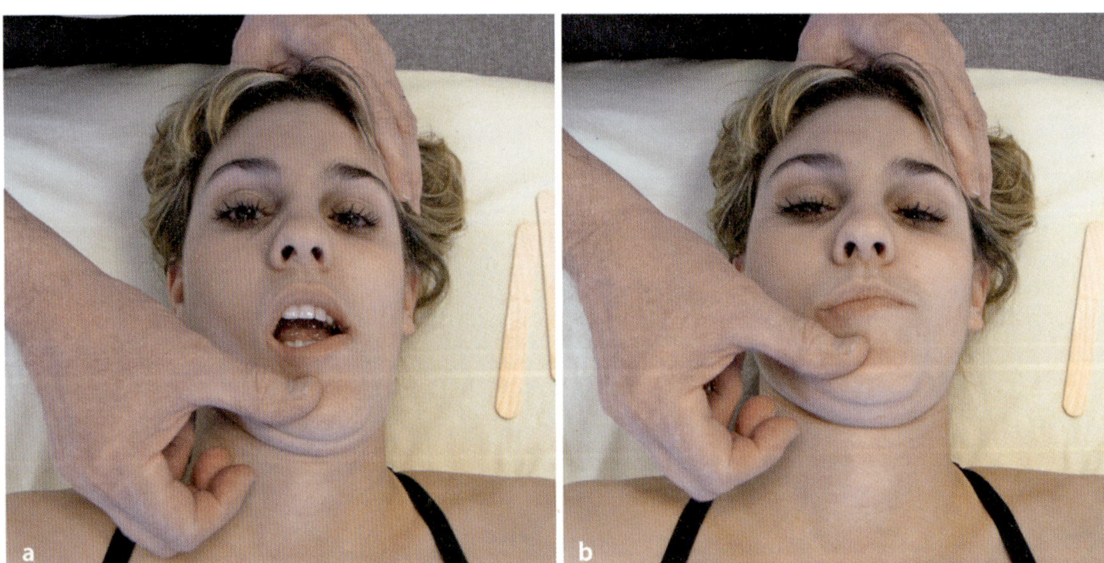

■ 그림 13.15 a, b 깨물근, 관자근의 촉진

■ 볼근(■ 그림 13.14, *13*) Buccinator

■■ 구두지시 Command

"뺨을 압축하고 혀끝을 안쪽으로 당세요."

손가락이나 젖은 설압자로 뺨의 안쪽 면에 저항을 가한다. 저항의 방향은 위로 또는 아래로 비스듬하게 가한다.

■ 깨물근과 관자근(■ 그림 13.15, *14*) Masseter and Temporalis

■■ 구두지시 Command

"입을 다물고 어금니를 깨무세요."

왼쪽, 오른쪽에서 아래턱의 대각선 아래방향으로 저항을 가한다.

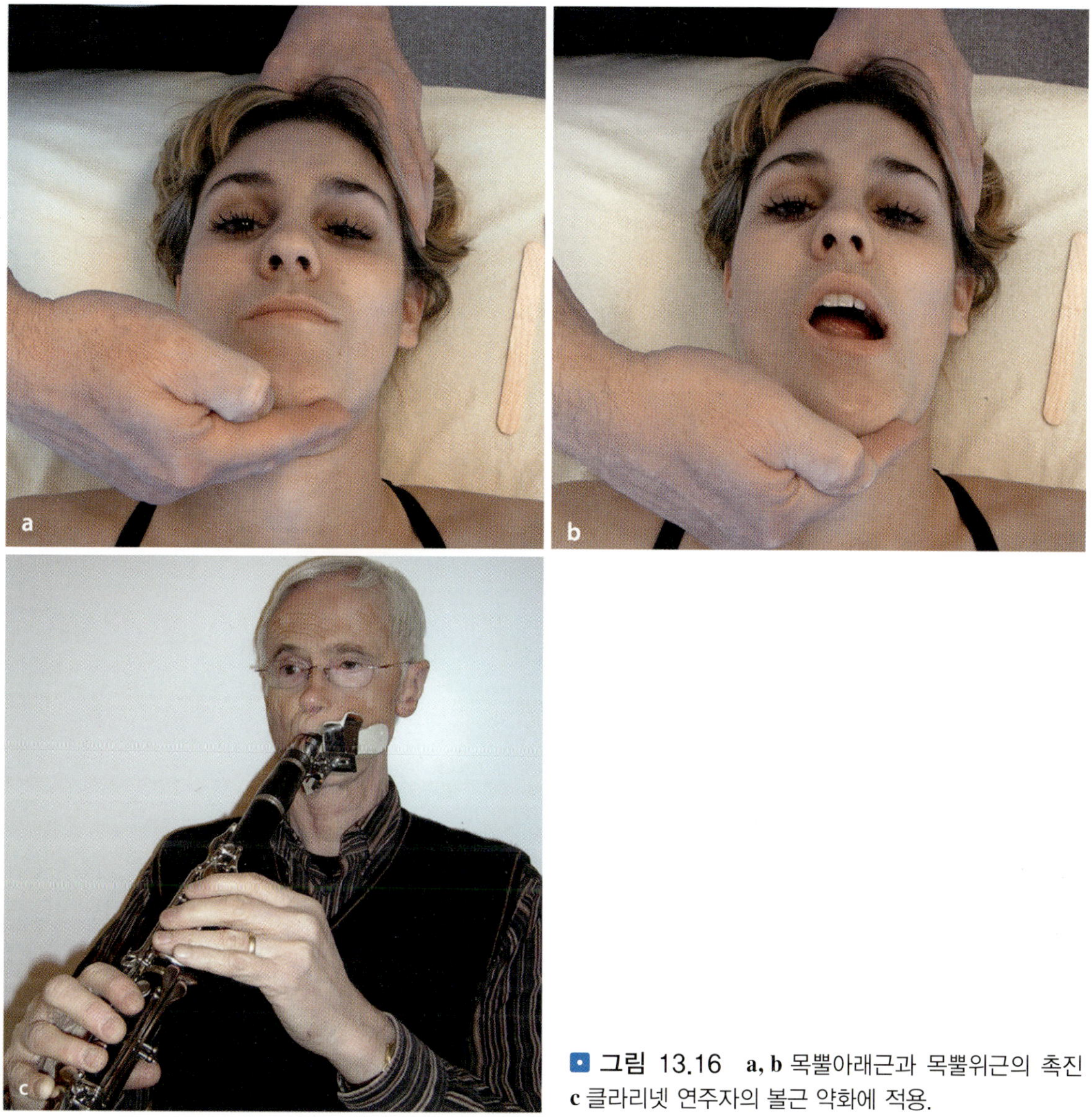

그림 13.16 **a, b** 목뿔아래근과 목뿔위근의 촉진 **c** 클라리넷 연주자의 볼근 약화에 적용.

만약 대각선 저항이 턱관절의 움직임을 방해한다면 직선으로 저항을 준다. 목의 폄근에 저항을 주면 턱을 능동적으로 닫는 동작이 촉진된다.

■ 목뿔 아래근과 목뿔 위근 (■ 그림 13.16, *15*) Infrahyoid and Suprahyoid

■■ 구두지시 Command

"입을 벌리세요."

대각선 또는 직선의 방향으로 턱 아래에 저항을 가한다(▶ 제9장 참조). 목의 굽힘근에 저항을 주면 턱을 능동적으로 여는 동작이 촉진된다.

주의: 입을 여닫는 운동을 할 때, 머리는 고정시키고 아래턱(lower jaw)을 움직인다.

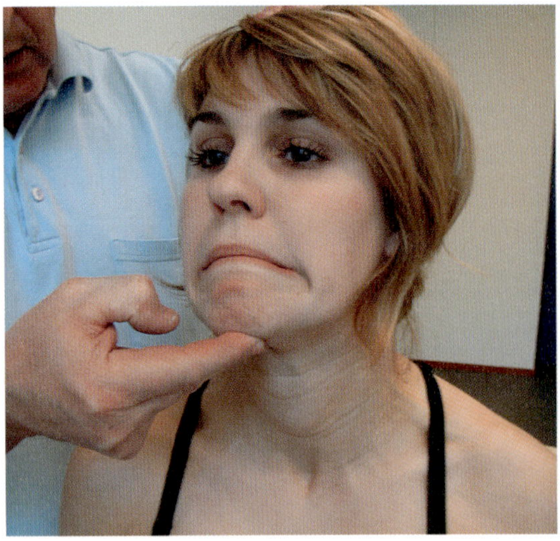

■ 그림 13.17 넓은목근의 운동

■ 넓은목근(■ 그림 13.17, *15*) Platysma

■■ 구두지시 Command

"턱을 아래로 당기세요."

입이 벌어지지 않도록 턱 아래에 저항을 가한다. 저항은 ■ 그림 13.17과 같이 대각선 또는 직선의 방향으로 가한다.

목의 굽힘에 저항을 주면 넓은목근(platysma)이 촉진된다.

■ 눈 안쪽근 Intrinsic Eye Muscle

13

눈의 움직임은 머리와 몸통의 움직임에 올바른 방향으로 저항을 줄 때 촉진된다.

눈의 움직임을 아래로, 오른쪽으로 촉진하기 위해서는 목의 오른쪽 굽힘근에 저항을 가하고, 환자에게 그 방향을 바라보게 한다. 눈의 가쪽 움직임을 촉진하기 위해서는 같은 쪽에서 머리의 완전한 돌림에 저항을 주고, 환자에게 그 방향을 바라보게 한다. 치료사는 환자가 바라볼 방향에 분명한 목표물을 제시한다.

예: "머리를 아래로 숙여(오른쪽으로) 오른쪽 무릎을 보세요."

13.4 혀의 움직임

Tongue Movements

혀 움직임을 자극하고 저항을 주기 위해 손에 장갑을 끼거나 설압자를 이용한다. 조직을 좀 덜 자극하기 위해 설압자를 적셔서 사용하고 자극을 증가하기 위해서는 혀를 차갑게 한다. 얼음을 빨게 함으로써 환자의 혀와 입의 기능을 자극하게 한다.

다음에서 설압자를 이용한 혀 운동을 그림으로 제시하고 있다:

- 혀의 바깥쪽을 쭉 민다(■ 그림 13.18a).
- 혀의 왼쪽, 오른쪽을 쭉 민다 (■ 그림 13.18b).
- 혀를 코에 닿게 한다(■ 그림 13.18c).
- 혀를 턱에 닿게 한다(■ 그림 13.18d).
- 혀를 굴린다(이 동작은 유전적으로 조절된다. 모든 사람이 이 동작을 할 수 있는 것은 아니다.)(■ 그림 13.18e).

다른 혀 운동은 다음을 포함한다:

- 혀를 구부린다(삼키기 기능을 준비함에 있어 입에서 음식을 뒤로 밀기 위해 필요함).
- 입 속에서 가쪽으로 혀를 움직인다.
- 앞니 뒤에서 혀의 끝을 입천장(palate)에 닿게 한다.

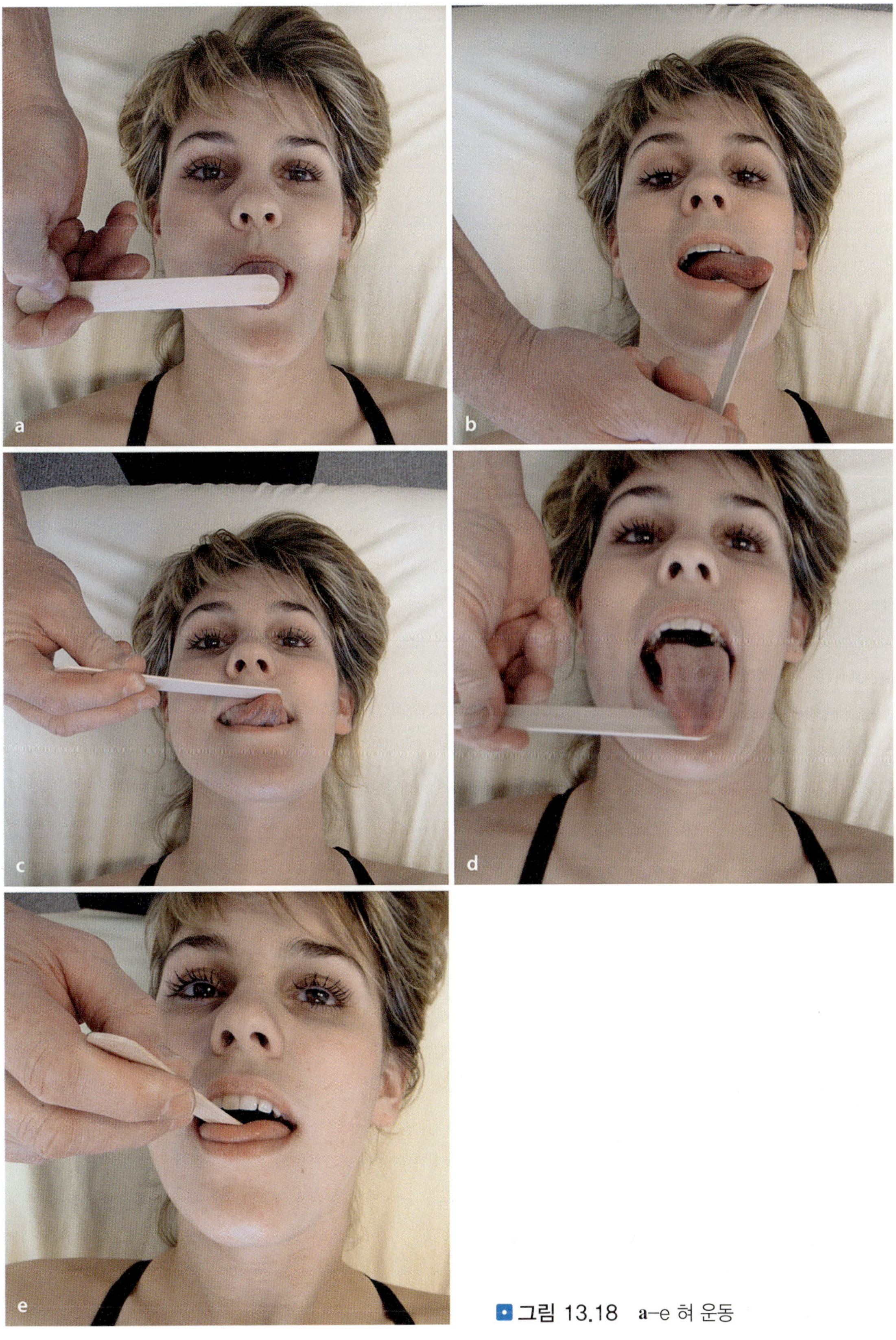

■ 그림 13.18 a–e 혀 운동

13.5 삼키기
Swallowing

삼키기 작용은 복잡한 활동이며 부분적으로 수의적 활동 또는 반사 활동(Kendall and McCreary 2005)으로 조절된다. 운동으로 삼키기의 수의적 부분뿐만 아니라 반사적 부분에 관련된 근육의 활동을 증진시킬 수 있다. 기능적인 식사 자세인 앉은 자세는 관련된 근육을 운동시키기 위한 실질적인 자세가 된다. 다른 좋은 치료적 자세는 팔꿈치로 엎드린 자세이다.

침으로 음식을 섞고 삼킬 수 있는 형태로 만들어 주기 위해서 씹기는 필수적이다. 입 속에서 혀는 음식을 이리 저리 굴리고 그런 후 씹힌 음식을 혀를 구부려 인두로 넘긴다. 입 속에 음식을 유지하기 위해서는 환자가 입술을 다물 수 있어야 한다. 이러한 얼굴과 혀의 움직임을 위한 운동은 13.2와 13.3 부분에서 제시하고 있다.

과활동성 구역 반사(gag reflex)는 삼키기를 방해하게 된다. 이러한 조건 반사를 완화하기 위하여 되도록이면 차가운 물체를 사용하여 혀를 오랫동안 부드러운 압박을 가한다. 혀 앞쪽에 압박을 가하여 혀의 뿌리 부분을 향하여 후부로 압박을 진행한다. 동시에 호흡조절 운동을 수행하면 더욱 치료 효과를 높일 수 있다.

13

음식이 입안의 뒷면에 다다르고 인두(pharynx)벽에 접촉하면 삼키기 동안의 다음 부분을 조절하는 반사를 유발한다. 이러한 단계의 초기에 물렁입천장(soft palate)이 인두의 코 부분을 닫기 위해 올라가야만 한다. 젖은 면봉으로 물렁 입천장 또는 목젖을 자극함으로써 이러한 움직임을 촉진할 수 있다. 양측 또는 약한 부분에 집중하여 이러한 방법을 사용할 수 있다.

삼키는 동작이 계속될 때, 목뿔뼈(hyoid)와 후두(larynx)는 위로 움직인다. 후두를 상승시키는 근육을 자극하기 위하여 빠르게 얼음을 적용하거나 얼음 막대 사용 또는 신장 반사를 이용한다. 오른쪽에서 사선상으로 내려가는 신장반사를 이용하고 다음에 왼쪽에서 한다. 지속적인 얼음 적용, 이완 기법 그리고 호흡 조절로 이러한 근육의 과활동을 치료한다.

13.6 언어장애
Speech Disorders

만족스런 언어 능력을 구사하기 위해서는 얼굴, 입, 혀의 충분한 움직임과 근육 긴장을 변화시킬 수 있는 능력, 호흡을 조절할 수 있는 능력이 필요하다. 높은 목소리 톤이 문제가 되는 환자는 호흡 운동이나 후두 부위에 얼음을 적용하는 것으로 도와줄 수 있다. 낮은 목소리 톤이 문제가 되는 환자는 신장 후 빠른 얼음 적용과 함께 후두근육을 자극하고 후두 올리기 움직임에 저항을 줌으로써 도움을 줄 수 있다.

주의: 후두 또는 기관이 압박되지 않기 위해서는 한 번에 목의 한쪽만을 압박한다 (그림 13.19).

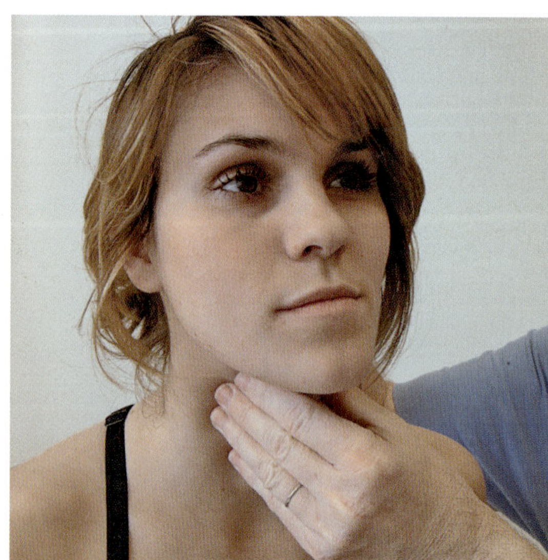

그림 13.19 목구멍 자극 또는 이완

말하는 동안 저항 호흡운동과 함께 조절된 날숨(exhalation)을 증진시킨다(▶단원 13.7). 저항을 가한 들숨(inhalation)운동으로 시작하여(동심성 수축) 지속적인 날숨(가슴을 크게 하는 근육의 저항 편심성 수축)이 뒤따르는 등장성 혼합을 이용한다. 날숨 동안 환자에게 말을 하게 하거나 가능하면 높은 목소리로 숫자를 세게 한다. 같은 방식으로 환자의 음량을 조절한다.

13.7 호흡 운동

Breathing

호흡운동의 **직접적인 적응증**은 호흡 문제 자체이다. 호흡 문제는 들숨과 날숨 모두 관련될 수 있다. 들숨을 개선하기 위해서는 복장뼈, 갈비뼈, 가로막 부위를 운동시킨다. 강제 날숨을 강화하기 위해서는 배근육)을 운동시킨다(Nitz and Burke 2002).

호흡 운동의 **간접적인 적응증**은 가슴 가동성, 몸통과 어깨의 가동성, 운동 후 능동적 회복, 통증 완화, 이완 및 경련성 감소이다.

이러한 영역의 지료에는 여러 가시 설차와 기법이 사용된다. 정상적인 가슴 움직임을 유도하는 압박을 가하기 위해서는 특히 손의 위치가 중요하다. 들숨 시작을 촉진하기 위해 **신장**을 이용한다. 들숨 양 증가를 촉진시키기 위해서는 가동범위를 통한 반복 신장(반복 수축) 방법을 지속적으로 사용한다. 적절한 저항은 근육을 강화시키고 가슴 움직임을 유도한다. 저항성 근력운동을 충분히 하여 가슴 운동을 유도한다. 좀 더 강하고 좀 더 움직임이 많은 측의 움직임을 방지함으로 약화된 쪽 또는 제한된 쪽 움직임을 촉진시킬 수 있을 것이다. 등장성 혼합을 결합하는 것이 호흡 조절 운동에 더 효과적이다. 환자는 호흡 운동을 모든 자세에서 해야 한다. 기능적 자세에서의 치료를 강조한다.

■ 바로 누운 자세(▣ 그림 13.20)

Supine

- 양손을 복장뼈 부위 위에 놓고 사선의 아랫방향으로 압박을 적용한다(엉치뼈를 향하여 꼬리 쪽, 등쪽으로)(▣ 그림 13.20a).
- 양손으로 아래쪽 갈비뼈위에 두고 꼬리쪽, 안쪽, 그리고 사선으로 압박을 가한다. 양손 손가락으로 갈비뼈의 선을 따라서 사선으로 압박을 한다(▣ 그림 13.20b).

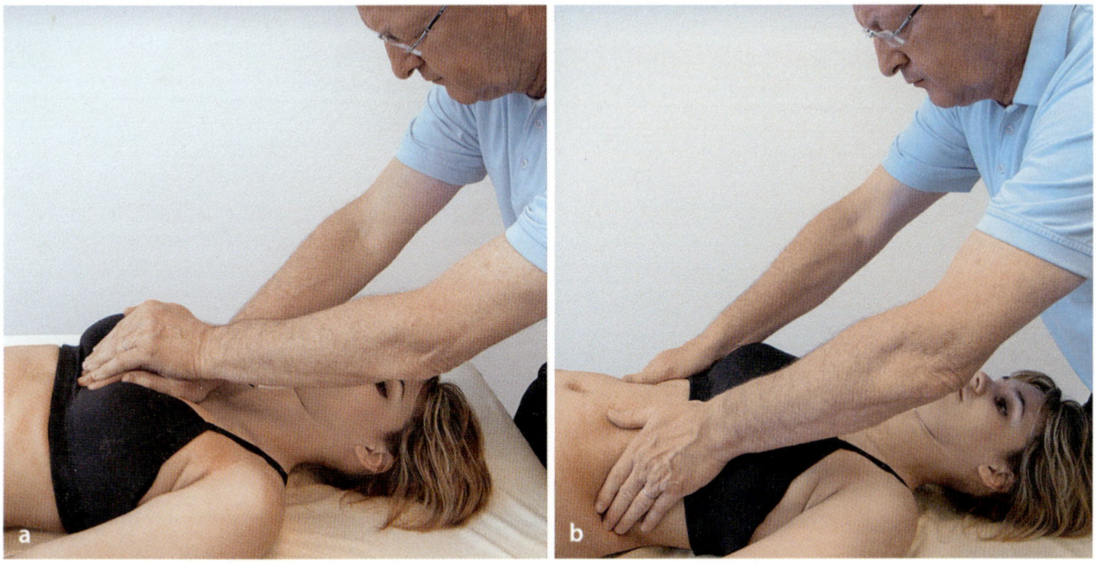

▣ 그림 13.20 **a, b** 바로 누운 자세에서의 호흡. **a.** 복장뼈에 압박, **b.** 아래 갈비뼈에 압박

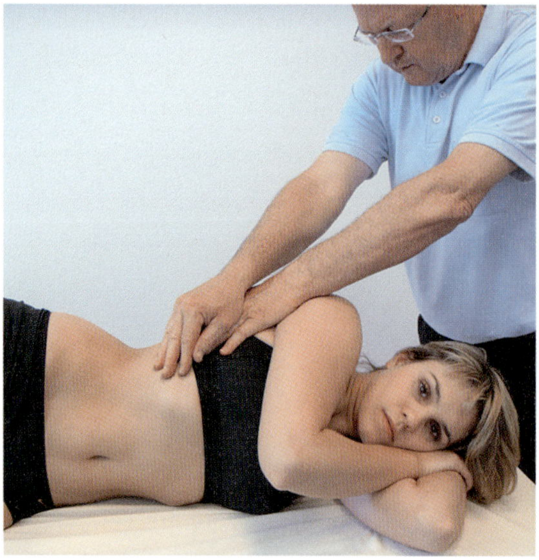

■ 그림 13.21 옆으로 누운 자세에서 호흡

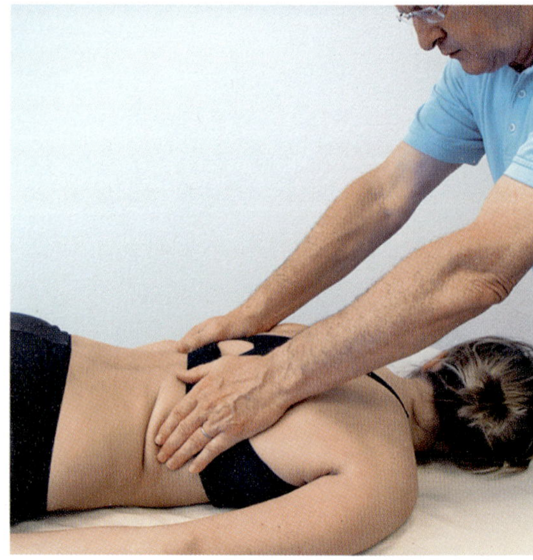

■ 그림 13.22 엎드려 누운 자세에서 호흡

동일한 방식으로 양손을 큰가슴근 위에 놓고 위쪽 갈비뼈의 운동을 실시한다.

■ 옆으로 누운 자세(■ 그림 13.21)
Side Lying

- 복장뼈 부위에 한 손을 놓고, 다른 손은 안정화하고 반대압을 주기 위해 등에 놓는다.
- 갈비뼈 : 양손을 강조하고 싶은 가슴에 놓는다. 갈비뼈의 선을 따라 꼬리쪽, 안쪽, 사선으로 압박을 가한다. 손가락 끝을 이용하여 같은 방향으로 자극한다. 옆으로 누운 자세에서 지지 쪽은 가슴의 반대 측의 움직임을 막는다.

13

■ 엎드려 누운 자세(■ 그림 13.22)
Prone

- 갈비뼈의 선을 따라서 꼬리 쪽으로 압박을 가한다. 손을 강조할 부분의 가슴 우리(ribs cage) 각각의 측면에 놓는다. 손가락은 갈비뼈선을 따라 위치시킨다.

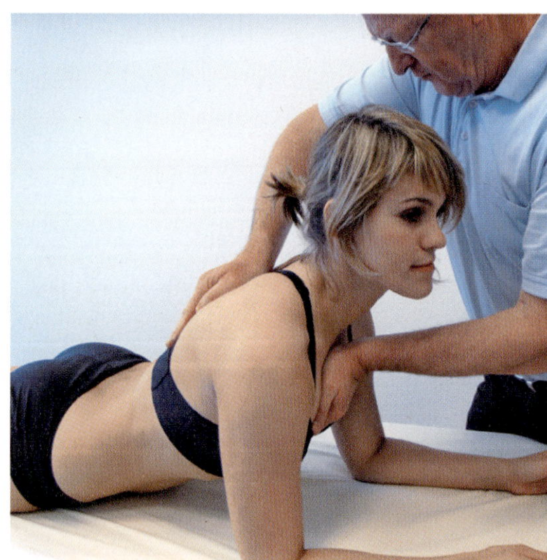

■ 그림 13.23 팔꿈치로 지지한 상태에서 엎드려 호흡

■ 엎드려 팔꿈치로 체중을 지지한 자세 (■ 그림 13.23) Prone on Elbows

- 복장뼈에 한 손을 놓은 후 등쪽, 꼬리쪽으로 압박을 가한다. 안정성 압박을 위해 같은 수준에서 척추에 다른 손을 놓는다.

- 엎드려 누운 자세에서 손 배치와 압박을 사용한다.

■ 가로막 촉진(◘ 그림 13.24)
Facilitation of the Diaphragmatic

엄지나 다른 손가락을 사용하여 가슴 우리 아래에서부터 위쪽, 가쪽 방향으로 압박을 가함으로써, 가로막을 직접 촉진할 수 있다(◘ 그림 13.24a, b).

수축하는 가로막의 아래 방향 움직임에 신장과 저항을 적용한다. 환자의 배 근육은 이완되어 치료사의 손이 가로막에 닿아야 한다. 이것이 어렵다면 엉덩관절을 구부려서 배 근육과 엉덩관절 굽힘근이 이완될 수 있도록 한다. 가로막 운동을 간접적으로 촉진하기 위해 양손을 배 위에 놓은 후 환자에게 부드러운 압력으로 밀어 올리면서 숨을 들이쉬라고 한다(◘ 그림 13.24c). 치료사는 배 부위 바로 위에 손을 얹고 가로막에 대한 압력을 줄 수 있으며, 환자는 치료사의 압력에 대해 숨을 들여 쉰다(◘ 그림 13.24c). 이러한 기법을 환자 스스로 할 수 있도록 환자를 교육한다(◘ 그림 13.25).

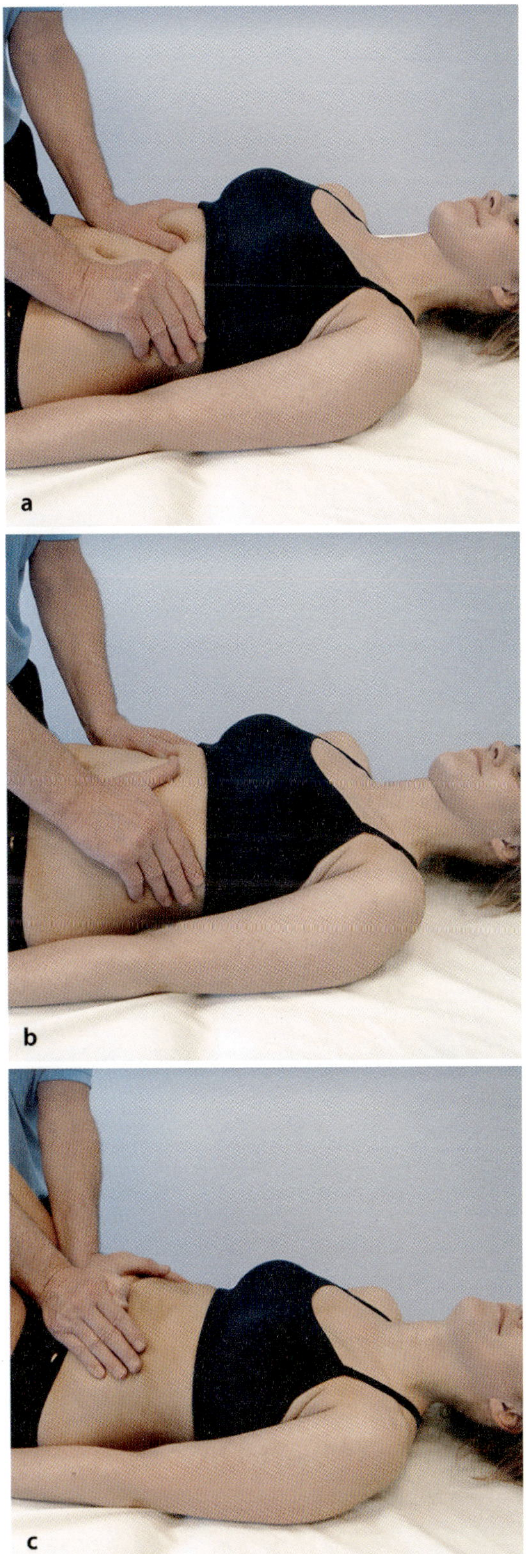

◘ 그림 13.24 **a**–c 가로막 촉진. **a** 날숨 마지막에 가로막 신장, **b** 들숨, **c** 다른 간접 촉진

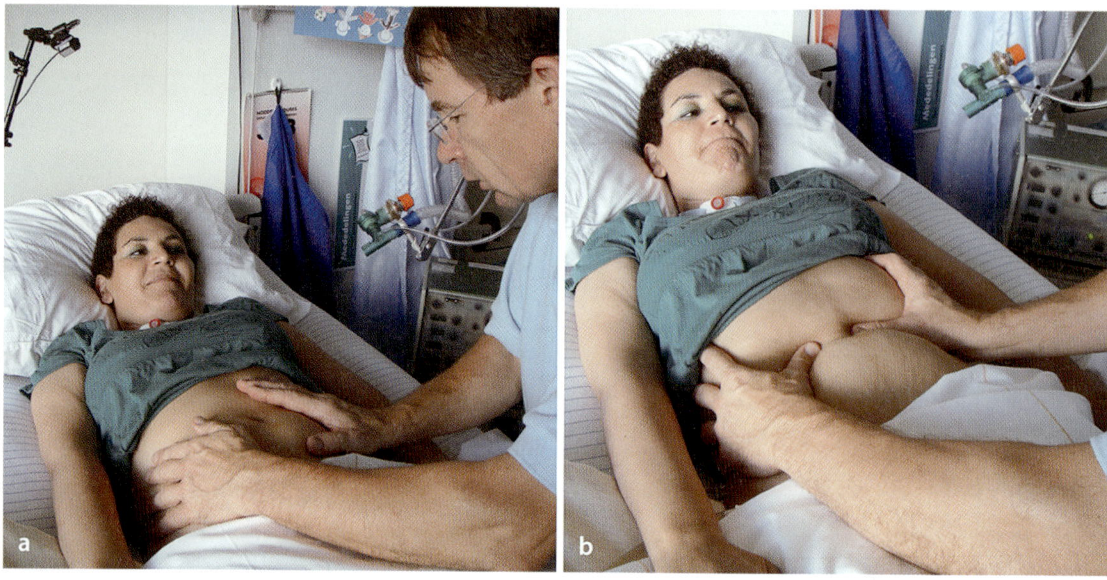

▣ 그림 13.25 **a, b** 기관절개술을 한 완전 사지마비 환자의 가로막 자극

13.8 자가 점검: 질문

Test Your Knowledge: Questions

- 얼굴 마비 환자에서 맨손 촉진(도수 접촉)의 장점은 무엇인가?
- 호흡과 PNF: 호흡의 촉진은 직접 또는 간접적으로 자극, 억제 또는 이완을 할 수 있다. 각각의 적용에 대한 예를 제시하시오.

13

참고문헌 References

Beurskens CHG (2003) Mime therapy: rehabilitation of facial expression. Proefschrift. Medische Wetenschappen, University of Nijmegen

Beurskens CHG, v Gelder RS, Heymans PG et al (2005) The facial Palsies. Lemma, Utrecht

Feneis H (1967) Anatomisches Bildwörterbuch. Thieme, Stuttgart

Horst R (2005) Motorisches Strategietraining und PNF. Thieme, Stuttgart

Kendall FP, McCreary EK (2005) Muscles, testing and function. Williams and Wilkins, Baltimore

Lee DN, Young DS (1985) Visual timing in interceptive actions. In: Ingle DJ et al (eds) Brain mechanisms and spatial vision. Martinus Nijhoff, Dordrecht

Manni BCH, v Velde C, Stokroos RJ (2001) Reanimation of the paralyzed reconstruction face by indirect hypoglossal-facial nerve anastomosis. Am J Surg 182:268–273

Nitz J, Burke B (2002a) A study of the facilitation of respiration in myotonic dystrophy. Physiother Res Int 7(4):228–238

Schmidt R, Lee T (1999) Motor control and learning, 3rd edn. Human Kinetics, Champaign

Shumway-Cook AW, Woollacott M (2001) Motor control: theory and practical applications. Williams and Wilkins, Baltimore

추천도서

Aranha VP, Samuel AJ, Narkeesh K (2017) Correct the smile of a child by neuromuscular facilitation technique: an interesting case report. Int J Health Sci 11(2):83–84

Areas GPT, Silva AB, Lobato AN, Silva AA, Friere RC, Areas FZS (2013) Effect of upper extremity proprioceptive neuromuscular facilitation combined with elastic resistance bands on respiratory muscle strength: a randomized control trial. Braz J Phys Ther 17(6):541–546

Barbara M, Antonini G, Vestri A, Volpini L, Monini S (2010) Role of Kabat physical rehabilitation in Bell's palsy: a randomized trial. Acta Otolaryngol 130:167–172

Cornelius WL, Jensen RL, Odell ME (1995) Effects of PNF stretching phasis on acute arterial blood pressure. Can Jo Appl Physiol 20(2):222–229

Hwang WT, Chung SH, Chung MS, Lee KH, Kim T Effect of proprioceptive neuromuscular facilitation D3 flexion and reathing exercises on lymphedema without a short stretch compression bandage. Jphys Ther Sci 27(10):3341–3343

Kumar C, Kaur Bagga T (2015) Comparison between proprioceptive neuromuscular facilitation and neuromuscular re-education for reducing facial disability and synkinesis in patients with Bell's palsy: a randomized clinical trial. Int J Phys Med Rehabil 3:4

Kumar S, Tiwari SP (2014) Effect of neuromuscular reeducation in bilateral facial palsy on patient with GBS. Int J Physiother Res 2(2):449–452

Lee BK Effects of the combined PNF and deep breathinh exercises on the ROM and the VAS score of a frozen shoulder patient: single case study. J Exerc Rehabil 11(5):276–281

Monini S, Iacolucci CM, Di Traglia M, Lazzarino AJ, Barbara M (2016) Role of Kabat rehabilitation in facial nerve palsy: a randomised study on severe cases of Bell's palsy. Acta Otorhinolaryngol Ital 36:282–288

Namura M, Motoyoshi M, Namura Y, Shimizu N (2008) The effect of PNF training on the facial profile. J Oral Sci 50(1):45–51

Nitz J, Burke B (2002b) A study of the facilitation of respiration in myotonic dystrophy. Physiother Res Int 220(4):228–238

Olivo SA, Magee DJ (2006) Electromyographic assessment of the activity of the masticatory using the agonist contract – antagonist relax technique (AC) and contract – relax technique (CR). Man Ther 11(2):136–145

Olivo SA, Magee DJ (2007) Electromyogrphic activity of the masticatory and cervical muscles during resisted jaw opening movement. J Oral Rehabil 34(2):184–194

Sardaru D, Pendefunda L (2003) Neuro muscular facilitation in the re-education of functional problems in facialis paralysis. A practical approach. Rev Med Chir Soc Med Nat 117(1):1–6

일상생활동작
Activities of Daily Living

김용훈 옮김

목차

14.1 소개
Introduction

치료의 최종 목표는 일상생활동작들(ADLs)에서 최대 독립과 최고의 기능적 수준에 도달하는 것이고, 환자 개인의 삶의 질을 향상시키기 위한 것이다. 참여 수준(ICF: ▶1장)에서, 환자는 다시 정상적인 사회활동들로 참여해야 한다. 최고 수준의 기능에 도달하기 위해 치료사는 PNF를 이용한 중재 시 항상 운동학습과 운동조절의 원리를 통합해서 사용하여야 한다.

운동조절 단계 – 운동성(mobility), 안정성(stability), 조절된 운동성(controlled mobility, mobility on top of stability)–그리고 숙련성(skill)은 ▶1장(소개), ▶11장(매트 활동)에서 설명하였다. 치료사는 먹기, 옷 입기, 휠체어 조작, 보행, 계단 오르기와 같은 모든 일상생활 동작에서 항상 운동조절 단계를 고려해야 한다. 보조(assistance)와 안내(guidance) 그리고 저항(resistance)에 의해 이러한 일상생활동작들을 촉진할 수 있다.

원하는 활동에 관한 피드백(feed–back) 뿐만 아니라 피드포워드(feed–forward)도 제공하고, 환자들이 시도를 통해 학습할 수 있도록 실수를 허용해야 한다(Horst 2005). PNF 개념은 활동들에 대한 정보를 환자에게 주기 위해 치료사에게 많은 도구를 제공한다. 〔구두와 시각적 입력, 촉각 정보 그리고 율동적 개시(RI), 등장성 혼합(CI), 복제(replication)와 같은 기법들(technique)〕

14

환자가 과제를 이행하기 위해 전략(Horst 2005)을 선택하는 방법은 활동의 목표, 환경, 환자 개인에 달려있다. 구조적 수준에서 치료 시 환자를 치료대에 바로 눕힌 자세로 치료할 수 있다. 그러나 활동수준에서는 이러한 활동을 위한 최적의 환경으로 환자를 옮겨야 한다. 피드백(feed–back)이 있든지 없든지, 반복을 하든지, 하지 않든지, 의미있는 상황에서의 활동의 훈련과 훈련의 변동성을 통해서 활동에 대한 최적의 기능적 수행을 환자가 할 수 있을 것이다. 예를 들어, 치료사는 공간에서 손의 위치를 최적화하기 위해 다른 잡기(grip)들과 다른 높이들 그리고 상황에 맞는 다른 물건들을 가지고 다르게 손 위치의 최적화를 할 것이다.

학습의 인지 단계(cognitive stage) 동안(▶1장 참조) 치료사는 광범위하게 고유수용성과 외수용성 입력을 줄 수 있다. 연합 단계(associative stage)에서는 치료사가 환자에게 더 적은 입력(input)을 주고, 환경을 변화시키고, 약간의 실수를 하는 것은 허용해야 한다. 대부분 자동 단계(automatic stage)에서는 환자에게 더 이상의 입력(input)은 필요하지 않고, 같은 시간에 이중 과제(double tasks)를 수행할 수 있다.

궁금증은 "손을 댄(hand on)" 또는 "손을 뗀(hand off)"이 아니고, "언제 환자가 손을 접촉한 손을 댄 치료가 필요한가" 또는 "언제 환자가 손을 접촉하지 않은 손을 뗀 치료가 필요한가"이다. 둘 다 가능하고 필요하며, 치료사는 "언제", "얼마만큼의" 외적 정보가 환자에게 필요한지를 결정해야 한다. 치료사는 PNF 철학을 마음속에 가지고 항상 최고의 촉진(facilitation)을 제공해야 할 것이다. 어쨌든 최종적으로 환자는 모든 활동을 독립적으로 치료사의 도움 없이 수행해야 한다.

일상생활동작을 숙달하는 것(mastering)은 독립을 향한 진행에서 중요한 단계이다. 이전의 장에서 이러한 목표를 성취하기 위한 활동의 범위를 서술하였다: 매트활동(구르기, 교각 자세, 기기, 무릎서기, 앉기), 서기, 걷기, 머리와 목 운동, 안면 운동, 숨쉬기, 그리고 삼키기. ▶1장과 4장에서 우리는 이미 ICF 모델을 강조했다.

환자가 ADL의 성공에 필요한 기본적인 요구를 숙달했을 때, 더욱 진전되거나 어려운 활동을 하면서 시간을 보낼 것이다. 환자의 독립생활을 위해 필요한 기술들은 PNF 치료 접근을 통하여 교육될 수 있다.

잡기(grip)와 저항(resistance)에 의해 제공된 가이드(guidance)는 환자가 활동들을 효율적인 방법으로 수행하기 위해 발전하도록 도와준다(Klein and Stone 2002).

여기에 소개된 그림들은 환자들을 가르치기 위해 유용하고 필수적인 실습 활동들의 예이다. 이전 장에서 보여준 것과 같이 PNF 패턴은 우리 개념의 중요한 기본 원리 중 하나이다.

ADL 훈련에서 패턴은 두 번째로 고려되어야 하며, 중요한 목표는 환자의 독립과 환자의 사회적 요구에 부합하기 위해 **유용한 활동들을 가르치고 훈련하는 것이다.** 목표 지향적 활동들은 운동학습을 증진시킨다.

패턴이 없다하더라도, 우리는 여전히 구두지시, 시각 자극, 저항, 도수 접촉, 율동적 개시, 등장성 혼합, 안정적 반전 또는 복제와 같은 대부분의 기본 원리와 기법으로 촉진한다.

14.2 이동
Transfers

몇몇의 실습활동은 다음과 같다:

- 휠체어에서 침대로의 이동할 때 (◘ 그림 14.1), 치료사는 밀어 올리는 단계(그리고 움직이는 단계) 동안 골반에 동심성 저항을 준다(◘ 그림 14.1a, c, e).
- 내리는 단계에서 환자는 편심성 움직임을 하고 치료사는 앉는 동작조절을 촉진한다 (◘ 그림 14.1 b, d, f).
- 휠체어에서 욕조로 이동할 때(하반신마비 환자), 먼저 치료사는 골반 움직임에 저항을 주고 목욕통 끝에 앉는 자세를 안정화시킨다 (◘ 그림 14.2a). 다음에, 환자는 다리를 욕조 안에 넣고, 치료사는 한 손으로 환자의 앉은 자세를 안전하고 안정적으로 만들고 다른 손으로 다리의 움직임에 저항을 주거나 안내한다(◘ 그림 14.2b).
- 하반신마비 환자들은 침대에서 이동뿐만 아니라, 휠체어에서 이동과 변기에서 이동할 때 동심성 그리고 편심성 저항을 이용할 것이다(◘ 그림 14.2c; 그림 14.1과 그림 14.2d). 아직까지 환자는 이동하는 동안 저항에 대항하기에는 약하기 때문에, 치료사는 이동 활동을 보조해주기 위해 골반의 움직임을 안내해 줄 수 있다.

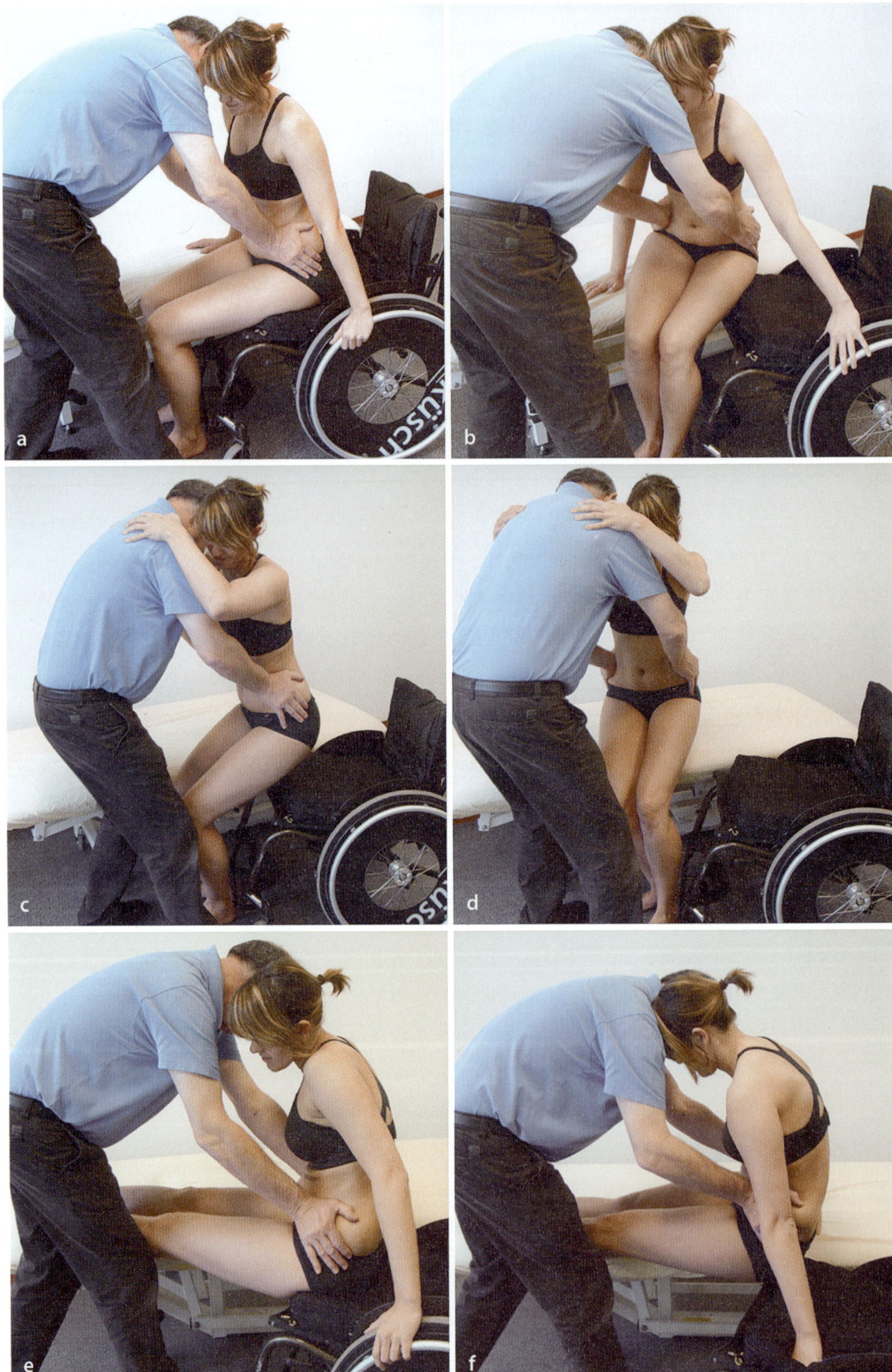

그림 14.1 **a–f** 휠체어에서 침상으로 이동: 골반의 가이드와 저항

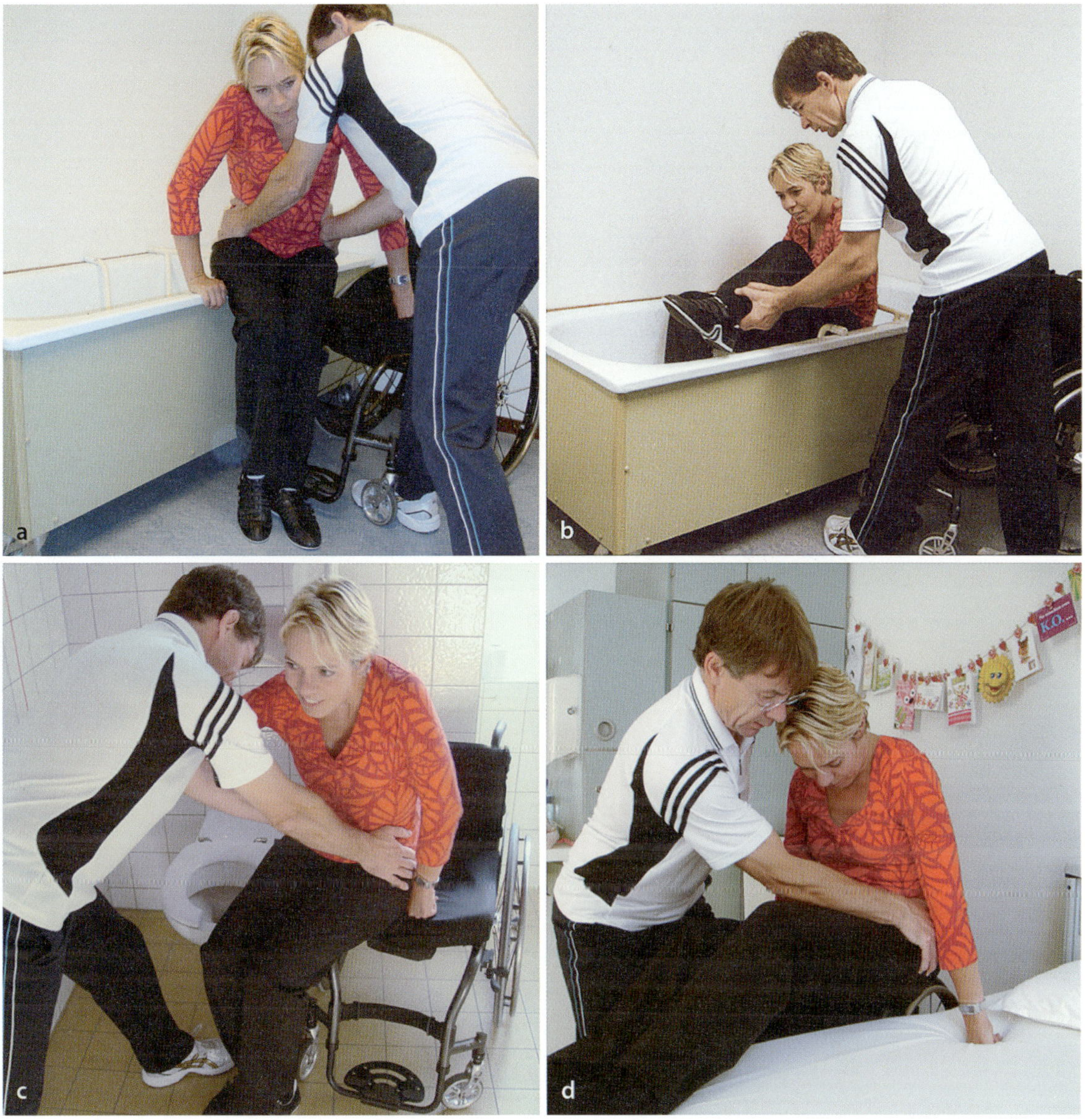

그림 14.2 휠체어로부터 이동. **a, b** 욕조로 이동. **c** 변기로 이동. **d** 침대로 이동

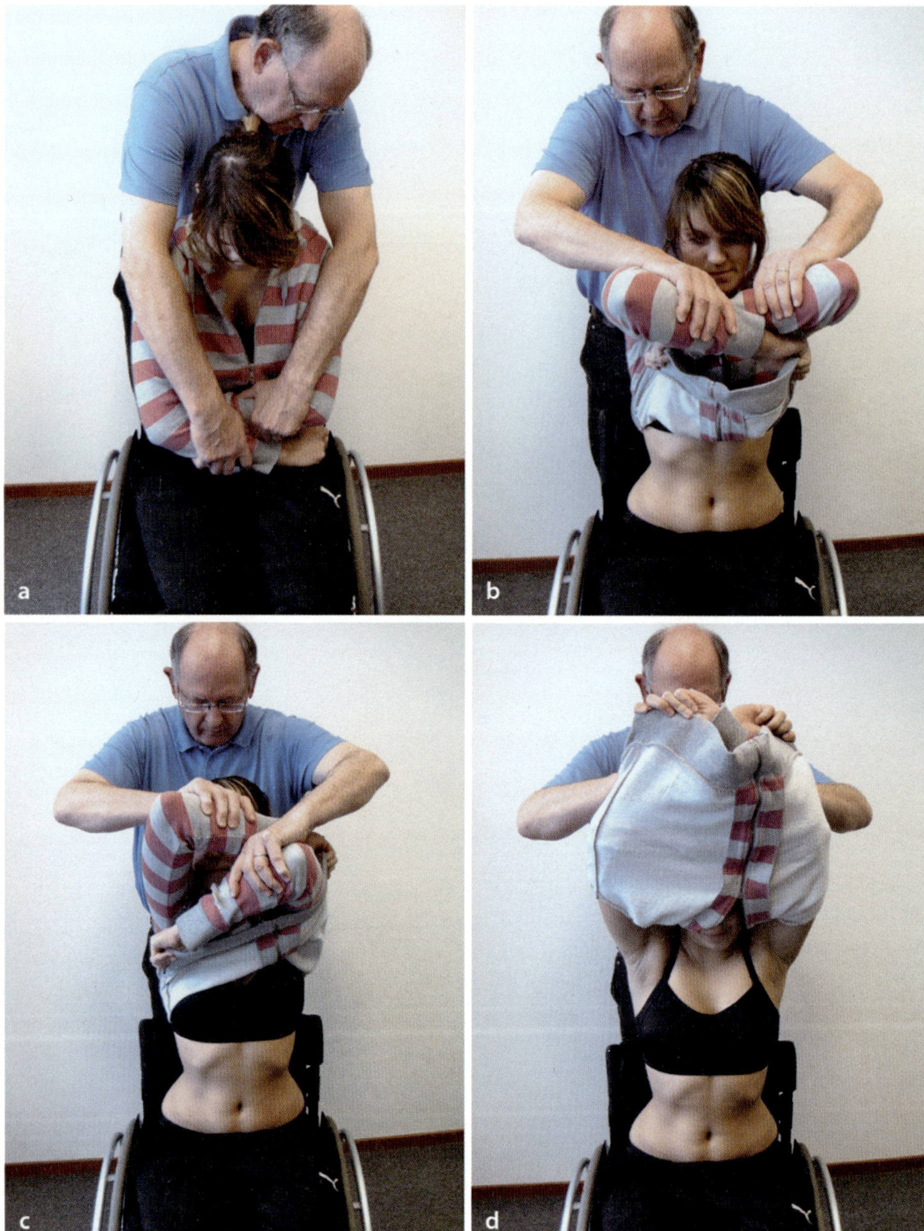

■ 그림 14.3 **a–l** 옷 입기와 벗기. **a–d** 스웨터 벗기의 팔에 대한 저항

14.3 옷입기와 벗기

Dressing and Undressing

환자가 스웨터를 입거나 벗으려고 할 때 치료사는 팔의 움직임을 보조하고 도와주거나 저항을 줄 수 있다(■ 그림 14.3a–f).

치료사는 환자의 능력에 따라 적절하게 저항을 적용하고 옷 입기 기술을 개선시키기 위해 다른 기본원리들을 사용할 수 있다.

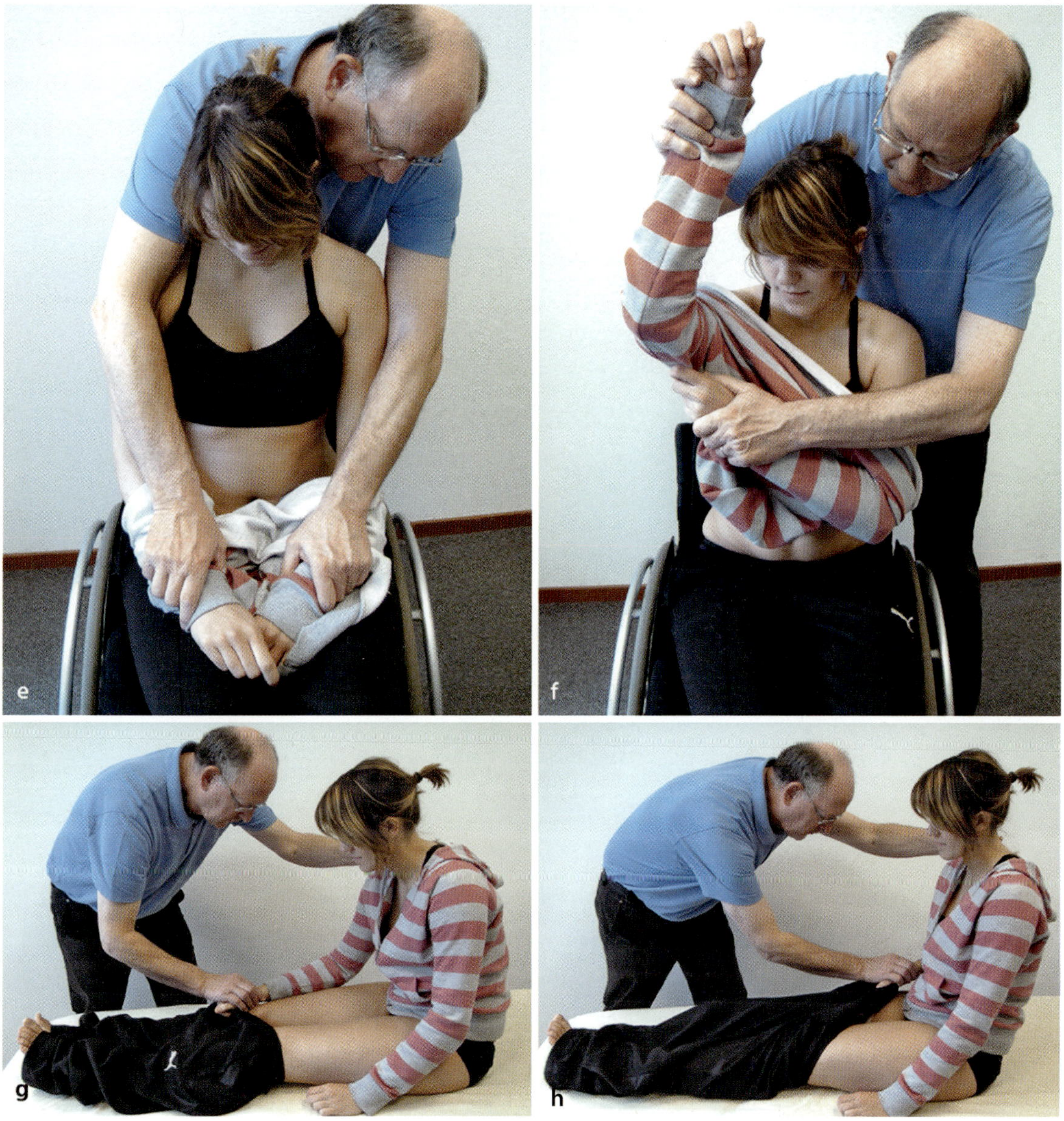

그림. 14.3(계속) **e–h** 옷 입기. **e, f** 스웨트 입기 촉진. **g, h** 앉은 자세에서 바지 입기 촉진

환자가 바지를 당기려고 할 때나, 환자가 바지를 당기는 동작을 시도할 때 안정성을 위해 몸통을 도와주거나 저항을 줄 수 있고, 더해서 바지를 당기는 손의 동작을 도와주거나 저항을 줄 수 있다 (그림 14.3g, h)

환자가 바로누운 자세에서 교각자세로 바지를 입을 때, 보조와 저항은 교각자세의 움직임뿐만 아니라 팔의 움직임에 대항하여서도 줄 수 있다 (그림 14.3i).

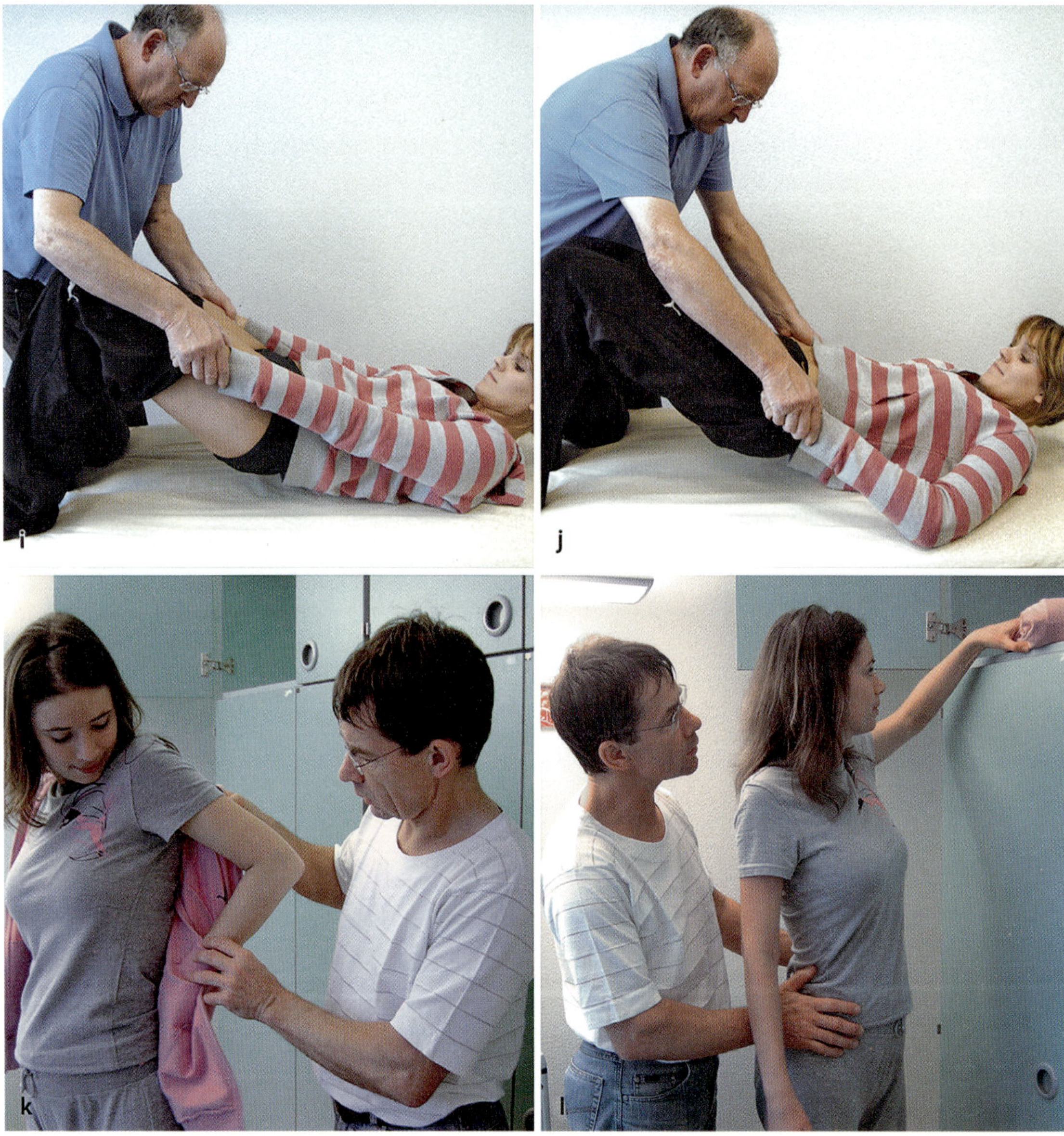

14 **그림 14.3(계속)** **i–l** 옷입기. **i, j** 교각자세에서 바지 입기. **k** 선 자세에서 옷 입기 안내. **l** 골반 안정화 상태에서 벽장에 물건 얹기

14.4 자가 점검: 질문
Test Your Knowledge: Question

- PNF 개념을 사용하여 환자의 일상생활동작을 학습, 교육 또는 개선할 때 장점은 무엇인가?

참고문헌 References

Horst R (2005) Motorisches Strategietraining und PNF. Thieme, Stuttgart

Klein DA, Stone WJ (2002) PNF training and physical function in assisted living older adults. J Aging Phys Act 10:476-488

추천도서

De Almeida PM et al (2015) Hands-on physiotherapy interventions and stroke and ICF outcomes, a systematic review. Eur J Physiother 17:100–115

Cauraugh JH, Kim SB (2003) Stroke motor recovery: active neuromuscular stimulation and repetitive practice schedules. J Neurol Neurosurg Psychiatry 74:1562–1566

Latash ML, Levin MF, Scholz JP, Schöner G (2010) Motor control theories and their applications. Medicina (Kaunas) 46(6):382–392

Smedes F (2002) Functioneel oefenen, de betekenis van het functioneel oefenen binnen het PNF concept. FysioPraxis 11(11):9–11

Smedes F, Giacometti da Silva L (2018) Motor learning with the PNF-concept, an alternative to CIMT in a patient after stroke; a case report. JBMT. ▶https://doi.org/10.1016/j.jbmt.2018.05.003

van Vliet PM, Wulf G (2006) Extrinsic feedback for motor learning after stroke what is the evidence. Disabil Rehabil 28:831–840

자가 점검: 질문과 답변
Test Your Knowledge: Questions and Answers

이영민 · 윤성경 옮김

1장

PNF의 철학은 치료에 중요한 영향을 준다. PNF의 5가지 철학은 무엇인가?

답변)

- 긍정적 접근 (통증 없는 치료, 성취 가능한 과제, 성공할 수 있는 구성, 강한 부위부터 시작)
- 더 높은 기능적 수준 (기능적 접근, ICF 사용: 신체 구조와 활동 수준에 대한 치료)
- 강한 훈련을 통한 잠재력 활성화 (능동적 참여, 운동 학습, 자가 훈련)
- 전인적 고려 (환경적, 개인적, 신체적, 감정적 요소까지 고려하는 전인적 접근)
- 운동 조절과 운동 학습의 원리 사용 (반복적인 운동, 운동 조절 단계 고려, 연습의 다양성)

2장

치료사는 환자가 가지고 있는 운동 잠재력을 활성화하고 운동 학습을 도와주기 위해 PNF 절차 또는 원리를 사용한다. 최소한 10개의 기본 원리 또는 절차와 주요 목표 또는 목적을 쓰시오.

답변)

PNF의 절차와 원리는:

1. 적절한 저항
2. 방산
3. 촉각 또는 도수 자극
4. 신체 위치와 신체 역학
5. 구두 자극
6. 시각 자극
7. 압축 또는 견인
8. 신장
9. 타이밍(Timing)
10. PNF 패턴

기본 원리를 혼합하는 것이 중요한 이유는 무엇인가?

답변)

- 기본 원리를 선택적으로 혼합하는 것은 공간적 가중과 시간적 가중을 만들게 되며, 이는 효과적인 운동 활동을 촉진하여 원하는 목적을 이루기 위한 기능적 능력을 갖추게 한다.

3장

율동적 안정과 안정적 반전의 4가지 차이점을 서술하시오.

답변)

- 안정적 반전은 등장성(isotonic) 기법이며, 율동적 안정화는 등척성(isometric) 기법이다. 안정적 반전은 동적 구두지시를 하며, 율동적 안정화는 정적 또는 등척성 구두지시를 한다.
- 안정적 반전은 주동근 수축 후 길항근이 수축하게 되고, 율동적 안정화는 주동근과 길항근이 동시 수축을 하게 된다.
- 안정적 반전은 도수접촉이 변하게 되며, 율동적 안정화는 도수접촉의 변화 없이 양방향으로 도수접촉을 한다.
- 안정적 반전은 도수접촉이 변하며 신체의 한 부위에서 다른 부위로 이동할 수 있고 율동적 안정화는 도수접촉이 변하지 않으며 신체의 다른 부위로 이동할 수 없다.

참여수준(ICF 모델 참조)에서 환자를 치료하기 위해 중요한 기법들은 무엇인가?

답변)

- 등장성 수축의 혼합
- 동적 반전

15

- 안정적 반전
- 복제

■ 4장

? 평가는 치료에 통합하여야 한다.
3가지 수준에서 계획, 평가와 치료에 적용(ICF 모델 참조)할 수 있는 것은 무엇인가?

✔ 답변)

평가와 치료를 다음의 수준에서 시행하는 것이 중요하다.

- 신체 기능과 구조의 수준: 예를 들어, 관절 가동범위 또는 근력
- 활동 수준: 예를 들어, 걷기 또는 옷 입기
- 참여 수준: 예를 들어, 취미 또는 스포츠

? 엉덩관절 전치환술 환자를 사정을 할 경우, ICF의 3가지 단계에서 가능한 검사와 재검사 방법은?

✔ 답변)

- 신체 기능과 구조의 수준: 예를 들어, 엉덩관절 가동범위의 검사
- 활동 수준: 예를 들어, 계단 오르내리기 또는 신발 끈 묶기
- 참여 수준: 예를 들어, 자전거를 탈 수 있는가? 정원 가꾸는 일을 할 수 있는가?

■ 5장

? 치료 시 PNF 패턴의 사용으로 얻을 수 있는 가장 큰 장점은?

✔ 답변)

- PNF 패턴을 사용하는 가장 큰 장점은 정상적인 움직임에 동반되는 협력근을 직접적으로 이용하게 한다. 이러한 것은 치료에 다양한 변화를 주게 되며, 치료적 목표에 따라 중요한 요소가 된다.
- PNF 패턴은 강한 신체부위를 이용하여 약한 신체부위를 촉진할 때 매우 효과적으로 사용할 수 있다. 패턴을 사용할 때 모든 기법들을 적절하게 혼합하면 더 효과적인 결과를 가져오게 된다. 특히, 신장 또는 이완 기법에서 효과가 크게 나타난다.

? 보행 또는 매트 훈련에서 중요한 것은 무엇인가? 움직임 패턴 또는 기능적 활동? 매트와 보행 훈련에서 움직임 패턴의 장점은 무엇인가?

✔ 답변)

보행과 매트 훈련의 초점은 기능적 활동이다.

✔ 장점은 약한 신체 부위를 훈련할 뿐만 아니라, 손상된 기능적 활동도 훈련할 수 있다.

? 다음 설명 중 맞지 않는 것을 고르시오.

a) PNF 개념으로 치료 시 PNF 패턴만을 사용한다.
b) 정상적인 움직임은 항상 PNF 패턴과 같다.
c) 정상적인 일상생활 활동은 항상 3차원적인 움직임이다.
d) 보행의 각 주기는 PNF 패턴으로 설명할 수 있다.
e) PNF 패턴을 적용할 때는 항상 관절의 전체 가동범위를 적용한다.

✔ 답변)

a,b,d와 e는 맞지 않는다.

? 환자를 치료 시 PNF 패턴을 사용 시 얻는 장점 3가지는?

✔ 답변)

1. PNF 패턴을 사용하면 근육반응이 최대화되고 움직임은 더 효율적이다.
2. PNF 패턴에서 움직임은 더 좋은 방산을 만들어 낸다.
3. PNF 패턴에서 과장된 움직임은 운동 활동의 개선으로 인하여 더 좋고 빠른 결과를 만들어 낸다.

6장

? 골반과 어깨뼈 패턴을 어떤 치료목적으로 사용할 수 있는가?

✔ 답변)

- 관련된 근육을 촉진하여 어깨뼈와 골반의 움직임을 개선시킬 수 있다.
- 어깨뼈와 골반을 통하여 몸통을 촉진 및 개선시킬 수 있다.
- 구르기, 보행 또는 운동전환 등의 기능적 활동을 개선시킬 수 있다.

? 보행의 단계, 그리고 구르기에서 찾아볼 수 있는 어깨뼈와 골반 패턴의 동측 혼합에는 무엇이 있는가?

? 1. 초기 흔듦기

? 2. 초기 디딤기

? 3. 후기 디딤기

? 4. 바로 누운 자세에서 옆으로 누운 자세로 구르기

✔ 답변)

1. 어깨뼈의 뒤쪽내림과 골반의 앞쪽올림
2. 어깨뼈의 뒤쪽올림과 골반의 앞쪽내림
3. 어깨뼈의 앞쪽올림과 골반의 뒤쪽내림
4. 어깨뼈와 골반의 앞쪽올림

7장

? 치료사는 팔 패턴의 약한 부분을 강조하기 위해 타이밍을 선택할 수 있다. 이것을 설명해 보시오.

✔ 답변)

- 강조의 타이밍(TFE)을 적용하여 강한 협력근에 힘을 "유지"한 상태로 고정한 후, 팔의 개별적 부위에 운동을 시킬 수 있다(▶2장 참조).

? 치료사는 PNF 패턴들로 어떻게 어깨위팔뼈 리듬을 증가시킬 수 있습니까?

✔ 답변)

- 강조의 타이밍(TFE)을 적용하여 어깨뼈의 움직임을 고정한 후, 팔 패턴의 움직임을 강조할 수 있으며, 반대로 팔 패턴의 움직임을 고정한 후, 어깨뼈의 움직임을 강조할 수 있다.

8장

? 스트레이트 패턴은 무릎의 굽힘이나 폄이 동반되는 패턴에 비해서 기능적이진 못하다. 그렇다면 스트레이트 패턴은 언제 유용하게 사용하는가?

✔ 답변)

- 무릎 굽힘이 허용되지 않을 때, 엉덩관절의 폄/벌림을 강조하고자 할 때, 예를 들어, 중간 디딤기를 강화하기 위해서 사용할 수 있다.

15

무릎관절 폄을 동반한 엉덩관절 폄을 촉진시키고자 할 때 치료사는 어떤 것에 특별한 주의를 기울여야 하는가?

답변)

- 먼쪽 요소가 먼저 적절한 타이밍(timing)으로 움직임이 일어나게 되면, 치료사는 엉덩관절의 돌림요소에 대한 촉진뿐만 아니라, 무릎 폄에 저항을 줄 수 있다(발에서 엉덩뼈 결절 방향으로 향하는 저항).

9장

목 패턴을 이용하여 몸통을 어떻게 촉진할 수 있는가?

답변)

- 목 패턴에 대한 저항은 같은 방향과 같은 대각선으로 몸통을 촉진한다.

눈 움직임은 목 동작을 안내한다. 치료사는 이러한 부분을 치료에 어떻게 통합할 수 있는가?

답변)

- 환자에게 원하는 목 동작 또는 패턴의 방향을 보도록 요구한다.

10장

PNF를 이용하여 몸통의 촉진을 위한 여러 가지 방법들이 있다. 7가지를 서술하시오.

답변)

1. 몸통 패턴
2. 어깨뼈와 골반 패턴
3. 양측 팔 패턴과 다리 패턴
4. 목 패턴
5. 매트 훈련
6. 보행 훈련
7. 호흡

11장

다음 설명 중 옳은 것을 고르시오.

a) 매트 활동은 항상 정상운동발달에 따라야 한다.
b) 구르기는 항상 집단 굽힘을 사용하는 것이 중요하다.
c) 골반의 뒤쪽내림과 어깨뼈의 앞쪽올림이 일어날 때 구르기를 허용하면 안된다.
d) 매트 활동에서만 운동조절의 4단계를 사용할 수 있다.

답변)

- 정답 없음!

12장

부하 반응기 동안 편심성으로 작용하는 근육은 무엇인가?

답변)

- 발등쪽 굽힘근과 넙다리네갈래근

PNF 보행 훈련에서 과장된 운동을 사용하는 이유는 무엇인가?

답변)

- 운동학습을 자극하고 더 빠르고 좋은 결과를 제공하기 때문이다.

보행 또는 매트 활동에서 서로 다른 기법을 어떻게 사용하는지에 대한 5가지 예를 제시하시오.

답변)

1. 일어서기 위한 주동근 반전 (등장성 수축의 혼합)
2. 반 무릎서기에서 안정적 반전
3. 무릎 펴고 앉은 자세에서 몸통을 위한 동적 반전
4. 발뒤꿈치 앉기에서 율동적 안정화
5. 넓혀 서기에서 엉덩관절 굽힘근을 위한 유지-이완

13장

얼굴마비 환자에게 맨손 촉진(도수 접촉)의 장점은 무엇인가?

답변)

얼굴마비에 대한 맨손 촉진은 다음과 같은 장점을 가진다.

1. 도수접촉을 통해 보다 효과적으로 안면근육의 자극 또는 억제를 할 수 있다.
2. 양측 얼굴 근육을 자극하면 대칭이 촉진되고 강한 측을 통해 약한 측을 촉진한다.
3. 강조의 타이밍은 강한 측을 유지함으로써 쉽게 할 수 있다.

호흡과 PNF: 호흡의 촉진은 직접 또는 간접적으로 자극, 억제 또는 이완을 할 수 있다. 각각의 적용에 대한 예를 제시하시오.

답변)

1. 호흡은 재 신장을 적용함으로써 자극되거나 촉진될 수 있다.
2. 예를 들어, 호흡은 경직성을 가진 환자에게 이완 기법을 결합할 때 억제 효과를 가진다.
3. 호흡 기법은 통증이 있는 환자나 어깨 문제를 가진 환자 또는 흉추 후만증이 증가된 환자에게 몸통 폄의 개선을 위해 간접적으로 사용할 수 있다.

14장

PNF 개념을 사용하여 환자의 일상생활동작을 학습, 교육 또는 개선할 때 장점은 무엇인가?

답변)

- 일상생활동작에서 PNF 개념 사용의 장점은 맨손 촉진을 통한 적절한 저항 또는 가이드를 이용하여 움직임을 개선시킬 수 있다. 다양한 매트 활동은 많은 훈련의 기회를 제공한다. 또한 강하고 과장된 훈련은 더 빠르고 좋은 결과를 제공한다.

추가 정보
Supplementary Information

우영근 옮김

용어 Glossary

후방전 – 근육 수축과 같은 자극의 효과로 자극이 멈춘 후에도 지속된다. 더 큰 자극은 더 긴 후방전을 만든다.

압축 – 분절 또는 팔다리의 긴축을 통한 압박. 효과는 근육 반응을 자극하고 안정성과 자세조절 긴장도를 향상시킨다.

기본 절차(또는 원리) – 효과적인 치료를 증가시키고 촉진하기 위해 서로 다른 도구의 조합.

양측성 – 신체의 양쪽. 양쪽 팔 또는 양쪽 다리.

양측성 비대칭 – 팔과 다리를 서로 반대의 대각선으로 움직이지만 같은 방향으로 움직임.

예: 오른쪽은 굽힘–벌림; 왼쪽은 굽힙–모음

양측성 대칭 – 팔과 다리를 같은 대각선으로 움직이고 같은 방향으로 움직임.

예: 오른쪽은 굽힘–벌림; 왼쪽은 굽힘–벌림

양측성 대칭 상반성 – 팔 또는 다리가 같은 대각선상에 있지만 방향이 반대로 움직임.

예: 오른쪽은 굽힘–벌림, 왼쪽은 폄–모음

양측성 비대칭 상반성 – 팔 또는 다리는 반대 대각선상이 있지만 방향이 반대로 움직임.

예: 오른쪽은 굽힘–모음, 왼쪽은 폄–모음

내려치기 – 양측성 비대칭 팔의 폄과 목 굽힘을 같은 쪽으로 움직이며 몸통 굽힙근을 운동함.

임상적 추론 – 치료적 지식, 근거, 숙련성과 공감을 결합하여 최적의 치료 결과를 성취하기 위한 임상적 과정.

임상측정 – 치료 결과의 객관화를 위한 선택적 측정 방법의 사용.

늘어난 상태 – 패턴의 위치에서 모든 근육이 늘어난 긴장상태로 있는 것. 일반적으로 패턴의 시작 위치.

흥분 – 근육 수축의 자극 또는 활동. 운동 활동을 촉진하거나 독려함.

홈/대각선 – 패턴을 수행하는 움직임의 선. 저항은 이 움직임 선상에 적용한다. 치료사의 팔과 신체는 이 홈 또는 대각선에 위치한다.
대부분의 경우, 이 선상은 환자의 어깨에서 반대쪽 엉덩관절을 연결하는 선이거나 이에 평행한 선임.

유지 – 등척성 근육 수축. 환자 또는 치료사에 의한 동작이 발생하지 않음.

전인 치료 – 사람이 가지고 있는 모든 요소를 포함하여 정신과 신체에 동시에 초점을 두고 완전한 치유를 위한 "사람 전체"의 치료.

ICF – 기능과 활동과 사회 참여의 국제적 분류.

억제 – 근육 수축 또는 신경 전달의 억제.

IPNFA – 국제PNF협회.
▶ www.IPNFA.org

방산 – 자극 빈도 또는 강도가 증가할 때 발생하는 반응으로 힘의 증가하거나 퍼짐.
이 능력은 신경근육계통의 고유의 능력임.

들기 – 양측성 비대칭 팔의 굽힘과 목의 폄을 같은 쪽으로 움직이며 몸통의 폄근을 운동함.

벌레근 잡기 – 벌레근이 주요 작용근으로 하는 잡기이다. 손허리손가락 관절의 굽힘과 PIP와 DIP 관절은 폄상태로 유지한다. 견인과 돌림 저항을 잡고 있는 상태에서 효과적으로 적용할 수 있다.

근육 수축 –

- 등장성(동적): 환자가 움직임을 만들려는 의도를 가지고 있음.
  - 동심성: 주동근이 동작을 하면서 짧아짐.

- 편심성: 외부의 힘, 중력 또는 저항이 동작을 만든다. 움직임은 주동근이 길어지는 것을 조절하면서 만들어 낸다.
- 안정적 등장성: 환자는 동작의 의도를 가지고 있으나, 동작은 외부 힘(일반적으로 저항)에 의해 막힌다.

- 등척성(정적): 환자와 치료사 모두의 움직임이 발생하는 의도를 가지고 있지 않음.

과흐름 – 반응의 확장. 패턴의 강한 곳에서 약한 곳 또는 움직임이 강한 패턴에서 약한 패턴의 과흐름을 치료에서 사용할 수 있다.

동작의 축 – 움직임이 발생하는 신체 부위 또는 관절.

강화 – 강한 분절에 의한 약한 분절의 강화, 목적으로 사용된다. 이는 패턴에서 작용할 수 있거나 신체의 다른 부위로부터 강화를 만들 수 있다.

반복적 수축 – 이미 수축된 근육 또는 강한 근수축을 만들어낸 근육으로 붙어 반복적으로 신장 반사를 통해 만들어 냄.

복제 – 위치 또는 움직임을 학습하기 위한 PNF 기법.

반전 – 주동근 동작 후에 길항근 동작이 발생하는 것. 이는 상반 신경지배와 지속적 유도에 기초한 촉진의 형태로 효과적임.

상반 신경지배 – 주동근의 흥분은 길항근의 억제성 자극과 짝을 이룬다. 이는 협응된 움직임의 기초를 제공한다.

신장 – 근육 조직의 늘어남.

- 신장 자극: 늘어난 상태에서의 근육의 흥분이 증가됨.
- 빠른 신장: 근육의 긴장하에 빠른 신장 또는 탭. 빠른 신장은 신장반사를 얻기 위해 사용함.
- 재신장: 또 다른 빠른 신장으로 근육이 수축의 긴장 상태에서 사용함.

지속적 유도 – 길항근의 수축은 주동근의 흥분에 의해 강화된다. 이는 반전 기법의 기초가 된다.

가중 – 역치하 자극이 모여서 흥분 또는 강한 수축을 만들어 내는 것.

- 공간적 가중: 신체의 서로 다른 부위에서 온 자극이 동시에 모여 강한 근 수축을 만들어 내는 것.
- 시간적 가중: 자극이 짧은 시간 안에 혼합하여 강한 근육 수축 또는 더 많은 운동 단위를 동원하는 것.

기법 – 근육 수축에 대한 저항을 적절한 촉진 절차와 조합하여 특정 목적을 성취하는 것. 기법은 원하는 목적을 성취하기 위해 혼합할 수 있다.

타이밍 – 움직임의 순서.

- 정상적 타이밍: 움직임의 순서가 협응된 움직임의 결과로 나타남.
- 강조의 타이밍: 움직임의 일부 요소를 강조하기 위해 정상적 움직임의 변화를 주는 것. 특히 움직임 안에서 강한 요소에 대한 적절한 저항을 적용할 때 효과적으로 나타난다.

편측 – 신체의 한쪽. 하나의 다리 또는 팔.

색인 Index